河南省"十四五"普通高等教育规划教材

医学微生物学

（第2版）

主编 杨 帆 魏纪东

郑州大学出版社

图书在版编目(CIP)数据

医学微生物学 / 杨帆,魏纪东主编. —2 版. — 郑州：郑州大学出版社,2023. 1
ISBN 978-7-5645-9216-5

Ⅰ. ①医… Ⅱ. ①杨…②魏… Ⅲ. ①医学微生物学 Ⅳ. ①R37

中国版本图书馆 CIP 数据核字(2022)第 208308 号

医学微生物学

YIXUE WEISHENGWUXUE

策划编辑	李龙传	封面设计	苏永生
责任编辑	薛 晗	版式设计	苏永生
责任校对	刘 莉	责任监制	李瑞卿

出版发行	郑州大学出版社	地　　址	郑州市大学路 40 号(450052)
出 版 人	孙保营	网　　址	http://www.zzup.cn
经　　销	全国新华书店	发行电话	0371-66966070
印　　刷	河南文华印务有限公司		
开　　本	850 mm×1 168 mm　1 / 16		
印　　张	19.25	字　　数	559 千字
版　　次	2023 年 1 月第 2 版	印　　次	2023 年 1 月第 2 次印刷

书　　号	ISBN 978-7-5645-9216-5	定　　价	57.00 元

作者名单

主　编　杨　帆　魏纪东

副主编　邓保国　田国宝　潘卫东　邢秀玲

编　者　（以姓氏笔画为序）

卫文强　王沛珍　邓保国　田国宝

邢秀玲　闫　冬　李　端　杨　帆

吴敏娜　张建新　陈　萍　赵化杰

殷俊磊　郭晓芳　蒋莉莉　潘卫东

魏纪东

前 言
（第2版）

　　为了全面贯彻落实《国家中长期教育改革和发展规划纲要（2010—2020 年）》，遵循教育部《关于全面提高高等教育质量的若干意见》的要求，深化高等学校本科护理学专业教学改革，提高护理学人才培养质量，我们对本教材进行修订再版，第二版教材入选河南省普通高等教育"十四五"规划教材。

　　本教材围绕护理学专业培养目标，满足培养应用型护理专业人才的要求，编写中注重"三基"（基本理论、基础知识、基本技能）、"五性"（思想性、科学性、先进性、启发性、实用性）、"三特定"（特定学制、特定专业方向、特定对象）的总体原则。在内容方面以符合护理专业教育的培养目标为出发点，紧扣护理专业教育培养目标，遵循本科护理专业教育教学规律。在对内容的取舍和编排上，突出简明扼要内容不少，好讲好学内容不繁，"少"而够用、"精"而易学、"准"而有据、"新"而有度为原则。注重内容的科学性、系统性和实用性。

　　医学微生物学是研究与医学相关的病原微生物的生物学特性、致病机制、机体的抗感染免疫、特异性的检查方法和相关感染性疾病的防治措施，其目的是控制和消灭感染性疾病，达到保障和提高人类健康水平的一门学科。全书共3 篇32 章，依据微生物结构设置为细菌学、病毒学和真菌学三篇。在本次修订过程中，我们保留原有模块，同时增设了二维码电子资源，主要包括"PPT"和"思政案例"；其中"思政案例"中讲述与微生物学知识相关的人物事件，趣味性很强，不仅能够增加学生的学习兴趣、拓展知识面，而且能够培养学生的爱国主义情怀，全面落实立德树人的根本任务，深入推进"习近平新时代中国特色社会主义思想"进教材，弘扬社会主义精神，充分体现中国立场、中国智慧、中国价值，形成中国特色的话语体系。本书在修订的过程中，正值新型冠状病毒感染在全球大流行，我们在本书的第二十二章增加了新型冠状病毒相关内容，以期增加同学们掌握相关知识，做到学以致用。为了使学生在学习中与各种官方考试相一致，全书在修订过程中将"革兰氏染色"修订为"革兰染色"、"芽孢"修订为"芽胞"。同时加强教材建设的多元化和覆盖面，增加国内同行间交流教材建设经验，本次修订过程中共吸纳了中山大学、郑州大学、河南大学、河南理工大学、山西医科大学汾阳学院、新乡医学院、新乡学院、许昌学院共 8 所省内外高校作为参编单位。本教

1

材主要供全国普通高等医学院校护理专业、助产专业的教学使用,也可作为高等医学专科学校和临床医师、青年教师的重要参考书。

本教材在编写过程中,得到了各参编院校及同仁们的大力支持,在此表示衷心感谢!虽然编者们尽最大努力,力求精益求精,但由于水平有限,疏漏和不尽人意之处在所难免,敬请读者批评指正。

编者

2022 年 10 月 1 日

前 言
（第 1 版）

为了贯彻落实教育部和国家卫计委提出的医学教育综合改革精神，按照教育部对普通高等教育本科规划教材的编写要求，以教育部"质量工程"精神为导向，以培养创新型、实用型医学人才为目标，以打造精品教材为任务，郑州大学出版社组织编写了本教材，以满足当前我国高等医学教育的需要。

本教材根据医学教育规划纲要和医药卫生体制改革意见，结合护理专业学生的特点，在编写过程中，坚持"三基、五性、三特定"的总体原则。在内容方面，以符合护理专业教育的培养目标为出发点，紧扣护理专业教育培养目标，遵循本科护理专业教学规律，注重内容的科学性、系统性和实用性。

本教材在编写过程中参照国内众多医学院校同类专业教学大纲、同类医学院校相关教材及实际教学内容。在对内容的取舍和编排上，突出简明扼要内容不少，好讲好学内容不繁，以"少"而够用、"精"而易学、"准"而有据、"新"而有度为原则。在编写的过程中加入了"学习目标"，使学生能充分掌握每一章的重点；在文后设有问题分析与能力提升，增强了本课程和临床的密切联系，有效地提高了学生的学习兴趣；根据执业医师考试大纲要求，在关键知识点处又指出"考点"内容，增加了本书的实用性。另外，本书还增加了"知识链接"这个版块，以拓展学生的知识面，增加对本学科前沿知识的了解。同时，本书在编写的过程中，与时俱进，增加了近年来出现的传统病原微生物重大疫情（如新肠道病毒 EV71）、新发传染病及新近确立的病原体（埃博拉病毒、新型布尼亚病毒）等。总之，本书以教育部规划教材大纲为基础，结合本科护理教育的实际情况，在内容和形式上有所创新，突出医学护理专业的特点，强调基础与临床结合，注重实用性。

由于医学微生物学发展迅速，在编写过程中错误和疏漏在所难免，恳请广大师生与读者批评指正。同时，我们特别感谢在学术和编排等方面提出宝贵意见的老师和同学。

编者
2017 年 8 月 1 日

目　录

第一篇　细菌学

第二篇　病毒学

第三篇 真菌学

绪　论

■■■■■■■■■ 学习目标 ■■■■■■■■■

掌握　微生物的概念、种类及其特征;实验微生物学时期的人物和事件。
熟悉　微生物学的发展历史阶段。
了解　现代微生物学发展的新技术;医学微生物学未来的发展方向。

第一节　微生物与病原微生物

微生物是指广泛存在于自然界中的一大群体形微小、结构简单、肉眼不能直接看到,必须借助光学显微镜或电子显微镜放大数百倍、数千倍,乃至数万倍才能观察到的微小生物的总称。

一、微生物的特点和种类

(一)微生物的特点

微生物作为一类独特的生物,具有以下特点。

1. **体形微小、结构简单**　微生物的体形极其微小,以微米(μm,即$10^{-6}m$)或纳米(nm,即$10^{-9}m$)作为测量其大小的单位。各类微生物之间个体大小差异明显。真核细胞型微生物最大,非细胞型微生物最小。微生物的结构极其简单,是由简单的多细胞、单细胞或非细胞型的生命物质所构成。

2. **种类繁多、数量巨大**　微生物的种类多达数十万种以上,其种类远远多于动植物。由于微生物的营养谱极广、生长条件要求不高及繁殖快等特点,在自然界凡有微生物生存之处,它们都拥有巨大的数量,例如,1 g肥沃土壤中可有数亿至数十亿个微生物个体。

3. **代谢旺盛、繁殖迅速**　微生物在生物界中具有最快的繁殖速度,其中以二分裂方式繁殖的细菌尤为突出,除个别细菌(如结核分枝杆菌分裂一代需18 ~ 24 h)外,多数细菌分裂一代仅需20 ~ 30 min。

4. **容易变异、分布广泛**　微生物极容易发生变异,对环境适应性很强。在自然界中,微生物无处不在,不论是江、河、湖泊、海洋、土壤、矿层、空气,以及人类、动物和植物的体表及与外界相通的腔道中,都有数量不等、种类不一的微生物存在。

(二)微生物的种类

按照其结构、分化程度、化学组成等可将微生物分为三大类。微生物的种类及主要特征见表绪-1。

1. **非细胞型微生物** 是最小的一类微生物,不具有典型的细胞结构,仅有一种核酸(DNA 或 RNA),无完整的酶系统,必须在活细胞内以复制形式生长繁殖,如病毒、类病毒和朊粒等。

2. **原核细胞型微生物** 细胞分化程度低,仅有原始的核质,为裸露的 DNA 结构,无核仁核膜,细胞器很不完善,只有核糖体,DNA 和 RNA 同时存在。根据 16S rRNA 可将这类微生物分为古生菌和细菌(广义)两大类。古生菌包括产甲烷细菌、极端嗜盐菌等。细菌(广义)的种类繁多,包括细菌(狭义)、放线菌、支原体、衣原体、立克次体和螺旋体。

3. **真核细胞型微生物** 其细胞核的分化程度高,有核仁和核膜,细胞器完整。真菌属于此类型。

表绪-1　微生物的种类及主要特征

特征	非细胞型微生物	原核细胞型微生物	真核细胞型微生物
结构	非细胞	原核细胞	真核细胞
大小	最小,0.02 ~ 0.30 μm	0.2 ~ 20.0 μm	最大,5.0 ~ 30.0 μm
细胞壁	-	+/-	+
细胞器	-	+	+
核酸	DNA 或 RNA	DNA 和 RNA	DNA 和 RNA
繁殖方式	复制	二分裂	无性/有性
人工培养	-	+/-	+
抗生素敏感	-	+	+/-

二、微生物与人类的关系

微生物在自然界中广泛分布,**绝大多数微生物对人和动植物是有益的,而且有些是必需的。只有一小部分微生物可引起人或动植物病害。**

微生物与人类关系非常密切,微生物参与自然界物质的循环和利用,如植物依靠固氮菌吸收空气中的游离氮,土壤中的微生物能将死亡动植物的有机氮转化为无机氮化物,以供植物生长需要,植物又被人类和动物利用。如果没有微生物,植物就不能进行新陈代谢,人类和动物就难以生存。

人类在长期的生产实践中,充分利用微生物资源。在农业生产中,利用微生物制造菌肥、植物生长激素、生物农药杀虫剂,实施以菌防病等;在工业方面,微生物应用于酿酒、食品、皮革、纺织、石油、化工、冶金等行业日趋广泛;在医药工业上,选用微生物来制造抗生素、维生素及其他药物;在环境保护方面,微生物能够降解塑料、甲苯等有机物,处理污水废气。此外,在生命科学中,微生物被作为研究对象或模式生物,进行基因、遗传密码、转录、翻译和基因工程等方面的研究。

在人体和动物的体表及与外界相通的腔道寄居着正常微生物群,尚有生物拮抗、营养、免疫和抗衰老等作用;寄居在肠道的大肠埃希菌等在正常代谢过程中,还能提供宿主所必需的 B 族维生素、维生素 K、多种氨基酸和辅酶类物质等,统称为**正常菌群**。但少数微生物具有致病性,能引起人和动植物的病害,这些微生物称为**病原微生物**。例如,有一些微生物可引起人类肝炎、艾滋病、痢疾、流感、肺结核等疾病。还有一些微生物,正常情况下不致病,只在特定情况下导致疾病,这类微生物称为**条件致病菌**,如大肠埃希菌、肠球菌等。

第二节　医学微生物学及其发展简史

　　微生物学是生命科学的一个非常重要的分支，是研究微生物的种类、形态、结构、生命活动规律、遗传、变异及其与人类和其他生物之间关系的一门学科。其工作任务是了解、熟悉、掌握、改造、控制、利用以及消灭微生物。

　　医学微生物学是研究与医学有关的各类病原微生物的生物学性状、致病机制、机体防御机制、诊断与防治措施等的一门学科，是基础医学的一门重要学科。医学微生物学为学习临床感染性疾病和消灭感染性疾病等奠定坚实的理论基础。根据医学微生物学的系统性和教学上的循序渐进原则，本课程分为细菌学、病毒学和真菌学3篇，每篇内容包括总论和各论两个部分，分别叙述原核细胞型微生物、真核细胞型微生物和非细胞型微生物的形态结构、生长繁殖、遗传变异等生物学性状，病原微生物的致病性、免疫性、微生物学检查和防治原则。医学微生物学发展过程大致分为以下3个时期。

一、经验微生物学时期

　　古代人类虽未观察到具体的微生物，但聪明智慧的古代人类，已经把微生物知识用于工农业生产和一些疾病的防治之中。公元前2000多年前的夏禹时代就有仪狄造酒的记载，北魏时代（386—557年）贾思勰《齐民要术》一书中就有制醋方法的记载。当时人们也已知道豆类发酵可以制酱。民间普遍使用盐腌、糖渍、烟熏、风干等方法保存食物，这些都是利用了防止微生物生长而引起食物霉烂变质的具体有效措施。

　　14—16世纪的几百年间，欧洲流行的黑死病（鼠疫）夺去了当时欧洲1/4的人口。在我国北宋末年（11世纪）刘真人就有肺痨（肺结核）由虫引起之说。清乾隆年间（18世纪），我国的师道南在《天愚集》鼠死行篇中记载："东死鼠，西死鼠，人见死鼠如见虎，鼠死不几日，人死如圻堵，昼死人，莫问数，日色惨淡愁云护，三人行，未十步，忽死两人横截路……"他生动地描述了当时鼠疫猖獗的悲惨情景，也正确地描述了鼠疫的传播方式和流行环节。

　　在预防医学方面，在明隆庆年间（1567—1572年），我国已采用人痘接种来预防天花，该方法还先后传播到朝鲜、日本、俄国和欧洲。

二、实验微生物学时期

　　1676年荷兰人**安东尼·范·列文虎克**（Antony Van Leeuwenhoek，1632—1723年）用自己磨制的能放大266倍的显微镜，**第一次观察到了微生物的形态**，对微生物的存在给予了肯定的客观证实，为微生物学的发展提供了科学依据。

　　19世纪60年代，法国微生物学家**路易斯·巴斯德**（Louis Pasteur，1822—1895年）首先用实验证明有机物发酵和腐败是由微生物引起，而酒类变质是因污染了杂菌所致；同时他创立了一直沿用至今的**巴氏消毒法**。他还成功研制了鸡霍乱疫苗、炭疽疫苗和狂犬病疫苗等。可以说巴斯德是微生物学和免疫学的奠基人，至此医学微生物学亦成为一门独立的学科。

　　德国微生物学家**郭霍**（Robert Koch，1843—1910年）创用了固体培养基、细菌染色方法和实验动物感染法，为发现多种传染病的病原菌提供了实验手段。1884年他提出了著名的**郭霍法则**，该法则对鉴定病原体起到了重要的指导作用，奠定了研究微生物致病性的基础。

英国外科医生**约瑟夫·李斯特**(Joseph Lister,1827—1912 年)首先创用石炭酸喷洒手术室和煮沸手术用具以防术后感染,李斯特的发现使外科学领域发生了彻底的革命,拯救了千百万人的生命,为防腐、消毒,以及无菌操作技术奠定了基础。英国医生**琴纳**(Edward Jenner,1749—1823 年)于18 世纪末首创用牛痘预防天花,是人类采用人工主动免疫方法预防疾病的开始,为预防医学开辟了广阔途径。

1892 年,俄国植物生理学家**伊凡诺夫斯基**(Iwanowski)发现并过滤得到了**烟草花叶病毒**,从此更多的人开始了对病毒的深入研究。在这之后,美国生物化学家斯坦利(Stanley,1904—1971 年)成功地获得了烟草花叶病毒的结晶体,并以该项研究获得了 1946 年诺贝尔化学奖,该项基础研究,被誉为病毒学最重要的科学贡献之一。1901 年第一个人类病毒——黄热病毒由美国科学家 Walter-Reed 首先分离成功。1951 年英国学者 Twort 发现了细菌病毒(噬菌体)。

1929 年英国人**弗莱明**(Fleming,1881—1955 年)发现青霉菌产物**青霉素**能抑制金黄色葡萄球菌的生长;1940 年**弗洛瑞**(Florey)等提取出青霉素 G 的纯品,经临床验证有抗感染的确切疗效。青霉素的发现给感染性疾病的临床治疗带来了一次大革命,也鼓舞了微生物学家们发掘和寻找抗生素的热潮,相继更多的抗生素被发现,使许多由细菌引起的感染和传染病得到控制和治愈,为人类健康做出了巨大的贡献。为此,弗莱明、弗洛瑞和钱恩在 1945 年获得了诺贝尔奖。

三、现代微生物学时期

近几十年来,随着生物化学、遗传学、细胞生物学、免疫学和分子生物学等学科的迅速发展,加上电镜技术、组织化学、细胞培养、核酸杂交、单克隆技术、分子生物学技术、计算机技术、气相和液相色谱、生物芯片等技术的使用,促使了医学微生物学的迅速发展。在这个时期,医学微生物学的发展主要表现在以下几个方面。

1. 新病原微生物的不断发现　从 20 世纪 70 年代以来,新的病原微生物及相关的传染病相继被发现达 40 多种,例如军团菌,幽门螺杆菌,O157:H7 血清型的大肠埃希菌,人类免疫缺陷病毒,6、7、8 型人类疱疹病毒,丙型、丁型、戊型肝炎病毒,汉坦病毒,轮状病毒,SARS 冠状病毒,禽流感病毒(H_5N_1),埃博拉病毒等。此外还发现了类病毒、卫星病毒、朊粒和新型冠状病毒。传染病重新成为重大的公共卫生问题,人类面临着新出现和再出现的传染病的双重威胁。如在 2002—2003 年,SARS 在我国暴发流行,继而波及全球 32 个国家和地区,造成了重大的公共卫生事件。2009—2010 年,新型甲型 H_1N_1 流感已经波及全球 200 多个国家和地区,甲型 H_1N_1 流感病毒的感染者达 30 多万例。2014—2015 年,埃博拉病毒在非洲肆虐,感染人数超过 2 万人,死亡人数超过 1.2 万人。因此我们必须提高对传染性疾病的全球预警和应对的能力。

2. 微生物基因组研究取得重要进展　随着人类基因组计划的启动,病原微生物基因组的研究已经取得了重要成果。目前已经完成了多种微生物全基因组的测序,包括人巨细胞病毒、流感嗜血杆菌、结核分枝杆菌、幽门螺杆菌等。病原微生物基因组序列测定的重大意义,除能更好地了解其结构与功能、致病机制及其与宿主的相互关系外,还能发现更特异的分子靶标作为诊断、分型等的依据,为临床筛选有效药物和开发疫苗等提供参考。

3. 微生物学诊断技术迅速发展　新的基因型方法如 DNA 杂交、16S rRNA 寡核苷酸序列分析、质粒指纹图分析、基因转移和重组、基因探针、聚合酶链反应、限制性片段长度多态性分析等,用于细菌的鉴定和分类等检测上,这些更新、更先进的诊断技术将逐渐替代传统的方法;这些分子生物学新技术在微生物的分类、鉴定新种和流行病学调查等方面尤为重要。临床微生物学检验中,传统的细菌生化反应鉴别方法已逐步被自动化检测仪器或试剂盒取代;免疫荧光技术、酶联免疫技术、聚合酶链反应技术等免疫学和分子生物学技术已被广泛应用。

4.新型疫苗的快速发展 新型疫苗的研制工作发展很快,从全菌体死菌苗,经历了减毒活疫苗、亚单位疫苗、基因工程疫苗以及核酸疫苗等发展阶段。疫苗的种类也向多联疫苗、黏膜疫苗、缓释疫苗等多样化发展,疫苗的接种途径提倡口服、单剂注射、喷雾吸入或表皮透释等。经过人们的长期努力,许多严重危害人类健康的感染性疾病都将会被消灭。

虽然人类在医学微生物学领域及控制传染病方面取得了一定成绩,但距离控制和消灭传染病的目标相差很远,还有众多的微生物引起的疾病仍然在严重威胁着人类的健康。至今仍有一些传染病的病原体尚未被完全认识,某些疾病还缺乏有效的防治方法。因此,医学微生物学还需要继续加强传染性疾病和感染性疾病的病原学研究,为及时诊治疾病提供病原学依据;深入开展病原微生物的生物学特性及致病机制的研究,为开发新药提供理论基础;研制开发免疫原性好、不良反应小的新型疫苗,提高传染病的防治效果;研制特异、灵敏、简便、快速的微生物学诊断方法及技术,为临床和流行病学提供依据。因此,广大医学微生物工作者任重道远,要为实现控制和消灭传染性疾病、保护人类健康而努力奋斗!

(新乡医学院 杨 帆)

细 菌 学

第一章　细菌的生物学性状

第一节　细菌的形态与结构

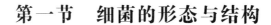

　　细菌属于原核细胞型微生物,它们**体形微小**,结构简单,具有细胞壁和原始核质,无核膜和核仁,除核糖体外无其他细胞器。了解细菌的形态与结构对研究细菌的生理活动、致病性和免疫性,鉴别细菌以及对细菌性感染的诊断和防治等均有重要意义。

一、细菌的大小和形态

(一)细菌的大小

　　细菌个体微小,需用显微镜放大数百倍乃至上千倍才能看到,通常以**微米(μm)**作为测量单位。细菌种类不同,大小差异很大。多数球菌的直径约为 1.0 μm,中等大小的杆菌长 2.0~3.0 μm,宽 0.3~0.5 μm。

(二)细菌的形态

　　细菌按其基本形态可分为**球菌、杆菌和螺形菌**三大类。球菌根据其繁殖时分裂平面的不同和分裂后菌体之间相互黏附程度不一,可分为**双球菌、链球菌、葡萄球菌、四联球菌和八叠球菌**等。杆菌的种类很多,其长短粗细差别很大,包括**链杆菌、球杆菌、棒状杆菌、分枝杆菌**等。螺形菌菌体只有一个弯曲的称为**弧菌**,有数个弯曲的称为**螺菌**(图1-1)。

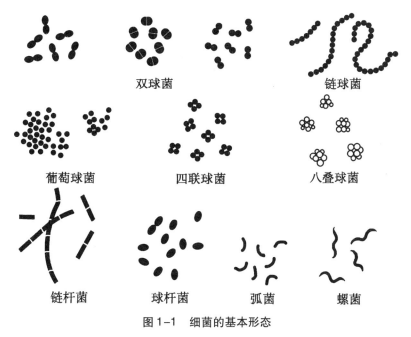

图1-1　细菌的基本形态

二、细菌的结构

细菌的结构包括所有细菌都具有的基本结构和某些细菌所特有的特殊结构。**基本结构**由外向内依次为**细胞壁、细胞膜、细胞质和核质,特殊结构**包括**荚膜、鞭毛、菌毛和芽胞**(图1-2)。

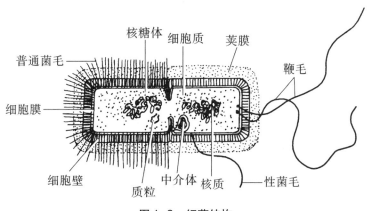

图1-2　细菌结构

(一)细菌的基本结构

1. 细胞壁　**细胞壁**是包被于细菌细胞膜外的一层坚韧而富有弹性的复杂结构,其厚度为15 ~ 30 nm。细菌细胞壁化学成分比较复杂,经革兰染色可将细菌分为革兰阳性(G^+)菌和革兰阴性(G^-)菌。两类细菌细胞壁组成有很大差异。

(1)G^+菌细胞壁的组成　G^+菌细胞壁是由**肽聚糖**和穿插于其内的**磷壁酸**组成。

1)**肽聚糖**:是构成细菌细胞壁的共有成分,为原核生物细胞所特有。G^+菌细胞壁内肽聚糖含量高,层数多(可达15 ~ 50层),质地致密坚固,是具有高机械强度的网格状结构,肽聚糖由三部分组成。①**聚糖骨架**,由 N-**乙酰葡糖胺**和 N-**乙酰胞壁酸**交替排列,经 β-1,4 糖苷键连接而成;②**四肽侧链**,不同种类细菌的四肽侧链不尽相同,如金黄色葡萄球菌由 L-丙氨酸、D-谷氨酸、L-赖氨酸、D-丙氨酸依次组成,连接在聚糖骨架的胞壁酸分子上(图1-3);③**五肽交联桥**,由 5 个甘氨酸组成,将两个相邻的四肽侧链连在一起,一端与四肽侧链的第三位氨基酸相连,另一端与相邻四肽侧链的第四位氨基酸相连,从而构成了坚韧的**三维网格状结构**。G⁺菌一般对青霉素、溶菌酶敏感。溶菌酶能破坏肽聚糖中 N-乙酰葡糖胺与 N-乙酰胞壁酸之间的 β-1,4 糖苷键。在细胞壁合成的过程中,青霉素能抑制五肽交联桥与四肽侧链末端的 D-丙氨酸之间的连接,从而破坏肽聚糖骨架,干扰细胞壁的合成导致细菌死亡。人与动物无细胞壁和肽聚糖结构,故这类药物可以选择性地作用于细菌,而对人和动物无毒性作用。

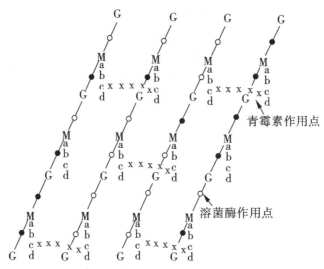

M:N-乙酰胞壁酸;G:N-乙酰葡糖胺;abcd:四肽侧链;xxxxx:五肽交联桥。

图1-3 金黄色葡萄球菌细胞壁肽聚糖结构

2)**磷壁酸**:是 G⁺菌细胞壁中特有成分,根据其结合部位不同可分为**壁磷壁酸**和**膜磷壁酸**。壁磷壁酸结合在聚糖骨架的 N-乙酰胞壁酸分子上,横贯肽聚糖层延伸至细胞壁外;膜磷壁酸结合在细胞膜的磷脂上,横贯肽聚糖层延伸至细胞壁外(图1-4)。

(2)**G⁻菌细胞壁的组成** G⁻菌细胞壁组成比较复杂,由**肽聚糖**和**外膜**组成。外膜又包括**脂蛋白**、**脂质双层**、**脂多糖**等成分(图1-5)。

1)**肽聚糖**:G⁻菌细胞壁内的肽聚糖含量较少(仅 1~2 层),结构疏松,不含磷壁酸。其结构除聚糖骨架和 G⁺菌相同外,其他成分有较大差异。如大肠埃希菌的肽聚糖中四肽侧链第三位氨基酸由二氨基庚二酸(diaminopimelic acid, DAP)取代 L-赖氨酸,也无五肽交联桥结构,而是由四肽侧链第三位的 DAP 和相邻四肽侧链上第四位的 D-丙氨酸直接连接,构成了疏松的**二维平面结构**(图1-6)。由于 G⁻菌细胞壁中肽聚糖的含量低,又有外膜的保护作用,故对青霉素、溶菌酶不敏感。

2)**脂蛋白**:由脂质和蛋白质组成,位于肽聚糖和脂质双层之间,蛋白质部分结合在肽聚糖的四肽侧链上,脂质部分插入脂质双层,起着稳定、固定外膜的作用。

3)**脂质双层**:是 G⁻菌细胞壁特有的成分,其结构类似细胞膜,和细菌物质交换有关。脂质双层还具有阻止抗生素分子透过等作用。

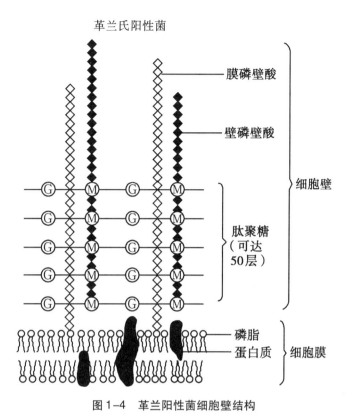

图 1-4 革兰阳性菌细胞壁结构

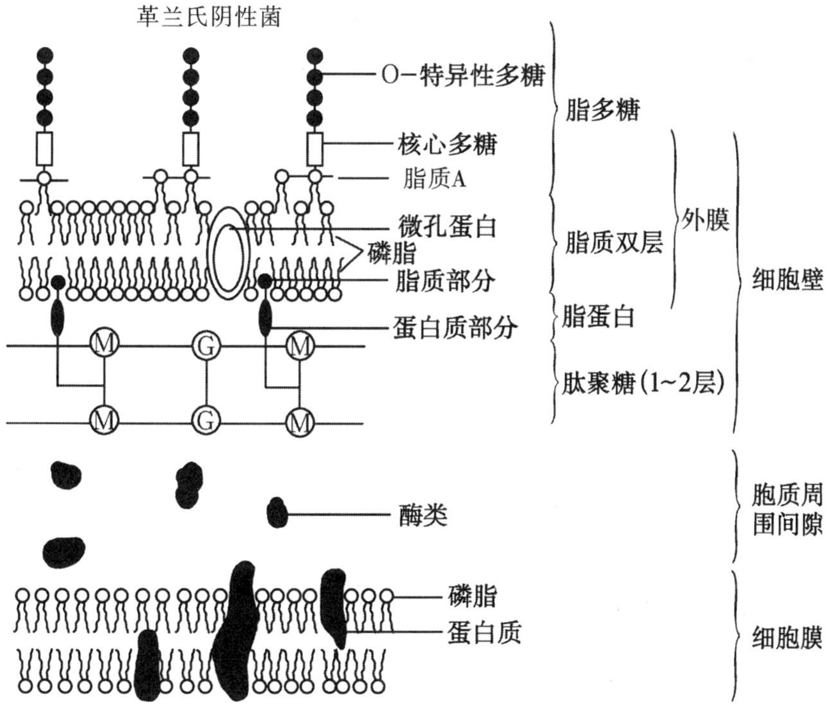

图 1-5 革兰阴性菌细胞壁结构

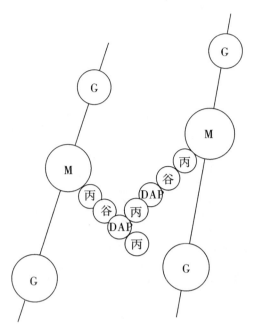

图1-6　大肠埃希菌细胞壁肽聚糖结构

4) **脂多糖**(lipopolysaccharide, LPS):由脂质和多糖组成的伸出于细胞表面的一种特殊结构,是 G⁻菌的内毒素,由三部分组成。①**脂质 A**,是**内毒素的毒性中心,无种属特异性**,由内毒素引起的毒性作用大致相同;②**核心多糖**,位于类脂 A 的外侧,具有细菌属特异性;③**特异性多糖**(O 抗原),位于最外层,由多个寡糖重复单位组成多糖链,构成菌体的 O 抗原,决定了细菌种和型特异性,可用于鉴别细菌。

由于 G⁺菌和 G⁻菌细胞壁结构显著不同(表1-1),它们在染色性、抗原性、致病性及对药物的敏感性等方面有很大差异。

表1-1　革兰阳性菌与革兰阴性菌细胞壁结构比较

细胞壁	革兰阳性菌	革兰阴性菌
强度	坚韧	疏松
厚度	厚,20 ~ 80 nm	薄,10 ~ 15 nm
肽聚糖层数	多,达 50 层	少,1 ~ 2 层
肽聚糖含量	多,占细胞壁干重 50% ~ 80%	少,占细胞壁干重 5% ~ 20%
脂类含量	少,1% ~ 4%	多,11% ~ 22%
磷壁酸	+	-
外膜	-	+

(3)**细胞壁的功能**　①保护细菌和维持细菌固有形态:细菌细胞壁坚韧而富有弹性,主要功能是维持菌体固有形态,并保护细菌抵抗低渗环境。细菌胞质内有高浓度的无机盐和大分子营养物质,其渗透压高达506.6 ~ 2 533.1 kPa(5 ~ 25 个大气压),由于细胞壁的保护作用,使细菌能承受内部巨大的渗透压而不会破裂,并能在相对低渗的环境下生存。②物质交换:细胞壁上有许多小孔及特定的转运蛋白,可参与菌体内外的物质交换。③与细菌致病性有关:磷壁酸具有黏附素活性,可

介导菌体与宿主细胞黏附;LPS 是内毒素,可使机体发热,白细胞增加,严重时可致休克死亡。④与菌体的抗原性有关:磷壁酸是重要的表面抗原,与血清型分类有关;LPS 也具有抗原性。

(4)**细菌细胞壁缺陷型**　在某些因素如溶菌酶、青霉素等的影响下,细胞壁受损而在高渗环境下仍可存活的细菌称为**细菌 L 型**。G⁺菌形成的 L 型细胞壁几乎完全缺失,原生质仅被一层细胞膜包裹,称为**原生质体**。原生质体在低渗环境中很容易胀裂死亡,但在高渗环境中仍可生存。G⁻菌形成 L 型时,由于有外膜保护,故对低渗环境仍有一定的抵抗力,称为**原生质球**。

细菌 L 型由于细胞壁缺损不能维持其固有的形态,故其形态不规则,大小不一,可呈球形、长丝状等。革兰染色均呈阴性。细菌 L 型缺乏细胞壁的保护,在低渗环境中很容易胀裂死亡,在**高渗、低琼脂、含血清**的培养基中可缓慢生长,2~7 d 后可形成"油煎蛋"样、颗粒状或丝状菌落。临床上抗菌药物使用不当,可使患者体内细菌发生 L 型变异。某些细菌 L 型仍有**致病力**,可引起肾盂肾炎、骨髓炎、心内膜炎等疾病。因此,临床遇到有明显细菌感染症状而常规培养为阴性者,应考虑细菌 L 型感染的可能,**宜做细菌 L 型的专项检验**。

2.**细胞膜**　细胞膜是位于细胞壁内侧,紧密包绕着细胞质的一层弹性半渗透性生物膜。细胞膜的主要功能有:①具有选择性通透作用,参与细菌内外物质交换;②细胞膜上有丰富的酶类(呼吸酶、胞外水解酶和合成酶等),与细菌呼吸、能量产生、储存和利用以及某些菌体成分的合成有关;③形成**中介体**,中介体是细胞膜内陷、折叠形成的囊状结构,又称**拟线粒体**,它扩大了细胞膜的表面积,增加了膜上酶的含量,与细菌的呼吸和分裂等有关。

3.**细胞质**　细胞质是由细胞膜包裹的溶胶状物质,其基本成分是水、蛋白质、脂类、核酸及少量的糖和无机盐,是细菌进行新陈代谢的主要场所。胞质内 RNA 含量高,使细菌具有很强的嗜碱性,易被碱性染料着色。细胞质内还有一些重要的结构,如:

(1)**核糖体**　由 RNA 和蛋白质组成,又称为核蛋白体。每个细菌胞质内有数万个核糖体,其**沉降系数为 70S**,由 30S 和 50S 两个亚基组成。当 mRNA 将其连成多聚核糖体时,就成为蛋白质的合成场所。

链霉素能与 30S **小亚基**结合,**红霉素**能与 50S **大亚基**结合,干扰菌体蛋白质的合成而导致细菌死亡。但真核细胞核糖体沉降系数为 80S,由 40S 和 60S 组成,因此,链霉素和红霉素等药物可以选择性地作用于细菌而对人体细胞无影响。

(2)**质粒**　是存在于细菌**染色体以外**的遗传物质,为**双股环状闭合 DNA**。质粒携带的基因是细菌生命的非必需基因,但控制了细菌某些特定的遗传性状,如 R 质粒、F 质粒、Col 质粒,分别决定了细菌的耐药性、性菌毛和产大肠埃希菌素。质粒具有自我复制、传给子代的功能,质粒也可通过接合等方式在细菌间传递。R 质粒在细菌间的转移是耐药性细菌增多的一个重要原因。质粒在基因工程中常用作基因的运载体。

(3)**胞质颗粒**　多数为细菌所储存的营养物质颗粒,包括多糖、脂类、多聚偏磷酸盐等。在白喉棒状杆菌、鼠疫杆菌等细菌内常见有储藏磷酸高能键的多偏磷酸盐,其嗜碱性强,用特殊染色法可染成与菌体其他部位不同的颜色,又称为**异染颗粒**,有助于细菌的鉴别。

4.**核质**　细菌是原核细胞,**没有完整的细胞核**,也无核膜、核仁等,故称**核质**或拟核。核质是细菌的遗传物质,是由闭环双链 DNA 反复卷曲盘绕成松散的网状结构,控制细菌的各种遗传性状。核质 DNA 如出现突变、缺失或损伤,细菌的性状可出现变异或导致细菌死亡。

(二)细菌的特殊结构

1.**荚膜**　某些细菌在生长繁殖时,分泌到细胞壁外的一层**黏液状物质**,当其厚度大于等于 0.2 μm 时,光学显微镜下可见,称为荚膜,其厚度小于 0.2 μm 时,光学显微镜下不可见,称为**微荚膜**。用普通染色法染色时荚膜不易着色,镜下仅可见菌体周围有一层透明圈。荚膜易在人和动物体内或营养丰富的培养基中形成,其化学成分随菌种不同而有所差异,大多数荚膜为**多糖**,也有一些为多肽或透明质酸等。

荚膜与细菌的感染和**致病性**有关,具有**抗吞噬细胞吞噬**的作用,并能保护细菌免受补体、溶菌酶及抗菌药物等有害物质的损伤;荚膜多糖也可使细菌彼此相连**黏附**在组织细胞表面或无生命体表面形成**生物被膜**;荚膜成分具有**抗原性**,可作为细菌鉴别和分型的依据;荚膜中潴留大量水分,可保护细菌免受干燥,在不良环境中维持菌体代谢。

2. 鞭毛　鞭毛是某些细菌的菌体上附着的细长呈波浪状弯曲的丝状物,长 5 ~ 20 μm,直径 12 ~ 30 nm,经特殊染色法使鞭毛增粗后才能在普通光学显微镜下看到。根据鞭毛的数目、位置等可将鞭毛菌分为单毛菌、双毛菌、丛毛菌、周毛菌等(图 1-7)。

鞭毛是细菌的运动器官,化学成分主要是**蛋白质**,具有**抗原性**,通常称为 H **抗原**,对细菌的鉴别、分型有一定意义。某些细菌的鞭毛还与其**致病性**有关,如霍乱弧菌及空肠弯曲菌等借鞭毛的运动穿透小肠黏膜表面的黏液层,使菌体黏附于肠黏膜上皮细胞而导致病变。

3. 菌毛　菌毛是某些菌体上比鞭毛更细、短而直的蛋白丝状物。光学显微镜下不可见,**只有在电子显微镜下才能观察到**。菌毛分为**普通菌毛和性菌毛**两种。

普通菌毛数目多,遍布细菌细胞表面,可达数百根,具有**黏附功能**,能与宿主细胞表面的特异受体结合,是细菌感染的第一步,与细菌致病性有关。菌毛的受体通常为糖蛋白或糖脂,与菌毛结合的特异性决定了宿主的易感部位。有些细菌的普通菌毛由质粒编码,而另一些细菌的普通菌毛则由染色体控制,如霍乱弧菌、肠致病性大肠埃希菌和淋病奈瑟菌的菌毛都由染色体控制,在所致的肠道或泌尿生殖道感染中起关键作用。有菌毛的菌株可抵抗肠蠕动或尿液的冲洗作用而有利于定居,一旦丧失菌毛,其致病力亦随之消失。

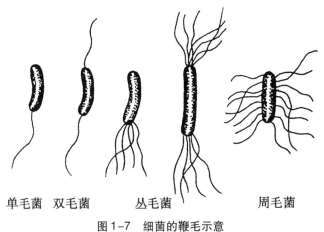

单毛菌　双毛菌　　丛毛菌　　　　周毛菌

图 1-7　细菌的鞭毛示意

性菌毛仅见于少数 G⁻ 菌,比普通菌毛长而粗,每个菌体上仅有 1 ~ 4 根,为**中空管状**。性菌毛由**致育因子**(fertility factor,F factor)的**质粒编码**,具有性菌毛的细菌为雄性菌(F⁺菌),无性菌毛的细菌为雌性菌(F⁻菌),性菌毛参与细菌遗传物质的传递。当 F⁺菌与 F⁻菌相遇时,F⁺菌的性菌毛与 F⁻菌的性菌毛受体结合,F⁺菌体内的质粒和染色体 DNA 可通过中空的性菌毛进入 F⁻菌体内,这个过程称为接合。细菌的**致育性**、**毒力**、**耐药性**等性状可通过此方式传递。

4. 芽胞　芽胞是某些细菌在一定环境条件下,胞质脱水浓缩,在菌体内形成的圆形或椭圆形小体。

(1)芽胞的形成和发芽　细菌芽胞的形成受遗传因素的控制和环境因素的影响。**产生芽胞的细菌都是 G⁺菌**。芽胞一般只在对细菌不良的环境下形成,是细菌的**休眠形式**。成熟的芽胞具有多层膜结构,由内向外依次是核心、内膜、芽胞壁、皮质、外膜、芽胞壳和芽胞外衣(图1-8)。芽胞带有完整的核质、酶系统和合成菌体的结构,**能保存细菌的全部生命必需物质**。一个细菌只形成一个芽胞,一个芽胞发芽也只生成一个菌体,细菌数量并未增加,故芽胞不是细菌的繁殖方式。与芽胞相比,未形成芽胞而具有繁殖能力的菌体称为**繁殖体**。芽胞形成后,若在机械力、热、pH 值等改变刺激下,破坏其芽胞壳,并供给水分和营养,芽胞可发芽形成新的菌体。

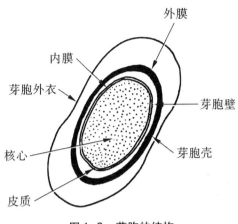

图1-8　芽胞的结构

芽胞壁厚,折光性强,不易着色。染色时需经媒染、加热等处理。芽胞的大小、形状和在菌体内的位置随菌种而异,故可利用芽胞来鉴别细菌(图1-9)。如破伤风梭菌的芽胞呈正圆形,比菌体大,位于顶端,状如鼓槌。

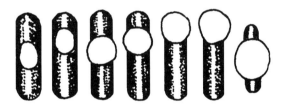

图1-9　细菌芽胞形态与位置

(2)芽胞的功能及其医学意义　①抵抗力强:细菌的芽胞对高温、干燥、化学消毒剂和辐射等均有较强的抵抗力,这与其特殊的结构和组成有关。芽胞含水量少,蛋白质不易受热变性;芽胞具有多层致密的厚膜,理化因素不易透入;芽胞的核心和皮质中含有 2,6-吡啶二羧酸(dipicolinic acid,DPA),DPA 与钙结合生成的盐能提高芽胞中各种酶的稳定性。芽胞形成过程中很快合成 DPA,同时也获得耐热性,芽胞发芽时,DPA 从芽胞内渗出,其耐热性也随之丧失。②杀死细菌的芽胞是作为**判断灭菌效果的指标**:被芽胞污染的用具、敷料、手术器械等,用一般方法不易杀死,杀灭芽胞最可靠的方法是高压蒸汽灭菌法,进行灭菌时,应以芽胞是否被杀死作为判断灭菌效果的指标。③细菌芽胞是某些外源性感染的重要来源:厌氧芽胞梭菌属中的产气荚膜梭菌、破伤风梭菌和肉毒梭菌等的芽胞在自然界中分布广泛,**并不直接引起疾病**,但当芽胞进入机体发芽成为繁殖体后,迅速大量繁殖而致病。

第二节　细菌的生长繁殖与新陈代谢

细菌和其他生物细胞一样,需从周围环境中摄取营养,以获得能量及合成自身成分的原料,同时排出多种代谢产物而独立生活。了解细菌的生长繁殖规律、人工培养细菌的原则方法以及代谢规律,不仅有助于阐明细菌的致病作用,对掌握细菌性疾病的诊断、治疗及预防也有重要意义。

一、细菌的生长繁殖

(一)影响细菌生长繁殖的因素

1. 充足的营养物质　营养物质是构成菌体成分的原料,也是细菌生命活动所需能量的来源。

(1)**水**　细菌所需营养物质必须先溶于水,营养物质的吸收与代谢均需有水才能进行。

(2)**碳源**　是指含有碳元素的营养物质,各种含碳的无机、有机化合物,如 CO_2、碳酸盐、糖、脂肪等都能被细菌吸收利用,作为合成菌体的必需原料,同时也作为细菌代谢的主要能量来源。

(3)**氮源**　是指含有氮元素的营养物质,主要用于合成菌体的结构蛋白、功能蛋白与核酸。蛋白质及氨基酸是最易被利用的有机氮源。

(4)**无机盐**　细菌需要的无机盐有钾、钠、钙、镁、铁、锌、硫、磷等,除参与构成菌体成分外,更重要的是调节菌体渗透压、稳定酸碱平衡、维持酶活性、参与能量的储存和转运等。

(5)**生长因子**　个别细菌还需要生长因子。生长因子是某些细菌生长繁殖所必需而又不能自身合成的一类有机化合物,主要是 B 族维生素、嘌呤、嘧啶、生物素等。还有少数细菌如流感嗜血杆菌需要血液中的 X、V 因子,X 因子是高铁血红素,V 因子是辅酶 I 或辅酶 II,作为细菌代谢过程中所需酶的辅基。

2. 氢离子浓度　大多数病原菌生长繁殖所需的**最适 pH 值为 7.2 ~ 7.6**,个别细菌如霍乱弧菌在 pH 值为 8.4 ~ 9.2 时生长最好,结核分枝杆菌在 pH 值为 6.5 ~ 6.8 时最适宜。酸碱度影响细菌酶的活性,而酶参与营养物质的吸收、代谢及能量产生过程,故而直接影响细菌的生长繁殖。许多细菌在代谢过程中能分解糖产酸,使培养基 pH 值下降,不利于细菌生长,故在细菌传代培养时,应定期转种。

3. 合适的温度　绝大多数病原菌的**最适生长温度为 37 ℃**,与人的体温一致。因此实验室中常用 37 ℃恒温箱培养细菌。个别细菌如鼠疫耶尔森菌在 28 ~ 30 ℃的条件下生长最好。

4. 必要的气体环境　和细菌生长繁殖有关的气体是氧气和二氧化碳。根据细菌对氧的需要情况,可将细菌分为以下几种。①**专性需氧菌**:此类细菌具备完善的呼吸酶系统,需要分子氧作为受氢体以完成需氧呼吸,在无氧的环境下不能生长,如结核分枝杆菌。②**微需氧菌**:在**低氧压(5% ~ 6%)下生长最好**,氧压大于 10% 对其有抑制作用,如空肠弯曲菌、幽门螺杆菌。③**兼性厌氧菌**:在**有氧和无氧环境中均能生长**,但在有氧时生长较好,大多数病原菌属于兼性厌氧菌。④**专性厌氧菌**:此类细菌缺乏完善的呼吸酶系统,**只能在无氧环境中进行发酵**,在游离氧存在时,细菌不能生长甚至死亡,如破伤风梭菌。

5. 渗透压　一般培养基的渗透压对大多数细菌是安全的,但少数嗜盐菌需要在高浓度的 NaCl 环境中才能生长良好,如副溶血性弧菌。

(二)细菌生长繁殖的方式

1. 细菌个体的生长繁殖　细菌一般以简单的**二分裂**方式进行**无性繁殖**(图 1-10)。在适宜的环境条件下,多数细菌繁殖速度很快。繁殖一代所需时间称为**代时**,多数细菌代时需 20~30 min,个别细菌如结核分枝杆菌分裂较慢,代时需 18~24 h。

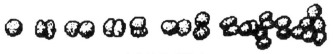

球菌的分裂繁殖

杆菌的分裂繁殖

图 1-10　细菌繁殖方式示意

细菌分裂时细胞首先增大,染色体复制。革兰阳性菌的染色体与中介体相连,当染色体复制时,中介体一分为二,各向两端移动,分别将复制好的一条染色体拉向细胞的一侧。接着染色体中部的细胞膜向内陷入,形成横隔。同时细胞壁也向内生长,最后肽聚糖水解酶使细胞壁的肽聚糖共价键断裂,分裂成两个菌细胞。革兰阴性菌无中介体,染色体直接连接在细胞膜上,复制产生的新染色体则附着在邻近的一点上,在两点间形成的新细胞膜将各自的染色体分隔在两侧。最后细胞壁沿横隔内陷,整个细胞分裂成两个子代细胞。

2. 细菌群体的生长繁殖　细菌繁殖速度极快,但由于环境中营养物质的消耗,代谢废物的积累以及 pH 值的改变等,细菌不可能始终保持高速度的无限繁殖。将细菌接种于适宜的培养基中,在适宜的温度下培养,细菌的生长过程具有一定的规律性。

以培养时间为横坐标,活菌数的对数为纵坐标,可绘出一条反映细菌增殖规律的曲线,称为**生长曲线**(图 1-11),生长曲线可分为 4 个时期。①**迟缓期**:为最初培养的 1~4 h。此期为细菌适应新环境的阶段,菌体增大、代谢活跃,为细菌的分裂繁殖准备充足的酶和能量等,但分裂迟缓,繁殖极少。②**对数期**:细菌培养 8~18 h 后,生长繁殖迅速,活菌数以几何级数恒定快速增长,**细菌数目呈对数直线上升**,此期细菌大小形态、染色性、生物活性等都较典型,对抗生素的作用比较敏感,**研究细菌的性状最好选用此期细菌**。③**稳定期**:对数期后,由于培养基中营养物质消耗,毒性产物积聚以及 pH 值下降等,细菌的繁殖速度逐渐减慢,繁殖数与死亡数趋于平衡,活菌数保持相对稳定,此期细菌形态和生理可发生改变,**细菌的代谢产物如外毒素、抗生素及细菌的芽胞多在此期产生**。④**衰退期**:细菌繁殖速度从减慢至停止,死菌数越来越多,并超过活菌数,此期细菌形态显著改变,菌体变形、肿胀,出现形态的衰退型,甚至菌体自溶,不易辨认,因此不宜用此期进行细菌鉴定。

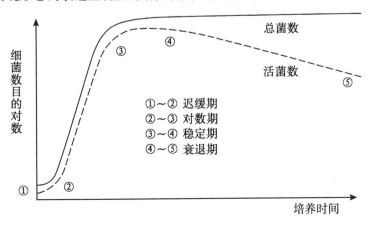

图 1-11　细菌的生长曲线

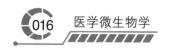

细菌的生长曲线只有在体外人工培养的条件下才能观察到,在自然界或人类、动物体内繁殖时,受多种环境因素和机体免疫因素的多方面影响,不可能出现在培养基中那种典型的生长曲线。

二、细菌的新陈代谢

细菌的**新陈代谢**包括细菌细胞内**分解代谢**和**合成代谢**。细菌的代谢过程是以胞外酶水解外环境中的大分子营养物质开始,产生亚单位分子(单糖、短肽、脂肪酸),经主动或被动转运机制进入胞质内。这些亚单位分子在一系列酶的催化作用下,经过一种或多种途径转变为共同的中间产物丙酮酸;再从丙酮酸进一步分解产生能量或合成新的糖类、氨基酸、脂类和核酸。伴随代谢过程细菌还将产生许多在医学上有重要意义的代谢产物。

(一)细菌的分解代谢产物和生化反应

利用生化试验的方法,检测细菌对糖、蛋白质的代谢产物来鉴别不同细菌称为细菌的生化反应。常见的有:

1. **糖发酵试验**　细菌可分解发酵多种单糖,产生能量和酸、酮、醛、醇、气体等产物。不同种类的细菌分解能力和代谢产物不同,如大肠埃希菌可分解葡萄糖和乳糖产酸产气,而伤寒沙门菌仅分解葡萄糖产酸不产气,不分解乳糖。

2. **VP 试验**　产气杆菌能使丙酮酸脱羧生成中性的乙酰甲基甲醇,后者在碱性溶液中被氧化成二乙酰,二乙酰与含胍基化合物反应生成红色化合物,为 VP 试验(Voges-Proskauer 试验)阳性。大肠埃希菌不能生成乙酰甲基甲醇,故 VP 试验阴性。

3. **甲基红试验**　产气杆菌分解葡萄糖产生丙酮酸,后者经脱羧后生成中性的乙酰甲基甲醇,故最终的酸含量减少,甲基红指示剂呈橘黄色,为甲基红试验阴性。大肠埃希菌分解葡萄糖时,产生的丙酮酸不转变为乙酰甲基甲醇,故最终酸性较强,甲基红指示剂呈红色,为甲基红试验阳性。

4. **枸橼酸盐利用试验**　产气杆菌可利用枸橼酸盐为碳源,在仅含枸橼酸盐作为唯一碳源的培养基中能生长,使培养基中 pH 值由酸性变为碱性,指示剂变深蓝色,为阳性反应。大肠埃希菌不能利用枸橼酸盐为唯一的碳源,故在此培养基上不能生长,培养基不变色,为阴性。

5. **吲哚试验**　蛋白质先经细菌分泌的蛋白水解酶分解为短肽或氨基酸后,才能被细菌吸收利用。不同种类的细菌分解蛋白质的能力不同,如大肠埃希菌含有色氨酸酶,能分解色氨酸产生吲哚,和对二甲基氨基苯甲醛相遇可形成玫瑰红色的玫瑰吲哚,为吲哚试验阳性;而产气杆菌无色氨酸酶,吲哚试验阴性。

6. **硫化氢试验**　肖氏沙门菌能分解含硫氨基酸产生硫化氢,硫化氢遇培养基中的硫酸亚铁,可形成黑色的硫化亚铁沉淀,为硫化氢试验阳性;痢疾志贺菌不能分解含硫氨基酸,为硫化氢试验阴性。

7. **尿素酶试验**　变形杆菌有尿素酶,能分解培养基中的尿素产生氨,使培养基变碱,以酚红为指示剂检测为红色,为尿素酶试验阳性。

细菌的生化反应用于鉴别细菌,尤其对形态、革兰染色和培养特性相同或相似的细菌更为重要。常用于鉴别肠道杆菌的吲哚(I)、甲基红(M)、VP(V)、枸橼酸利用(C)4 种试验,合称 IMViC(小写"i"是为了辅助发音)试验,大肠埃希菌的 IMViC 结果为++--,而产气肠杆菌的结果为--++。

(二)合成代谢产物及其在医学上的意义

细菌利用分解代谢中的产物和能量不断合成菌体自身成分,同时还合成一些在医学上具有重要意义的代谢产物。

1. **热原质**　是大多数 G^- 菌和少数 G^+ 菌合成的一种注入机体可引起发热反应的物质,称为热原质。G^- 菌的热原质即其细胞壁的脂多糖。热原质耐热,不被高压蒸汽灭菌法所破坏。玻璃器皿须用 180 ℃ 4 h 或 250 ℃ 45 min 高温干烤才能破坏热原质。液体中的热原质需要离子交换剂和特殊石棉滤板等方法除去,蒸馏法效果更好,但有一定的局限性。因此在制备和使用生物制品、注射液、抗生素等过程中应严格无菌操作,防止细菌污染,确保无热原质存在。

2.**毒素和侵袭性酶**　细菌在代谢过程中合成的对机体有毒性作用的物质,称为毒素。包括**外毒素**和**内毒素**两种。某些细菌还能产生具有损伤机体组织、促进细菌扩散的侵袭性酶,是细菌重要的致病物质。如化脓性链球菌产生的透明质酸酶、链激酶、链道酶等。

3.**抗生素**　抗生素是某些微生物在代谢过程中产生的一类能抑制或杀灭其他微生物的物质。**大多数抗生素是由放线菌和真菌产生的**,如青霉素、链霉素等。由细菌产生的抗生素很少,仅有多黏菌素、杆菌肽等。

4.**维生素**　某些细菌能合成自身所需要的维生素,并能分泌到菌体外供人体吸收利用。如大肠埃希菌能合成 B 族维生素和维生素 K 等。因此如果发生肠道内菌群严重失调,机体还会出现维生素缺乏症,此时应适量补充 B 族维生素和维生素 K 等。

5.**色素**　有些细菌在代谢过程中能产生色素,有助于鉴别细菌。细菌色素有两类:①**水溶性色素**,溶于水,如铜绿假单胞菌产生的色素可使培养基或脓汁呈绿色;②**脂溶性色素**,不溶于水,如金黄色葡萄球菌产生的金黄色色素,使菌落呈现金黄色。

6.**细菌素**　某些细菌可产生仅对近缘关系的细菌具有抗菌作用的蛋白质,称细菌素。细菌素的产生受质粒控制,如大肠埃希菌的 Col 质粒控制大肠埃希菌素的产生。细菌素种类很多,但由于细菌素抗菌谱很窄,故无治疗意义,多用于细菌的分型鉴定和流行病学检查。

第三节　细菌的人工培养

人工培养细菌是根据细菌的生理需求和繁殖规律,用人工方法提供给细菌所需的各种条件来培养细菌。这对细菌感染性疾病的诊治以及生物制品的研制等具有重要意义。人工培养细菌,首先要选择合适的培养基以提供**充足的营养物质、合适的酸碱度及渗透压**,此外,还要有**适宜的温度**和**必要的气体**等。病原菌的人工培养一般采用 35~37 ℃,培养时间多数为 18~24 h,根据标本和培养目的不同,可选用不同的接种和培养方法。

(一)培养基

培养基是人工配制的适合细菌生长繁殖的混合营养物制品,经灭菌或除菌后使用。根据培养基用途不同可将培养基分为以下几种。

1.**基础培养基**　含有供细菌基础生长所需的基本营养成分,最常用的是**营养肉汤、蛋白胨水**等。基础培养基广泛用于细菌的增菌、检验,也是制备其他培养基的基础成分。

2.**营养培养基**　在基础培养基中可加入葡萄糖、血液、生长因子等特殊成分,供营养要求较高的细菌和需要特殊生长因子的细菌生长。最常用的是血琼脂平板、巧克力血平板等。

3.**鉴别培养基**　利用细菌分解糖类和蛋白质的能力及其代谢产物的不同,在培养基中加入**特定的作用底物和指示剂**,观察细菌生长过程中分解底物所释放的不同产物,通过指示剂的不同反应来鉴别细菌。例如,糖发酵管、克氏双糖铁琼脂、伊红-亚甲蓝琼脂和动力-吲哚-尿素培养基等。

4.**选择培养基**　在培养基中加入**抑制剂**,抑制标本中的杂菌生长,有助于对所选择的细菌种类的生长。例如,培养肠道致病菌的 SS 琼脂,其中的胆盐能抑制革兰阳性菌,枸橼酸钠和煌绿能部分抑制大肠埃希菌,因而使致病的沙门菌、志贺菌容易分离到。

5. 厌氧培养基　是培养专性厌氧菌的培养基,除含营养成分外,还加入还原剂以降低培养基的氧化还原电势,如疱肉培养基、硫基乙醇酸钠培养基等,并在液体培养基表面加入凡士林或液状石蜡以隔绝空气。

此外,根据培养基物理性状不同可将其分为**液体**、**半固体**和**固体培养基**三大类。液体培养基常用于细菌的增菌培养和细菌的鉴定;在液体培养基中加入0.3%~0.5%的琼脂即制成半固体培养基,常用于保存菌种及细菌动力观察;在液体培养基中加入1%~2%的琼脂即制成固体培养基,常用于细菌的分离和纯化。

(二)细菌在培养基中的生长现象

1. 细菌在液体培养基中的生长现象　细菌在液体培养基中可呈3种生长状态:①**混浊生长**,大多数细菌在液体培养基中生长后呈均匀混浊状态,如葡萄球菌;②**沉淀生长**,少数呈链状生长的细菌或粗糙型细菌在液体培养基底部形成沉淀,培养液较清,如链球菌;③**菌膜生长**,专性需氧性细菌在液体培养基表面形成菌膜,如结核分枝杆菌。临床用的澄清透明的注射液如果发现上述任何一种现象,均表明已被细菌污染,禁止使用。

2. 细菌在半固体培养基中的生长现象　半固体培养基琼脂含量少而较软,**有鞭毛的细菌**可沿着穿刺线向四周扩散,**呈羽毛状或云雾状混浊生长**;**无鞭毛的细菌**在半固体培养基上只能**沿穿刺线呈明显的线状生长**,周围培养基基本透明澄清。常用于细菌动力观察。

3. 细菌在固体培养基中的生长现象　细菌在固体培养基中可形成**菌落**或**菌苔**。把细菌划线接种到固体培养基表面,一般经37℃,18~24 h培养,单个细菌就可以生长繁殖成肉眼可见的菌落。许多菌落融合在一起形成菌苔。不同的细菌形成的菌落大小、形状、颜色、透明度、表面光滑或粗糙、边缘整齐及溶血情况各有差异,其特征可以作为细菌鉴别的重要依据。菌落一般分为3种类型:①**光滑型菌落**(smooth colony,S型菌落),表面光滑、湿润、边缘整齐;②**粗糙型菌落**(rough colony,R型菌落),表面粗糙、干燥、呈皱纹或颗粒状,边缘不整齐;③**黏液型菌落**(mucoid colony,M型菌落),表面黏稠、有光泽,似水珠样,多见于有丰厚荚膜的细菌。

(三)细菌人工培养的应用

1. 病原菌的细菌学研究　在进行病原菌的细菌学研究时,必须首先经纯培养得到纯种细菌,才能作为研究的材料。

2. 感染性疾病的病原学诊断和治疗　从患者标本中分离并鉴定出病原菌是诊断感染性疾病的最可靠指标,病原菌的药物敏感试验对临床选择有效的抗生素治疗具有指导意义。

3. 生物制品的制备　人工分离培养所得的纯细菌及其代谢产物,可制成疫苗、类毒素、诊断用标准菌液,或经类毒素纯细菌免疫动物后制备抗毒素及诊断血清,用于传染性疾病的诊断、预防及治疗。利用细菌繁殖快、易培养的特点,可将细菌作为基因受体细胞,如将人或动物细胞中编码胰岛素的基因重组到质粒上,再导入大肠埃希菌,就能从大肠埃希菌的培养液中获得大量基因工程胰岛素。

第四节　细菌的分类

细菌的分类是按一定的原则将类似的细菌归在一起,并与其他细菌相区别。按照细菌的分类原则,一个未知细菌经过研究后可放入分类系统中的相应适当位置。如果与已知细菌相同,就采用该已知细菌的名称;如果不同,则按命名原则确定新名称。

（一）细菌分类的方法

细菌的分类原则上分为传统分类和种系分类两种，前者以生物学性状为依据，后者以细菌的发育进化关系为基础。细菌鉴定和分类的方法包括表型分类、分析分类和基因型分类。

1. 表型分类　依据细菌的**形态**和**生理特征**，如菌体形态与结构、染色性、培养特性、生化反应及抗原性等为标记的分类方法。现可借助计算机将拟分类的细菌按其性状的相似程度进行归类，以此划分种和属，称为数值分类。

2. 分析分类　采用电泳、色谱、质谱等方法，对**细菌组分**、**代谢产物组成**等特征进行分析，为细菌分类提供依据。

3. 基因型分类　在数值分类的基础上，引入核酸分析，包括 DNA 碱基组成、核酸分子杂交和 16S rRNA 同源性分析，比较细菌大分子结构的同源程度，揭示细菌进化的信息，这种分类称为种系分类。

（二）细菌分类的等级

自然界微生物可划分为 6 个界，即动物界、植物界、真菌界、真核原生生物界、原核生物界和病毒界。细菌属于**原核生物界**，分类层次与其他生物相同，也是界、门、纲、目、科、属、种。种是细菌分类的基本单位，即具有高度的表型相似性的生物单位，生物学性状基本相同的细菌群体构成一个菌种，性状相近关系密切的若干菌种组成一个属，属集合成科。同一菌种的细菌，虽特性基本相同，但在某些方面仍有差异，差异明显的称亚种或变种，差异小的称为型，如按抗原结构分血清型，按生化反应和其他生物学性状不同而分生物型。对不同来源的同一菌种的细菌称为该菌的不同菌株。

（三）细菌的命名

细菌的命名采用**拉丁双名法**，每个菌名由两个拉丁名组成，即由一个属名和一个种名构成。两者均用斜体表示，属名在前，是名词，首字母大写，种名在后，是形容词，小写。中文的命名顺序与拉丁文相反，是种名在前，属名在后。如 *Staphylococcus aureus* 表示金黄色葡萄球菌，*Escherichia coli* 表示大肠埃希菌。属名也可不将全文写出，只用第一个字母代表，如 *M. tuberculosis* 等。有时泛指某一属细菌，不特指某个菌种，可在属名后加 sp.（单数）或 spp.（复数），如 *Salmonella* sp. 表示沙门菌属中的细菌。

问题分析与能力提升

一名在印度某水电站工作的 44 岁工程师，突发腹泻，大便呈米泔水样，由于每小时约 0.5 L 液体的丢失，患者很快出现重度脱水症状，肠鸣音减弱，血容量减少，低血压。取该患者的粪便标本，涂片后在暗视野显微镜下发现逗点状微生物穿梭运动。将标本增菌培养后经革兰染色镜检，可见红色弯曲杆菌。结合病史及生化反应、血清学反应等，该患者被确诊为霍乱弧菌感染。

思考题：①该菌为革兰阳性菌还是阴性菌？判断依据是什么？②该菌穿梭运动依靠的运动器官是什么？③培养该菌时应提供什么样的 pH 值环境？

提示：

1. 对细菌进行革兰染色时，因细胞壁结构不同，导致革兰阳性菌染为紫色，而革兰阴性菌染为红色，该案例中提示红色弯曲杆菌，故判断该菌为革兰阴性菌。

2. 有鞭毛的细菌能在液体中自由运动，速度较快。霍乱弧菌是单鞭毛菌，鞭毛赋予它运动性，运动非常活泼。取患者米泔水样便或培养物用悬滴法及暗视野映光法能观察到霍乱弧菌呈穿梭状或流星状运动。

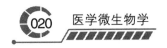

3.霍乱弧菌耐碱不耐酸,在 pH 值8.8~9.0 的碱性蛋白胨水或碱性琼脂平板上生长良好,因其他细菌在此 pH 值中不易生长,故初次分离霍乱弧菌常用碱性蛋白胨水增菌。

(郑州大学　蒋莉莉)

青霉素的发现

第二章 细菌的遗传与变异

━━━━━━ 学习目标 ━━━━━━

掌握 细菌的主要遗传物质,细菌的变异机制。
熟悉 细菌的变异现象。
了解 细菌遗传变异的医学意义。

遗传和变异是所有生物的基本特征。细菌亦是一种生物,其形态结构、生理代谢、致病性、耐药性、抗原性等生物学性状都是由细菌的遗传物质决定的。细菌的遗传是指细菌的生物学性状在子代与亲代中保持相对稳定,且代代相传。细菌的变异是子代与亲代之间以及子代与子代之间生物学性状出现差异的现象。遗传使细菌的种属性状保持稳定,而变异可使细菌产生变种和新种,有利于物种的发展和进化。

第一节 细菌的遗传物质

细菌的遗传物质是 DNA,DNA 分子是基因的载体,携带各种遗传信息。决定细菌所有特性的遗传信息位于细菌的基因组内,包括细菌的染色体和染色体外的遗传物质。

一、细菌染色体

细菌的染色体是一个环状双螺旋 DNA 长链,按一定构型反复回旋而成的松散网状结构,附着在横隔中介体或细胞膜上,无外膜包围,故称**核质**。细菌染色体大小范围为 522~580 kb。染色体是遗传的物质基础,其遗传功能单位是基因。细菌基因组的大小与其所含基因数密切相关,与真核细胞不同,其非编码序列很少。细菌基因组中大多数基因为单拷贝,而 rRNA 基因则往往为多拷贝,以便快速组装大量核糖体以满足细菌迅速生长繁殖的需要。在基因组中,功能相关的基因往往会前后相连成串,由一个共同的调控区或调控基因进行转录的控制,形成操纵子。细菌染色体上的基因与真核细胞不同,无内含子,转录后形成的 RNA 无须剪接加工。

近年来随着对大量细菌基因组测序工作的完成,对细菌基因结构的认识也越来越深入,研究表明细菌的种内和种间存在着广泛的遗传物质交换,如耐药性基因和致病岛获得。**细菌致病岛**(pathogenic island,PAI)是指病原菌基因组中存在的与编码细菌毒力或致病性相关因子(如黏附因子、毒素等)相关的外源 DNA 片段,其两侧往往含有重复序列、插入序列,可经水平传递。细菌基因组中可存在多个细菌致病岛。

二、质粒

质粒是细菌染色体外的遗传物质,为存在于细胞质中的闭合环状或线性双链 DNA 分子,具有自主复制能力。质粒不是细菌生长繁殖所必需的物质,可自行丢失或经人工方法如高温、紫外线、吖啶橙、溴化乙啶等处理后消除。质粒携带的遗传信息能赋予细菌某些生物学性状(如耐药性),有利于细菌在特定的环境条件下生存。根据质粒基因编码的生物学性状可分为致育质粒(F 质粒)、耐药性质粒(R 质粒)、毒力质粒(Vi 质粒)、细菌素质粒和代谢质粒。质粒具有以下主要特征。

1. 具有自我复制能力　一个质粒是一个复制子。有的质粒在细胞质内的拷贝数只有 1~2 个,其复制往往与染色体的复制同步,称为严紧型质粒;有的质粒拷贝数较多,可随时复制,与染色体的复制不相关,称为松弛型质粒。

2. 质粒可赋予细菌某些重要的生物学性状　如致育性、耐药性、致病性等。

3. 质粒可以转移　质粒不仅可在同种、同属的细菌内转移,而且可以在不同种属的细菌间转移,质粒可通过接合、转化和转导在细菌间转移。

4. 质粒可以自行丢失或经人工处理而消除　质粒并非是细菌生长繁殖不可缺少的遗传物质。带质粒的细菌失去质粒后即失去其控制的生物学性状,但不影响细菌的生存。

5. 质粒具有相容性与不相容性　几种质粒可同时共存于同一细菌的细胞内,这种现象称相容性。但有些质粒不能共存于同一细菌细胞内,称不相容性。

三、噬菌体

噬菌体是侵袭细菌、真菌、放线菌等微生物的病毒。噬菌体具有一般病毒的一些共同特性,如只有一种核酸(DNA 或 RNA),能通过滤菌器,不具有独立的代谢酶系统,必须在活的细胞内才能增殖;噬菌体具有严格的宿主寄生性和高度的特异性,也是赋予宿主菌生物学性状的遗传物质。

(一)噬菌体的生物学性状

1. 形态与结构　噬菌体的体积微小,用纳米(nm)作为测量单位,需用电子显微镜观察,其形态有蝌蚪形、微球形和细杆形。大多数噬菌体呈蝌蚪形,由头部和尾部两部分组成(图 2-1)。

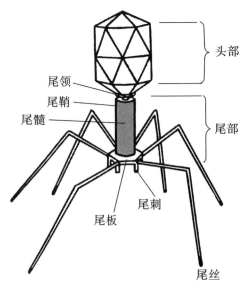

图 2-1　噬菌体结构

头部内含遗传物质核酸,尾部是一个管状结构,尾部末端有尾板、尾刺和尾丝,尾板内有使宿主菌细胞壁裂解的溶菌酶,尾丝为噬菌体的吸附器官,在头尾连接处有尾领结构。

2. 化学组成　噬菌体由核酸和蛋白质组成。蛋白质构成噬菌体头部的外壳及尾部。蛋白质起着保护核酸的作用,并决定噬菌体的外形和表面特征。

3. 培养特性　噬菌体的培养必须使用活细菌,其增殖有严格的寄生性和高度的特异性。一种噬菌体只能在相对应的某种细菌内增殖,同时噬菌体的寄生还有型的特异性,如有的噬菌体仅能感染细菌的某一型。

4. 抵抗力　噬菌体对理化因素的抵抗力比细菌强,加热 70 ℃ 30 min 仍不失活,也能耐受低温。大多数噬菌体能抵抗乙醚、氯仿和乙醇。消毒剂需要较长时间才能使噬菌体失去活性。噬菌体对紫外线和射线比较敏感,一般经紫外线照射 10 ~ 15 min 即失去活性。

(二)噬菌体与细菌的相互关系

噬菌体感染细菌有两种结果,一是噬菌体增殖,其结果使细菌被裂解,建立溶菌性周期,这类噬菌体称为**毒性噬菌体**;二是噬菌体核酸与细菌染色体整合,成为**前噬菌体**,细菌变为**溶原性细菌**,建立溶原性周期,这类噬菌体称为**温和噬菌体**。

1. 溶菌性周期　指毒性噬菌体在宿主菌内的增殖过程,包括 3 个阶段,即吸附与穿入、生物合成、组装成熟与释放。噬菌体感染细菌时,其尾丝在发挥吸附作用的同时,识别宿主菌表面的特殊受体,然后,通过分泌的酶类物质溶解细胞壁,使细胞壁出现小孔,尾髓再收缩,将头部的核酸注入宿主菌内,蛋白质外壳留在菌细胞外。进入菌细胞内的噬菌体核酸首先经早期转录产生早期蛋白质,并复制子代核酸,再进行晚期转录产生噬菌体的结构蛋白质。蛋白质和核酸分别合成后,按一定程序装配,成熟为完整的子代噬菌体。子代噬菌体达到一定数量时,由于噬菌体合成酶类的溶解作用,菌细胞被裂解,释放出的噬菌体再感染其他敏感菌。

2. 溶原性周期　温和噬菌体感染细菌后不立即增殖,其核酸整合于细菌染色体上,即前噬菌体,随着细菌染色体的复制而复制,并随细菌分裂而分配至子代细菌的染色体中。带有前噬菌体的细菌称为溶原性细菌。温和噬菌体又称为溶原性噬菌体。整合在细菌染色体上的前噬菌体可自发地或受理化或生物因素的诱导,脱离宿主菌染色体,进入溶菌性周期,复制增殖,最终导致细菌裂解,并产生新的子代成熟的噬菌体。温和噬菌体可有溶原性周期和溶菌性周期(图 2-2),而毒性噬菌体只有溶菌性周期。

(三)噬菌体的应用

1. 细菌的鉴定和分型　由于噬菌体裂解细菌有种的特异性,故可用于细菌的鉴定。如利用已知的噬菌体鉴定未知的霍乱弧菌、鼠疫耶尔森菌等。噬菌体裂解细菌又有型特异性,所以又可用噬菌体对某一种细菌分型,即该菌的噬菌体型。如利用金黄色葡萄球菌噬菌体将金黄色葡萄球菌分为 4 个群若干个型。利用伤寒沙门菌 Vi 噬菌体将有 Vi 抗原的伤寒沙门菌分为 96 个噬菌体型。

2. 检测标本中的未知细菌　①噬菌体在自然界中分布广泛,凡有细菌的地方,如污水、土壤、人和动物的排泄物等都可能有噬菌体。所以,从标本中检出某种噬菌体常提示该标本中曾有相应的细菌存在。②根据噬菌体必须在活的敏感细菌内才能增殖这一特性,如将检测标本与一定数量已知噬菌体放到一起培养,只要噬菌体明显增加,即提示该标本中有相应的细菌存在。

3. 基因工程工具　噬菌体在基因工程上可作为外源基因的载体,常用的有 *E. coli* K12λ 噬菌体和 *E. coli* 噬菌体 M13。前者可与外源基因重组后再转入到 *E. coli* 中,能在菌细胞内扩增外源基因或表达外源基因产物。因其可与较大的 DNA 片段(20 kb)重组,故可用来建立真核细胞染色体的基因文库。后者是一种丝状的噬菌体,含单链环状 DNA,进入宿主细菌后,先变成双链复制中间型(replicative intermediate,RI),然后进行复制。子代噬菌体释放并不使细菌裂解。此 RI 如与外源

DNA重组转入受体菌,外源DNA则在受体菌内扩增并以单链形式分泌到菌体外,可作为DNA序列分析的模板。

　　4.用于细菌性感染的治疗　由于噬菌体对细菌的感染具有种的特异性,不像使用抗生素那样容易造成菌群失调或耐药,细菌对噬菌体产生耐受的可能性较小。因此可成为新的抗菌物质。尤其对金黄色葡萄球菌、铜绿假单胞菌等这些容易产生耐药性的细菌应用价值更大。

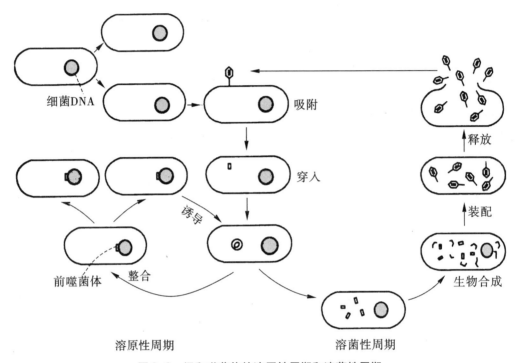

图2-2　温和噬菌体的溶原性周期和溶菌性周期

四、转位因子

　　细菌的转位因子是广泛存在于革兰阴性和革兰阳性细菌中的一类不依赖于同源性重组、可以在细菌的基因组(染色体、质粒、噬菌体)中从一个位置转移到另一个位置上的独特的DNA片段,也形象地称之为**跳跃基因或移动基因**。转位因子通过位置移动可以改变遗传物质的核苷酸序列,产生插入突变、基因重排或插入位点附近基因表达的改变。因此,转位因子在赋予细菌生物学性状改变和促进细菌进化过程中的作用不可忽视。转位因子主要有以下3类。

　　1.插入序列　插入序列(insertion sequence,IS)是细菌中最简单的一类转位因子,其长度一般不超过2 kb,相当于1~2个基因的编码量,不携带任何与转位功能无关的已知基因。IS是细菌染色体、质粒和某些噬菌体基因组的正常组分,其共同特征为:两侧末端有反向重复序列,长度不一定相等,3~10 bp为重组酶的识别位点,中心序列编码转座酶及与转录有关的调节蛋白。IS可双向插入,通过正、反向整合到基因组上。

　　2.转座子　转座子(transposon,Tn)除了两端的IS和携带的与转移作用有关基因外,还携带其他基因(耐药性基因、抗重金属基因、糖发酵基因、毒力基因等),大小为2 000~25 000 bp。转座子携带的基因可随Tn的转移而发生转移重组,可导致插入突变、基因重排或插入点附近基因表达的改变。基因转移在促使生物变异及进化上具有重大意义。

　　3.转座噬菌体　有些温和噬菌体如大肠埃希菌Mu噬菌体,含有与转位功能有关的基因和反向重复序列,可随机整合到宿主菌染色体的任何位置,导致宿主菌变异。一些致病菌采用相似的机制来协调一系列毒力因子的表达,编码毒力因子的基因可聚集在一起形成致病岛或毒力岛,两侧有转座子样可移动元素,使其能在染色体内部移动或转移至其他细菌。

五、整合子

1989 年 Strokes 和 Hall 首次提出整合子(integron,In)的概念。整合子是一种可移动的 DNA 分子,具有独特结构可捕获和整合外源性基因,使之转变为功能性基因的表达单位,可通过转座子或接合性质粒,使多种耐药基因在细菌中进行水平传播。所有已知整合子一般包含 3 个必要成分:两端为高度保守序列,中间为可变区。可变序列含有一个或多个基因盒,是整合子的非必需组成部分。基因盒由一个结构基因(多为耐药基因)和 57 ~ 141 个碱基对组成。整合子含有 3 个功能元件:整合酶基因、重组位点和启动子,均位于整合子 5′保守末端。基因盒是单一的可移动的 DNA 分子,通常以环形独立的状态存在,只有当它被整合子捕获并整合到整合子中才能转录。基因盒通常不含启动子,但一旦基因盒插入整合子,这个基因就能在 5′端的共同启动子 Pant 作用下转录。由于整合子含有位点特异重组系统和基因盒的遗传结构,是一个基因整合和切除系统,可使细菌捕获耐药基因而获得耐药性,同时也可使多种耐药基因在细菌之间水平传播。

第二节　细菌的变异现象

细菌的变异有**遗传型变异**和**非遗传型变异**。前者是细菌遗传物质结构发生改变引起的变异,新获得的性状可稳定地传给后代,又称**基因型变异**。后者是由于外界环境条件的作用引起的变异,遗传物质的结构未改变,又称为**表型变异**。表型变异不能遗传。

1.形态结构的变异　细菌的形态、大小及结构受外界环境条件的影响可发生变异。细菌在 β-内酰胺类抗生素、抗体、补体和溶菌酶等因素影响下,细胞壁合成受阻,细胞壁缺陷变成 L 型细菌。有些细菌变异后可失去特殊结构。有鞭毛的伤寒沙门菌变异后可失去鞭毛,称为 H-O 变异。由于鞭毛的动力,细菌在固体培养基上呈弥散生长,菌落似薄膜,称为 H 菌落。失去鞭毛的细菌呈单个菌落生长,称为 O 菌落。变异的肺炎链球菌失去荚膜,同时毒力也下降。炭疽芽胞杆菌在 42 ℃培养 10 ~ 20 d 后,失去形成芽胞的能力,毒力也相应减弱。

2.毒力变异　细菌的毒力变异可表现为毒力增强或减弱。白喉棒状杆菌感染 β-棒状杆菌噬菌体后变成溶原性细菌,获得产生白喉毒素的能力,由无毒株变成有毒株。Calmette 和 Guerin 将有毒力的牛型结核分枝杆菌在含有胆汁、甘油、马铃薯的培养基上连续传代,经 13 年 230 次传代获得毒力减弱而保留其免疫原性的变异株,即**卡介苗**(Bacillus Calmette-Guérin vaccine,BCG),用于人工接种以预防结核病。

3.耐药性变异　细菌发生对某种抗菌药物由敏感变成耐药的变异,成为耐药菌株。有的细菌表现为同时对多种抗菌药物耐药,称为多重耐药菌株,甚至有的细菌变异后产生对药物的依赖性,例如,痢疾志贺菌链霉素依赖株,离开链霉素则不能生长。细菌的耐药性变异给临床治疗带来了很大的麻烦,并成为当今医学上的重要问题。

4.菌落变异　细菌在固体培养基上生长的菌落可发生变异,肠道杆菌的菌落变异较为常见。由 S 型(光滑型)变为 R 型(粗糙型),称为 S-R 变异。这种变异是由于失去了 LPS 的特异性寡糖重复单位引起的,往往伴有其他性状的改变,如毒力、免疫原性和生化反应等。

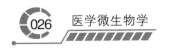

5.酶活性变异　有些细菌在发生变异后,酶活性发生改变,不能合成某种营养成分,在缺乏该营养成分的培养基上不能生长,称这类细菌为营养缺陷型;或失去发酵某种糖的能力,在以该种糖类为唯一碳源的培养基上不能生长。

第三节　细菌变异的机制

细菌的遗传变异主要通过基因突变、基因的转移与重组两种方式实现。

一、基因突变

细菌以无性二分裂方式进行繁殖。从理论上讲,DNA 的复制过程十分精确,子代与亲代的基因组应是完全相同的。但在少数情况下,子代细胞中会出现可以通过复制而遗传的 DNA 结构的改变,称为**突变**。如果这一现象是在自然界中发生的,不管是由于自然界中突变剂的作用还是偶然的复制错误而保留下来的,称为**自发突变**。如果这种作用是用诱变剂处理细菌后产生的,则称为**诱发突变**,它在表现型和遗传机制方面与自发突变没有区别。没有发生突变的菌细胞称为**野生株**,其表现型称为野生型,携带突变的菌细胞称为**突变株**。突变是由于 DNA 上核苷酸序列的改变而引起的。根据 DNA 序列改变的多少,将突变分为点突变和多点突变。点突变可以是碱基置换、碱基插入或碱基缺失。多点突变时往往涉及广泛的染色体重排,如倒位、重复或缺失。多点突变常导致细菌死亡。

(一)基因突变的类型

1.自发突变　细菌在自然条件下发生结构变化所致的变异称为自发突变。引起自发突变的原因很多,细菌在生长繁殖过程中,自发突变率很低,为每一世代 $10^{-10} \sim 10^{-6}$。

2.诱发突变　用人工方法诱导产生的突变为诱发突变。诱发突变可提高细菌的突变率,诱发突变发生率比自发突变率提高 $10 \sim 1\,000$ 倍,达到 $10^{-6} \sim 10^{-4}$。许多理化因子如 X 射线、紫外线、电离辐射、亚硝酸盐、烷化剂等都具有诱变活性,直接损伤 DNA 分子,而诱发保真度低的 SOS 修复系统,从而导致高突变率。

(二)基因突变规律

1.随机性　无论细菌是自发突变还是诱发突变,突变都是随机的。彷徨试验和影印试验是证明突变随机性的两个经典试验。

2.独立性　突变的发生是独立的,即在某一个体中可发生任何基因的突变,且某一基因的突变不影响任何其他基因的突变率。

3.稳定性　细菌突变的实质是遗传物质发生改变,所以突变型的基因也具有相对稳定的结构,可以遗传给后代。

4.可逆性　从自然界分离的未发生突变的菌株称为**野生型**;相对于野生型菌株发生某一性状的改变,称为**突变型**。细菌由野生型变为突变型是正向突变,有时突变株经过第二次突变可恢复野生型的性状称为回复突变。野生型 DNA 序列的回复突变概率很低,因此往往是表型回复突变,即第二次突变没有改变正向突变的 DNA 序列,只是在第二个位点发生突变抑制第一次突变效应,称之为抑制突变,从而使突变株重现野生型的表型。抑制突变若发生在同一基因内的不同部位,称为基因内抑制;若发生在不同的基因,则称为基因间抑制。回复突变可以是自发性的,其频率一般是正向突变的10%,也可以用诱变剂处理增加其频率。

二、基因的转移与重组

细菌的进化需要不断产生遗传型变异,变异的根本原因是突变,但对每一个菌细胞来讲突变发生的概率还是很少的,如果细菌只有突变而没有菌细胞之间的基因转移,则难以迅速产生适应环境需要的基因组合。因此,细菌之间的DNA转移与重组可以在短期内产生不同基因型的个体,适应环境条件变化,接受自然界的选择,这是形成细菌遗传多样性的重要原因。供体菌DNA转移给受体菌的过程,称为基因转移。

细菌基因转移和重组的方式有转化、接合、转导、溶原性转换和原生质体融合等。

(一)转化

指受体菌直接摄取供体菌游离的DNA片段而获得供体菌的遗传性状的过程称**转化**。1928年Griffith在研究肺炎球菌时,首先发现细菌转化的现象。将有荚膜、毒力强、菌落呈光滑(S)型的Ⅲ型肺炎链球菌注射至小鼠体内,小鼠死亡,并从小鼠体内分离出Ⅲ型光滑型肺炎链球菌;将无荚膜、毒力弱、菌落呈粗糙(R)型的Ⅱ型肺炎链球菌及经加热杀死的Ⅲ型光滑型肺炎链球菌分别注射给小鼠,小鼠不死。但若把加热杀死的有荚膜的Ⅲ型光滑型肺炎链球菌和活的Ⅱ型粗糙型无荚膜肺炎链球菌混合注射至小鼠体内,则小鼠死亡,并从小鼠体内分离出带有肥厚荚膜的活的Ⅲ型光滑型肺炎链球菌(图2-3)。Avery等人1944年用Ⅲ型光滑型有荚膜的肺炎链球菌的DNA代替加热杀死的Ⅲ型光滑型肺炎链球菌重复上述实验,其结果相同。由此证实了引起Ⅱ型粗糙型肺炎链球菌转化的物质是Ⅲ型光滑型肺炎链球菌的DNA。现在已经知道,在自然界中同样会发生细菌的转化,转化的DNA可以是细菌溶解后释放的,也可用人工方法获得。

细菌转化可受以下因素影响:①供、受体菌的基因型,两菌的亲缘关系愈近,其基因型愈相似,转化率愈高;②受体菌的生理状态,在转化过程中,转化的DNA片段称为转化因子,受体菌只有在感受态的生理状态下才能摄入转化因子;③环境因素,Ca^{2+}、Mg^{2+}、cAMP等可维持DNA的稳定性,促进转化作用。

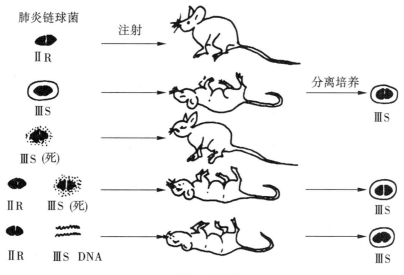

图2-3　肺炎链球菌转化实验

(二)接合

细菌通过**性菌毛**相互连接沟通,将遗传物质(主要是质粒)从供体菌转移给受体菌的过程称为接合。能通过接合方式转移的质粒称为接合性质粒,主要有 F 质粒(又称 F 因子)、R 质粒(又称 R 因子)、Col 质粒(又称 Col 因子)、毒力质粒(又称 Vi 质粒)等。

1. F 质粒接合 F 质粒编码性菌毛,有 F 质粒的细菌为雄性菌(F⁺菌),无 F 质粒的细菌无性菌毛,为雌性菌(F⁻菌)。当 F⁺菌与 F⁻菌接触时,F⁺菌的性菌毛末端与 F⁻菌表面受体结合,菌毛缩短使两菌紧密靠近并沟通,F⁺菌的 F 质粒中的一股 DNA 进入 F⁻菌体内,从而使 F⁻菌获得 F⁺菌性状,长出性菌毛,而原来的 F⁺菌仍为 F⁺菌。少数 F 质粒可整合到受体菌染色体上,与染色体一起复制,整合后的细菌能以高效率转移染色体上基因片段给另一 F⁻受体菌,使 F⁻受体菌获得供体菌的某些遗传性状,故与 F 质粒重组的细菌称为高频重组株(Hfr 株)。Hfr 的 F 质粒有时也会从染色体上脱离,终止 Hfr 状态。

2. R 质粒的接合 R 质粒上可含有一种或多种耐药性基因。R 质粒的结构分两部分,即耐药传递因子(RTF)和耐药决定因子(r 决定因子)。耐药传递因子编码性菌毛,功能与 F 质粒相似。耐药决定因子编码对抗菌药物的耐药性。这两部分可以单独存在,也可以结合在一起,只有两部分结合在一起时,才能将耐药性转移给其他细菌。接合性耐药质粒(R 质粒)通过接合方式可以在同种属或不同种属间传递,在革兰阴性菌中最为突出;同时 R 质粒还可以诱导非接合性耐药质粒的传递,从而导致细菌耐药性的迅速传播,耐药菌株不断增加,给感染性疾病的临床用药带来极大的困难,因此 R 质粒又被称为传染性耐药因子。

(三)转导

以**噬菌体为媒介**,将供体菌的 DNA 片段转移到受体菌内,导致受体菌获得新的遗传性状的过程称为转导。根据转导 DNA 片段的范围,可分为普遍性转导和局限性转导。

1. 普遍性转导 毒性噬菌体和温和噬菌体均可介导普遍性转导,在生物合成中,噬菌体的 DNA 已大量复制,噬菌体的外壳蛋白已经合成。在噬菌体 DNA 装配入外壳蛋白组成新的噬菌体时,$10^5 \sim 10^7$ 次装配中会有一次装配错误,误将细菌残留的 DNA 片段装入噬菌体外壳蛋白中,成为一个转导性噬菌体。普遍性转导的结果又分为:①**完全转导**,噬菌体在转导过程中,将供体菌的 DNA 片段整合在受体菌 DNA 中,成为受体菌的一部分,并随染色体同步复制,随宿主菌分裂而分配到子代菌体中,使受体菌及其子代均表现出供体菌的某些性状。②**流产转导**,噬菌体在转导过程中,如果供体菌 DNA 片段不能重组到受体菌的染色体上,仍保持游离状态,它本身不具有独立复制功能,也不能传代,这种转导形式称为流产转导。

2. 局限性转导 当温和噬菌体进入溶原期时,以前噬菌体形式整合在细菌染色体的某一位置,当其自发或诱导终止溶原状态,溶原期转入裂解期,前噬菌体脱离细菌染色体时,脱离的碱基位置发生错误,约有 10^{-6} 的机会发生偏差脱离,携带出与它紧密连锁的细菌 DNA 片段,并转移、整合到受体菌中去,使受体菌获得供体菌某种遗传性状。由于所转移的只限于供体菌 DNA 上的个别特定的基因,所以称局限性转导或特异性转导。

(四)溶原性转换

细菌因染色体上整合有前噬菌体而获得新的遗传性状的过程称为溶原性转换,此细菌称为溶原性细菌。它是某些细菌发生毒力变异和免疫原性变异的常见方式。如白喉棒状杆菌被 β-棒状杆菌噬菌体感染成为溶原性细菌时,便可产生白喉外毒素。

(五)原生质体融合

将两种不同的细菌经溶菌酶或青霉素处理后失去细胞壁而变为原生质体后进行融合的过程称为**原生质体融合**。融合的二倍体细胞寿命很短,但染色体仍可发生重组,从而获得有多种不同表型的重组融合体。融合体经培养后可返回为有细胞壁的细菌。

第四节 细菌遗传、变异在医学中的意义

（一）细菌学诊断

细菌的形态、大小和结构受外界环境因素或基因突变的影响可发生变异,细菌可以失去其典型特性。如在菌落形态、鞭毛、抗原性等方面发生变化。如伤寒患者中分离出的伤寒沙门菌,约10%的菌株因变异而失去鞭毛(H-O变异)。细菌学检查时无动力,患者血清中无抗鞭毛抗体。细菌在抗体、补体和溶菌酶等作用下,会失去细胞壁变为L型细菌,用常规方法分离培养呈阴性,必须用含血清的高渗培养基进行分离培养。又如分解乳糖的基因转移至沙门菌,可出现能够分解乳糖的伤寒沙门菌,如按常规细菌鉴定易被忽视,因此需要充分了解细菌的变异现象和规律,才能正确诊断细菌性疾病。

（二）细菌性疾病的治疗

从抗生素广泛应用以来,耐药性细菌不断增加而引起广泛关注。细菌的耐药性变异和播散给临床治疗带来很大的麻烦。为了提高抗菌药物的疗效,防止耐药菌株的扩散,常用药物敏感试验选择抗生素,临床上通过耐药监测,注意耐药谱的变化和耐药机制的研究,将有利于指导抗菌药物的选择和合理使用,降低耐药性突变和防止耐药菌扩散。

（三）细菌性疾病的预防

使用菌苗注射,是提高机体特异性免疫的有效措施。利用细菌毒力减弱而保留免疫原性的菌株研制减毒活疫苗,现已成功地用于某些细菌性疾病的预防。如炭疽芽胞杆菌的减毒活疫苗用于炭疽病的预防、卡介苗用于结核病的预防、布鲁氏菌和鼠疫耶尔森菌的减毒活疫苗也均已用于预防布鲁氏菌病和鼠疫。随着细菌全基因组测序工作的推进,通过比较基因组学分析,将可进行定点突变,靶向性地降低细菌毒力而保持其免疫原性,且回避毒力回复突变的可能性,研制出更理想的有效疫苗。此外,细菌鉴定时,也应考虑和检测细菌毒力或细菌毒力因子的表达等。

（四）流行病学研究

将分子生物学的分析方法应用于分子流行病学调查,用来追踪传染源或相关基因的转移和播散,具有独特的优势。基于核酸分析法,如脉冲场凝胶电泳、质粒谱分析、PCR产物限制性片段多态性分析、核酸序列分析等方法的应用,有助于确定感染流行菌株或基因的来源或调查医院内耐药质粒在不同细菌中的播散情况。

（五）致癌物质的检查

正常细胞发生遗传信息的改变可导致肿瘤。因此导致突变的条件因素被认为是可疑的致癌因素。目前采用Ames试验来检测环境中存在的潜在致癌物质。

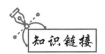

Ames试验

Ames试验又称鼠伤寒沙门菌/哺乳动物微粒体试验。是由美国加州大学生物化学家艾姆斯等

人经多年研究创建的一种用于检测环境中致突变物的测试方法,是利用经过人工诱变的微生物作为指示微生物的一种监测方法。本法是利用鼠伤寒沙门菌的组氨酸营养缺陷型菌株发生回复突变的性能来检测被检物质是否具有致突变性。该试验原理是具有组氨酸缺陷型的沙门菌株,均含有控制 His 合成的基因,而培养基中不含组氨酸时,它们便不能生长。然而,当某些被检物质具有致突变性时,因这类物质作用于细菌的 DNA,使其特定部位发生基因突变而回复为有合成 His 能力的野生型菌株时,就又能在无组氨酸的培养基中生长。考虑到许多物质是在体内经代谢活化后才显示出致突变性,艾姆斯等人采用了在体外加入哺乳动物肝微粒体酶系统(简称 S-9 混合液)使被检物活化的方法,保证了试验结果更近似于哺乳动物的代谢情况,同时可提高阳性检出率。该试验用来筛选环境因子对人类的致癌性。

(六)基因工程方面的应用

微生物的遗传学研究是从细菌开始的,并由此发展了分子生物学、分子遗传学和基因工程等理论。目前分子生物学研究中使用的许多工具酶、载体及 DNA 重组方法和基因功能定位的方法都是细菌遗传和变异研究重大发现的延伸。基因工程是在分子生物学和分子遗传学基础上综合发展起来的一门生物技术。目前通过基因工程已能使细菌大量生产胰岛素、干扰素、生长激素等生物制品,也可通过基因工程技术生产基因工程疫苗,如重组乙型肝炎病毒表面抗原疫苗等。基因工程疫苗的研制对疾病的特异性防治有着积极作用。

问题分析与能力提升

2009 年某市一职工不慎烧伤,并造成细菌感染,经检测为铜绿假单胞菌,使用多种抗生素治疗效果并不明显,某医学院附属医院分离出此菌,并找到该菌对应的特异性噬菌体,该噬菌体治疗后取得显著疗效。

思考题: 噬菌体治疗后获得显著疗效的相关机制是什么?

提示:

1. 某医学院附属医院找到铜绿假单胞菌的特异性噬菌体是根据其培养特性的严格寄生性和高度特异性。

2. 案例中分离得到的噬菌体只能是铜绿假单胞菌的特异性毒性噬菌体,其繁殖后最终裂解细菌。由此可见,噬菌体在治疗临床上细菌感染,尤其是耐药性细菌的感染有很好的应用前景。

(新乡医学院 杨 帆 陈 萍)

玉米夫人

━━━━━ 学习目标 ━━━━━

掌握　正常菌群及其生理作用,机会致病菌及其致病条件,细菌的致病机制。
熟悉　细菌感染的来源和传播途径,机体的抗菌免疫机制。
了解　细菌感染的类型。

　　细菌侵入宿主机体,与机体防御机制相互作用引起不同程度的病理变化过程,称为**细菌感染**。能感染宿主引起疾病的细菌称为**致病菌**或**病原菌**,不能感染宿主致病的细菌称为**非致病菌**或**非病原菌**。有些细菌在正常情况下并不致病,但在某些特殊条件下(如宿主免疫防御机制受到损害时)可以致病,这些细菌称为**条件致病菌**或**机会致病菌**。

　　致病菌侵入机体后,在建立感染的同时,能激发宿主免疫系统产生一系列免疫应答。其结局根据致病菌致病性和宿主免疫力强弱而定:①可不形成感染;②感染形成但逐渐消退,患者康复;③感染扩散,甚至患者死亡。

第一节　正常菌群与机会致病菌

一、正常菌群

　　微生物在自然界中广泛分布,人的体表和与外界相通的腔道(如消化道、呼吸道、泌尿生殖道等)中寄居着不同种类和数量的微生物,通称为**正常菌群或正常微生物群**。在人体免疫功能正常时,它们不仅对人体无害,有些还有益。人体各部位常见的正常菌群见表3-1。

(一)正常菌群的生理作用

　　正常菌群对构成局部微生态平衡和保持内环境稳定起到重要作用,其生理学意义有:

　　1. 生物拮抗　正常菌群在皮肤黏膜表面特定部位黏附、定植和繁殖,形成菌膜屏障,通过空间争夺、营养争夺和产生对病原菌有毒代谢产物等机制,抑制并排斥外来致病菌入侵和定植,维持人体微生态平衡。

　　2. 免疫作用　正常菌群能促进宿主免疫系统的发育,刺激免疫系统产生有一定保护作用的免疫应答。正常菌群产生的免疫物质对具有交叉抗原组分的致病菌有一定程度的抑制或杀灭作用。如双歧杆菌可诱导产生出 sIgA,sIgA 能与那些具有共同抗原的微生物发生免疫反应,以阻断它们对肠道黏膜上皮细胞的黏附和定植作用。

3. 营养作用　一些正常菌群参与宿主的营养代谢、营养转化和合成。如肠道中的大肠埃希菌、双歧杆菌、乳杆菌等能合成 B 族维生素、维生素 K 等,可供机体吸收利用。

4. 抗衰老作用　肠道正常菌群中的双歧杆菌有抗衰老的作用,成年后这类细菌减少,使肠道中能产生有害物质的细菌增多,可加速机体的衰老。

表 3-1　人体各部位常见的正常菌群

部位	主要菌类
皮肤	葡萄球菌、类白喉棒状杆菌、铜绿假单胞菌、丙酸杆菌、白假丝酵母菌、非致病性奈瑟菌
口腔	葡萄球菌、甲型和丙型链球菌、肺炎链球菌、奈瑟菌、乳杆菌、类白喉棒状杆菌、放线菌、螺旋体、白假丝酵母菌、梭杆菌
鼻咽腔	葡萄球菌、甲型和丙型链球菌、肺炎链球菌、奈瑟菌、流感嗜血杆菌、类杆菌
外耳道	葡萄球菌、类白喉棒状杆菌、铜绿假单胞菌、非致病性分枝杆菌
眼结膜	葡萄球菌、干燥棒状杆菌、奈瑟菌
肠道	大肠埃希菌、产气肠杆菌、变形杆菌、葡萄球菌、肠球菌、梭杆菌、产气荚膜梭菌、破伤风梭菌、双歧杆菌、乳杆菌、白假丝酵母菌
尿道	葡萄球菌、类白喉棒状杆菌、非致病性分枝杆菌
阴道	乳杆菌、类白喉棒状杆菌、白假丝酵母菌、解脲支原体

(二)微生态平衡与失调

机体内的正常微生物群在种类及数量方面形成了某种相互可接受的平衡状态。另外,正常微生物群与它们存在的环境(即宿主)之间存在相互依赖、相互制约的状态,这种状态始终处于动态过程之中,只要这种动态过程不会引起疾病,就被称为**微生态平衡**。当宿主(免疫、营养及代谢等)、正常微生物群(种类、数量、位置等)或外界环境(理化和生物)等因素变化打破了微生态平衡,就会导致**微生态失调**,最常见的是**菌群失调**。在临床治疗工作中,诱发微生态失调的因素多见于不规范使用抗生素治疗、免疫抑制剂和肿瘤化疗药物,以及部分外科手术和插管等侵入性诊疗操作。

二、机会致病菌

在正常情况下,正常菌群之间、正常菌群与其宿主之间处于动态的生态平衡状态。正常菌群转化为机会致病菌的条件主要有:

1. 寄居部位改变　某些细菌离开正常寄居部位后,由于脱离了原有的制约因素而无节制生长繁殖,因而可感染致病。如大肠埃希菌从肠道进入泌尿道引起尿道炎、膀胱炎等。

2. 宿主免疫功能低下　宿主有先天或后天免疫功能缺陷,临床应用皮质激素和抗肿瘤药物,接受放射治疗,以及发生某些病毒性感染等,可导致机体免疫功能低下,使正常菌群在寄居部位引起感染,进而穿透黏膜屏障进入组织或血液造成进一步扩散。

3. 菌群失调　菌群失调是指宿主正常菌群中各菌种间的比例发生较大幅度变化而超出正常范围的状态。严重的菌群失调可使宿主产生一系列临床症状,称为**菌群失调症或菌群交替症**。菌群失调的发生多见于使用抗生素及慢性消耗性疾病等。临床上长期大量应用广谱抗生素后,大多数敏感菌被抑制或杀灭,耐药菌则获得生存优势而大量繁殖致病,如耐药金黄色葡萄球菌引起腹泻、败血症;对抗生素不敏感的白假丝酵母菌引起鹅口疮、阴道炎及肠道肛门感染。

第二节 细菌的致病机制

细菌引起宿主疾病的能力称为细菌的**致病性**或**病原性**。细菌的致病性具有宿主特异性,有的细菌仅对人类有致病性,有的只能引起某些动物疾病,有的两者均可。细菌的致病性还具有种的特异性,如伤寒沙门菌对人类引起伤寒,而结核分枝杆菌引起结核病。同种细菌的不同型或株,其致病性不一致。通常把细菌不同程度的致病性称为细菌的毒力,即致病性的强弱程度。毒力常用**半数致死量**(median lethal dose,LD_{50})或**半数感染量**(median infectious dose,ID_{50})表示,即在一定时间内,通过一定的接种途径,能使一定体重的实验动物的半数死亡或感染所需要的最小细菌数量或毒素剂量。

细菌侵入机体能否致病,与细菌的毒力、数量、侵入门户,以及机体的免疫力、环境因素等密切相关。

一、细菌的毒力

构成细菌毒力是由细菌对宿主的侵袭力及细菌的毒素决定的。

(一)侵袭力

致病菌突破宿主的防御机制,侵入机体,并在体内定植、繁殖和扩散的能力,称为**侵袭力**。侵袭力体现出致病菌在机体内的生存能力,它与细菌的表面结构如荚膜、菌毛及细菌产生的侵袭性物质等有关。

1.**黏附素** 细菌一旦进入宿主体内,首先牢固地黏附于呼吸道、消化道或泌尿生殖道等黏膜上皮细胞,否则将被呼吸道的纤毛运动、肠蠕动、黏液分泌、尿液冲洗等活动清除。之后,细菌在局部定植和繁殖,产生毒性物质,或者继续侵入细胞和组织,直至形成感染。可见**黏附**是绝大多数细菌感染过程的第一步。

细菌黏附于宿主细胞主要由黏附素介导。**黏附素是细菌表面的蛋白质或多糖**。细菌黏附素与宿主上皮细胞表面受体的相互作用具有高度特异性,这就决定了感染的组织特异性。因此,感染不同宿主或不同部位的细菌可能需要不同的黏附素。黏附素受体一般是靶细胞表面的糖蛋白或糖脂,黏附素根据来源分两类(表3-2)。

(1)**菌毛黏附素** 大肠埃希菌Ⅰ型菌毛、定植因子抗原Ⅰ(CFA Ⅰ)、淋病奈瑟菌菌毛均可分泌出菌毛黏附素,并与敏感靶细胞表面受体结合,完成黏附。

(2)**非菌毛黏附素** 是细菌细胞表面的蛋白质或其他物质,如金黄色葡萄球菌的脂磷壁酸(lipoteichoic acid,LTA)、A群链球菌的LTA-M蛋白复合物、肺炎支原体的P1蛋白等,亦能通过与敏感靶细胞表面受体结合,完成黏附。

2.**荚膜** 荚膜具有抗宿主吞噬细胞和抵抗体液中杀菌物质的作用,使致病菌能在宿主体内存在、繁殖和扩散。荚膜在细菌的免疫逃逸现象中起着重要的作用,避免了被宿主的免疫防御机制杀灭。有研究表明,将无荚膜的肺炎链球菌注射至小鼠腹腔,细菌易被小鼠吞噬细胞吞噬、杀灭;但若接种有荚膜的菌株,则细菌会大量繁殖,小鼠常于注射后24 h内死亡。此外,A群链球菌的M蛋白、伤寒沙门菌的Vi抗原,以及大肠埃希菌的K抗原等位于细胞壁外层的结构,通称为**微荚膜**,在致病中的作用类似荚膜。

表3-2 部分细菌黏附素及其受体

类型	产生细菌	靶细胞受体
菌毛黏附素		
Ⅰ型菌毛	致腹泻大肠埃希菌	D-甘露糖
CFA	肠产毒性大肠埃希菌	GM-神经节苷脂
P菌毛	尿路致病性大肠埃希菌	P血型糖脂
菌毛	淋病奈瑟球菌	GD1神经节苷脂
非菌毛黏附素		
LTA	金黄色葡萄球菌	纤维连接蛋白
LTA-M蛋白复合物	A群链球菌	纤维连接蛋白
表面蛋白质	B群链球菌	N-乙酰氨基葡萄糖
P1、P2、P3	梅毒螺旋体	纤维连接蛋白
表面血凝素	衣原体	N-乙酰氨基葡萄糖
P1蛋白	肺炎支原体	唾液酸

3. **侵袭性酶类** 某些致病菌产生侵袭性酶,属于胞外酶,一般对机体无毒性,但可协助细菌定植、繁殖和扩散的一类物质。如志贺菌、肠侵袭型大肠埃希菌中140MD大质粒上的 *inv* 基因编码的侵袭素,能促使该菌入侵上皮细胞。福氏志贺菌的 *virG* 基因所编码的侵袭蛋白,能使该菌向邻近扩散。致病性葡萄球菌产生的凝固酶,协助细菌抵抗吞噬。A群链球菌产生的透明质酸酶、链激酶、链道酶则有助于细菌在组织中扩散。

4. **细菌生物被膜** 细菌生物被膜是由细菌及其所分泌的胞外多聚物附着在有生命或无生命材料表面后形成的膜状结构,是**细菌的群体结构**。细菌生物被膜是细菌在生长过程中为了适应周围环境而形成的一种保护性生存状态。与游离细胞相比,生物被膜的形成不仅有利于细菌附着在某些支持物表面,而且可阻挡抗生素的渗入和机体免疫物质的杀伤作用。此外,生物被膜内的细菌彼此之间还容易发生信号传递、耐药基因和毒力基因捕获及转移。

当细菌黏附在黏膜上皮细胞以及人体内植入的各种人工医疗材料,如人工心脏瓣膜、气管插管、人工关节等表面,都易形成生物被膜。自生物被膜脱落的细菌还可扩散到其他的部位引起感染。

(二)毒素

毒素是细菌合成的对机体组织细胞有损害作用的物质。按其来源、性质和作用机制不同可分为外毒素和内毒素两类。

1. **外毒素** 主要由**革兰阳性菌和部分革兰阴性菌**合成并分泌(或释放)到菌体外的蛋白质。如革兰阳性菌中的金黄色葡萄球菌、白喉棒状杆菌、破伤风梭菌、肉毒梭菌等和革兰阴性菌中的产毒型大肠埃希菌、霍乱弧菌等均可产生外毒素。大多数外毒素是细菌合成分泌至菌体外;也有部分外毒素存于菌体内,待菌破裂后才释放出来,如产毒型大肠埃希菌、痢疾志贺菌等。

多数外毒素化学成分是蛋白质,易被蛋白酶破坏,绝大多数**不耐热**,60～80 ℃ 30 min可被破坏。但个别特殊,如葡萄球菌肠毒素可耐受100 ℃ 30 min。外毒素抗原性强,经0.3%～0.4%甲醛处理,能脱毒而成为**类毒素**,注射机体能诱导机体产生**抗毒素**。类毒素和抗毒素制品在防治某些传染病上有重要作用。

外毒素的**毒性作用强**。例如,1 mg 肉毒毒素能杀死 2 亿只小鼠,对人的最低致死量为 0.1 μg,其毒性比氰化钾(KCN)大 1 万倍,是目前已知的化学毒和生物毒中毒性最强的物质。不同细菌产生的外毒素对宿主组织器官具有选择性毒性作用,能引起特殊的病变。外毒素按其作用机制和所致临床病理特征,可分为神经毒素、细胞毒素和肠毒素三大类(表 3-3)。

(1)**神经毒素** 主要作用于中枢神经系统和(或)外周神经系统,通过抑制神经元释放神经介质,引起神经传导功能异常,导致神经肌肉麻痹或神经持续兴奋与骨骼肌痉挛。例如,肉毒素能阻断胆碱能神经末梢释放乙酰胆碱,使眼和咽肌等麻痹,引起眼睑下垂、复视、斜视、吞咽困难等,严重者可因呼吸麻痹而死亡。

(2)**细胞毒素** 通过作用于靶细胞的某种酶或细胞器,导致细胞功能异常而死亡,引起相应组织器官炎症和坏死等。如白喉毒素对呼吸道黏膜上皮细胞、外周神经末梢、心肌细胞等有亲和性,通过抑制靶细胞蛋白质的合成,导致假膜形成、外周神经麻痹和心肌炎等。

(3)**肠毒素** 可引起胃肠道各种炎症、呕吐、水样腹泻、出血性腹泻等局部或全身性症状。例如,霍乱肠毒素可激活小肠黏膜上皮细胞内的腺苷环化酶,超量合成 cAMP,造成靶细胞生理功能紊乱而引起腹泻。

表 3-3 外毒素的种类和作用

类型	产生细菌	外毒素	所致疾病	作用机制	症状和体征
神经毒素	破伤风梭菌	痉挛毒素	破伤风	阻断运动神经抑制性冲动传递	全身骨骼肌强直性痉挛
	肉毒梭菌	肉毒毒素	肉毒中毒	抑制胆碱能运动神经元释放乙酰胆碱	肌肉松弛性麻痹
细胞毒素	白喉棒状杆菌	白喉毒素	白喉	抑制细胞蛋白质合成	外周神经麻痹、心肌损伤
	金黄色葡萄球菌	毒性休克综合征毒素-1	毒性休克综合征	激活大量 T 细胞,诱生过量细胞因子	高热、皮疹、休克
	金黄色葡萄球菌	葡萄球菌溶素	化脓性炎症	细胞膜穿孔,细胞裂解	组织损伤
	A 群链球菌	致热外毒素	猩红热	破坏毛细血管内皮细胞	高热、全身红色皮疹
	A 群链球菌	链球菌溶素 O	化脓性炎症	细胞膜穿孔,细胞裂解	组织损伤
肠毒素	霍乱弧菌	肠毒素	霍乱	激活肠黏膜腺苷环化酶,增高小肠上皮细胞内 cAMP 水平	肠液分泌亢进,剧烈腹泻和呕吐
	产毒型大肠埃希菌	肠毒素	腹泻	不耐热肠毒素同霍乱肠毒素;耐热肠毒素使细胞内 cGMP 增高	水样、非血性腹泻
	金黄色葡萄球菌	肠毒素	食物中毒	作用于呕吐中枢	呕吐为主、腹泻、腹痛

2. **内毒素** 是革兰阴性菌细胞壁中的脂多糖成分,只有当细胞死亡裂解后才释放出来。内毒素耐热,加热到 160 ℃ 2~4 h 才被破坏,不能用甲醛脱毒制成类毒素,内毒素刺激机体产生的抗体,中和作用相当微弱。不同革兰阴性菌的脂多糖结构类型一致,主要毒性组分脂质 A 的结构也基本

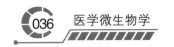

相似,因此,各种革兰阴性菌产生内毒素,对机体的毒性效应基本相同。主要表现有:

(1)**发热反应**　人对内毒素非常敏感,极微量内毒素(1~5 ng/kg)注入人体就能引起体温升高。细菌内毒素属于细菌热原质,致热机制为内毒素作用于宿主吞噬细胞,使其释放 IL-1、IL-6、TNF-α 等内源性致热原作用于下丘脑体温调节中枢导致体温上升。

(2)**白细胞反应**　内毒素作用于中性粒细胞,最初使其黏附于小血管壁,血液循环中白细胞数明显下降,1~2 h 后,内毒素诱生的中性粒细胞释放因子,又能刺激骨髓释放中性粒细胞,使血液循环中白细胞数明显上升。但伤寒内毒素例外,白细胞数量始终不升高。

(3)**内毒素血症与内毒素休克**　在细菌感染中,若有大量内毒素释放进入血液,可发生内毒素血症,内毒素可以作用于巨噬细胞、中性粒细胞、血小板、补体系统、凝血系统,诱导释放 TNF-α、IL-1、组胺、激肽等生物活性物质,使小血管舒缩紊乱,表现为微循环衰竭、缺氧、低血压,严重时发生内毒素休克。

(4)**弥散性血管内凝血(DIC)**　是在内毒素休克基础上,通过启动凝血的连锁反应,在小血管内形成大量微血栓,接着内毒素又通过启动溶血系统,小血管壁坏死、出血,患者常因重要内脏出血而发生严重后果。外毒素与内毒素主要性状比较见表3-4。

表3-4　外毒素与内毒素主要性状比较

性状	外毒素	内毒素
来源	G⁺菌,部分 G⁻菌	G⁻菌
存在部分	从活菌分泌出,少数为细菌崩解后释出	细胞壁组分,细菌裂解后释出
化学成分	蛋白质	脂多糖
稳定性	60~80 ℃ 30 min 被破坏	160 ℃ 2~4 h 才被破坏
毒性作用	强,对组织器官有选择性毒害作用,引起特殊临床表现	较弱,各菌的毒性效应大致相同,引起发热、白细胞增多、微循环障碍、休克、DIC 等反应
抗原性	强,刺激机体产生抗毒素;甲醛液处理脱毒形成类毒素	弱,刺激机体产生的抗体中和作用弱;甲醛液处理不形成类毒素

二、细菌侵入的数量

致病菌侵入机体造成感染,还要有足够的数量。一般来讲,所需细菌数量多少与该菌的毒力有关。毒力强,所需数量较少;若毒力弱,则所需量较大。例如,毒力强的鼠疫耶尔森菌,有几个细菌侵入机体就会发生感染;毒力弱的沙门菌,常需摄入数亿,才能致病。

三、细菌侵入的部位

致病菌的致病作用不仅需要有一定的毒力和足够的数量,还需要通过合适的部位侵入机体,才能造成感染。适当的侵入部位是构成感染的重要环节。例如,伤寒沙门菌必须经口进入消化道,破伤风梭菌的芽胞必须进入深部伤口才能感染。有些病原菌可从多个部位侵入引起感染,如结核分枝杆菌和炭疽芽胞杆菌经呼吸道、消化道、皮肤创伤等部位都可引起感染。

第三节　宿主的抗感染免疫

致病菌侵入人体,首先要突破机体非特异性免疫的防线,致病菌侵入后一般经 7～10 d 机体才能产生特异性免疫,然后机体非特异性免疫与特异性免疫相互配合,共同发挥抗菌免疫的作用而杀灭致病菌。

一、固有免疫

固有免疫又称**天然免疫**,是机体在种系发育和进化过程中,逐渐建立起来的一系列天然防御功能。其特点是:①人人生来就有,受遗传基因控制并能稳定传给后代;②无特异性,不是针对某一细菌的特有免疫,而是对各种细菌均有一定的防御能力,并不受相同细菌或其他抗原的刺激而增强。固有免疫由屏障结构、吞噬细胞、自然杀伤细胞和正常体液等组成。

(一)屏障结构

1. **皮肤与黏膜**　健康完整的皮肤和黏膜有阻挡和排除病原微生物的作用。体表上皮细胞的脱落与更新,可清除黏膜上的微生物。呼吸道黏膜上皮的纤毛运动,口腔吞咽和肠蠕动等,使病原体难以定居而被及时排除。当皮肤受损,或黏膜屏障削弱时,就易受病原体的感染。皮肤和黏膜亦可分泌多种杀菌物质。例如,皮肤汗腺分泌的乳酸使汗液呈酸性(pH 值 5.2～5.8),不利于细菌生长;皮脂腺分泌的脂肪酸有杀细菌和真菌的作用;不同部位的黏膜能分泌溶菌酶、抗菌肽、胃酸、蛋白酶等多种杀菌物质。寄居在皮肤和黏膜表面的正常菌群,可通过与病原微生物竞争营养物质以及产生抗菌物质等方式,阻止病原体在上皮细胞表面的黏附和生长。

2. **血脑屏障**　由软脑膜、脉络丛、脑毛细血管内皮细胞和星状胶质细胞组成。主要通过脑毛细血管内皮细胞层的紧密连接和微弱的吞饮作用,阻挡病原微生物、毒素及大分子物质从血流进入脑组织或脑脊液,从而保护中枢神经系统。婴幼儿因血脑屏障发育不完善,故易发生中枢神经系统感染。

3. **胎盘屏障**　由母体子宫内膜的基蜕膜和胎盘绒毛膜组成。正常情况下母体发生感染时,病原微生物及毒性产物不易通过胎盘进入胎儿体内。但在妊娠 3 个月内,胎盘屏障尚未发育完善,此时若母体发生感染,病原微生物则有可能通过胎盘侵犯胎儿,干扰其正常发育,造成畸形甚至死亡。某些药物也可通过不完善的胎盘影响胎儿。因此,在妊娠期间尤其是早期,应尽量避免感染或少用药物。

(二)吞噬细胞

机体内具有吞噬功能的细胞统称为吞噬细胞。人类吞噬细胞分**小吞噬细胞**和**大吞噬细胞**,前者为外周血液中的中性粒细胞,一般寿命为 1～3 d。后者又称为**单核吞噬细胞系统**(mononuclear phagocyte system,MPS),包括血液中的单核细胞和各种组织器官中的巨噬细胞。单核细胞在血液中存留 2～3 d 后进入组织中,在组织中进一步分化成巨噬细胞。不同组织器官中巨噬细胞名称不同,例如,在肝内称库普弗细胞,在肺内称尘细胞,在结缔组织内称组织细胞等。**吞噬细胞能够非特异性吞噬、杀伤和消化侵入的病原微生物。**

当病原性微生物通过皮肤黏膜伤口侵入机体后,首先被毛细血管内游出的中性粒细胞包围,多数情况下,病原微生物被吞噬杀灭。少数未被杀灭的则经淋巴管到达局部淋巴结,被淋巴结内的巨

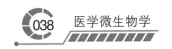

噬细胞吞噬杀灭。淋巴结的这种过滤作用在机体的防御功能上占有重要地位。只有极少数毒力强、数量多的病原微生物可突破淋巴结的防御侵入到血液及其他器官,然后再由血液及该器官中的巨噬细胞继续进行吞噬杀灭。

1. 吞噬和杀菌过程　包括以下几个步骤:

(1)趋化　在趋化因子的作用下,吞噬细胞穿过毛细血管壁定向聚集到局部炎症部位。趋化因子的种类很多,主要包括补体活化产物 C5a、C3a、C567,细菌成分或代谢产物,炎症组织分解产物,以及某些细胞因子等。

(2)接触　即病原微生物附着在吞噬细胞表面。吞噬细胞主要通过其细胞表面模式识别受体与病原微生物病原体相关分子模式识别,并与之结合。吞噬细胞可表达脂多糖受体(CD_{14})、甘露糖受体等直接识别、结合病原微生物。例如,中性粒细胞和单核巨噬细胞可借助 CD_{14} 分子,识别细菌脂多糖(LPS),从而捕获细菌。血清中脂多糖结合蛋白(lipopolysaccharide binding protein,LBP)存在时能与 LPS 结合,这种 LPS-LBP 复合体通过 CD_{14} 与吞噬细胞相结合可增强吞噬细胞的吞噬作用。

另外,中性粒细胞和单核巨噬细胞均具有抗体 IgG Fc 受体及 C3b 受体,借助于抗体和补体的调理作用,吞噬细胞的吞噬和杀伤效力明显增强。

(3)吞入　吞噬细胞与病原微生物结合后,接触部位细胞膜内陷同时伸出伪足将病原微生物包围并摄入细胞质内,形成由部分细胞膜包绕而成的吞噬体,此为吞噬。对病毒等较小物体,只在其附着处的细胞膜向细胞质内陷形成吞饮体,将病毒等包裹在内,是为吞饮。

(4)杀灭与消化　当吞噬体形成后,吞噬细胞质中的溶酶体与之靠近,融合形成吞噬溶酶体。杀菌作用主要借助于溶酶体内的依氧和非依氧两大杀菌系统。依氧杀菌系统主要通过氧化酶的作用,使分子氧活化成为多种活性氧中介物(reactive oxygen intermediate,ROI),直接作用于微生物;或通过髓过氧化物酶(myeloperoxidase,MPO)和卤化物的协同而杀灭微生物。非依氧杀菌系统不需要分子氧的参与,主要由酸性环境、溶菌酶和杀菌性蛋白构成。杀死的病原体由蛋白酶、核酸酶、酯酶等降解、消化,最后不能消化的残渣排至吞噬细胞外。

2. 吞噬作用的结果　病原微生物被吞噬细胞吞噬的结果因细菌的种类、毒力以及机体的免疫状态而异,分为完全吞噬和不完全吞噬,同时还会造成组织损伤。

(1)完全吞噬　病原微生物在吞噬溶酶体中被杀灭和消化,未消化的残渣被排出胞外,此即完全吞噬。如化脓性球菌被中性粒细胞吞噬后,一般在 5~10 min 死亡,30~60 min 被破坏。

(2)不完全吞噬　某些胞内寄生菌或病毒等病原体在免疫力低下的机体中,只被吞噬却不被杀死,称为不完全吞噬。此种吞噬对机体不利,因病原微生物在吞噬细胞内得到保护,可以免受体液中非特异抗菌物质、特异性抗体和抗菌药物等的作用,有的病原微生物甚至能在吞噬细胞内生长繁殖,导致吞噬细胞死亡;或随游走的吞噬细胞经淋巴液或血液扩散到人体其他部位。被特异性免疫活化后的巨噬细胞杀伤能力增强,可将不完全吞噬转变为完全吞噬。

(3)组织损伤　吞噬细胞在吞噬过程中,溶酶体释放的多种水解酶也能破坏邻近的正常组织细胞,造成组织损伤和炎症反应。

(三)自然杀伤细胞

自然杀伤(natural killer,NK)细胞是抗感染免疫中较早出现的一种非特异性免疫细胞。NK 细胞无须抗原预先刺激,不受 MHC 限制,就可直接杀伤病毒感染的靶细胞和肿瘤细胞,在早期抗感染免疫和免疫监视中起重要作用。IFN-γ 等细胞因子可激活 NK 细胞,促进和增强其杀伤作用。

(四)正常体液

机体正常组织和体液中存在多种抗菌物质,常配合其他杀菌因素发挥作用。

1. 补体　是存在于正常人和动物血清中的一组球蛋白,由巨噬细胞、肠上皮细胞、肝和脾细胞等产生。补体系统的激活主要通过经典途径和旁路途径。前者由抗原-抗体复合物激活,后者由细菌脂多糖、酵母多糖和凝聚的 IgA、凝聚的 IgG 等激活。补体系统激活后产生多种生物学活性分子,具有溶菌、细胞毒、趋化、黏附、促进吞噬及扩大抗感染的作用。例如,补体活化产物 C3a、C5a 具有趋化作用可吸引吞噬细胞到达炎症部位;C3b、C4b 具有调理作用,促进吞噬细胞的吞噬活性;膜攻击复合物 C5b6789n 则能溶解破坏某些革兰阴性菌和包膜病毒等。

2. 溶菌酶 为一种低分子碱性蛋白,主要来源于吞噬细胞,广泛分布于血清、唾液、泪液、乳汁和黏膜分泌液中。作用于革兰阳性菌的细胞壁肽聚糖,使之裂解而溶菌。革兰阴性菌对溶菌酶不敏感,但在特异性抗体参与下,溶菌酶也可破坏革兰阴性菌。

3. 防御素 为一类富含精氨酸的小分子多肽,主要存在于中性粒细胞的嗜天青颗粒中,人的肠细胞中亦有。防御素主要作用于胞外菌,其杀菌机制主要是破坏细菌细胞膜的完整性,使细菌溶解死亡。

正常体液中尚有乙型溶素、吞噬细胞杀菌素、组蛋白、乳素、正常调理素等杀菌或抑菌物质。

二、适应性免疫

适应性免疫又称为获得性免疫,是机体出生后,在生活过程中与病原微生物及其产物等抗原分子接触后产生的一系列免疫防御功能。其特点是:①有明显的特异性,即机体接受某一病原微生物刺激后产生的免疫,只能对该病原微生物起作用,对其他种类微生物无效。具有免疫记忆性,并因再次接受相同的抗原刺激而使免疫效应明显增强。②后天获得,不是生来就有,也不遗传,而是后天经抗原刺激后产生。特异性免疫包括体液免疫、细胞免疫和黏膜免疫三大类,前两者分别由 B 淋巴细胞和 T 淋巴细胞所介导。

(一)体液免疫

体液免疫应答主要由 B 细胞介导,特异性抗原诱导相应 B 细胞增殖活化,转变为浆细胞,进而产生抗原特异性抗体,通过抗体清除抗原异物。体液免疫的效应分子是抗体(antibody, Ab)。效应作用主要表现在以下方面。

1. 中和作用 具有中和作用的抗体主要是 IgG,通过抗原结合部位结合外毒素和病原体,结合外毒素,中和其毒性;而结合病原体则可以阻止病原体进入宿主细胞,从而发挥抗体分子的保护作用。

2. 免疫调理作用 抗体和补体增强吞噬细胞吞噬、杀灭病原体能力的作用称为调理作用。中性粒细胞和单核吞噬细胞上有抗体 IgG 的 Fc 受体和补体 C3b 受体。因而 IgG 抗体可通过其 Fab 段与病原体抗原结合,通过 Fc 段与吞噬细胞结合,这样抗体在病原体与吞噬细胞之间形成桥梁,促使吞噬细胞对病原体的摄取和杀灭。补体活化产物 C3b 等能非特异地覆盖于病原体表面,与吞噬细胞结合起到调理作用。抗体与补体两者联合作用则效应更强。

3. 激活补体作用 抗原-抗体复合物(IgG、IgM)能激活补体的经典途径,产生攻膜复合体发挥溶菌和溶细胞效应。

4. 抗体依赖性细胞介导的细胞毒作用(antibody dependent cell mediated cytoxicity, ADCC) IgG 的 Fab 段与抗原结合后,其 Fc 段与 NK 细胞、巨噬细胞和中性粒细胞上 Fc 受体结合,从而导致对微生物感染细胞的杀伤。

(二)细胞免疫

细胞免疫是 T 细胞接受抗原刺激后,经抗原识别,T 细胞活化、增殖、分化为效应 T 细胞并将抗原清除的过程。效应 T 细胞包括细胞毒性 T 细胞(cytotoxic T lymphocyte, CTL)和 CD_4^+Th1 细胞。在抗感染免疫中,尤其是抗细胞内寄生菌、病毒和真菌感染,特异性细胞免疫反应起重要作用。

1. CTL CTL 的主要功能是特异性直接杀伤靶细胞。病毒、一些细菌及寄生虫等病原体,在感染细胞内增殖,既不能被感染的细胞破坏,又不能接触细胞外的抗体,并且使感染细胞 MHC - Ⅰ类分子表达下降。CTL 细胞的特异性细胞毒效应在宿主抵抗这类细胞内寄生物的防御中起重要作用。CTL 杀伤靶细胞机制主要有:①CTL 通过 TCR 特异性识别结合靶细胞表面的抗原肽 MHC - Ⅰ类分子复合物,进而释放穿孔素(perforin,Pf)和颗粒酶(granzyme,Gz)等毒性分子。穿孔素在靶细胞膜上形成孔道,水分进入导致靶细胞溶解或裂解。②CTL 活化后膜表面可大量表达 Fas 配体(Fas ligand,FasL),FasL 和靶细胞表面的 Fas 分子结合,导致靶细胞内的自杀基因程序活化,引起靶细胞凋亡。CTL 攻击靶细胞后,自身不受损伤,仍可与新的靶细胞结合发挥效应,也可通过非溶细胞机制,如分泌细胞因子 IFN-γ、TNF-α 等发挥抗感染作用。

2. Th1 细胞　CD$_4^+$Th1 细胞介导的主要免疫效应功能是:①活化巨噬细胞更有效地破坏细胞内寄生微生物和介导迟发型超敏反应;②诱导活化 B 细胞产生调理作用杀伤靶细胞,如肿瘤细胞。CD$_4^+$Th1 细胞发挥其效应功能主要是通过分泌 IL-2、IFN-γ、TNF-α 等细胞因子和表达的膜表面分子。Th1 细胞释放的细胞因子还可辅助 CTL 的分化成熟、促进 NK 细胞的杀伤作用等。因此,Th1 细胞在促进细胞免疫应答中起主要作用。

(三)黏膜免疫

人体与外界相通的消化道、呼吸道及其他部位黏膜下的淋巴样组织,构成了机体局部黏膜防御系统,称为**黏膜免疫系统**(mucosal immune system,MIS)。黏膜免疫系统是机体整体免疫防御机制的重要组成部分,不仅与机体整体免疫功能密切相关,而且也具有本身一些独特的功能或作用。

肠道中的肠壁集合淋巴结或称派伊尔结在诱导黏膜免疫应答中起重要作用。位于黏膜上皮的 M 细胞是一种重要的抗原转运细胞,它可将抗原内吞,再将其转运到黏膜上皮下方的肠壁集合淋巴结中。抗原被抗原提呈细胞摄取,提呈给定居于肠壁集合淋巴结中的 T、B 淋巴细胞产生特异性免疫应答。在小肠和结肠黏膜上皮细胞间存在一类 T 细胞称上皮内淋巴细胞(intraepithelial lymphocyte,IEL),其中除 αβ$^+$T 细胞外,γδ$^+$T 细胞较多,占 10% ~40%。目前已发现,肠道某些细菌感染或疱疹病毒感染能直接活化 γδ$^+$T 细胞,表现细胞毒作用,杀伤靶细胞。γδ$^+$T 细胞尚有一些 αβ$^+$T 细胞所不具有的功能,但其详情尚待研究。

MIS 的主要功能是产生具有局部免疫作用的保护性免疫分子,即分泌型 IgA(sIgA)。肠黏膜的集合淋巴结中的 Th2 细胞主要产生以 IL-5 为主的细胞因子,IL-5 是 Ig 类转换中产生 IgA 的细胞因子,因而产生了大量的 IgA,且结合成双体,再于肠黏膜细胞产生的分泌小体 S 结合,形成分泌型 IgA 到肠腔中,sIgA 能阻止病原体自黏膜侵入。黏膜免疫系统不仅可刺激产生局部黏膜免疫应答,而且也可诱导全身免疫应答。MIS 亦可通过吞噬细胞、T 细胞发挥细胞免疫功能。因而,黏膜免疫在抗感染免疫中的作用日益受到重视。

三、抗胞外菌感染的免疫

胞外菌感染时,病原菌位于宿主细胞表面,血液、淋巴液和组织液等体液中生长繁殖致病。胞外菌主要有葡萄球菌、链球菌、淋病奈瑟球菌、脑膜炎奈瑟菌、大肠埃希菌、霍乱弧菌、白喉棒状杆菌、破伤风梭菌、百日咳鲍特菌等。**体液免疫在抗胞外菌感染免疫中起主要的特异性保护作用。**中性粒细胞和单核细胞是杀灭和清除这类病原菌的主要力量。如遇到毒性强或有荚膜的病原菌时,则需要在 IgG、IgM、分泌型 IgA 等抗体和补体的协同下,通过免疫调理作用促进吞噬细胞对病原菌的摄取和杀灭。细菌与 IgG 和 IgM 类抗体结合形成免疫复合物,可激活补体的经典途径,细菌细胞壁的一些成分可激活补体替代途径,此时病原菌可发生溶菌反应。另外,分布在呼吸道、消化道等黏膜表面的分泌型 IgA 与黏膜表面的细菌、毒素等抗原性物质结合,阻止这些物质进入黏膜而阻断感染过程。

四、抗胞内菌感染的免疫

病原菌侵入机体后,进入宿主细胞内生长繁殖,称为胞内菌感染。主要有结核分枝杆菌、麻风分枝杆菌、伤寒沙门菌、布鲁氏菌、肺炎军团菌和李斯特菌等细菌引起胞内菌感染。这些细菌被吞噬细胞吞入后产生不完全吞噬结果。胞内菌与胞外菌不同,主要为胞内寄生,毒性低,常导致慢性感染。病变主要由病理性免疫损伤引起,常有肉芽肿形成并多伴有迟发型超敏反应。抗胞内菌感染的主要目的是杀灭细胞内细菌,因而**特异性细胞免疫是主要的防御机制**。在致病过程中,胞内菌也有存在于血液和细胞外的阶段,抗体也有辅助抗菌作用。CD_4^+ Th1 细胞是胞内寄生菌感染的重要免疫因素。Th1 可分泌多种细胞因子($IL-2$、$IFN-\gamma$、$TNF-\alpha$ 等),引起迟发型超敏反应,增强巨噬细胞的杀伤能力,从而有利于对胞内菌的清除。CTL 在抗某些胞内菌(如结核分枝杆菌)感染中也有重要作用。CTL 可与再次进入的同一病原菌抗原接触后,通过释放穿孔素、颗粒酶等毒性物来直接杀伤被感染的靶细胞,使病原菌释出,再由抗体等调理后被巨噬细胞吞噬消灭。也可由致敏淋巴细胞释放的多种细胞因子而发挥免疫效应。此外,大多数胞内菌经黏膜组织侵入机体内,故黏膜表面sIgA 抗体对胞内菌入侵有保护作用。sIgA 的作用主要是干扰细菌对黏膜上皮的黏附,使之不能侵入细胞内。

第四节　感染的发生与发展

一、感染源

针对受感染的患者,感染的病原菌来自于患者体外的称**外源性感染**;若来自于患者自身体表或体内的,则称**内源性感染**。

1.外源性感染

(1)**患者**　大多数人类感染是通过人与人之间的传播。患者在疾病的潜伏期到病后一段恢复期内,都有可能将致病菌传播给其他人。与患者密切接触的人如果未经免疫,则可能存在感染的危险。医院感染的致病菌大多可经医护人员的手发生,即人-人传播。因此,对患者及早做出诊断并采取防治措施,是控制和消灭传染源的根本措施之一。

(2)**带菌者**　有些健康人或传染病潜伏期患者可携带某种致病菌,也有些传染病患者恢复后一段时间内仍继续排菌。健康带菌者和恢复期带菌者是很重要的传染源,因其不出现临床症状,不易被人们察觉,难以控制,故危险性大于患者。

(3)**病畜和带菌动物**　有些致病菌主要存在于动物体内,偶尔感染人类,称为人兽共患的致病菌。通过直接接触受感染动物,食用受污染的肉、奶制品,昆虫叮咬等,从而使病畜或带菌动物的致病菌传播给人类。

2.内源性感染　内源性感染是指致病菌来自患者体内或体表的感染,亦称为**自身感染**。致病菌大多数为正常菌群,少数是以潜伏状态存在的致病菌。在某特定条件或某些因素的影响下,正常菌群可转变为机会致病菌,或使潜伏的致病菌活化而致病。

二、传播方式与途径

1. **呼吸道感染**　致病菌从患者或带菌者的痰液、唾液等散布到周围空气中,经呼吸道途径感染他人。例如,随患者或带菌者喷嚏、咳嗽、高声说唱时喷出的飞沫,含有大量的细菌。常见的有结核分枝杆菌、白喉棒状杆菌、嗜肺军团菌等。

2. **消化道感染**　致病菌随患者的粪便排出,污染周围环境特别是水源,进而污染食具、食品等,可经口食入而发生感染。苍蝇及手是传播的重要媒介。消化道感染又称粪-口途径感染。常见的有沙门菌属、志贺菌属、霍乱弧菌等。

3. **皮肤黏膜感染**　致病菌可经破损皮肤黏膜侵入而发生感染。如致病性葡萄球菌、链球菌可引起伤口化脓或进而扩散。破伤风梭菌可因芽胞侵入缺氧伤口,在环境适宜时就会发芽与繁殖,产生外毒素而发生破伤风等。

4. **接触感染**　通过与患者或带菌动物的密切接触而引起的感染。有直接接触感染和通过用具等间接接触感染。常见的有淋病奈瑟球菌、梅毒螺旋体、布鲁氏菌等。

5. **节肢动物叮咬感染**　有些传染病是通过吸血昆虫(如蚊、蚤、蜱、螨等)传播的。如鼠蚤叮咬传播鼠疫耶尔森菌。

6. **多途径传播**　某些细菌可经多途径传播引起感染,如结核分枝杆菌、炭疽杆菌等可经呼吸道、皮肤创伤、消化道等多途径感染。

三、感染的类型

感染的发生、发展和结局是宿主的免疫力和致病菌的致病能力相互作用的复杂过程。根据双方力量对比,可出现隐性感染、潜伏感染、显性感染和带菌状态等不同临床表现。随着双方力量的消长,这几种类型可转化或交替。

1. **隐性感染**　当宿主的抗感染免疫力较强,或侵入的致病菌数量不多、毒力较弱,感染后对机体损害较轻,不出现或只出现不明显的临床症状,是为隐性感染,又称**亚临床感染**。在大多数传染病流行中,隐性感染者一般约占人群的90%或更多。隐性感染后,机体常可获得特异性免疫力。结核、白喉、伤寒等常有隐性感染。

2. **潜伏感染**　当宿主与致病菌在相互作用过程中暂时处于平衡状态时,致病菌潜伏在病灶内或某些特殊组织中,一般不排出体外。一旦机体免疫力下降,潜伏的致病菌则被激活,大量繁殖后,引起疾病复发。例如,结核分枝杆菌和梅毒螺旋体有潜伏感染。

3. **显性感染**　当宿主的抗感染免疫力较弱,或侵入的致病菌数量较多,毒力较强,以致机体的细胞组织受到不同程度的损害,出现一系列临床症状和体征,是为显性感染。

(1)临床上根据病情缓急分类　①**急性感染**:发病急,病程短,一般数日至数周,病愈后,病原菌从宿主内消失。如霍乱、化脓性脑膜炎等。②**慢性感染**:病程缓慢进行,常持续数月至数年,多见于胞内寄生菌的感染,如结核、麻风等。

(2)临床上根据感染部位不同分类

1)**局部感染**　致病菌引起的感染仅局限于一定部位,引起局部病变。如临床常见的疖、痈等。

2)**全身感染**　感染后病原菌或其毒性产物向全身扩散,引起全身症状的一种感染类型,常见的全身表现有以下几种。①**毒血症**:致病菌侵入机体后只在局部生长繁殖,不进入血液循环,但其产生的外毒素入血,经血液扩散并侵害易感的组织细胞,引起特殊的中毒症状,常见病原菌有白喉棒状杆菌、破伤风梭菌等。②**内毒素血症**:革兰阴性菌感染时,由于细菌在血液中或在感染病灶中大量崩解死亡,释放的内毒素进入血液循环,引起全身相应症状,革兰阴性菌引起的严重感染,常发生内毒素血症;③**菌血症**:致病菌由局部侵入血流,但未在血流中生长繁殖,只是一过性地经血流到达适宜部位后繁殖致病,例如,伤寒沙门菌感染早期,常通过菌血症向全身扩散。④**败血症**:致病菌侵入血流,在其中大量繁殖并产生毒性产物,引起全身严重症状,如炭疽芽胞杆菌、铜绿假单胞菌等的感染常可引起败血症;⑤**脓毒血症**:指化脓性致病菌在引起败血症的同时,细菌通过血流到达其他组织或器官并产生新的化脓性病灶,如金黄色葡萄球菌引起的脓毒血症,常导致多发性肝脓肿、肾脓肿和皮下脓肿等。

4.**带菌状态** 有时致病菌在隐性或显性感染后,并未被完全消除,而继续在宿主体内存留一段时间,并不断被排出体外,称为带菌状态,处于带菌状态的人称为带菌者。如白喉、伤寒等传染病,病后常出现带菌状态,由于带菌者经常或间歇排出病原菌,是重要的传染源。

第五节 医院感染

医院感染是指患者或医务人员在医院环境内发生的感染。近年来,随着医疗活动的复杂化,医院感染率和死亡率居高不下,影响了医疗质量,加重了患者和国家的经济负担。医院感染已成为当今医院面临的一个突出的公共卫生问题。从医学微生物学的角度出发,提出对医院感染的监测、预防和控制措施,有着重要的临床实际意义。

一、医院感染的分类

1.**内源性医院感染** 亦称自身感染,是指患者在医院内由于某种原因,自身体内寄居的微生物(包括正常菌群和潜伏的致病性微生物)大量繁殖而导致的感染。内源性医院感染的病原体主要是正常菌群,它们因毒力很弱或无毒,一般不引起健康人感染。但当其发生定位转移、菌群失调或机体免疫功能下降的特定条件下,正常菌群即可成为机会致病菌而引起各种内源性感染。

2.**外源性医院感染** 是指患者在医院环境内遭受医院内非自身存在的微生物侵入而发生的感染。外源性医院感染又可分为**交叉感染**和**环境感染**。交叉感染是指患者之间或患者与医护人员之间通过咳嗽、交谈,特别是经手等方式密切接触而发生的直接感染,或通过生活用品等物质而发生的间接感染;环境感染是指在医院环境内,因吸入污染的空气或接触到受污染的医院内设施而获得的感染。医院是一个人口密集、人员流动性大且疾病种类众多的公共场所。因此医院是一个容易发生污染的特殊环境,很容易造成病原体在人群中播散而导致感染。

二、医院感染的微生物特征

1.**多为机会致病菌** 引起医院感染的病原体主要是条件致病菌,包括医院环境中的病原体和患者体内的内源性机会致病菌。引起医院感染的病原体中,细菌约占90%以上,且以革兰阴性杆菌为主。此外,病毒、真菌、衣原体、支原体和原虫等亦有可能引起医院感染。引起医院感染的常见微生物见表3-5。

2.**具有耐药性** 从医院感染患者体内分离的细菌大多数具有耐药性,部分还具有多重耐药性。例如,常引起医院感染的铜绿假单胞菌、肺炎克雷伯菌、鲍曼不动杆菌、金黄色葡萄球菌、白假丝酵母菌等都容易对多种抗生素耐药。

3.**种类常发生变迁** 医院感染的微生物种类常随着抗生素使用品种的不同而发生变迁。在20世纪50~60年代,世界范围内医院感染的主要病原菌为革兰阳性球菌。20世纪70~80年代以

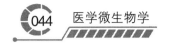

后,国内外医院感染微生物均以革兰阴性杆菌为主。

表3-5　医院感染常见的微生物

感染类型	微生物名称
泌尿道感染	大肠埃希菌、克雷伯菌、沙雷菌、变形杆菌、铜绿假单胞菌、肠球菌、白假丝酵母菌等
呼吸道感染	流感嗜血杆菌、肺炎链球菌、分枝杆菌、鲍曼不动杆菌、呼吸道病毒等
伤口和皮肤脓毒症	葡萄球菌、链球菌、变形杆菌、厌氧菌等
胃肠道感染	沙门菌、志贺菌、病毒等

三、医院感染的危险因素

(一)医院是医院感染易感对象的集中地

医院环境存在大量医院感染的易感对象。这些易感对象多与其年龄或基础疾病(原有疾病)有关。

1. 年龄因素　老年人和婴幼儿易发生医院感染。老年人随着年龄的增长、器官老化、功能衰退,免疫功能也随之降低,而且常伴有慢性疾病。婴幼儿因免疫器官发育欠成熟,功能未健全,从母亲获得的被动免疫力(IgG)逐渐消失。因此,这两类人群较易发生医院感染。

2. 基础疾病　住院患者常常患有一些基础性疾病,如免疫缺陷性疾病、代谢性疾病(如糖尿病)、内分泌功能失调、器官移植、恶性肿瘤、尿毒症等。他们的免疫功能常常出现紊乱或低下,这些患者很容易在住院期间发生医院感染。

(二)诊疗技术和侵入性检查与治疗易导致医院感染

1. 诊疗技术　易引起医院感染的诊疗技术主要包括两类。

(1)器官移植　医院感染是器官移植患者最常见的并发症,也是造成患者手术失败及死亡的主要原因。因患者术前常有基础疾病而免疫功能低下,加上手术创伤以及为防止排斥反应而采用免疫抑制剂等原因,导致免疫功能进一步降低。

(2)血液透析和腹膜透析　这是治疗患者肾功能不全、尿毒症的重要手段。此类患者已有基础疾病和免疫功能低下,再进行这种创伤性治疗操作,故患者极易发生医院感染。

2. 侵入性(介入性)检查与治疗

(1)侵入性检查　支气管镜、膀胱镜、胃镜等侵入性检查是引起患者医院感染的危险因素。一方面破坏了黏膜屏障,将这些部位正常菌群带入相应检查部位,另一方面因器械消毒灭菌不彻底,可将污染的微生物带入检查部位而造成感染。

(2)侵入性治疗　气管切口或气管插管、留置导尿管、大静脉插管、伤口引流管、心导管及人工心脏瓣膜等均属侵入性治疗用品,不仅破坏皮肤黏膜屏障引起感染,而且更重要的是,这些侵入性治疗所用的生物材料很容易引起细菌等的黏附。细菌黏附后通过分泌胞外多糖,细菌相互粘连形成细菌生物被膜,导致细菌对抗生素的敏感性显著下降,并能逃避机体免疫系统的杀伤作用,故常导致医院感染,且常呈现慢性或反复发作特点。

3. 损害免疫系统的因素

(1)放射治疗　放射治疗对肿瘤组织无选择性作用,在损伤肿瘤组织的同时也破坏了正常组织,损害了免疫系统,降低了免疫功能。

(2)化学治疗　采用细胞毒药物治疗恶性肿瘤,这类化疗药物亦可作用于正常组织细胞,损伤和破坏免疫系统的功能。主要有烷化剂类、抗代谢类等药物。

(3)激素的应用　主要是肾上腺皮质激素,它具有抗炎作用、免疫抑制作用及抗休克作用,临床常用来治疗急危重症、自身免疫病及过敏性反应等。但这类药物也是免疫抑制剂,使用不当或长期使用,也会引起医院感染。

4.其他危险因素　抗生素使用不当,甚至滥用,进行外科手术及各种引流,以及住院时间过长、长期使用呼吸机等都是医院感染的危险因素。

四、医院感染的预防和控制

目前国际上普遍认为易感人群、环境及病原微生物是发生医院感染的主要因素。从一定意义上讲,控制医院感染危险因素是预防和控制医院感染最有效的措施。国内外预防和控制感染的具体做法主要是消毒灭菌、隔离、净化以及对媒介因素与易感人群等采取相应措施。为此,我国在预防控制医院感染方面制定和颁布了一系列法规,主要包括消毒灭菌、合理使用抗生素、医院重点部门管理的要求,以及一次性使用医用器具和消毒药械、污水及污物处理等管理措施。

(一)消毒灭菌

在医院的常规诊疗过程中,必须严格执行无菌操作技术,加强对中心供应室和临床科室的消毒,对污物和污水的处理要进行监管,其中尤其要注意:

1.进入人体组织或无菌器官的医疗用品必须灭菌;接触皮肤黏膜的器械和用品必须消毒。提倡使用一次性注射器、输液器和血管内导管。

2.污染医疗器材和物品,均应先消毒后清洗,再消毒或灭菌。

3.医务人员要了解消毒剂的性能、作用以及使用方法。配制时,应注意有效浓度、作用时间及影响因素。要警惕有耐消毒剂的病原微生物存在。

4.连续使用中的氧气湿化瓶、雾化器、呼吸机及其管道等,应定期消毒;湿化液应每日更换灭菌水;用毕须终末消毒,干燥保存。

5.消毒灭菌后,应进行效果监测。

6.强调经常洗手,注意手部皮肤清洁和消毒。接触传播是导致医院感染的最重要因素。避免因为医务人员的诊疗行为导致患者的医院感染。

(二)隔离预防

隔离预防是防止病原微生物从患者或带病原者传给其他人群的一种保护性措施。医院感染的隔离预防应以**切断感染的传播途径**作为制定措施的依据,同时考虑病原微生物和宿主因素的特点。

(三)合理使用抗菌药物

抗菌药物是医院内应用最广泛的一类药物。抗菌药物使用不当是造成医院感染的重要原因,合理使用抗菌药物是降低医院感染率的有效手段。

医院感染的预防及控制除采取上述措施外,还应对医院重点部门,如急诊室、重症监护室、治疗室、婴儿室、手术室、检验科、供应室等密切监测和预报。此外,一次性使用的医用器具、医院污染物等应按照有关部门的规定和要求来规范管理或销毁处理,以期切断医院感染的传播途径,有效预防及控制医院感染。

> **问题分析与能力提升**

李女士一个星期前脸部长了一个小疖,小疖红肿中间可见一小脓点,自觉不好看,就对着镜子

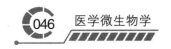

将小脓疖挤破了。第二天发现整个面部红肿,并伴有恶寒、发热、头痛、全身不适,到医院后出现意识模糊,经医生检查,诊断为颅内化脓性感染。

思考题:患者面部疖肿为何导致颅内化脓性感染?

提示:面部疖肿为局部感染。因面部解剖学结构特殊,面部的疖肿经过挤压后容易使局部的细菌入血,引起菌血症、败血症以及脓毒血症等全身感染。

(新乡医学院　杨　帆　陈　萍)

粪菌银行

掌握 细菌感染检测的检验程序,细菌感染的特异性预防方法。

熟悉 细菌感染的一般防治原则。

了解 抗菌药物的临床应用原则。

对病原微生物进行分离和准确的鉴定,必要时进行药物敏感试验和毒力检查等,有助于对感染性疾病进行病因学诊断、指导合理用药及观察治疗效果,也可为传染病的流行病学调查提供可靠的依据。细菌感染的实验室检查程序包括标本的正确采集、病原菌的分离培养、形态学检查、代谢产物和毒素测定、细菌抗原及其核酸检测、机体免疫应答产物(抗体)的检测等。在实际工作中,可根据具体情况选用相应的实验技术和方法。对细菌感染性疾病的预防原则主要是通过特异性预防,即接种疫苗、类毒素等制剂使机体获得特异性免疫力。用于人工免疫的疫苗、类毒素、免疫血清、细胞制剂以及诊断用品(结核菌素、诊断血清、诊断菌液等)等生物性制剂统称为**生物制品**。对细菌感染性疾病的治疗主要有**抗菌药物**如抗生素等。这些方法的使用对控制感染性疾病起到了重要的作用。

第一节 细菌感染的检测方法

感染性疾病应根据临床症状诊断,采集不同标本和选择敏感特异的检测方法进行实验室诊断,其目的是为临床诊断、治疗和防护提供依据。主要包括标本直接检查、分离培养与鉴定、血清学诊断 3 个方面,其检测程序如图 4-1。

考点:

细菌感染的检验程序。

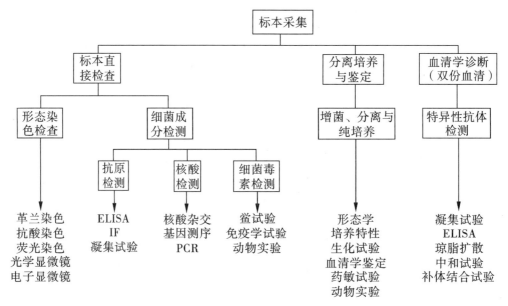

图4-1　细菌感染的检验程序

一、标本的采集与送检

标本的采集与送检质量会直接影响到致病菌检出的成败,因此应遵循下列几个原则。

1. 采取标本时应**注意无菌操作**,尽量避免其他菌群的污染。

2. **根据患者不同病程,致病菌在体内分布的不同,采取相应标本**。例如,流行性脑膜炎患者根据病程可取脑脊液、血液或出血瘀斑;伤寒患者在病程1～2周内取血液,2～3周时取粪和尿。

3. **尽可能在使用抗菌药物之前采集标本**。否则在分离培养时,要在标本中加入药物拮抗剂,如使用青霉素的加青霉素酶、使用磺胺药的加对氨苯甲酸。

4. **标本必须新鲜,采集后尽快送检**。厌氧菌对氧敏感,暴露在空气中容易死亡,采集后应立即排出空气,转移至特制的厌氧标本瓶中尽快送检。

5. 送检过程中,除不耐寒冷的脑膜炎奈瑟菌、淋病奈瑟球菌等要保暖外,**多数菌可冷藏送运**。粪便标本中含杂菌多,常置于甘油缓冲盐水保存液中。

此外,伴随送检单,应尽可能多地提供送检标本的背景材料,如患者近期的旅游史、与流行病的关系、重要的病历及最近的治疗情况等,以有助于检验结果的分析。对怀疑为高危传染病患者的标本,特别是血液和体液标准,在采集、运送和处理标本时应考虑生物安全,做好对操作人员的防护,如艾滋病患者标本等。

> 考点:
> 　　细菌学诊断中标本的采集原则。

二、标本直接检查

尽管细菌的分离培养鉴定是病原学诊断的金标准,但要早期诊断,必须重视标本的直接检查,其中包括细菌的形态学检查和细菌成分检测。

(一)形态学检查

1. **直接涂片镜检**　在显微镜下直接观察细菌的形态、大小、排列等,经染色后观察可判断其染色性(如革兰阳性或阴性、抗酸性或非抗酸性),不染色标本可观察细菌的动力,如霍乱弧菌可出现典型的"鱼群"样排列和穿梭样的活泼运动。形态学检查直接简便和快速,适于来自"特定"部位的标本和具有特征性形态染色的病原菌。如脑脊液涂片中查见革兰阴性呈肾形的双球菌,尤其在中性粒细胞内查见双球菌,可初步判断为流行性脑脊髓膜炎;如在泌尿生殖道分泌物中查见相似的双球菌,则可结合临床症状等诊断为淋病奈瑟球菌感染。另外,如在呼吸道分泌物中查见红色细长弯曲的抗酸菌,结合临床症状可初步诊断为结核分枝杆菌感染。具有芽胞、鞭毛和荚膜等特殊结构的细菌,在特殊染色下观察更具诊断意义。

2. 荧光显微镜或电子显微镜等特殊检查　用金胺对结核分枝杆菌进行染色,在荧光显微镜下可观察到呈金黄色荧光的菌体,此法可提高结核分枝杆菌的检出率。细菌的形态学检查仅用普通光学显微镜即可,一般无须用电子显微镜进行细菌性感染的诊断,但电子显微镜可使细菌形态学的检查从细胞水平提高到亚细胞水平,并向分子生物学水平过渡,对研究细菌学的遗传变异、生理生化、传染和免疫等特性具有重要意义。

(二)细菌成分检测

检出细菌成分,尤其是对该菌具有标志性信号的成分,如细菌的特异性抗原、编码某特异性抗原的一段核酸序列、细菌所产生的某种毒素等,均可作为识别该菌和判定其致病性的根据。

1. 抗原的检测　标本中细菌特异性抗原的检出可作为感染的早期诊断。方法有玻片凝集试验、协同凝集试验、乳胶凝集试验、免疫沉淀(琼脂扩散和对流免疫电泳等),但最常用的是酶联免疫吸附测定(enzyme-linked immunosorbent assay,ELISA)法、免疫荧光技术和放射性免疫核素技术。这些试验方法特异、敏感、简便、快速。

2. 核酸的检测　决定细菌特性的遗传信息位于细菌的基因组内,包括细菌的染色体 DNA 和染色体以外的遗传物质。不同种的细菌具有不同的基因或碱基序列,故可通过检测细菌的特异基因序列的存在与否,来判定细菌性感染。此法比免疫学技术更加特异和敏感。

(1)核酸杂交　核酸分子杂交是根据 DNA 双螺旋分子的碱基互补原理而设计的。先根据某菌的特异性核酸序列设计合成探针,与待检标本中提取的核酸进行杂交,若样本中有与探针序列完全互补的核酸片段,根据碱基互补原则,标本中相对应的核酸片段会与标记有化学发光物质、放射性核素或辣根过氧化物酶、地高辛的探针结合,经不同方法即可检测出标本中有相应病原菌基因。核酸杂交技术包括斑点杂交、原位杂交和印迹杂交等。

(2)PCR 技术　是一种选择性 DNA 或 RNA 片段的体外扩增技术,当标本中病原体太少,用核酸电泳或核酸杂交的方法检测不到靶序列时,可提取带有靶序列的 DNA 作为模板,在有引物、耐热DNA 聚合酶(Taq 酶)、脱氧核苷酸(dNTP)存在下,经热变性(模板解链)、降温复性(退火),引物与单链靶序列的两端结合,最后由热稳定的 DNA 聚合酶延伸两端寡核苷酸引物之间的靶序列,经重复多次循环,可将标本中含有的某段基因序列扩增上百万倍,此时再进行靶序列的电泳、杂交等,就很容易被检出。此法简便、快速、特异性强、敏感性高。

(3)基因芯片　基因芯片又称为 DNA 微阵列,是近年来在生命科学领域中迅速发展起来的一种高新技术,其基本原理是固相反向寡核苷酸探针技术。通过原位合成或合成后交联等方法,将数字极为庞大的 DNA 寡核苷酸探针按预先设计好的阵列方式,有规律地高度密集地固定于指甲大小的硅片或玻璃片等载体上,犹如集成电路。检测时将样本中的 DNA 抽提,用荧光染料标记后,与芯片上 DNA 探针杂交,应用共聚焦显微镜、激光扫描,可以获得结合于芯片上目的基因的荧光信号,通过计算机记录杂交结果和软件分析,即可判别标本中存在的病原体的特异性基因序列。其优点在于能够在短时间内分析大量的生物分子标本,并能快速准确地获取样品中的生物信息,故被认为是继基因克隆技术、基因测序技术和 PCR 技术后的又一次革命性的突破,是极有发展前景的微生物学诊断技术。

病原性细菌诊断芯片可以在一张基因芯片上同时对多个标本进行多种病原菌的检测,所需样品量极少,极短时间内即可获得大量的诊断信息,为感染性疾病的诊断提供了一个快速、敏感的高通量检测平台,有利于发现病原体毒力相关基因和开展宿主与病原体相互作用的研究。如已发现化脓性链球菌血清型 M18 具有编码 A 型化脓性链球菌毒素和两种未知化脓性毒素同源物的基因。还有的采用短寡核苷酸芯片检测包括霍乱弧菌、炭疽芽胞杆菌、埃博拉病毒在内的 18 种病原体。

3. 细菌毒素的检测

(1)内毒素的检测　常用的是**鲎试验**。该试验采用的鲎试剂,是从栖生于海洋的节肢动物"鲎"的蓝色血液中提取变形细胞溶解物,溶解物中含有一种可凝性蛋白质,再经低温冷冻干燥而成的生物试剂。溶解物在极微量内毒素(0.000 5 $\mu g/mL$)存在时可形成凝胶。本试验即利用此原理测定血液或其他样品中的微量内毒素。使用鲎试剂检测的试验称为鲎试验。根据鲎试剂反应的原理可分为定性鲎试剂和定量鲎试剂,对应的试验称为定性鲎试验和定量鲎试验。定性鲎试验主要用于药品、医疗器械等产品的内毒素定性检验。定量鲎试验主要用于检测临床患者、动物体内内毒素等方面,以便于医师用药提供参考。在临床病例中,内毒素性休克、急性化脓性胆管炎、重症肝炎、腹膜炎、肝硬化等疾病阳性率较高。内毒素检出阳性病例中约有 2/3 导致死亡。

(2)外毒素的检测　常用的是免疫学试验,其中 ELISA 法在细菌毒素检测应用尤为广泛。如大肠埃希菌不耐热肠毒素和霍乱肠毒素的检测等。

(3)动物实验　一般不作为细菌实验室的常规检测,可测定细菌的毒力或致病性。如怀疑葡萄球菌肠毒素中毒,可用呕吐物等标本经肉汤培养后取滤液接种幼猫肠腔,观察有无发病或死亡。测定细菌毒力,一般以半数致死量或半数感染量来表示。此外动物实验主要用于疑难病例,如多次培养阴性的可疑结核患者难以做出病原学诊断,可用标本接种豚鼠,感染后可检出结核分枝杆菌。

三、分离培养与鉴定

分离培养和鉴定是诊断细菌性感染最可靠的方法,即细菌学诊断的金标准。根据不同疾病采取不同标本,**分区划线接种**在平板固体培养基上,可将混杂在标本中的微生物分离出单个菌落,选择出可疑病原菌的菌落转种于斜面获得**纯培养**,以利于进行鉴定。鉴定的主要内容有:

1. 培养特性　细菌培养应按不同目的选择适宜的培养基以提供特定细菌生长所需的必要条件。根据细菌所需的营养要求(糖、蛋白胨、氨基酸、维生素 B_1、血液、X 因子、V 因子等)、生长条件(温度、pH 值、培养时间、CO_2、厌氧环境等)和菌落特征(大小、形状、颜色、表面性状、透明度和溶血性等)来做出初步鉴别。另外,细菌在液体培养基中是表面生长形成菌膜,还是沉淀或混浊生长;在半固体培养基上是否检出细菌的动力,均可为细菌的鉴定提供信息。

2. 形态学鉴定　通过分离培养所获得的细菌培养物,经涂片染色后镜检。根据细菌的染色性、形态、大小及排列、有无特殊构造等进行初步鉴定,应强调培养后的形态学检查必须与原标本直接镜检的结果对照观察。

3. 生化试验鉴定　细菌的生化反应特点可作为鉴别细菌的依据。尤其是肠道感染的细菌多为革兰阴性菌,镜下形态和菌落特征基本相同,但其代谢的酶系统和代谢产物等具有很大差别,如各种肠道致病菌对不同种类的糖(葡萄糖、麦芽糖、甘露醇、蔗糖、乳糖等)或氨基酸(色氨酸、含硫氨基酸等)的发酵能力不同,故利用含不同糖或氨基酸的培养基进行生化试验,其结果可作为进一步鉴定的依据。目前多种微量、快速、定量和自动化的细菌生化反应试剂盒和细菌鉴定系统已广泛应用于临床。

4. 血清学鉴定　根据免疫学反应的特异性,利用含有已知抗体的免疫血清如沙门菌属、志贺菌属、大肠埃希菌属等单价和多价诊断血清,对其分离的待测菌的抗原,进行属、种和血清型的鉴定。

常用的方法是玻片凝集试验。

5.药物敏感试验　临床标本经分离培养和鉴定确定了感染的病原之后,应进行药物敏感试验,这对指导临床选择用药和及时控制感染是有重要意义的。方法有纸碟法、小杯法、凹孔法、试管稀释法和 E 试验等。以纸碟法和试管稀释法最为常用。前者是药物向四周扩散产生抑菌圈,根据抑菌圈的大小来判定试验菌的药物敏感程度;后者是以能抑制细菌生长管和杀菌管抗菌药物的最高稀释度为终点,该管含药浓度即为试验菌的最低抑菌浓度(minimum inhibitory concentration,MIC)和最低杀菌浓度(minimum bactericidal concentration,MBC)。MIC 和 MBC 的值越低,表示细菌对该药越敏感。E 试验是一种定量的抗生素药物敏感测定技术,是稀释法和扩散法原理结合的产物,能用连续的 MIC 数值直接对抗生素的药物敏感定量。

6.其他检测法　细菌其他代谢产物的检测,如气相色谱法鉴别厌氧细菌、^{13}C 或 ^{14}C 呼吸试验检测幽门螺杆菌产生的尿素酶等;细菌 L 型的检测;噬菌体对细菌分型的鉴定等。

四、血清学诊断

病原菌侵入机体能刺激免疫系统产生特异性抗菌抗体,存在于血清或其他体液中。用已知细菌或其抗原检测患者血清或其他体液中未知抗体及其量的变化,可作为某些病原菌感染的辅助诊断。因需采集患者的血清进行此类试验,故称为血清学诊断。

血清学诊断一般适用于抗原性较强以及病程较长的传染病的诊断,因为机体感染后到血清中能检出抗体常需 2 周时间。血清学诊断不能只凭一次抗体效价较高就做诊断,通常需在**感染早期和恢复期采取双份血清**,如果恢复期或 1~2 周后的血清抗体效价比早期升高 4 倍或 4 倍以上,则可确定诊断。

血清学诊断方法较多(表 4-1),包括凝集试验、协同凝集试验、沉淀试验、补体结合试验和 ELISA 法等。除可作为辅助诊断外,尚可调查人群对某病原体的免疫水平及检测预防接种效果。但血清抗体效价受多种因素影响,如年老、体弱和免疫功能低下等。而且血清学诊断检测

> 考点:
> 　常用的血清学诊断方法。

特异性抗体对感染的诊断具有其局限性的一面,如疾病早期抗体尚未出现和效价过低,故难以作为早期诊断的依据。IgM 型抗体出现较早,故在病程早期尽量**检测 IgM 型特异性抗体**,发现升高可辅助早期诊断。

表 4-1　血清学诊断的种类与应用

种类		应用举例
凝集试验	直接凝集试验	肥达试验(诊断伤寒、副伤寒)、外斐反应(诊断立克次体病)及显微镜凝集试验(诊断钩端螺旋体病)
	乳胶凝集试验	诊断脑膜炎奈瑟菌和梅毒螺旋体等感染
	冷凝集试验	诊断支原体性原发性非典型肺炎
中和试验		诊断支原体性原发性非典型肺炎
ELISA		诊断多种病原体及其毒素特异性抗体的检测
沉淀试验		诊断梅毒螺旋体和白喉棒状杆菌感染
对流免疫电泳		诊断流行性脑脊髓膜炎
补体结合试验		诊断 Q 热

第二节 细菌感染的防治原则

细菌感染的非特异性防治原则包括:①**控制传染源**,如隔离、治疗传染病患者,及时发现带菌者,消灭带菌动物。②**切断传播途径**,如注意个人卫生和个人防护,防止交叉感染;做好医疗器械,污染物品的消毒灭菌;保护水源,做好粪便管理,加强食品卫生监督;净化空气等。③**提高人群的免疫力**。

一、细菌感染的特异性预防

特异性免疫的产生,可通过患病、隐性感染等自然免疫和预防接种等人工免疫等方式获得。特异性预防是应用获得性免疫的原理,给机体注射或服用病原微生物抗原(包括类毒素)或特异性抗体以达到预防和治疗感染性疾病的目的。这种方法称为人工免疫。根据其免疫产生的方式进一步分为人工主动免疫和人工被动免疫(图4-2)。人工主动免疫通常称为预防接种或接种疫苗,人工被动免疫则用于紧急预防或治疗某些疾病。

考点:
人工免疫的概念和常用的免疫制剂。

$$特异性免疫 \begin{cases} 固有免疫 \begin{cases} 自然主动免疫:隐性或显性感染 \\ 自然被动免疫:通过胎盘或母乳而获得母体的\ IgG、IgA\ 抗体 \end{cases} \\ 人工免疫 \begin{cases} 人工主动免疫:接种疫苗或类毒素等 \\ 人工被动免疫:注射抗毒素、免疫球蛋白、免疫细胞及细胞因子等 \end{cases} \end{cases}$$

图4-2 特异性免疫的分类

(一)人工主动免疫

人工主动免疫是将疫苗或类毒素等免疫原性物质接种于人体,使机体主动产生特异性免疫力的一种防治微生物感染的措施,主要用于预防。

1. 灭活疫苗 灭活疫苗是选用免疫原性强的病原微生物,经人工大量培养后,用理化方法杀死而成的,又称死疫苗。常用的有伤寒、霍乱、流脑、斑疹伤寒、钩端螺旋体等灭活菌苗。灭活疫苗的优点是安全、有效、易于保存,一般4 ℃可保存1年左右。但接种剂量大,需接种多次,注射的局部和全身性不良反应较大。为减少接种次数和获得广泛的免疫效果,可将几种不同种类的死疫苗混合制成联合疫苗使用,如伤寒沙门菌与甲、乙型副伤寒沙门菌三联疫苗,甚至再加上鼠疫与霍乱组成五联疫苗等。

2. 活疫苗 亦称减毒活疫苗。通过诱导毒力变异的培养或人工选择培养(如温度敏感株),将有毒株变为减毒或无毒株,或从自然界直接筛选培养的弱毒或无毒株制备的疫苗。如卡介苗、炭疽杆菌疫苗为诱变的减毒活菌苗,鼠疫耶尔森杆菌低毒株是从自然界筛选出来的活菌苗。减毒或无毒菌仍可在宿主体内有一定的生长繁殖,犹如轻型或隐性感染,一般只需接种一次,剂量较小,不良反应轻微或无,且免疫效果优于死疫苗,免疫力较持久,能同时产生细胞免疫和体液免疫;活疫苗若以自然感染途径接种,尚有 sIgA 抗体的局部黏膜免疫形成。

另一种特殊的活疫苗称重组载体疫苗,是将编码某一蛋白抗原的基因转入减毒的病毒或细菌中而制成的疫苗。此疫苗接种于人体后,载体会在体内生长繁殖并使重组的基因进行表达,表达的相应蛋白质抗原能刺激机体产生免疫应答。活疫苗的缺点是需冷藏保存,保存期短。另外,接种活疫苗相当于一次感染过程,遇到免疫功能低下或特异体质的人,会出现类似感染症状或超敏反应等不良现象。减毒活疫苗还存在着出现毒力回复突变的可能性,对免疫缺陷者和孕妇一般不宜接种活疫苗。

3. 亚单位疫苗　仅由微生物的某些成分组成,如能诱发宿主产生中和抗体的微生物蛋白或表面抗原等成分制成的疫苗称亚单位疫苗。如肺炎链球菌、脑膜炎奈瑟菌、流感嗜血杆菌等的荚膜多糖疫苗。但这些亚单位分子的主要不足是缺乏有效的免疫原性,如荚膜多糖疫苗的免疫原性较弱,使用时需与佐剂或免疫原性强的抗原结合成偶联疫苗。偶联疫苗以蛋白质为载体来增强多糖的免疫原性,同时又可联合预防两种以上的微生物感染,如肺炎链球菌荚膜多糖结合破伤风类毒素和白喉类毒素制成偶联疫苗,能有效预防"白、破、链"感染。另外,亚单位疫苗的生产成本较高,尤其是人工合成的短肽链疫苗。

4. 基因工程疫苗　利用基因工程或分子克隆技术获得带有病原体保护表位的目的基因,将其导入原核或真核细胞表达系统获得该病原体的有效免疫原成分后提取制成的疫苗。基因工程疫苗优点是安全、经济,可批量生产,但技术要求高,对表达的保护性抗原蛋白质的回收和纯化比较困难。

5. 核酸疫苗　或称 DNA 疫苗,是将能编码某种病原体抗原的基因克隆到真核质粒表达载体上,然后将重组的质粒 DNA 直接注射到宿主体内,使外源基因在活体内表达,表达的抗原刺激机体产生免疫应答。这种核酸既是载体又能在真核细胞中表达抗原,由于这些 DNA 序列在做肌内注射时不需任何其他的生物载体和化学佐剂,因而又称为裸 DNA 疫苗。由于传统疫苗都是灭活的或减毒的活病原体,或是病原体的亚单位蛋白,即都是抗原物质,而核酸疫苗仅仅是编码病原体某种抗原的基因片段,故被认为是疫苗的第二次革命。核酸疫苗不仅能诱导特异性体液免疫,而且能诱导具有细胞毒杀伤功能的 T 淋巴细胞,可有效预防病毒、细胞内寄生菌和寄生虫所引起的传染病,给一些以前无法预防或预防效果不理想的传染病如结核病、艾滋病、疟疾等的预防带来希望的曙光。核酸疫苗的缺点是使用的安全问题,人们担心外源性 DNA 如整合到宿主染色体中会活化癌基因和影响抑癌基因的表达,导致细胞的恶性转化。另一疑虑是核酸疫苗会使机体产生抗核抗体等而诱导自身免疫性疾病。

6. 类毒素　类毒素是外毒素经 0.3% ~ 0.4% 甲醛处理后,使其失去毒性但仍保留免疫原性的生物制品,接种后能诱导机体产生抗毒素,以预防由外毒素致病的病原体的感染。常用的类毒素有破伤风和白喉类毒素等。

在类毒素中加入吸附剂(佐剂)磷酸铝或氢氧化铝等,可使类毒素在机体内的吸收缓慢,能较长时间刺激机体产生足量的抗毒素,以增强其免疫效果。类毒素也可与灭活疫苗混合制成联合疫苗,如由白喉类毒素、百日咳鲍特菌死疫苗和破伤风类毒素混合制备的白百破(DPT)三联疫苗,不仅可同时预防这 3 种疾病,而且还因百日咳鲍特菌具有佐剂作用,故能增强类毒素的免疫效果。

(二)人工被动免疫

人工被动免疫是注射含有特异性抗体的免疫血清或纯化免疫球蛋白,或细胞因子等制剂,使机体即刻获得特异性免疫。人工被动免疫主要用于紧急预防或治疗(表4-2)。

1. 抗毒素　用类毒素或外毒素多次免疫马等大型动物之后,待其血清中产生高效价抗体(抗毒素)时,采血、分离血清、提取免疫球蛋白并精制成抗毒素制剂。抗毒素主要用于以外毒素致病的病原体感染的治疗及应急预防。临床常用的有破伤风、白喉、肉毒等抗毒素及气性坏疽多价抗毒素等。使用这些异种(马血清)抗毒素时应注意超敏反应的发生。

表4-2　两种人工免疫的比较

区别	人工主动免疫	人工被动免疫
免疫物质	抗原	抗体或细胞因子等
免疫出现时间	慢,2~4周	快,立即
免疫维持时间	长,数月至数年	短,2~3周
主要用途	预防	治疗或紧急预防

2.抗血清　用病原体免疫动物制成的含有抗某种病原体抗体的血清,如抗菌免疫血清曾用于肺炎链球菌、鼠疫耶尔森杆菌、炭疽芽胞杆菌、百日咳鲍特菌等的感染。自抗生素等药物问世后,因细菌的型别多种多样、抗菌血清的制备又较繁杂、使用异种血清可能引起超敏反应等,目前已基本被淘汰,只是对某些已产生多重耐药的菌株如铜绿假单胞菌的感染,仍可考虑用抗菌血清治疗。

3.免疫球蛋白　主要有胎盘丙种球蛋白和人血清丙种球蛋白两种制剂。前者是从健康产妇胎盘和脐带血中提取、纯化制备的;后者是从健康成人血清中提取制备的。健康产妇或成人一般都经历过多种病原微生物的隐性或显性感染,故血清中含有多种相应抗体。由于这类制剂不是专门针对某一种细菌或病毒的特异抗体,免疫效果自然不如特异性IgG抗体好,故主要用于某些疾病的紧急预防,也可用于治疗丙种球蛋白缺乏症患者、烧伤患者以及长期化疗或放疗的肿瘤患者细菌感染的应急预防等。

> 考点:
> 　特异性免疫的获得方式。

4.细胞免疫制剂　由于细胞免疫制剂的特异性较低,免疫细胞及细胞因子种类繁多,相互间调控机制复杂,因此细胞免疫制剂在抗感染免疫中的应用并不广泛。目前临床常用的细胞因子有α、β或γ干扰素、白细胞介素(IL-2、IL-6、IL-12等)、肿瘤坏死因子以及淋巴细胞激活的杀伤细胞等。

二、细菌感染的治疗

细菌感染的治疗主要是采用抗菌药物。抗菌药物是一类对病原菌具有杀灭或抑制作用的药物,主要包括抗生素和人工化学合成的抗菌药物。自1935年第一个磺胺药应用于临床和1941年青霉素问世后,抗菌药物迅速发展,目前应用于临床的已有200余种。每种抗菌药物都有一定的抗菌范围,称为抗菌谱。根据药物抗菌范围的大小,又分为广谱抗生素和窄谱抗生素。在抗感染的过程中,值得注意的是细菌对抗菌药物产生的耐药性乃至多重耐药性,严重影响临床治疗效果。因此,正确遵守抗菌药物的临床应用原则是十分重要的。

1.选择合适的药物　选择药物应以临床诊断、细菌学诊断和药物敏感试验为依据,不可滥用,应尽量采用相应窄谱抗菌药物,避免应用广谱抗菌药物引起二重感染。

2.药物剂量要适当　若使用药物的剂量过小,不但无治疗作用,且易使细菌产生耐药性,剂量过大则会带来严重的不良反应和药物资源的浪费。因此,使用药物的剂量要适当,且疗程要足,若疗程过短,会引起疾病复发或转为慢性。

3.交替用药　治疗某些慢性细菌性感染,为了避免细菌产生耐药性,应选择不同的抗菌药物交替使用。

4.联合用药　合理的联合用药,既可发挥药物协同抗菌作用、提高疗效,又可减少或延迟耐药菌株的出现。

问题分析与能力提升

案例一：Robert Koch(1843—1910年)，德国医师兼细菌学家，首创细菌染色法、固体培养基、分离和纯培养技术及实验动物感染等。1876年用固体培养基分离出炭疽杆菌，这是人类首次证明传染病的病因。其先后分离出伤寒杆菌、霍乱弧菌等；于1882年确认了结核病的病原菌——结核分枝杆菌，因而获得1905年诺贝尔生理学或医学奖。

思考题：确诊细菌性感染最基本的方法是什么？细菌性感染的检测方法有哪些？

案例二：为研制炭疽杆菌疫苗，巴斯德于1881年进行了公开试验。先为一批羊注射了在45 ℃条件下连续培养而毒性减弱的炭疽杆菌，另一些羊则没有注射；4周后，又给每头羊注射毒力很强的炭疽杆菌。结果在48 h后，事先没有注射弱毒细菌的羊全部死亡，而注射了弱毒细菌的羊则健康如常。此成就开创了用疫苗战胜传染病的新纪元。

思考题：什么是疫苗？目前应用的疫苗包括哪些？

（新乡医学院 陈 萍）

海底鸳鸯

======= 学习目标 =======

> 掌握　消毒灭菌的常用术语及常用的消毒灭菌法。
> 熟悉　常见消毒剂的作用原理及影响消毒剂作用的因素。
> 了解　生物安全的概念及病原微生物实验室生物安全的管理。

　　细菌的生命活动与环境有着密切的关系。适宜的环境促进细菌生长繁殖,不适宜的环境抑制细菌生长,甚至杀灭细菌。在医学实践中,常采用多种物理、化学或生物学方法来抑制或杀灭外界环境及物品或器械中的细菌等病原微生物,以达到控制或消除感染的目的。

第一节　消毒和灭菌

　　1.消毒　杀灭物体上病原微生物的方法,但不一定能杀死芽胞和非病原微生物。用以消毒的化学药品称为消毒剂。

　　2.灭菌　杀灭物体上所有微生物,包括病原微生物、非病原微生物以及细菌芽胞的方法。

　　3.无菌　无菌是不含活菌的意思,多是灭菌的结果。防止微生物进入机体或物体的操作方法,称为无菌操作。进行外科手术、医疗基本操作及微生物学实验等过程中,均需进行严格的无菌操作。

　　4.防腐　防止或抑制微生物生长繁殖的方法。用于防腐的化学药品称为防腐剂。许多化学药品在高浓度时为消毒剂,低浓度时为防腐剂。

　　5.清洁　是指通过除去尘埃和一切污秽以减少微生物数量的过程。除广泛应用于医院环境外,也是物品消毒、灭菌前必须经过的处理过程,有利于提高消毒灭菌的效果。

　　6.抑菌　抑制人体内部或外部细菌生长繁殖的方法。常用的抑菌剂为各种抗生素。

一、物理消毒灭菌法

(一)热力灭菌法

　　利用高温来杀灭微生物的方法,可分为干热灭菌法和湿热灭菌法两类。

　　1.干热灭菌法　细菌的繁殖体在干燥状态下,80～100 ℃ 1 h可被杀死,芽胞需要加热至160～170 ℃ 2 h才杀灭,干热灭菌的方法有以下几种。①**焚烧**:用火焚烧是一种彻底的灭菌方法,破坏性大,仅适用于废弃物品或动物尸体等。②**烧灼**:直接用火焰灭菌,适用于实验室的金属器械(镊、剪、接种环等)、玻璃试管口和瓶口等的灭菌。③**干烤**:在干烤箱内进行,加热至160～170 ℃维持2 h,

可杀灭包括芽胞在内的所有微生物,适用于耐高温的玻璃器皿、瓷器、玻璃注射器等。④**红外线**:是波长为 0.77～1 000.00 μm 的电磁波,以 1～10 μm 波长的热效应最强。红外线的热效应只能在照射到的表面产生,不能使物体均匀加热,常用于碗、筷等食具的灭菌。

2.**湿热灭菌法**　湿热法可在较低的温度下达到与干热法相同的灭菌效果,原因为:①湿热中蛋白吸收水分,更易凝固变性;②水分子的穿透力比空气大,更易均匀传递热能;③蒸汽有潜热存在,水由气态变成液态释放出大量热能,可迅速提高物体的温度。

(1)**巴氏消毒法**　由法国化学家巴斯德建立,方法是加热至 61.1～62.8 ℃ 经 30 min,或者 71.7 ℃ 经 15～30 s,可杀死乳制品中的链球菌、沙门菌、布鲁氏菌等病原菌,但仍保持其中不耐热成分不被破坏,用于乳制品和酒类消毒。

(2)**煮沸法**　在 1 个大气压下水的沸点为 100 ℃,细菌繁殖体 5 min 能被杀死,芽胞需 1～2 h 才被杀灭。如果水中加入 2% 碳酸氢钠,沸点提高到 105 ℃,可促进芽胞杀灭,也可防止金属器皿生锈,适合高原地区。常用于食具、刀剪、注射器的消毒。

(3)**流通蒸汽法**　在一个大气压下利用 100 ℃ 的水蒸气进行消毒。常用器械是阿诺(Arnold)消毒器或普通蒸笼,消毒 15～30 min,但不能杀灭全部细菌芽胞。

(4)**间歇灭菌法**　利用反复多次的流通蒸汽加热,**杀灭所有微生物,包括芽胞**。方法同流通蒸汽灭菌法,但要重复 3 次以上,每次间歇时将要灭菌的物体放到 37 ℃ 温箱过夜,目的是使芽胞发育成繁殖体。若被灭菌物不耐 100 ℃ 高温,可将温度降至 75～80 ℃,加热延长为 30～60 min,并增加次数。适用于不耐高热的含糖或牛奶的培养基。

(5)**高压蒸汽灭菌法**　可杀灭包括芽胞在内的所有微生物,是**灭菌效果最好、应用最广的灭菌方法**。方法是将需灭菌的物品放在高压锅内,加热时蒸汽不外逸,高压锅内温度随着蒸汽压的增加而升高。在 103.4 kPa(1.05 kg/cm²)**蒸汽压下,温度达到 121.3 ℃,**维持 15～20 min。适用于普通培养基、生理盐水、手术器械、玻璃容器及注射器、敷料等物品的灭菌。由于高压蒸汽灭菌所需时间较长,近年来,在此基础上又研发了一种新型的预真空压力蒸汽灭菌器,即先将灭菌器内的空气抽出 98%,再送入蒸汽,灭菌时间只需 3～4 min,特别适合周转快的物品。

(二)辐射杀菌法

1.**紫外线**　紫外线的杀菌波长范围为 240～300 nm,其中 265～266 nm **波长的紫外线杀菌力最强**,原因是在此波长范围内的紫外线易被细菌 DNA 吸收。紫外线杀菌机制是破坏细菌 DNA 的构型,**使同一股 DNA 上相邻的胸腺嘧啶通过共价键结合成二聚体,从而干扰 DNA 的正常碱基配对**,导致细菌死亡或变异。但紫外线穿透力较弱,玻璃、纸张、尘埃、水蒸气等均能阻挡紫外线穿过,故紫外线只适用于空气和物体表面的消毒。另外,杀菌波长的紫外线对人体皮肤、眼睛均有损伤作用,使用时要注意防护,更不要直接在紫外线灯照射下进行工作。

2.**电离辐射**　具有较高的能量与穿透力,因而对细菌产生极强的致死效应。其中最常用的杀菌射线包括高速电子、X 射线、γ 射线等。主要用于不耐热的塑料注射器、吸管、导管等的灭菌。

3.**微波**　波长为 1～1 000 mm 的电磁波统称为微波,可穿透玻璃、塑料薄膜与陶瓷等物质,但不能穿透金属表面,用于非金属器械及食具消毒。

(三)滤过除菌法

滤过除菌法是用机械阻留方法除去液体或空气中的细菌。利用具有微细小孔的滤菌器的筛滤和吸附作用,使带菌液体或空气通过滤菌器后成为无菌液体或空气。该法常用于不耐热的血清、抗毒素、抗生素及药液等的除菌。常用的器具是含有微小孔径的滤菌器如薄膜滤菌器、陶瓷滤菌器、石棉滤菌器、烧结玻璃滤菌器等。现代医院的手术室、烧伤病房以及无菌制剂室,已逐步采用生物洁净技术,通过初、中、高三级高效滤菌器以除去空气中直径 0.5～5.0 μm 的尘埃微粒,从而保持室内的无菌环境。

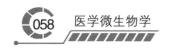

(四)干燥与低温抑菌法

有些细菌的繁殖体在空气中干燥时会很快死亡,干燥法可用于保存食物,浓盐或糖渍食品可使细菌体内水分逸出,造成生理性干燥,使细菌的生命活动停止,从而防止食物变质。低温可使细菌的新陈代谢变慢,故常用作保存细菌菌种,当温度回升至适宜范围时,又能恢复生长繁殖。

二、化学消毒灭菌法

许多化学药物能影响细菌的化学组成、物理结构和生理活动,将这些化学药物称为化学消毒剂。

1. 化学消毒剂杀菌机制　化学消毒剂的杀菌机制主要有以下几种:①使菌体蛋白质变性或凝固,如重金属盐类、氧化剂、酸、碱、醇类、酚类等;②干扰细菌的酶系统和代谢,导致细菌生长代谢障碍而死亡,如氧化剂、重金属盐类等;③损伤细菌细胞壁或改变细胞膜的通透性,使细菌破裂、溶解,如表面活性剂、酚类等。化学消毒剂一般对人体组织细胞有害,所以只能外用而不能内服,主要用于体表、器械及周围环境的消毒。

2. 常见化学消毒剂　见表5-1。

表5-1　常用消毒剂的种类、作用机制及用途

类别	作用机制	常用消毒剂	用途
酚类	蛋白质变性,损伤细胞膜,灭活酶类	3%～5%石炭酸、2%来苏水	地面、器具表面消毒,皮肤消毒
		0.01%～0.05%氯己定	术前洗手、阴道冲洗等
醇类	蛋白质变性与凝固,干扰代谢	70%～75%乙醇	皮肤、体温计消毒(不用于伤口和黏膜)
重金属盐类	氧化作用,蛋白质变性与沉淀,灭活酶类	0.05%～0.10%氯化汞	非金属器皿的消毒,皮肤、黏膜消毒
		2%红汞水溶液、0.1%硫柳汞	皮肤消毒、手术部位消毒
		1%硝酸银	新生儿滴眼、预防淋球菌感染
氧化剂	氧化作用,蛋白质沉淀	0.1%高锰酸钾	皮肤、尿道、蔬菜和水果消毒
		3%过氧化氢	创口、皮肤黏膜消毒
		0.2%～0.3%过氧乙酸	塑料玻璃器材消毒
		2.0%～2.5%碘酒	皮肤消毒
		10%～20%漂白粉	地面、厕所与排泄物消毒
		0.2%～0.5%氯胺	室内空气及表面消毒,浸泡衣服
表面活性剂	损伤细胞膜,灭活氧化酶等酶活性,蛋白质沉淀	0.05%～0.10%苯扎溴铵	外科手术洗手,皮肤黏膜消毒,浸泡手术器械
		0.05%～0.10%度米芬	皮肤创伤冲洗,金属器械塑料橡胶类消毒
烷化剂	菌体蛋白质及核酸烷基化	10%甲醛	物品表面消毒、空气消毒、手术器械、敷料等消毒
		2%戊二醛	精密仪器、内窥镜消毒
染料	抑制细菌繁殖,干扰代谢	2%～4%甲紫	浅表创伤消毒
酸碱类	破坏细胞膜和细胞壁,蛋白质凝固	5～10 mL/m³醋酸加等量水蒸发	空气消毒
		生石灰[按1:(4～8)比例加水配成糊状]	地面、排泄物消毒

3. 化学消毒剂的使用方法

（1）**浸泡法**　将物品洗净、擦干后，浸没在消毒剂中进行消毒灭菌。

（2）**擦拭法**　用消毒剂直接擦拭人体或物品表面，如皮肤、桌椅等。

（3）**喷雾法**　利用喷雾器将消毒剂变成微粒气雾弥散在空气中，对空气和物品表面进行消毒灭菌。

（4）**熏蒸法**　将消毒剂加热或加入氧化剂，使其产生气体来进行消毒灭菌。

4. 影响消毒灭菌效果的因素

（1）**微生物的种类与数量**　微生物对消毒灭菌的敏感性高低顺序如下：真菌、细菌繁殖体、有包膜病毒、无包膜病毒、分枝杆菌、细菌芽胞。不同种或同种不同株间微生物内在的抗性相差也很大。如结核分枝杆菌对酸、碱比其他细菌有更强的抵抗力。另外，微生物的数量越大，所需消毒时间就越长。

（2）**微生物的生理状态**　营养缺陷下生长的微生物比在营养丰富的情况下生长的微生物更具有抵抗力。细菌繁殖体的抵抗力从开始直到对数期的后期通常比较强，自稳定期才开始不规则的下降。

（3）**消毒剂的性质、浓度和作用时间**　不同种类的消毒剂，对微生物的作用大小各异，如表面活性剂对革兰阳性菌的杀菌效果比对革兰阴性菌强。一般情况下，消毒剂浓度越高，作用时间越长，杀菌效果越好。但醇类例外，**70% ~75% 乙醇杀菌力最强**，因为更高浓度的醇类使菌体蛋白质迅速脱水凝固，影响了醇类继续向内部渗入，反而降低了杀菌效果。

（4）**温度与酸碱度**　消毒剂的杀菌过程实质上是一种化学反应过程，化学反应速度随温度的升高而加快，因此在一定范围内温度越高消毒效果越好。酸碱度也影响消毒剂的作用效果，如酚类在酸性溶液中效果最好，含氯消毒剂在酸性 pH 值时杀菌活性最高。

（5）**有机物**　环境中有机物的存在能显著影响消毒剂的效果。细菌与血液、脓液和痰液等有机物质混在一起时，这些有机物对细菌有保护作用，并与消毒剂发生化学反应，从而影响消毒效果。临床上用消毒剂消毒皮肤与器械时，必须洗净后再消毒。对于痰、呕吐物、粪便的消毒，宜选择受有机物影响较小的含氯石灰、生石灰及酚类化合物为宜。

第二节　生物安全

生物安全是指人们为了避免或控制生物危害的发生所采取的保护自身和环境的要求和行为。生物安全主要包括病原微生物实验室生物安全和对突发性公共卫生事件的正确处理。在突发性公共卫生事件中，很多事件也涉及病原微生物及其所致的疾病，比如病原微生物被恶意散布或被用来制造生物武器后，造成生物恐怖。因此，生物安全不仅是为了保护实验室内人员的生命健康，更重要的是保护人群和社会的公共卫生安全。

一、病原微生物实验室生物安全

病原微生物实验室生物安全是指从事病原微生物实验活动的实验室中避免病原体对工作人员和相关人员的危害，对环境的污染和对公众的伤害所采取的原则和措施。主要涉及病原微生物实验中样本采集、运送、分离培养、鉴定或储存等过程，同时也包括由于实验室对生物基因的改造而产生的安全问题。广义的实验室生物安全也涵盖医护人员所进行的一切与生物感染有关的医疗活动。

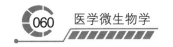
（一）病原微生物实验室生物安全的实际意义

建立病原微生物研究安全平台的需要、生物防护的需要、传染病预防和控制的需要、医院感染控制的需要、动物防疫的需要、出入境检验检疫的需要、全球传染病突发预警和应对网络监测的需要。

（二）病原微生物实验室生物安全的管理

实验室安全是实验室管理永恒的主题,特别是严重急性呼吸综合征后,病原微生物实验室的生物安全成为政府和社会关注的焦点。为了加强病原微生物实验室生物安全管理,保护实验室工作人员和公众的健康,《病原微生物实验室生物安全管理条例》已经于 2004 年 11 月 5 日国务院第 69 次常务会议通过,自 2004 年 11 月 12 日中华人员共和国国务院第 424 号令公布施行。该条例从病原微生物的分类和管理、实验室的设立与管理、实验室感染控制、监督管理、法律责任等多个方面阐述了病原微生物实验室的安全管理要求。

1. **病原微生物的分类和管理**　国家根据病原微生物的传染性、感染后对个体或者群体的危害程度,将病原微生物分为 4 类:第 I 类病原微生物,是指能够引起人类或者动物非常严重疾病的微生物,以及我国尚未发现或者已经宣布消灭的微生物;第 II 类病原微生物,是指能够引起人类或者动物严重疾病,比较容易直接或者间接在人与人、动物与人、动物与动物间传播的微生物;第 III 类病原微生物,是指能够引起人类或者动物疾病,但一般情况下对人、动物或者环境不构成严重危害,传播风险有限,实验室感染后很少引起严重疾病,并且具备有效治疗和预防措施的微生物;第 IV 类病原微生物,是指在通常情况下不会引起人类或者动物疾病的微生物。其中第 I、II 类病原微生物属于高致病性病原微生物。

实验室的工作人员必须经过生物安全培训,对于病原微生物的采集、运输、保管等均应遵循相应的安全规章制度和操作规程。

2. **实验室的设立和管理**　国家根据实验室对病原微生物的生物安全防护水平,并依照实验室生物安全国家标准的规定,将实验室分为一级、二级、三级、四级。一级实验室为普通建筑结构实验室;二级实验室要求配备负压生物安全柜和高压蒸汽灭菌器等设备;三级实验室要求房间保持负压,有独立的送排风系统,排出的空气需经高效过滤器过滤;四级实验室的防护级别最高,配备生命支持系统,对实验室内部设施和外部环境都有更特殊的要求。各级实验室的生物安全防护级别要与其拟从事的实验活动相适应,要依照条例规定制定科学、严格的管理制度,并定期对实验室设施、设备、材料等进行检查。实验室从事实验活动要严格遵守国家标准和实验室技术规范、操作流程。从事高致病性病原微生物相关实验活动的实验室应当制定实验室感染应急处置预案,并向实验室所在地的上级卫生主管部门备案。

3. **实验室感染控制**　实验室应定期检查生物安全防护,病原微生物菌(毒)种和样本保存与使用,安全操作,实验室排放的废水、废气以及其他废物处置等规章制度的实施情况。实验室发生高致病性病原微生物泄漏时,要立即依据条例规定进行报告,并启动实验室感染应急处置预案,组织人员对该实验室生物安全状况等情况进行调查,对有关人员进行医学观察或者隔离治疗,封闭实验室,防止扩散。

4. **监督管理**　县级以上地方人民政府卫生主管部门、兽医主管部门依照各自分工,对实验室下列情况进行监督检查:①病原微生物菌(毒)种、样本的采集、运输、储存;②从事高致病性病原微生物相关实验活动的实验室是否符合本条例规定的条件;③实验室或者实验室的设立单位培训、考核其工作人员以及上岗人员的情况;④是否按照有关国家标准、技术规范和操作规程从事病原微生物相关实验活动。

5. **法律责任**　实验室存在违规行为的,由县级以上地方人民政府卫生主管部门、兽医主管部门依照各自职责,责令限期改正,给予警告;逾期不改正的,由实验室的设立单位对主要负责人、直接负责的主管人员和其他直接责任人员,依法给予撤职、开除的处分;有许可证件的,并由原发证部门吊销有关许可证件。违规行为包括:①未依照规定标示生物危险标识和生物安全实验室级别标志的;②未向原批准部门报告实验活动结果以及工作情况的;③未依照规定采集、运输、保存病原微生物样本的;④新建、改建或者扩建未向卫生主管部门备案的;⑤实验室工作人员未遵守实验室生物安全技术规范和操作规程的。

二、对突发性公共卫生事件的正确处理

1956 年,苏联的某实验室就曾发生实验人员因操作不慎,打破装有感染了委内瑞拉马脑炎病毒的鼠脑安瓿,造成了 24 例感染的重大事件;1961 年在莫斯科 Gamaleya 研究所从事肾综合征出血热(hemorrhagic fever with renal syndrome,HERS)研究的实验室发生了气溶胶感染,造成了 113 例感染和发病,传染源是从基洛夫州捕捉的染疫野鼠带回实验室导致;美国密执安州立大学从事布鲁氏菌病研究的实验室曾发生布鲁氏菌泄露事件,共感染了 45 例,死亡 1 例;1967 年,欧洲的 3 个城市为了研制疫苗,从乌干达等地进口了一批黑长尾猴,而这些猴子携带一种特殊的病毒,引起 13 名工作人员患病,并使这种疾病在德国马尔堡等地区流行,马尔堡病毒由此得名。

在我国的传染病研究史上,也发生过多次流行性出血热感染事件:1959 年中国预防医学科学院流研所在黑龙江省嫩江县捕获黑线鼠和莫氏田鼠,工作人员在饲养过程中感染 HERS;2005 年初在牡丹江地区某高校动物实验室内发生大鼠感染 HERS 事件,从事大鼠饲养工作的 4 名工作人员在接触大鼠 10 d 后相继发病,主要因为工作人员缺乏必要的安全防护意识和措施,经过直接接触大鼠及其分泌物、排泄物污染的物品而感染。

近几年,与生物安全相关的公共卫生事件也多次出现。2017 年 1 月 19 日,山东省卫计委通报在青岛市城阳区人民医院血液透析室发现 9 名患者感染乙肝病毒,经调查这是一起因该院血液透析室违反操作规程导致的严重医院感染事件;2017 年 1 月 26 日,浙江省卫计委接到浙江省中医院报告,因该院一位技术人员违反“一人一管一抛弃”操作规程,在操作中重复使用吸管造成交叉污染,导致部分治疗者感染 HIV 病毒,造成重大医疗事故。

实验室发生生物安全事故时有发生,其主要原因与从事操作的实验人员接触病原体机会较多、容易受到实验室生物污染、受实验条件限制缺乏足够的个体防护措施等有关;实验人员安全防护意识淡薄也是导致实验室感染的重要因素。

问题分析与能力提升

2009 年 10 月至 12 月,广东省某卫生院的 38 名剖宫产患者中,共有 18 名发生手术切口感染,经调查该事件是由于手术器械灭菌不合格导致的手术切口感染。该院对手术器械及物品的灭菌效果未实施有效监测,并且存在手术室空气培养细菌超标等现象。

思考题:①判断灭菌效果的标准是什么? ②手术器械应该采用哪种方法进行灭菌处理? ③手术室的空气、台面、地面如何消毒?

提示:

1. 灭菌与消毒最重要的区别在于能否杀灭芽胞,因芽胞抵抗力强,所以把是否杀死芽胞作为判断灭菌效果的指标。

2. 手术器械应首选高温高压蒸汽灭菌法进行灭菌,不能耐受高温高压灭菌的器械可洗净干燥后置于等离子灭菌器内进行消毒灭菌,也可采用消毒剂浸泡法,但必须严格按照使用说明书规定的

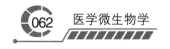
浓度和浸泡时间进行操作。

3.手术室通常采用紫外灯照射及过氧乙酸熏蒸的方法对手术室空气消毒,通过含氯消毒剂擦拭对地面及台面消毒。现代医院的手术室也通过安装高效滤菌器除去空气中的细菌。

（郑州大学　蒋莉莉）

外科消毒之父——李斯特

第六章　细菌的耐药性

各种细菌感染性疾病的治疗主要依赖于不同种类抗菌药物的合理使用,这为许多威胁生命的感染性疾病提供了一些特效性的治疗。抗菌药物是指对细菌具有抑制或杀灭作用的用于预防和治疗细菌性感染的药物,包括抗生素和化学合成抗菌药物。抗生素是各种微生物产生的、能杀灭或抑制其他微生物的物质,包括天然和人工半合成两类。抗生素的分子量较低,低浓度时即可发挥其生物学活性。然而,随着抗菌药物的广泛应用,细菌的耐药性问题也日趋突出,特别是多重耐药性的增加和致病力的增强已经成为全球关注的热点。阐明细菌耐药性的机制,寻找高效、低毒、作用良好的抗菌药物和合理使用抗菌药物的方法已成为当代医学研究的重要内容。

第一节　抗菌药物的种类及其作用机制

一、抗菌药物的种类

抗菌药物的分类方法很多,包括按抗菌药物的化学结构和性质分类、按生物来源分类、按产生抗菌药物的生物来源分类、按抗菌谱分类或按作用机制分类等。

(一)按抗菌药物的化学结构和性质分类

1. β-内酰胺类抗生素　是指化学结构中均含有 β-内酰胺环的一类抗生素。β-内酰胺环为抗菌活性的重要部分,将其去除则无抗菌作用。可通过改变该分子的侧链,产生抗菌谱不同及临床药理学特性各异的多种不同的抗生素。

(1)青霉素类　窄谱青霉素类:青霉素 G、青霉素 V。耐酶青霉素:甲氧西林、苯唑西林。广谱青霉素类:氨苄西林、阿莫西林。

(2)头孢菌素类　根据头孢菌素的抗菌谱、抗菌强度、对 β-内酰胺酶的稳定性及对肾脏的毒性可分为4代(表6-1)。

(3)其他 β-内酰胺类抗生素　包括碳青霉烯类(如亚胺培南、亚胺培南与西司他汀合用——泰能)、头孢霉素类(如头孢西丁)、氧头孢烯类(如拉氧头孢和氟氧头孢等)、单环 β-内酰胺类(如氨

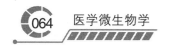

曲南和卡芦莫南)。

(4)β-内酰胺酶抑制剂　能抑制细菌产生的 β-内酰胺酶对抗生素的水解作用,一般用于联合用药或复方制剂。如克拉维酸(又称棒酸)、舒巴坦(又称青霉烷砜)等。

表 6-1　头孢菌素类药物的分类及作用特点

分代	主要药物	抗菌谱	对 β-内酰胺酶的稳定性	对肾脏的毒性	作用特点
第一代	头孢唑林、头孢氨苄、头孢拉啶等	G⁺菌	可被破坏	较大,损害近曲小管	对 G⁺菌作用较第二、三代强,对 G⁻菌作用差
第二代	头孢呋辛、头孢孟多和头孢替安等	G⁺菌、G⁻菌、厌氧菌	比较稳定	低	对 G⁻菌作用明显,对 G⁺菌逊于第一代,对厌氧菌有一定作用
第三代	头孢噻肟、头孢哌酮、头孢曲松和头孢他啶等	G⁺菌、G⁻菌、厌氧菌、铜绿假单胞菌	较高稳定	无	对 G⁺菌作用不如第一、二代,对 G⁻菌有较强的作用
第四代	头孢匹罗、头孢吡肟和头孢立定等	G⁺菌、G⁻菌	高度稳定	无	对 G⁺菌和 G⁻菌均有高效,主要用于治疗对第三代耐药的细菌感染

2.**大环内酯类**　是一类含有大环内酯环的具有抗菌作用的抗生素,包括三代药。第一代:主要有红霉素、乙酰螺旋霉素、麦迪霉素和交沙霉素等,抗菌谱窄,不良反应大,存在耐药。第二代:主要有克拉霉素、罗红霉素、阿奇霉素和罗他霉素,为半合成品,具有良好的抗生素后效应。第三代:主要有泰利霉素和喹红霉素,对耐药菌作用较好。

3.**氨基糖苷类**　此类抗生素的结构中含有氨基醇环和氨基糖分子,并由配糖键连接成苷,分为天然氨基糖苷类和半人工合成氨基糖苷类。天然氨基糖苷类包括链霉素、庆大霉素和卡那霉素等;半人工合成氨基糖苷类主要有阿米卡星、依替米星和奈替米星等。

4.**四环素类**　包括四环素、多西环素和米诺环素等。

5.**氯霉素类**　主要有氯霉素和甲砜霉素。

6.**人工合成抗菌药**　①喹诺酮类:包括诺氟沙星、环丙沙星、氧氟沙星和左氧氟沙星等。②磺胺类:包括磺胺嘧啶、磺胺甲噁唑、甲氧苄啶和复方新诺明。

7.**其他类**　抗结核药包括雷米封(异烟肼)、利福平、乙胺丁醇和吡嗪酰胺等。多肽类抗生素包括多黏菌素、万古霉素和林可霉素等。

(二)按生物来源进行分类

1.**细菌产生的抗生素**　如多黏菌素与杆菌肽。

2.**真菌产生的抗生素**　如青霉素、头孢菌素。

3.**放线菌产生的抗生素**　为抗生素的主要来源。其中链霉菌和小单孢菌产生的抗生素最多。常见的抗生素包括链霉素、卡那霉素、四环素、红霉素、两性霉素 B 等。

二、抗菌药物的作用机制

抗菌药物的作用机制主要是通过特异性地干扰细菌的生化代谢过程,影响其结构和功能,从而达到抑制或杀灭细菌的作用。抗菌药物可通过影响细菌细胞壁的合成、改变细胞膜的功能、影响细菌细胞蛋白质的合成及影响核酸合成等多种机制发挥作用。根据药物作用的环节不同,可将抗菌药物的作用机制分为4类,即抑制细菌细胞壁合成的药物、增加细胞膜通透性的药物、抑制细菌蛋白质合成的药物和抑制核酸合成的药物(图6-1)。了解抗菌药物的作用机制是研究细菌耐药性的基础,也是临床合理选用抗生素的前提。

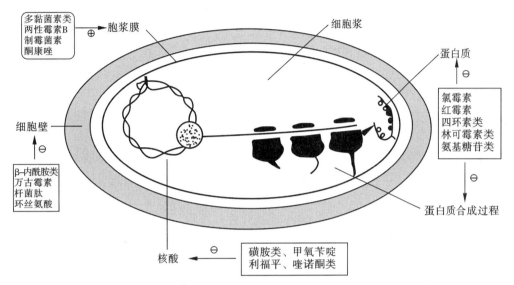

图6-1　抗菌药物作用机制及主要作用环节(+表示增强作用,-表示抑制作用)

1. 抑制细菌细胞壁的合成　细菌(除支原体外)均具有细胞壁,G^+菌的细胞壁较厚,菌体内渗透压高;G^-菌的细胞壁相对较薄,菌体内渗透压低。两类细菌的细胞壁组成成分虽有不同,但其主要组分均为肽聚糖。β-内酰胺类抗生素可与细胞膜上的青霉素结合蛋白(penicillin-binding protein,PBP)共价结合。该蛋白质是青霉素作用的主要靶位,PBP与青霉素结合导致肽聚糖合成受阻。

2. 增加细胞膜的通透性　细胞膜有类脂质和蛋白质构成,为半透膜,具有渗透屏障和运输物质等功能。①某些抗生素分子(如多黏菌素类)其亲脂端与细胞膜内磷脂相结合,导致细胞膜裂开、胞内成分外漏、细菌死亡。②两性霉素B、制霉菌素和咪唑类抗真菌药能与真菌细胞膜上的固醇类结合,酮康唑抑制真菌细胞膜中固醇类的生物合成,导致细胞膜的通透性增加。细胞膜缺乏固醇类,故此类作用于真菌的药物对细菌无效。

3. 抑制细菌蛋白质的合成　细菌核糖体为70S(由30S和50S组成),哺乳动物为80S,核糖体为蛋白质的合成场所。多种抗生素可影响细菌蛋白质的合成,但其作用环节及作用时段各不相同。氨基糖苷类及四环素类主要与细菌核糖体的30S亚基结合,抑制肽链的延长;氯霉素、红霉素和林可霉素类则主要作用于50S亚单位,导致细菌蛋白质合成受阻。

4. 抑制核酸合成　核酸有DNA和RNA两类。抗生素可通过影响细菌核酸合成发挥抗菌作用。如利福平与依赖DNA的RNA聚合酶结合,抑制mRNA的转录。喹诺酮类药物通过抑制DNA回旋酶,使DNA复制、转录等功能受阻而导致细菌死亡。磺胺类药物与对氨基苯甲酸的化学结构相似,二者竞争二氢蝶酸合酶,使二氢叶酸合成减少,影响核酸的合成。甲氧苄啶通过抑制抑制二氢叶酸还原酶,使四氢叶酸的生成受到抑制。因此,甲氧苄胺嘧啶与磺胺甲基异噁唑合用有协同作用。

第二节　细菌的耐药性机制

　　耐药性又称抗药性,是指细菌产生对某抗生素或消毒剂不敏感的现象(杀菌或抑菌作用差)。最小抑菌浓度(MIC)可反映细菌耐药性的程度,临床上当某抗菌药物对某菌株的 MIC 小于该抗菌药物的治疗浓度,则为敏感;大于该抗菌药物的治疗浓度,则为耐药。具有耐药性的细菌称为耐药菌株,耐药菌株对特定抗菌药物的作用不敏感,影响杀菌和抑菌效果。

　　细菌的耐药性可分为 3 种:①**固有耐药**,又叫天然耐药,是指细菌对某些抗菌药物天然的不敏感,其耐药性来源于细菌本身染色体上的耐药基因,来自亲代的代代相传,具有典型的种属特异性。如链球菌对氨基糖苷类抗生素的天然耐药、肠球菌对头孢菌素的耐药等。固有耐药性始终如一并可预测。例如:细菌的细胞膜缺乏两性霉素 B 药物的靶位固醇类,故其对两性霉素 B 具有固有耐药性。②**获得性耐药**,是由于病原菌与抗菌药物多次接触后对药物的敏感性降低或消失,通常所指的耐药为获得性耐药。一般认为是细菌的 DNA 改变导致其获得了耐药性的表型所致,耐药性细菌耐药基因的来源为基因突变或获得新基因。如果原先对药物敏感的细菌群体中出现对抗菌药物的耐药性,此为获得性耐药。与细菌获得性耐药发生率相关的主要因素有药物使用的剂量、细菌耐药的自发突变率和耐药基因的转移情况。耐药基因可在质粒、转座子和整合子等可移动的遗传元件介导下进行转移并传播。③**多重耐药**(multidrug resistant, MDR),指细菌同时对多种作用机制不同或结构完全各异的抗菌药物产生耐药。具体指某一种微生物对三类或三类以上抗菌药物同时耐药的病原菌称为多重耐药菌。交叉耐药也属于多重耐药的范围,指细菌对某一种抗菌药物产生耐药性后,对其他作用机制相似的抗菌药物也产生耐药。

　　随着抗生素的广泛应用,细菌的耐药性普遍存在。现在细菌耐药具有如下特点:形成和传播快、耐药谱广、耐药强度高。细菌耐药性的产生可对感染性疾病的治疗造成困难,也会导致医院内感染的增加,加大了对细菌性感染和传染病的防控难度。细菌耐药性的机制主要有以下几种方式。

(一)细菌产生灭活酶

　　灭活酶是由耐药菌株产生的、具有灭活或破坏抗菌药物活性的一类酶。它通过水解或修饰作用破坏抗生素的结构使其失去活性,分为两类:水解酶和合成酶(钝化酶)。重要的灭活酶有以下几种。

　　1. β-内酰胺酶　可由质粒或染色体编码。对青霉素和头孢菌素类耐药的细菌产生 β-内酰胺酶,此酶能特异性地水解青霉素类和头孢菌素类的 β-内酰胺环使其失活。当前,G⁻杆菌中 β-内酰胺类抗生素的耐药主要由超广谱 β-内酰胺酶和 AmpC 型 β-内酰胺酶介导。已发现 AmpC 型 β-内酰胺酶基因位于可传递的质粒上,通过持续产酶和与质粒上其他耐药基因的组合形成多重耐药菌株并导致其耐药性的传播。

　　2. 氨基糖苷类钝化酶　此类酶均由质粒介导。对氨基糖苷类耐药的细菌能产生 30 多种氨基糖苷类钝化酶,常见的氨基糖苷类钝化酶主要有乙酰化酶、腺苷化酶和磷酸化酶,这些酶分别通过羟基磷酸化、氨基乙酰化或羧基腺苷酰化作用使药物的分子结构发生改变,失去抗菌作用。各种氨基糖苷类抗生素之间的结构非常相似,故常存在交叉耐药的现象。

　　3. 氯霉素乙酰转移酶　此酶由质粒编码产生,耐药菌可产生氯霉素乙酰转移酶灭活氯霉素。

(二)抗菌药物作用靶位的改变

　　细菌可通过改变抗生素作用靶位的蛋白结构与数量、生成耐药靶蛋白等方式,影响药物的结合,产生耐药。这些改变可使抗生素失去作用靶点或亲和力降低,但细菌的生理功能仍可正常维持。如链霉素耐药菌株的核糖体30S亚基上P10蛋白发生结构改变,使链霉素难与其结合而发生的耐药;肠球菌对β-内酰胺类的耐药机制之一是青霉素结合蛋白数量的增加。

(三)抗菌药物的渗透障碍

药物必须进入菌体内至作用靶位后,才能发挥抗菌作用。细菌与抗生素接触后可以通过改变其细胞外膜上通道蛋白的性质和数量来降低细菌细胞膜的通透性,从而产生获得性耐药。G⁻杆菌的细胞外膜对青霉素G具有屏障作用,形成天然耐药;亚胺培南可通过铜绿假单胞菌细胞外膜上的OprD蛋白通道进入菌体内,但当该蛋白通道丢失时即可产生特异性的耐药。

(四)增强主动流出系统

某些细菌如大肠埃希菌、金黄色葡萄球菌等可将进入菌体内的药物泵出体外,使菌体内药物浓度降低而产生耐药。目前,已发现数十种细菌的外膜上有特殊的药物主动外排系统,此外排耐药机制与细菌的多重耐药性有关。细菌的分泌系统具有外排功能,其结构与功能的改变与细菌的耐药性相关。经此系统外排引起耐药的抗菌药物主要有四环素类、氯霉素类、大环内酯类和β-内酰胺类等。

除以上4种主要的细菌耐药性机制外,有些细菌可通过改变自身的代谢途径产生耐药,如对磺胺类耐药的细菌不再自身合成叶酸,而是直接利用外周环境中的叶酸产生耐药。细菌的生物被膜可保护细菌逃逸抗菌药物的杀伤作用,产生耐药。

第三节　细菌耐药性的防治

1. 科学合理地使用抗菌药物　强调医务工作者和患者要科学和规范化用药;在病原菌不明确时,不能盲目使用抗生素;用药前应做病原学检测和药物敏感试验,作为调整用药的参考;应用抗生素时首次给足剂量,严格按用药剂量给药;用药疗程应尽量缩短,一种抗菌药物能控制的感染则不联合用药;严格掌握抗菌药物的局部应用、预防应用和联合用药的对象,避免滥用;制定抗生素用药常规,作为临床使用抗菌药物的依据。

2. 严格执行消毒隔离制度　对耐药菌感染的患者应予隔离,对污染场所物体表面、衣物及空气应严格消毒,避免交叉感染和院内感染。

3. 加强药政管理　①对医务人员进行定期培训和教育,加强抗生素临床用药的专业指导;②加强细菌耐药性的检测,建立细菌耐药监测网,并及时通报本地区、本单位重要致病菌和抗菌药物的耐药性变迁资料,为临床抗生素的正确使用提供可靠的信息;③制定抗菌药物凭处方供应规定,避免患者在医院以外的药物供应点进行购买滥用;④农牧业应尽量避免使用临床抗生素作为动物生长促进剂或用于牲畜疾病的抗菌治疗;⑤细菌耐药性产生后,应停用一段时期,促进其敏感性的恢复。

4. 研制新的抗菌药物和使用中药　根据细菌耐药性的机制及抗菌药物的构效关系,寻找和研制具有抗菌活性,尤其对耐药菌具有良好活性的新型抗菌药物;同时针对耐药菌产生的灭活酶,可研发多种酶抑制剂。另外中药杀菌剂也可尝试治疗,如穿心莲和大青叶等。

5. 破坏耐药基因　随着细菌基因组研究的进展,研究者们发现耐药基因的破坏可使细菌恢复对抗菌药物的敏感性。针对耐药性质粒在细菌耐药性的产生和传播方面的重要地位,研发防耐药性转移的药物也十分必要。

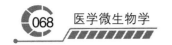

问题分析与能力提升

患者女,24 岁,突然腹部疼痛难以直腰 1 h,伴有恶心、呕吐、发热等症状。查体:体温 39 ℃,表浅腹式呼吸(28 次/min),脉搏细速(105 次/min),血压 70/50 mmHg,腹部有压痛、反跳痛,腹肌紧张,表情痛苦。实验室检查:血白细胞计数和中性粒细胞增加,腹部 X 射线检查:显示膈下游离气体。

思考题:①该患者被诊断为胃穿孔并发腹膜炎,其治疗原则是什么? ②该患者可用抗生素吗? 哪一类较好,并说明原因。

提示:考虑到患者年龄较小,病情较轻。采用保守治疗,并做好手术前的准备工作。具体措施如下:①30°~45°的半卧位;②禁食并做胃肠减压;③镇静、止痛、吸氧;④抗生素治疗感染;⑤纠正体液、电解质及酸碱平衡的失调。该患者在采用其他措施治疗的前提下,必须使用抗生素治疗,因为抗生素治疗为急性腹膜炎最重要的内科疗法。此患者为胃穿孔继发腹膜炎,多为需氧菌和厌氧菌的混合感染,故宜采用广谱抗生素或使用抗生素联合用药治疗,一般可选用第三代头孢菌素进行治疗。因为第三代头孢菌素抗菌谱广,对 G⁻ 菌有较强的抗菌作用,且对 β-内酰胺酶稳定,无肾毒性。需要强调的是,抗生素不能替代手术治疗。

(中山大学　田国宝)

第七章　球　菌

▨▨▨▨▨ **学习目标** ▨▨▨▨▨

掌握　葡萄球菌属、链球菌属、奈瑟菌属的致病性。

熟悉　葡萄球菌属、链球菌属、奈瑟菌属的生物学性状及引起感染的疾病特征。

了解　葡萄球菌属、链球菌属、奈瑟菌属的实验室检查与防治。

球菌是细菌中的一大类,种类繁多,分布广泛,大多为非致病性球菌,少数对人有致病作用,称为**病原性球菌**,因能引起化脓性炎症,故又称为**化脓性球菌**。根据革兰染色,可将球菌分为革兰阳性球菌(葡萄球菌属、链球菌属、肠球菌属、微球菌属等)和革兰阴性球菌(奈瑟菌属、布兰汉菌属等)两大类。

第一节　葡萄球菌属

葡萄球菌属是一群革兰阳性球菌,因常堆积成葡萄串状,故名,但在乳汁、脓汁和液体培养基中呈双球或短链排列。葡萄球菌广泛分布于自然界、人和动物体表及与外界相通的腔道中,大多数为非致病菌,少数对人类有致病作用。葡萄球菌是最常见的化脓性球菌,80%以上的化脓性感染由它引起,由该菌引起的**败血症**或**脓毒血症**仍居首位。致病性葡萄球菌在正常人体鼻咽部带菌率较高,一般人群为20%~50%,医务人员的带菌率可高达70%,是医院内交叉感染的重要传染源。

一、葡萄球菌概述

(一)生物学性状

1.形态与染色　菌体球形或稍呈椭圆形,直径0.5~1.4 μm,呈葡萄串状排列。在脓汁或液态培养基中生长后,常呈单个、成双或短链状排列。无鞭毛,不能运动;无芽胞;体外培养一般不形成荚膜,体内培养时少数菌株可形成荚膜。易被碱性染料着色,革兰染色呈阳性,其衰老、死亡或被中性粒细胞吞噬后,以及细胞壁缺陷时的L型菌株可被染成革兰阴性。

2.培养特性　营养要求不高,在普通培养基上生长良好,在含有血液和葡萄糖的培养基中生长更佳。需氧或兼性厌氧,28~38℃均能生长,致病菌最适生长温度为37℃,可生长pH值范围为4.5~9.8,最适为pH值7.4。在普通琼脂平板上可形成圆形、凸起、表面光滑、湿润、边缘整齐、不透明的菌落;在血琼脂平板上形成的菌落较大,多数致病性的葡萄球菌能产生溶血毒素,故菌落周围可形成明显的透明溶血环(β溶血)。耐盐性强,能在含有10% NaCl的培养基中生长,故可用高盐培养基分离此菌种。可产生脂溶性色素,不同种的菌株产生不同的色素,如金黄色、白色、柠檬色。在肉汤培养基中呈均匀混浊生长。

3. 生化反应 多数菌株能分解葡萄糖、麦芽糖及蔗糖,产酸不产气。致病菌株能分解甘露醇,产生血浆凝固酶。过氧化氢酶(触酶)阳性,可与链球菌相区分。

4. 抗原结构 葡萄球菌抗原结构种类多,结构复杂,目前已发现30多种,主要有**葡萄球菌A蛋白、多糖抗原和荚膜多糖**等。其中与医学相关的有:

(1)**葡萄球菌A蛋白**(staphyloccal protein A,SPA) 存在于细胞壁表面的一种蛋白,与细胞壁肽聚糖共价结合,为完全抗原。SPA可与人和多种哺乳动物血清中IgG(除IgG3)的Fc段发生非特异性结合,而IgG的Fab段仍能与相应抗原发生特异结合,因而可用含SPA的葡萄球菌作为载体,结合特异性抗体,进行协同凝集试验。SPA通过与吞噬细胞争夺IgG的Fc段,有效地降低抗体介导的调理作用,从而有抗吞噬作用;此外,SPA与Fc结合后的复合物具有促细胞分裂、引起超敏反应和损伤血小板等多种生物学活性。SPA具属特异性,90%以上的金黄色葡萄球菌具有此抗原。所有来自人类的菌株均有此抗原,动物源株则少见。协同凝集试验已广泛地应用于多种微生物抗原的检出,在医学上有重要意义。

(2)**多糖抗原** 具有群特异性,存在于细胞壁,是细胞壁中的核糖醇磷壁酸,借此可以分群。从金黄色葡萄球菌中可提出A群的多糖抗原,其化学成分为磷壁酸中的N-乙酰葡糖胺核糖醇残基,从表皮葡萄球菌中可分离B群的多糖抗原,其化学成分为磷壁酸中的N-乙酰葡糖胺甘油残基。检测多糖抗原刺激机体所产生的磷壁酸抗体有助于金黄色葡萄球菌感染的诊断和预后判断,如用凝胶扩散法检测抗磷壁酸抗体,可辅助诊断金黄色葡萄球菌引起的活动性心内膜炎。

(3)**荚膜多糖抗原** 具有型特异性。机体内的金黄色葡萄球菌菌株表面大多具有荚膜多糖抗原,有利于细菌黏附细胞或生物合成材料(如生物性瓣膜、导管、人工关节等)的表面。

5. 分类

(1)**根据产生色素和生化反应的不同分型** 可将葡萄球菌分为**金黄色葡萄球菌、表皮葡萄球菌和腐生葡萄球菌**3种。其中金黄色葡萄球菌多为致病菌,表皮葡萄球菌偶可致病,腐生葡萄球菌一般不致病。3种葡萄球菌的主要生物学特性见表7-1。

表7-1 三种葡萄球菌的主要性状

性状	金黄色葡萄球菌	表皮葡萄球菌	腐生葡萄球菌
菌落色素	金黄色	白色	白色或柠檬色
触酶	+	+	+
血浆凝固酶	+	-	-
α溶血素	+	-	-
A蛋白	+	-	-
分解甘露醇	+	-	-
耐热核酸酶	+	-	-
磷壁酸分类	核糖醇型	甘油型	两者兼有
致病性	强	弱或无	无

(2)**根据有无血浆凝固酶分型** 可分为**血浆凝固酶阳性菌株**和**血浆凝固酶阴性菌株**两大类。过去认为凝固酶阳性菌株有致病性,阴性菌株不致病,近年来发现后者亦可致病。凝固酶阳性的细

菌可被相应的噬菌体裂解，又可分为 4 个噬菌体群 23 个噬菌体型。

（3）**根据核酸分析的遗传学分型**　对葡萄球菌的 DNA 和 RNA 进行分析，亦可将其分型，如目前根据 **16S rRNA 序列**的不同，可将葡萄球菌属分为 48 个种和亚种。

6. **抵抗力**　葡萄球菌在无芽胞细菌中对外界理化因素的抵抗力最强。**耐干燥**，在干燥的脓液、痰汁中可存活 2～3 个月。较耐热，加热 80 ℃ 30 min 才被杀死。在 3%～5% 苯酚 10～15 min 死亡。**对碱性染料敏感**，1∶（100 000～200 000）的甲紫溶液能抑制其生长，故常用 2%～4% 的甲紫溶液治疗皮肤黏膜的感染。对青霉素、庆大霉素、红霉素等抗生素敏感，但对许多抗生素药物易产生耐药性。目前金黄色葡萄球菌对青霉素 G 的耐药株高达 90% 以上。近年来，由于广泛应用抗生素，耐药菌株迅速增多，尤其是耐甲氧西林金黄色葡萄球菌（methicillin resistant *Staphylococcus aureus*，MRSA）已成为医院内感染最常见的致病菌。

（二）致病性

葡萄球菌中**金黄色葡萄球菌致病性**最强，可产生多种**毒素**和**侵袭性酶类**。

1. **致病物质**　葡萄球菌的毒力因子包括：①细菌的一些**表面结构蛋白**，如黏附素、荚膜、胞壁肽聚糖和 SPA 等；②**酶**，凝固酶和其他酶（纤维蛋白溶酶、耐热核酸酶、透明质酸酶、脂酶等）；③**毒素**，细胞溶素（α、β、γ、δ）、杀白细胞素、表皮剥脱毒素、毒性休克综合征毒素-1、肠毒素等（表 7-2）。

表 7-2　金黄色葡萄球菌的毒力因子及生物活性

项目	毒力因子	生物学活性
细胞表面结构	荚膜/黏液层	抑制吞噬和单核细胞增殖，促进黏附
	磷壁酸	与纤连蛋白结合，介导黏附
	肽聚糖	抑制炎性应答，抑制吞噬，有毒素样活性
	蛋白 A（SPA）	与 IgG 的 Fc 区反应，抑制吞噬，抗补体
酶类	凝固酶	使血浆纤维蛋白原转为纤维蛋白，使血浆凝固
	葡激酶（纤维蛋白溶酶）	水解纤维素
	透明质酸酶（扩散因子）	降解结缔组织的透明质酸
	DNA 酶	水解 DNA
	触酶	水解 H_2O_2
	脂酶	分解脂肪
毒素	溶血素（α、β、γ、δ、ε）	溶解细胞膜，具细胞毒作用
	杀白细胞素（PV）	破坏吞噬细胞，增强侵袭力
	表皮溶解毒素	引起皮肤剥脱性皮炎
	肠毒素	引起呕吐、腹泻、超抗原作用
	毒素休克综合征毒素	引起多器官、多系统的功能紊乱，超抗原作用

（1）**血浆凝固酶**　是使人或家兔血浆发生凝固的酶类物质。绝大多数致病菌株能产生此酶，故**常作为鉴别葡萄球菌有无致病性的重要指标**。血浆凝固酶有两种：一种是分泌至菌体外的，称**游离凝固酶**，为蛋白质，作用类似凝血酶原物质，可被人或家兔血浆中协调因子活化为凝血酶样物质后，使血浆中液态的纤维蛋白原转变为纤维蛋白使血浆凝固；另一种是结合于菌体表面并不释放的**结合凝固酶或凝聚因子**，能与纤维蛋白原结合，使纤维蛋白原变成纤维蛋白而引起细菌凝聚。凝固酶

和葡萄球菌的毒力关系密切。凝固酶阳性菌株进入机体后,使血液或血浆中的纤维蛋白沉积于菌体表面,阻碍体内吞噬细胞的吞噬,即使被吞噬后,也不易被杀死。同时,凝固酶集聚在菌体四周,亦能保护病菌不受血清中杀菌物质的作用。葡萄球菌引起的感染易于局限化和形成血栓,与凝固酶的生成有关。另外,凝固酶与葡萄球菌引起的感染易形成血栓有关。凝固酶具有免疫原性,可刺激机体产生的抗体对凝固酶阳性的细菌感染有一定的保护作用。慢性感染患者血清可有凝固酶抗体的存在。游离凝固酶采用试管法检测,结合凝固酶则以玻片法测试。凝固酶耐热,粗制品100 ℃ 30 min 或高压灭菌后仍保持部分活性,但易被蛋白分解酶破坏。

（2）**其他酶类**　①**纤维蛋白溶酶,又称葡激酶**,可激活血浆中纤维蛋白酶原,使之成为纤维蛋白酶,导致血浆纤维蛋白溶解,促进病菌扩散;②**耐热核酸酶**,为致病性葡萄球菌产生,耐热,经100 ℃ 15 min 或60 ℃ 2 h 不被破坏,降解 DNA 和 RNA 活性较强;③**透明质酸酶,又称扩散因子**,溶解细胞间质中的透明质酸,利于细菌扩散,90% 以上的金黄色葡萄球菌能产生该酶;④**脂酶**,绝大多数凝固酶阳性葡萄球菌和约30% 凝固酶阴性株能产生多种脂酶,他们能分解血浆和机体各部位表面的脂肪和油类,这是金黄色葡萄球菌能在这些部位定植、侵袭,引起疖、痈等皮肤化脓性病灶的重要原因。

（3）**葡萄球菌溶血素**　致病性葡萄球菌能产生多种抗原性不同的溶血素,分为 α、β、γ、δ、ε 五型,对人有致病作用的主要是 **α 溶血素**,能溶解多种哺乳动物的红细胞,并对白细胞、血小板和多种组织细胞均有破坏作用,能引起局部小血管收缩而导致局部组织缺血坏死。其作用机制可能是毒素分子插入细胞膜输水渠,破坏膜的完整性导致细胞溶解。α 溶血素是一种外毒素,抗原性强,经甲醛处理后可制成类毒素。

（4）**杀白细胞素**　多数致病性葡萄球菌能产生杀白细胞素,主要**破坏中性粒细胞和巨噬细胞的细胞膜**,在抵抗宿主吞噬细胞、增强病原菌侵袭力方面有重要意义。此毒素分为快(F)和慢(S)两种组分,两种必须协同才有作用,都能与细胞膜受体结合,使细胞膜发生构型变化,膜通透性增加,细胞质内的颗粒排出,细胞死亡。杀白细胞素有抗原性,不耐热,产生的抗体能阻止葡萄球菌感染的复发。

（5）**肠毒素**　是由某些金黄色葡萄球菌产生的**一种可溶性蛋白质,为外毒素**,按抗原性和等电点等不同,已确定的有9个血清型。除肠毒素 F 型外,均能引起急性胃肠炎即食物中毒,其中以 A、D 两型最多见。本菌污染乳制品、肉类等食物后,20～22 ℃经8～10 h 即可在其中产生大量的肠毒素,食入后可引起急性肠胃炎,又称食物中毒。从临床分离的金黄色葡萄球菌约50% 可产生肠毒素。肠毒素可引起急性胃肠炎即食物中毒。肠毒素耐热,经100 ℃煮沸30 min 不被破坏,也不受胰蛋白酶的影响,故误食污染肠毒素的食物后,在肠道作用于神经细胞受体,传入中枢,刺激呕吐中枢,引起呕吐,并产生急性胃肠炎症状。葡萄球菌肠毒素可作为生物战剂,其气雾剂吸入后造成多器官损伤,严重者可导致休克或死亡。

葡萄球菌肠毒素属于超抗原,有类似丝裂原的作用,其刺激淋巴细胞增殖的能力比植物凝集素更强。肠毒素超抗原不经过抗原提呈细胞的处理,能非特异性激活 T 细胞增殖并释放过量细胞因子致病。金黄色葡萄球菌产生的肠毒素 A、B、C、D、E、G 以及毒性休克综合征毒素–1 都具有超抗原活性,并参与免疫抑制和自身免疫性疾病的病理过程。

（6）**表皮剥脱毒素**　又称表皮溶解毒素,由金黄色葡萄球菌的某些菌株产生,为质粒编码的一种蛋白质,有两个血清型,A 型耐热,B 型不耐热。它能分离皮肤表面的颗粒层细胞,使表皮与真皮脱离,引起剥脱性皮炎,又称葡萄球菌烫伤样皮肤综合征（staphylococcal scalded skin syndrome, SSSS),多见于婴幼儿和免疫功能低下的成人,患者皮肤呈弥漫性红斑和水疱,继以表皮上层大片脱落,受损部位的炎症反应轻微。表皮剥脱毒素为外毒素,具有抗原性,可被甲醛脱毒成类毒素。

（7）**毒素休克综合征毒素–1（toxic shock syndrome toxin–1,TSST–1）**　金黄色葡萄球菌分泌的一

种外毒素,可引起**机体发热、休克及脱屑性皮疹**;可增强宿主对内毒素的敏感性,使毛细血管通透性增加,引起机体多个器官系统尤其是心血管功能紊乱而引起**毒性休克综合征**。

2. 所致疾病 葡萄球菌感染主要引起**侵袭性疾病**和**毒素性疾病**两种。

(1)**侵袭性疾病** 葡萄球菌可通过多种途径侵入机体,导致皮肤或组织器官的化脓性炎症,一般发生在皮肤软组织,也可发生于深部组织器官,甚至波及全身,引起败血症。①**局部感染**:主要由金黄色葡萄球菌引起的皮肤及软组织感染,细菌经伤口或毛囊、汗腺侵入机体,引起化脓性炎症,如伤口化脓、毛囊炎、疖、痈、睑腺炎、蜂窝织炎等。其特点是化脓灶多为局限性且与周围组织界限明显,脓汁黄而黏稠。此外还可引起器官的化脓性感染,如气管炎、肺炎、胸膜炎及脓胸、中耳炎、脑膜炎、心内膜炎等。②**全身感染**:多见于新生儿机体免疫功能低下者,由于外力挤压疖、痈,或过早切开未成熟脓肿,细菌经淋巴或血流向全身扩散,可引起**败血症**;或细菌随血流转移到肝、肾、肺等器官引起脓毒血症。多由金黄色葡萄球菌引起,新生儿或机体防御能力严重受损时表皮葡萄球菌也可引起严重败血症。

(2)**毒素性疾病** 主要由葡萄球菌产生的外毒素引起。①**食物中毒**:食入被肠毒素感染的食物而引起。一般起病较急,常发生于进食1~6 h后,先出现恶心、呕吐、中上腹痛,继而腹泻,严重者可虚脱或休克。病程短,多数患者1~2 d内自行恢复,预后良好。②**假膜性肠炎**:某些患者在长期大量使用广谱抗生素后,引起菌群失调,肠道正常菌群被抑制或杀死,耐药性葡萄球菌趁机在肠道内大量繁殖,产生肠毒素而引起。人群中10%~15%有少量金黄色葡萄球菌寄居于肠道,当优势菌如脆弱类杆菌、大肠埃希菌等因抗菌药物的应用而被抑制或杀灭后,耐药的金黄色葡萄球菌就趁机繁殖而产生毒素,引起以腹泻为主的临床症状。病理特点是肠黏膜被一层炎性假膜覆盖,故称假膜性肠炎。最近研究表明,假膜性肠炎主要由艰难梭菌引起,金黄色葡萄球菌仅为伴随菌。③**烫伤样皮肤综合征**:由表皮剥脱毒素引起。多见于新生儿及免疫功能低下者。开始皮肤出现红斑,1~2 d表皮起皱,继而出现水疱,最后表皮上层大片脱落。受损部位的炎症反应轻微。④**毒性休克综合征**:由 TSST-1 引起,病死率高。表现为高热、低血压、红斑皮疹伴脱屑和休克等,半数以上患者有呕吐、腹泻、肌痛、结膜及黏膜充血、肝肾功能损害等,偶尔有心脏受累的表现。

(三)免疫性

人对葡萄球菌感染具有一定的天然免疫力。只有当皮肤黏膜受损伤或患有慢性消耗性疾病(如糖尿病、结核、肿瘤等)或其他病原体感染导致机体免疫力下降时,才易引起葡萄球菌感染。病后机体能产生调理素和抗毒素获得一定的免疫力,但维持时间短,故难以防止再感染。

(四)微生物学检查

1. 标本采集 根据疾病类型采集不同的标本。化脓性炎症者采取病灶部位的脓汁、渗出液;败血症者采取血液;脑膜炎者采取脑脊液;食物中毒者取呕吐物、可疑食物、粪便。

2. 涂片镜检 取标本直接涂片,革兰染色后镜检。根据细菌形态、排列及染色性等特点,结合病史和临床表现,可做出初步诊断。

3. 分离培养和鉴定 脓汁标本可直接接种于血琼脂平板上分离培养;血液标本需先经肉汤培养基增菌后再接种于血琼脂平板,37 ℃培养18~24 h,根据菌落特征、色素产生、溶血状况、菌落涂片染色镜检和血浆凝固酶试验等进行鉴定。

4. 药敏试验 金黄色葡萄球菌易产生耐药性变异,约90%的菌株可产生 β-内酰胺酶,成为青霉素耐药菌株,因此对于临床分离的菌株必须做药物敏感试验,寻找敏感药物。

5. 葡萄球菌肠毒素检查 用于葡萄球菌性食物中毒的诊断。取可疑食物或呕吐物等标本先接种肉汤培养基,孵育后取滤液注射于6~8 周龄的幼猫腹腔中,4 h 左右出现急性胃肠炎症状,提示有葡萄球菌肠毒素存在。近年来,利用免疫学方法检测葡萄球菌肠毒素较多,常用方法有 ELISA 法、

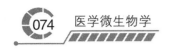

间接血凝、琼脂扩散等,以 ELISA 法最为适用、简便、快速、敏感。目前也可用特异的 DNA 基因探针杂交技术检测是否为产肠毒素菌株。

(五)防治原则

加强卫生宣传教育,注意个人卫生,对皮肤、黏膜的创伤应及时消毒处理。加强医院管理,严格无菌操作,防止医源内感染。重病室、新生儿室等的空气应定期进行消毒。加强对食堂和饮食行业的卫生监督。皮肤有化脓性感染者,尤其是手部感染,未治愈前不宜从事食品制作或饮食服务行业,防止食物中毒。

对感染患者要尽早使用抗生素。目前由于抗生素广泛使用,葡萄球菌耐药菌株日益增多,因此,应根据药物敏感试验结果选用敏感抗菌药物。对反复发作的疖病者,可试用自身菌苗疗法,或用葡萄球菌外毒素制成的类毒素治疗,有一定疗效。

二、凝固酶阴性葡萄球菌

凝固酶阴性葡萄球菌(coagulase negative *staphylococcus*,CNS)是皮肤、口腔及肠道的正常菌群之一,由于大多数的凝固酶阴性葡萄球菌能与人体建立共生关系而被视为非致病菌,但是随着凝固酶阴性葡萄球菌在无菌体液及感染部位中的检出率不断增加,其致病作用越来越受到关注。20 世纪80 年代后,医院内感染日渐增多,病原学方面最显著的变化是多重耐药菌株的出现,凝固酶阴性葡萄球菌成为主要的致病菌之一。

(一)生物学性状

CNS 为革兰阳性菌,**不产生血浆凝固酶、α 溶血素**等毒性物质。最常见的 CNS 是表皮葡萄球菌和腐生葡萄球菌,其主要生物学性状见表 7-1。除表皮葡萄球菌和腐生葡萄球菌外,还包括溶血葡萄球菌、孔氏葡萄球菌、人型葡萄球菌、瓦氏葡萄球菌、头葡萄球菌等 30 多种。某些凝固酶阳性的葡萄球菌在人体免疫功能或抗生素的作用下可转变为 CNS 或凝固酶弱阳性的葡萄球菌,但在体外放置数天后又可回复成为凝固酶阳性的葡萄球菌。

(二)致病性

CNS 是人体皮肤和黏膜的正常菌群,检出率约 90%。当机体免疫功能低下或进入非正常寄居部位时,CNS 可引起多种感染,在各类感染中仅次于大肠埃希菌,居病原菌的第二位。

CNS 的致病物质主要有**细菌胞壁外黏质**(extracellular slime substance,ESS)和**溶血素**。ESS 是一种黏液物质,其化学成分是多糖,在细菌黏附和抵抗宿主的免疫防御作用中有重要的致病作用。体外实验表明 ESS 可抑制机体免疫应答,阻碍抗生素向病灶渗透,组织粒细胞的趋化和吞噬作用。溶血素又分 β 和 δ 溶血素,其溶血性与致病性相关。除此以外,某些 CNS 如腐生葡萄球菌可选择性吸附在尿道上皮细胞,使其更易定植及引起感染。CNS 引起的感染有以下几种。

1. 尿路感染　为年轻妇女急性膀胱炎的主要致病菌,最常见的是表皮葡萄球菌,其次为腐生葡萄球菌、溶血葡萄球菌,较少见的为人型葡萄球菌与模拟葡萄球菌。有研究表明自尿道标本中检出的 155 株 CNS 中,70% 为表皮葡萄球菌,17% 为腐生葡萄球菌,4.7% 为溶血葡萄球菌,而人型葡萄球菌与模拟葡萄球菌分别为 2.8% 和 2.1%。CNS 引起尿路感染仅次于大肠埃希菌。

2. 菌血症或败血症　CNS 为血液中最常见的病原菌之一,仅次于大肠埃希菌和金黄色葡萄球菌,居第三位。有研究报道在临床血培养分离的菌株中,有 2% ~22% 为 CNS,这些 CNS 中常见的为溶血葡萄球菌、人型葡萄球菌和瓦氏葡萄球菌,未发现表皮葡萄球菌。

3. 细菌性心内膜炎　主要为心瓣膜修复术感染表皮葡萄球菌,特别是安装人工瓣膜者。

4. 术后及植入医用器械引起的感染　创伤及外科手术后,植入医用器械(如心脏起搏器)、置换人工心瓣膜、长期腹膜透析、导管感染、人工关节感染、静脉滴注及脑脊液分流术等亦可造成凝固酶阴性葡萄球菌的感染。目前医院内耐甲氧西林凝固酶阴性葡萄球菌感染已成为瓣膜修复术或胸外科手术中的严重问题。

近年来,凝固酶阴性葡萄球菌如表皮葡萄球菌、人型葡萄球菌、溶血葡萄球菌都被认为是新的重要的医院内感染病原体,不仅导致侵袭性感染,而且已经成为耐苯唑西林(耐药率超过60%)和多重耐药的病原体。有研究表明,在耐苯唑西林的凝固酶阴性葡萄球菌中,75%能测出含有 *mecA* 基因。另有研究表明,绝大多数对红霉素耐药的菌株都含有 *erm*(*C*)基因,也有部分含有 *msr*(*A*)基因,还有少数含有 *mph*(*C*)基因。因此,凝固酶阴性葡萄球菌在临床上的耐药情况及耐药机制需引起我们的重视。凝固酶阴性葡萄球菌可在机体免疫功能低下或进入非正常寄居部位时通过黏附作用在局部形成生物膜,使得药物难以发挥作用,同时耐药菌株的耐药质粒可通过转化、转导等方式在不同细菌之间转移耐药性,而且凝固酶阴性葡萄球菌还具有异质性耐药的特点。

第二节 链球菌属

链球菌属细菌是**化脓性球菌**中的另一大类常见菌。广泛分布于自然界、人体鼻咽部和胃肠道。大多数为正常菌群,常寄居于人体呼吸道、消化道等处;少数为致病性链球菌,可引起人类化脓性炎症、毒素性疾病和超敏反应性疾病,是一种常见致病菌,其中对人类致病的主要有 A 群链球菌和肺炎链球菌。

一、链球菌的分类

(一)溶血现象分类

根据链球菌在血琼脂培养基上的溶血现象分为 3 类。

1. 甲型溶血性链球菌　菌落周围有狭窄的草绿色溶血环,故称草绿色链球菌,多为条件致病菌。**溶血环中红细胞溶解不完全,称甲型溶血,又称 α 溶血**。此草绿色物质可能是细菌产生的过氧化氢,使血红蛋白氧化成正铁血红蛋白所致。

2. 乙型溶血性链球菌　菌落周围有宽大透明的溶血环,**环内红细胞完全溶解,称为乙型溶血,又称 β 溶血**。这类细菌也称为溶血性链球菌,致病性强,能引起人类多种疾病。

3. 丙型链球菌　**不产生溶血素**,菌落周围**无溶血环**,也称**不溶血性链球菌**。无致病性,常存在乳类和粪便中,偶尔引起感染。

(二)抗原结构分类

根据链球菌细胞壁中**多糖抗原**不同,将链球菌分成 A、B、C、D……R、S 和 T 群,近年又增加 U、V 群,对人有致病作用的菌株 90% 属 A 群,B、C、D、G 群偶见,同群链球菌间,因表面蛋白质抗原不同又分为若干型,如 A 群根据 M 抗原不同可分成约 100 型,B 群分 4 型,C 群分 13 型。链球菌群与溶血性之间无平行关系。**对人类致病的 A 群链球菌多呈乙型溶血。D 群、R 群的猪链球菌 Ⅱ 型可导致人畜共患病。**

(三)生化反应分类

一些不具有群特异性的链球菌(肺炎链球菌和草绿色链球菌等),需要用生化反应、药物敏感性和对氧的需要进行分类。如根据对氧的需要可分**需氧性、兼性厌氧性和厌氧性链球菌** 3 类,对人致

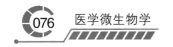

病的主要是前两类,厌氧性链球菌是口腔、消化道、泌尿生殖道的正常菌群,为条件致病菌。

二、A 群链球菌

A 群链球菌中与人类疾病密切相关的主要是化脓性链球菌,是人类常见的感染细菌,也是**链球菌中对人类致病作用最强**的细菌。

(一)生物学性状

1.形态与染色　菌体呈球形或椭圆形,直径 0.5~1.0 μm,单个、成对或数个排列呈链状,链的长短与菌种和生长的环境有关,在液态培养基形成的链较固体培养基要长,多由 20 个以上细菌组成,临床标本以成对、短链多见,易与葡萄球菌相混淆(图 7-1)。无芽胞,无鞭毛,有菌毛样结构。多数菌株在培养早期(2~4 h)可形成荚膜,后因菌细胞产生的透明质酸酶而使荚膜逐渐消失。含有有型特异性 M 蛋白膜,革兰染色阳性,老龄菌或被中性粒细胞吞噬后,可呈革兰阴性。

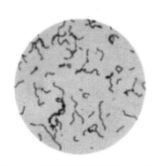

图 7-1　链球菌(革兰染色,×1 000)

2.培养特性　营养要求较高,在含有血液、血清、葡萄糖的培养基中生长良好。最适温度为37 ℃,最适 pH 值为 7.4~7.6,多数菌株为需氧或兼性厌氧,少数为专性厌氧。在血清肉汤培养基中易形成长链而呈絮状沉淀于管底。在血琼脂平板上形成灰白色、表面光滑、透明或半透明的细小菌落。不同的菌株有不同的溶血现象。

3.生化反应　链球菌能分解葡萄糖,产酸不产气,一般**不分解菊糖,不被胆汁溶解**,这两种特性可用于**鉴别肺炎链球菌和甲型溶血性链球菌**。与其他球菌不同,链球菌触酶阴性。

4.抗原结构　链球菌抗原构造复杂,主要有 3 种。

(1)**核蛋白抗原**　又称 P 抗原,无特异性,各种链球菌均相同,且与葡萄球菌有交叉抗原。

(2)**多糖抗原**　又称 C 抗原,存在于细胞壁,有群特异性。

(3)**蛋白质抗原**　又称表面抗原,位于 C 抗原外层,具有有型特异性,分 M、T、R、S 4 种,其中 M蛋白抗原与致病性有关。

5.抵抗力　抵抗力不强。60 ℃ 30 min 可被杀灭,对常用消毒剂敏感。在干燥尘埃中生存数月。乙型溶血性链球菌对青霉素、红霉素、磺胺类等多种抗菌药物敏感。青霉素为首选药物,极少有耐药菌株发现。

(二)致病性

1.致病物质　A 群链球菌有较强的侵袭力,除**胞壁成分(黏附素、M 蛋白)**外,还能产生多种**侵袭性酶和外毒素**(如致热外毒素、链球菌溶素),故致病性最强。

(1)**黏附素**　磷壁酸为革兰阳性菌胞壁成分,能自主黏附于多种哺乳动物细胞表面,能与人口腔黏膜上皮细胞、淋巴细胞等血细胞结合,激活人外周血单核细胞和刺激 T 细胞有丝分裂;M 蛋白介导细菌与宿主细胞黏附,并有抗吞噬作用;纤维蛋白粘连蛋白结合蛋白,其重要成分是 F 蛋白,其受体是 Fn/Fng,能增强 A 群链球菌与呼吸道黏膜上皮的亲和力;与纤维蛋白原(Fng)结合,可增强 A 群链球菌对吞噬细胞的抵抗力。总之,F 蛋白与黏膜上皮细胞的 Fn/Fng 结合,使 A 群链球菌能定植于机体皮肤和呼吸道黏膜等表面,构成主要侵袭因素。

(2)**M 蛋白**　为链球菌胞壁中的蛋白质组分,位于菌体表面,具有**抗吞噬作用**。M 蛋白与心肌、肾小球基底膜有共同抗原,可刺激机体产生特异性抗体,损害人类心血管等组织。但在某些条件下,M 蛋白与相应抗体形成的免疫复合物可引起急性肾小球肾炎等超敏反应。

(3)**侵袭性酶类**　为胞外酶,它们以不同作用方式帮助细菌扩散。主要有:①**透明质酸酶,又称扩散因子**,能分解细胞间质的透明质酸,使细菌在组织中扩散;②**链激酶,亦称链球菌纤维蛋白溶酶**,能使血液中的纤维蛋白酶原转变成纤维蛋白酶,溶解血块或阻止血浆凝固,有利细菌扩散;③**链道酶,亦称链球菌 DNA 酶**,能分解脓汁中具有高度黏稠性的 DNA,使脓汁变稀薄,有利于病菌扩散。

(4)**致热外毒素**　又称**红疹毒素**或**猩红热毒素**,是引起猩红热的主要毒性物质,为蛋白质。对机体有致热作用和细胞毒作用,该毒素引起易感者全身红疹和发热。抗原性强,可刺激机体产生抗毒素,抗毒素能中和外毒素的毒性作用。

(5)**链球菌溶血素**　由乙型溶血性链球菌产生,**能溶解红细胞,破坏白细胞和血小板**。根据对氧的**稳定性分为链球菌溶血素 O(streptolysin O,SLO)和链球菌溶血素 S(streptolysin S,SLS)两种**。SLO 由绝大多数 A 群及部分 C、G 群链球菌产生。SLO 是含有—SH 基的蛋白质,对氧敏感,遇氧时—SH 基被氧化为—S—S—失去溶血活性。对红细胞溶解作用强,对中性粒细胞、血小板、巨噬细胞、神经细胞等有毒性作用,并可引起心肌细胞损伤。免疫原性强,85% ~90% 链球菌感染患者于感染 2~3 周到痊愈后数月至 1 年内可检出 SLO 抗体,风湿热尤其是活动期患者该抗体显著升高。因此,临床上测定 SLO 抗体含量,可作为链球菌新近感染指标之一,辅助诊断风湿热及其活动性。SLS 为小分子多肽,无免疫原性,对氧不敏感。对血小板、白细胞和多种组织细胞有破坏作用。链球菌在血琼脂培养基上菌落周围的透明溶血环是 SLS 所致。

2. **所致疾病**　链球菌所致疾病中约有 90% 由 **A 群链球菌**引起,引起疾病分为**化脓性**、**中毒性**和**超敏反应性** 3 类。

(1)**化脓性疾病**　主要经皮肤伤口感染,引起淋巴管炎、淋巴结炎、蜂窝织炎、痈、脓疱疮等,并可沿淋巴和血液扩散引起败血症。还可引起扁桃体炎、咽峡炎、鼻窦炎、中耳炎、脑膜炎、产褥热等其他系统感染。其特点是化脓性炎症病灶与周围组织界限不清,脓汁稀薄且带血性,有明显扩散倾向。

(2)**中毒性疾病**　猩红热、链球菌毒素休克综合征,由产生致热外毒素的 A 群链球菌所致。猩红热多发于小儿,通过呼吸道飞沫传播,临床表现为发热、咽炎、全身弥散性鲜红皮疹,皮疹消退后出现明显脱屑,少数患者可因超敏反应出现心、肾损害。

(3)**超敏反应性疾病**　主要有**急性肾小球肾炎**和**风湿热**。多由 A 群链球菌引起。①**急性肾小球肾炎**:多见于儿童和青少年。其发生机制是由于链球菌 M 蛋白与相应抗体形成免疫复合物,沉积于肾小球基底膜,活化补体,导致肾小球损伤,造成炎症,属Ⅲ型超敏反应。此外,链球菌某些菌株与肾小球基底膜存在共同抗原,造成肾小球基底膜损伤而发病,引起Ⅱ型超敏反应。②**风湿热**:初发者多见于 5~15 岁的青少年。发病可能是 A 群链球菌与心脏及关节某些成分有共同抗原或 M 蛋白与相应抗体形成免疫复合物沉积于心瓣膜及关节滑膜上,引起Ⅱ型或Ⅲ型超敏反应所致。临床表现以心肌炎和关节炎为主。

(三)免疫性

A 群链球菌感染后,机体可获得一定的免疫力,主要是抗 M 蛋白抗体,可增强吞噬细胞的吞噬作用。但因型别多,各型之间无交叉免疫力,故可发生反复感染。猩红热患者可产生同型的致热外

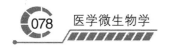

毒素抗体,痊愈后,对同型菌有较牢固的免疫力。

(四)微生物学检查

1. **标本采集**　根据不同疾病采集不同标本,如化脓性炎症取脓汁、渗出液,败血症取血液,咽喉炎取咽拭子,风湿热取血清等。

2. **涂片镜检**　脓汁标本可直接涂片革兰染色镜检,发现典型链状排列的革兰阳性球菌可初步诊断。

3. **分离培养和鉴定**　将标本接种于血琼脂培养基培养,根据菌落特点、溶血情况、菌体形态和染色性、生化反应等最后做出鉴定。

4. **血清学试验**　抗链球菌溶血素 O 试验(antistreptolysin O test,ASO test)简称抗 O 试验,是一种外毒素与抗毒素的中和试验,采用 SLO 检测血清中的抗 O 抗体。风湿热患者血清中抗 O 抗体比正常人显著增高,活动性风湿热患者一般超过 400 U。常用于风湿热的辅助诊断。

(五)防治原则

链球菌感染主要经飞沫传播,应**及时治疗患者及带菌者**,以减少传染源。对急性咽喉炎和扁桃体炎患者,尤其是儿童应早期彻底治疗,以防止风湿热、急性肾小球肾炎等疾病的发生。对于 A 群链球菌感染者的治疗,首选青霉素 G。

三、肺炎链球菌

肺炎链球菌俗称肺炎球菌,常寄居于正常人的鼻咽腔。多数不致病,少数可引起大叶性肺炎等疾病。

(一)生物学性状

1. **形态与染色**　菌体呈矛头状,多成双排列,宽端相对,尖端相背。无芽胞、无鞭毛。有毒菌株在体内可形成荚膜,人工培养后荚膜消失。革兰染色阳性双球菌(图 7-2)。

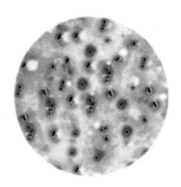

图 7-2　肺炎链球菌(革兰染色,×1 000)

2. **培养特性和生化反应**　营养要求较高,需在**含血液或血清的培养基上才能生长**。在血琼脂平板上可形成灰白色、圆形、光滑的细小菌落,菌落周围有草绿色溶血环。本菌产生自溶酶,若培养超过 48 h,菌体发生自溶,使菌落中央下陷呈脐状。自溶酶可被胆汁或胆盐激活加速细菌的溶解,菊糖发酵试验阳性。故**与甲型溶血性链球菌可靠的鉴别法是菊糖发酵和胆汁溶菌试验**。

3. **抗原结构和分型**

(1)**荚膜多糖抗原**　根据其抗原性不同将肺炎链球菌分为 90 多个血清型,以 1、2、3……表示。其中第 3 型毒力最强。

(2)**菌体抗原**　存在于胞壁中的一种特异性 C 多糖,在钙离子存在时,可与血清中 C 反应蛋白结合而使补体活化,增强吞噬细胞对细菌的吞噬作用。C反应蛋白不是抗体,正常人血清中含量甚微,当急性炎症时其含量剧增。临床常用肺炎链球菌C多糖测定血清中C反应蛋白含量,对急性炎症疾病及活动性风湿热的诊断有一定意义。

4. 抵抗力　本菌对理化因素抵抗力较弱,56 ℃ 20 min 即可死亡。有荚膜菌株对干燥抵抗力较强,在干痰中可存活1～2个月。对一般消毒剂敏感。对青霉素、红霉素、克林霉素等敏感。

(二)致病性

1. 致病物质　**主要是荚膜**,荚膜具有抗吞噬作用,使细菌侵入人体后能迅速繁殖而致病。细菌一旦失去荚膜,就失去致病力。此外,该菌产生的溶血素O、膜磷壁酸的黏附素及神经氨酸酶等物质,也可能与致病有关。

2. 所致疾病　该菌常寄生于人体上呼吸道,一般不致病,只形成带菌状态。当机体免疫力降低时,主要引起大叶性肺炎,并可继发胸膜炎、脓胸,也能引起中耳炎、败血症、脑膜炎等。

(三)免疫性

病后机体可获得较牢固的型特异性免疫,主要是产生荚膜多糖抗体,发挥其调理作用,增强吞噬细胞的吞噬功能。

(四)微生物学检查

1. 标本采集　取痰液、脓汁或脑脊液沉淀物等标本及时送检。

2. 涂片镜检　做涂片染色后镜检,根据形态排列及染色性等初步诊断。

3. 分离培养与鉴定　痰、脓液直接接种于血琼脂平板培养,血液、脑脊液需先经血清肉汤培养基增菌后,再接种于血琼脂平板做分离培养,如发现草绿色溶血环的可疑菌落,再进行胆汁溶菌试验和菊糖发酵试验,与甲型溶血性链球菌相鉴别。

(五)防治原则

加强锻炼,提高机体免疫力。目前国外用荚膜多糖疫苗进行特异性预防,有一定的效果。人群感染肺炎链球菌型在不断变迁,且肺炎链球菌耐药菌株日益增多,因此要加强肺炎链球菌型的监测,并在治疗前做药物敏感试验。

四、其他链球菌

(一)甲型溶血性链球菌

甲型溶血性链球菌又称草绿色链球菌,排列多成双或短链状。血平板上菌落周边呈绿色的α溶血环。是人体的重要正常菌群之一,分布于上呼吸道、胃肠道和女性生殖道,以口腔分布为最多。近期采用基因相关的分类法将该菌分为10余个种,其中轻型链球菌、血链球菌、米勒链球菌、唾液链球菌和变异链球菌等常可导致各种感染的发生。甲型溶血性链球菌不被胆汁溶菌并且奥普托辛试验阴性。目前仍是感染性心内膜炎的主要病原菌,此外,尚可致肺炎、心包炎、腹膜炎、唾液腺炎、口面部感染、牙源性感染、中耳炎、鼻窦炎等。

甲型溶血性链球菌是感染性心内膜炎最常见的致病菌,占全部病原菌的30%～40%,较之早年的75%有下降趋势。该菌也可致败血症,在阳性血培养细菌,草绿色链球菌占2.6%。该菌也可成为脑、肝和腹腔内感染的病原菌,当拔牙或摘除扁桃体时,寄居在口腔、龈隙中的这类细菌可侵入血流引起菌血症。一般情况下,少量菌很快被肝、脾、淋巴结和骨髓中的吞噬细胞清除。但在心瓣膜有病损或人工瓣膜的患者中,细菌就可停留繁殖,引起亚急性细菌性心内膜炎。变异链球菌与常见病龋齿关系密切,系厌氧菌。根据细胞壁多糖抗原分为a、b、c、d、e、f、g和h 8个血清型。从牙菌斑和龋齿病变中分离出的菌株以c型最多,约占80%,其致病机制为该菌的葡糖基转移酶(glucosyl-

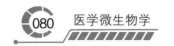

transferase,GTF)分解蔗糖使其产生高分子量、黏性大的不溶性葡聚糖,借此将口腔中数量众多的菌群黏附于牙面形成菌斑。这些菌群,尤其是其中的乳杆菌能发酵多种糖类产生大量的酸,使局部 pH 值降到 4.5 左右,导致牙釉质及牙质脱钙,造成龋损。

青霉素是治疗甲型溶血性链球菌感染的首选药物。在某些地区出现少数青霉素耐药株,如轻症链球菌和血链球菌有报道耐青霉素者占 12% 和 9% 。治疗心内膜炎时,青霉素需与氨基糖苷类联合应用,必要时也可与万古霉素合用。其他抗菌药,如头孢菌素类、林可霉素类、红霉素、氯霉素等也可根据病情作为青霉素的替代药物选用。应用头孢菌素类时需注意交叉过敏问题。口腔手术或扁桃体摘除术后,患者可产生一过性菌血症,正常情况下细菌迅速被人体吞噬细胞清除,但在有病变的心瓣膜、受损心内膜或有人工瓣膜者,细菌可在上述病变部位停留繁殖,致心内膜炎发生,故此类患者在手术前应预防应用青霉素,对青霉素过敏患者可选用红霉素。

(二)B 群链球菌

B 群链球菌(group B streptococcus,GBS)**学名无乳链球菌**,能引起牛乳腺炎,严重危害畜牧业,因此早期被畜医界重视。现发现该菌也能感染人类,可引起新生儿败血症、肺炎、脑膜炎,甚至死亡。在感染后存活的新生儿,还有可能有严重的神经系统后遗症,包括脑积水、智力障碍、小头畸形、耳聋等。同时,B 群链球菌还可引起孕妇感染,引起早产、胎儿发育不良(低体重儿)、胎膜早破及晚期流产。

鉴于该菌引起的感染不只限于牛乳腺炎,其细胞壁中多糖物质又属于抗原构造分类中的 B 群,故目前一般采用 B 群链球菌来替代无乳链球菌原名。

GBS 正常寄属于下呼吸道、泌尿生殖道和直肠,带菌率达 30% 左右,健康人的鼻咽部也可分离到 GBS。新生儿感染同母体带菌有密切关系,分娩时胎儿可经带菌产道受染,也可由医护人员呼吸道所带病菌传播引起。

新生儿 GBS 感染有两种类型:①早期发病的暴发性败血症。常见于 1 周内的婴儿,具有败血症的一般表现,伴呼吸窘迫。约 1/3 患儿有脑膜炎,亦称新生儿呼吸窘迫综合征或新生儿休克综合征,病情凶险,1~2 d 死亡,死亡率高达 50% ~70% 。此类感染主要来自带菌的产妇,GBS 血清型可为 Ⅰ、Ⅱ 或 Ⅲ型。②晚期发病的化脓性脑膜炎。发病年龄 1 周~3 个月,平均 4 周。呼吸道症状不多见,多伴有败血症,病死率约 15% ,但存活者可发生痴呆、脑积水等后遗症。此类感染一般系医院感染,细菌血清型主要是 Ⅲ型。

GBS 感染可诱发孕产妇多种疾病,孕妇感染表现为菌血症、泌尿系统感染、胎膜感染、子宫内膜感染以及创伤感染。GBS 感染是胎膜早破的主要因素,极易引起羊膜腔感染,并诱发早产率最高可达 60% ,研究表明,GBS 阳性孕妇早产合并低出生体重儿、极低体重儿的可能性增加 20% ~60% 。GBS 还是产褥感染的主要致病菌。产褥感染是指分娩时及产褥期生殖道受病原体感染,引起局部和全身的炎性变化。产褥感染发病率为 1.0% ~7.2% ,是产妇死亡的四大原因之一。目前国外对于怀孕 35~37 周的孕妇都必须进行阴道和直肠的 GBS 筛检,我国对 GBS 的感染现状重视不够,且国内抗生素的滥用使得全国范围对围生期 GBS 的筛检几乎空白。

目前国内外对于 GBS 的预防方案都主要采用的是**抗生素预防**,主要应用红霉素。但是近几年来,全球 GBS 的耐药性逐年上升,给 GBS 的临床预防带来了很大困难。

(三)D 群链球菌

D 群链球菌主要有牛链球菌和马肠链球菌。菌体形态为圆形或椭圆形,成双或短链状排列。少数菌株有荚膜。和大多数链球菌不同,D 群链球菌营养要求低,在普通琼脂平板上菌落较大,直径可达 1~2 mm。血平板上多数呈 α 溶血或不溶血。牛链球菌在含 65 g/L NaCl 肉汤培养基中不能生长,偶尔引起心肌炎,临床上与结肠癌患者发生的败血症有关。D 群链球菌遗传学上与其他链球菌相关性较低。

D 群链球菌是人体的正常菌群,寄居在皮肤、上呼吸道、消化道和泌尿生殖道。D 群链球菌感染者多为老年人、中青年女性、衰弱或肿瘤患者。败血症多继发于生殖泌尿道感染,皮肤、胆道、肠道等感染也可作为原发病灶。D 群链球菌对青霉素敏感性较低,耐药菌株不断增加。

第三节　奈瑟菌属

奈瑟菌属是一群形态相似、无芽胞、无鞭毛、有菌毛的革兰阴性双球菌,需氧。此菌属包括脑膜炎奈瑟菌、淋病奈瑟球菌、干燥奈瑟菌、微黄奈瑟菌、浅黄奈瑟菌、黏液奈瑟菌等共 23 个种和亚种,其中脑膜炎奈瑟菌及淋病奈瑟球菌是引起人类疾病的病原菌。除淋病奈瑟球菌寄居于泌尿道黏膜外,其他奈瑟菌均存在于鼻咽腔黏膜,能产生氧化酶和触酶。

一、淋病奈瑟球菌

1879 年,奈瑟从 35 例急性尿道炎、阴道炎及新生儿急性结膜炎患者的分泌物中,分离出淋病奈瑟球菌。1885 年,Bumm 在人、牛或羊的凝固血清培养基上培养淋球菌获得成功,将菌种接种于健康人的尿道内也可产生同样的症状。至此,淋病奈瑟球菌是淋病的病原体的结论始告成立。

(一)生物学性状

1. 形态与染色　形态与脑膜炎奈瑟菌相似,呈卵圆形或豆形,菌体长 0.6～0.8 μm。常成双排列,邻近面扁平或稍凹陷,似一对咖啡豆。无芽胞,无鞭毛,有菌毛和荚膜。革兰染色阴性。淋病急性期的脓汁标本中,细菌大多位于中性粒细胞内,形态较典型,而慢性期则位于细胞外。

2. 培养特性　营养要求高,初次分离培养时须供给 5%～10% CO_2,常用巧克力色血琼脂平板培养。最适温度为 35～36 ℃,最适 pH 值为 7.5,专性需氧。菌落圆形凸起,灰白色,表面光滑。在血清肉汤中呈混浊生长。

3. 生化反应　只分解葡萄糖,产酸不产气,不分解其他糖类。氧化酶试验阳性。

4. 抗原结构与分型　主要有菌毛蛋白抗原、脂多糖抗原、外膜蛋白抗原 3 种。外膜蛋白抗原是淋病奈瑟球菌分型的主要依据,据此可分成 46 个血清型。

5. 抵抗力　淋病奈瑟球菌抵抗力较弱,对热、冷、干燥和消毒剂极敏感。在干燥的环境中仅存活 1～2 h,湿热 55 ℃仅能存活 5 min,100 ℃立即死亡。室温下存活 1～2 d。在患者分泌物污染的衣裤、被褥、毛巾以及厕所坐板上能存活 18～24 h。如用 1:4 000 硝酸银作用 2 min 即可杀死淋病奈瑟球菌。对磺胺类、青霉素等敏感,但耐药菌株日益增多。

(二)致病性

1. 致病物质　主要是菌体表面结构,如菌毛、荚膜、脂多糖和外膜蛋白等。外膜蛋白可使淋病奈瑟球菌黏附于人体黏膜上,通过细胞吞噬作用进入细胞,在细胞内大量繁殖,导致细胞崩解,淋病奈瑟球菌扩散到黏膜下层引起感染。菌毛易黏附于子宫腔和口腔上皮细胞表面,有致病力及传染性。

2. 所致疾病　人类是淋病奈瑟球菌的唯一宿主。传染源为淋病患者和无症状带菌者,主要通过性接触传播,也可通过接触被污染的衣物、浴盆、毛巾、坐便器等传播。母体患有淋菌性阴道炎或子宫颈炎时,可引起胎儿宫内感染,婴儿出生时可引起淋菌性眼结膜炎(脓漏眼)。淋病奈瑟球菌主

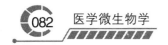

要侵入男女尿道或生殖道,引起泌尿生殖道化脓性炎症。淋病以男性多见,潜伏期2~5 d。成人感染初期一般引起男、女性尿道炎及女性子宫颈炎。如未治疗,则引起两性生殖系统炎症,严重者可导致女性不育。

(三)免疫性

人类对淋病奈瑟球菌感染无天然抵抗力,故普遍易感,多数患者可自愈。患病后血清中可出现特异性抗体,但免疫不持久,仍可再感染。

(四)微生物学检查

1. 标本采集　用无菌棉拭子蘸取泌尿生殖道脓性分泌物或宫颈口表面分泌物,立即送检。标本采集后应特别注意保暖、保湿,尽量缩短离体时间,最好床边接种。

2. 直接涂片镜检　将脓性分泌物直接涂片,革兰染色后镜检。若在中性粒细胞内发现革兰阴性双球菌则有诊断价值。

3. 分离培养与鉴定　可将标本接种于巧克力色血琼脂平板进行分离培养,并做生化反应进一步鉴定。

4. 快速诊断　应用血清学原理,可用已知群抗体快速检测标本中的可溶性抗原,快速、敏感、特异性高。常用的方法有协同凝集试验、直接免疫荧光法、免疫酶试验等。也可用 PCR 技术检测标本中淋病奈瑟球菌核酸。

(五)防治原则

淋病是一种常见的性传播疾病,预防的重要措施是开展卫生宣传教育,杜绝不正当两性关系,取缔娼妓,采取综合治理措施是预防淋病的关键。对患者要及时发现,正确诊断,尽早用药,彻底治疗。淋病治疗的药物很多,如青霉素类、β-内酰胺酶抑制剂、氨基糖苷类、氨基环状糖醇类、头孢菌素类等,但应以高效、安全和价格适宜为原则进行选择,治疗首选青霉素 G,如遇耐药菌则再酌情选择其他药物。新生儿出生后,不论产妇有无淋病,均对新生儿立即用1% 硝酸银滴眼,以预防新生儿淋病性眼结膜炎的发生。目前无有效的疫苗进行特异性预防。

二、脑膜炎奈瑟菌

脑膜炎奈瑟菌俗称脑膜炎球菌,是引起流行性脑脊髓膜炎(流脑)的病原体。

(一)生物学性状

1. 形态与染色　菌体呈肾形或豆形,成双排列,凹面相对(图 7-3)。**无鞭毛,无芽胞**。人工培育后常呈卵圆形或球形,排列不规则。在患者脑脊液中多位于中性粒细胞内,形态典型,新分离的菌株多有荚膜和菌毛,革兰染色阴性。

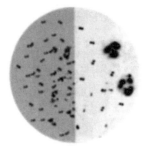

左.革兰染色;右.纯培养及组织染色。

图 7-3　脑膜炎奈瑟菌(×1 000)

2.**培养特性** 营养要求较高,需在含有血清、血液等培养基中才能生长。最常用的是**巧克力色血琼脂培养基**。最适 pH 值 7.4 ~ 7.6,最适温度为 37 ℃,低于 30 ℃不生长。专性需氧,初次分离须在 5% ~ 10% CO_2 条件下生长,在巧克力色血琼脂培养基上经 24 h 孵育后,形成直径 1.0 ~ 1.5 mm 圆形、凸起、光滑、无色、透明似露滴状的菌落。在血清肉汤中呈混浊生长。因能产生自溶酶,人工培养物如不及时接种,超过 48 h 常死亡。

3.**生化反应** 多数脑膜炎球菌分解葡萄糖和麦芽糖,产酸不产气。氧化酶试验阳性。

4.**抗原结构与分类** 多数脑膜炎球菌有 4 种抗原:荚膜多糖群特异性抗原、外膜蛋白型特异性抗原、脂多糖抗原和核蛋白抗原。根据荚膜多糖抗原性的不同,将脑膜炎球菌至少分为 A、B、C、D、H、I、K、X、Y、29Z、E135 和 L 血清群,以 C 群致病力最强。我国原以 A 群为主,近期则有转向以 C 群为主的流行趋势。

5.**抵抗力** 对理化因素的抵抗力很弱。对干燥、热、冷、紫外线及消毒剂十分敏感,在室温中 3 h 即死亡,55 ℃ 5 min 内被破坏。75% 乙醇、0.1% 苯扎溴铵、1% 苯酚均能迅速将其杀死。对磺胺类、青霉素、链霉素、头孢曲松等敏感,但对磺胺类药易产生耐药性。

(二)致病性

1.**致病物质** 荚膜、菌毛和脂寡糖。

(1)**荚膜** 荚膜可抵抗宿主体内吞噬细胞的吞噬作用,增强细菌对脑膜炎奈瑟菌机体的侵袭力。

(2)**菌毛** 介导细菌黏附在宿主易感细胞表面,有利于细菌在宿主体内定居、繁殖。

(3)**脂寡糖** 是脑膜炎奈瑟菌的**主要致病物质**。脂寡糖具有内毒素活性,作用于小血管或毛细血管,引起血栓、出血,表现为皮肤出血性瘀斑;作用于肾上腺,导致肾上腺出血。大量内毒素可引起弥散性血管内凝血(disseminated intravascular coagulation,DIC),导致休克,预后不良。

2.**所致疾病** 脑膜炎奈瑟菌是**流行性脑脊髓膜炎(流脑)**的病原体。传染源是流脑患者或带菌者。本菌常寄居于正常人鼻咽部,主要通过呼吸道飞沫传播,婴幼儿发病率最高。在流行期间人群中带菌率可高达 50%,只有极个别发病。病菌在易感者鼻咽部繁殖,潜伏期 2 ~ 3 d。疾病的轻重与机体免疫状态有关。免疫力强者可无症状或仅有上呼吸道感染症状。当机体免疫力降低时,病菌大量繁殖并侵入血流引起菌血症或败血症,患者表现为畏寒、高热、恶心呕吐、皮肤黏膜出现出血点或瘀斑。少数患者可因细菌突破血脑屏障到达脑脊髓膜,引起流行性脑脊髓膜炎,患者出现剧烈头痛、喷射状呕吐、颈项强直等脑膜刺激征,严重者出现 DIC 和中毒性休克,危及生命。

脑膜炎奈瑟菌感染的发病过程可分为 **3 个阶段**:①病原菌首先由鼻咽部侵入,依靠菌毛吸附在鼻咽部黏膜上皮细胞表面,引起局部感染;②随后细菌侵入血流,引起菌血症,伴随恶寒、发热、呕吐、皮肤出血性瘀斑等症状;③侵入血流的细菌大量繁殖,由血液及淋巴液到达脑脊髓膜,引起脑脊髓膜化脓性炎症。患者出现高热、头痛、喷射性呕吐、颈项强直等脑膜刺激症状。严重者可导致 DIC,循环系统功能衰竭,于发病后数小时内进入昏迷。病理改变表现为脑膜急性化脓性炎症伴随血管栓塞,白细胞渗出。

(三)免疫性

以特异性体液免疫为主。患病或疫苗接种后及隐性感染后体内可产生群特异性抗体,抗体可通过调理作用促进白细胞的吞噬,活化补体引起溶菌。母体 IgG 可通过胎盘传给胎儿,故 6 个月内婴儿极少患流脑。6 个月至 2 岁儿童因血脑屏障发育不完善来自母体的抗体水平逐渐下降,婴儿对疾病的易感性逐渐增强,故 6 个月至 2 岁年龄组婴儿免疫力最低,是脑膜炎奈瑟菌的易感人群,发病率一般较成人高。

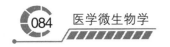

（四）微生物学检查

1. 标本采集　取患者脑脊液、血液或出血瘀斑渗出物,带菌者取鼻咽拭子。脑膜炎奈瑟菌对低温和干燥极敏感,故标本应注意保暖、保湿并立即送检,最好是床边接种。

2. 直接涂片镜检　脑脊液经离心后取沉淀物涂片,革兰染色后镜检。在中性粒细胞内发现有革兰阴性双球菌时,结合病史和临床表现,可做出初步诊断。取出血瘀斑标本应先皮肤消毒,用无菌针头挑破,挤出少量血液或组织液,制成涂片,染色镜检,此法检出率较高。

3. 分离培养与鉴定　血液或脑脊液标本先接种于血清肉汤培养基增菌后,再接种于巧克力色血琼脂平板上划线分离,咽拭子直接接种于巧克力色血琼脂平板上,并置于 5% ~ 10% CO_2 环境 37 ℃培养 24 h,挑取可疑菌落涂片染色镜检,最后做生化反应和血清学试验进行鉴定。

4. 快速诊断　因脑膜炎球菌易发生自溶,患者脑脊液或血清中有可溶性抗原存在。应用血清学原理,可用已知群抗体快速检测相应抗原,快速、敏感、特异性高。

（五）防治原则

脑膜炎奈瑟菌流行期间成年人可口服**磺胺药物**等预防。易感儿童可接种流脑群特异性荚膜多糖疫苗进行特异性预防。对可疑患者应做到早发现、早诊断、早隔离治疗,以减少传染源。治疗**首选青霉素** G,对青霉素 G 过敏者可选用氯霉素或红霉素。

第四节　肠球菌属

肠球菌属现属肠球菌科,有 29 个种和亚种。肠球菌是人类和动物肠道正常菌群的一部分,在外界环境中亦存在。近年的研究证实肠球菌具有致病性,是医院感染的重要病原菌。

（一）生物学性状

1. 分类　最初认为肠球菌属肠内的革兰阳性球菌,归入链球菌属,随着血清分型系统的建立,肠球菌又被划为 D 群链球菌。后来发现肠球菌在生理、生化特性方面不同于非肠球菌 D 群链球菌(牛链球菌),如肠球菌能在高盐和胆汁培养基中生长可耐受 60 ℃ 30 min。结合 DNA 杂交分析,现已将肠球菌从链球菌属中分离出来,建立了肠球菌科肠球菌属。肠球菌属由粪肠球菌、屎肠球菌和坚韧肠球菌等 29 个种组成。其中对人类致病者主要为粪肠球菌和屎肠球菌。在临床分离菌中粪肠球菌占 85% ~95%、屎肠球菌占 5% ~10% ,其余少数为坚韧肠球菌和其他肠球菌。

2. 形态与染色　肠球菌为圆形或椭圆形、呈链状排列的革兰阳性球菌,**无芽胞,无鞭毛**,为需氧或兼性厌氧菌,触酶阴性。本菌对营养的要求较高,在含有血清的培养基上生长良好。在血平板上经 37 ℃培养 18 h 后,可形成灰白色、不透明、表面光滑、直径 0.5 ~ 1.0 mm 大小的圆形菌落。不同的菌株表现为不同的溶血现象,典型菌落为不溶血性,但也可出现 α 型溶血或自型溶血。与链球菌显著不同的是它能在 pH 值为 9.6、65 g/L NaCl 和 400 g/L 胆盐中生长,并对许多抗菌药物表现为固有耐药。

（二）致病性

肠球菌的毒力不强,肠球菌并不会产生毒素或水解酶,很少引起蜂窝织炎和呼吸道感染。肠球菌只有在一定的条件下(如必须在宿主组织定植并能抵抗机体的免疫防御机制后)才引起组织病理改变,导致感染。

1. 致病物质

（1）**糖类黏附素**　肠球菌可通过表面的黏附素吸附至肠道、尿路上皮细胞及心脏细胞。这些黏附素的表达受细菌生长环境的影响。

（2）**聚合物因子**　肠球菌可产生一种表面蛋白，能聚集供体与受体菌，以利质粒转移，在体外增强其对肾小管上皮细胞的黏附。

（3）**细胞溶素**　肠球菌质粒编码产生，可加重感染的严重程度。

（4）**多形核白细胞趋化因子**　粪肠球菌产生的该因子可介导与肠球菌感染有关的炎症反应。

肠球菌还能诱发血小板聚集及细胞因子依赖纤维蛋白的产生，这与肠球菌心内膜炎的发病机制有关。此外，细菌的生长环境亦可影响肠球菌与多形核白细胞反应。最初认为肠球菌感染为内源性感染，归因于患者自身的肠道菌群。最近研究显示耐药肠球菌可在医院内患者之间传播，而且这些菌株可在护士及其他医务工作者身上寄生和繁殖，造成医院感染。

2. **肠球菌的耐药性**　肠球菌的耐药性及医院感染已引起广泛关注。肠球菌是医院感染重要的致病菌，随着抗菌药物的广泛应用，肠球菌耐药现象日益严重，特别是携带万古霉素耐药基因质粒的传播，引起难治性感染。肠球菌细胞壁坚厚，对许多抗生素表现为固有耐药，屎肠球菌比粪肠球菌更易耐药。

（1）**对青霉素耐药机制**　肠球菌能产生特殊的青霉素结合蛋白，一般对青霉素敏感，当其与青霉素的亲和力减低，可导致耐药，以屎肠球菌多见。青霉素不能致肠球菌自溶，青霉素对肠球菌只起抑菌作用，而非杀菌作用。少数情况下，细菌可产生大量青霉素酶而引起耐药。

（2）**对氨基糖苷类的耐药性**　肠球菌细胞壁渗透障碍可导致中度耐药，细菌质粒介导的氨基糖苷类钝化酶则导致高度耐药。高度耐药使青霉素或糖肽类与氨基糖苷类的协同作用消失。测定氨基糖苷类的耐药程度，对治疗有重要意义。

（3）**对万古霉素的耐药性**　肠球菌含有抗万古霉素的基因，分为 $Van\ A \sim E$ 5 个型，$VanA$ 基因位于转座子上，有高度抗药性，可转移到其他菌种。其他的抗药基因位于染色体上。

肠球菌在体内可利用外源叶酸，使磺胺噁唑-甲氧苄啶类药物失去抗菌作用。

3. **所致疾病**　肠球菌是医院感染的重要病原菌，容易在年老及虚弱、表皮黏膜破损以及因为使用抗生素而使正常菌落平衡改变的患者身上产生感染。

（1）**尿路感染**　为粪肠球菌所致感染中最为常见的，绝大部分为医院感染。肠球菌的医院内尿路感染仅次于大肠埃希菌。其发生多与留置导尿管、其他器械操作和尿路结构异常有关。一般表现为膀胱炎、肾盂肾炎，少数表现为肾周围脓肿等。

（2）**腹腔、盆腔感染**　肠球菌感染居第 2 位。

（3）**败血症**　肠球菌感染居第 3 位，低于凝固酶阴性葡萄球菌和金黄色葡萄球菌的感染。87% 为粪肠球菌，其次为屎肠球菌和坚韧肠球菌。入侵途径多为中心静脉导管、腹腔、盆腔化脓性感染、泌尿生殖道感染、胆道感染和烧伤创面感染等。患者多为老年人、中青年女性、衰弱或肿瘤患者。

（4）**心内膜炎**　5%～20% 的心内膜炎由肠球菌引起。

肠球菌还可引起外科伤口、烧伤创面、皮肤软组织及骨关节感染。该菌很少引起呼吸道感染和原发性蜂窝织炎。

（三）防治原则

患者防御机制正常时，大部分肠球菌感染经治疗可获痊愈。尿路感染病原菌为非产酶株，可单独应用青霉素、氨苄西林和万古霉素。大部分肠球菌对呋喃妥因敏感，已成功用于尿路感染。肠球菌引起的心内膜炎、脑膜炎等感染的治疗需选择杀菌作用的抗生素，常用青霉素或氨苄西林与氨基糖苷类药物联合用药抗菌治疗。控制耐万古霉素的肠球菌感染在于依据药物敏感试验和临床效果,调整用药。对万古霉素耐药肠球菌感染的散布要实施严格的隔离及合理、谨慎使用万古霉素。

问题分析与能力提升

男,51岁,左上背皮肤肿块伴畏寒、发热5 d。

患者5 d前感觉背部疼痛不适,触及约直径3 cm硬块,未予处理,逐渐增大,疼痛加剧,伴有畏寒、发热、食欲减退和全身不适。2 d前家人发现肿块表面有小脓点,曾口服青霉素类抗生素,无明显效果,患糖尿病10余年,服降糖药治疗,但已半年未就医检查,无药物过敏史。

检查:体温38.9 ℃,脉搏84次/min,呼吸20次/min,血压120/82 mmHg。全身皮肤黏膜无黄染,双肺叩清,呼吸音清,未闻及干湿啰音,心界不大,律齐,未闻及杂音。腹软,无压痛和反跳痛,未扪及包块。

左背上方,肩胛骨内侧可见约6 cm×5 cm椭圆形隆起肿块,色暗红,表面有数个脓点,个别脓头溃破,有浅黄色脓液流出,左腋可及淋巴结数枚,最大者约2 cm×1.5 cm,轻度触疼。

辅助检查:血白细胞计数$21.0×10^9$/L,中性粒细胞百分比86%。

思考题:该患者皮肤肿块为何菌感染所致?说出诊断依据。

提示:该患者为金黄色葡萄球菌感染引起的背痈。

诊断依据:患者全身皮肤黏膜无黄染,双肺叩清,呼吸音清,未闻及干湿啰音,心界不大,律齐,未闻及杂音。腹软,无压痛和反跳痛,未扪及包块。排除内脏感染,金黄色葡萄球菌感染时可产生血浆凝固酶,使葡萄球菌引起的感染病灶多局限化且脓汁黏稠,患者肿块色暗红,表面有数个脓点,个别脓头溃破,有浅黄色脓液流出,符合金黄色葡萄球菌感染的特征。

(新乡医学院　殷俊磊)

人类征服链球菌

第八章　肠杆菌科

========= 学习目标 =========

　　掌握　大肠埃希菌、志贺菌属、沙门菌属的生化反应特点和致病性;肥达试验的原理及临床应用。
　　熟悉　肠杆菌科细菌的共同生物学特征;大肠埃希菌与水、食品等卫生细菌学检查的关系;大肠埃希菌、志贺菌属、沙门菌属感染的微生物学检查方法及防治原则。
　　了解　埃希菌属、志贺菌属、沙门菌属的抗原构造及其与分型分类的关系。

　　肠道杆菌是一大群生物学性状相似的革兰阴性短小杆菌,常寄居于人和动物的肠道内,随人和动物粪便排出,广泛分布于自然界的土壤、水和腐生物中。肠道杆菌种类繁多,根据生化反应、抗原构造等表型特征和核酸杂交、序列分析等基因特征,可以分为 30 个菌属,120 多个菌种。其中大多数为肠道正常菌群,当宿主免疫力下降或细菌寄居部位改变时,可成为条件致病菌引起疾病。对人致病的只是少数,最主要的是志贺菌属、沙门菌属和致病性大肠埃希菌。它们随粪便排出,污染环境,以水、食物等为媒介经口进入人体,引起以肠道症状为主的疾病。其中许多沙门菌为人兽共患病原菌。肠道杆菌属于肠杆菌科,其大小相似,具有下列共同特征。

　　1.形态与结构　均为革兰阴性中等大小杆菌,无芽胞,**多数有周身鞭毛,致病菌多数有菌毛,少数有荚膜。**

　　2.培养特性　兼性厌氧或需氧。营养要求不高,能在普通培养基中生长,形成光滑型菌落,液体培养基中呈均匀混浊生长。

　　3.生化反应　各种肠道杆菌具有丰富的酶,生化反应活跃,能分解多种糖类和蛋白质,形成不同的代谢产物,常用于鉴别细菌。在肠道鉴别培养基上,肠道非致病菌能分解乳糖,形成有色菌落;而致病菌一般不分解乳糖,形成无色菌落。此特征可作为两者的初步鉴别。

> 考点:
> 　肠道杆菌的共同特征。

　　4.抗原结构　抗原结构复杂,主要有:

　　(1)O 抗原　为菌体抗原,是细胞壁的脂多糖成分,耐热,100 ℃数小时不被破坏。

　　(2)H 抗原　为鞭毛抗原,是鞭毛中的蛋白质。不耐热,60 ℃ 30 min 被破坏。

　　(3)K 抗原　为多糖类物质,位于 O 抗原外围,与毒力有关。重要的 K 抗原有伤寒沙门菌的 Vi 抗原、大肠埃希菌的 K 抗原等。

　　5.抵抗力　不强。易被一般消毒剂杀灭,加热 60 ℃ 30 min 死亡。但在自然环境中生存时间较长。

　　肠杆菌科重要菌属及代表菌种的主要区别见表 8-1。

表8-1　肠杆菌科重要菌属及代表菌种的主要区别

菌属	代表种	动力	葡萄糖	乳糖	靛基质	VP	尿酶	H₂S
埃希菌属	大肠埃希菌	+/−	⊕	⊕	⊕	−	−	−
志贺菌属	痢疾志贺菌	−	+	−	+/−	−	−	−
沙门菌属	伤寒沙门菌	+	+	−	−	−	−	−/+
	其他沙门菌	+	⊕	−	−	−	−	+/−
克雷伯菌属	肺炎克雷伯菌肺炎亚种	−	⊕	⊕	−	+	+/−	−
变形杆菌属	普通变形杆菌	+	⊕	−	+	−/+	+	+
肠杆菌属	产气肠杆菌	+	⊕	⊕	−	+	−	−

+:产酸或阳性。⊕:产酸产气。−:不产酸或阴性

第一节　埃希菌属

　　埃希菌属包括6个种,一般不致病,是人和动物肠道中的正常菌群,其中**大肠埃希菌**是最常见的临床分离菌,也是肠道杆菌的主要成员,大肠埃希菌俗称大肠埃希菌,婴儿出生数小时后就进入肠道,并伴随终身。能为宿主提供一些具有营养作用的合成代谢产物,并对志贺菌等致病菌的生长起抑制作用。该菌是人类的重要条件致病菌,当宿主免疫力降低或细菌侵入肠外组织时,可引起肠外感染。某些血清型菌株具有较强的毒力,可引起肠道内感染,导致腹泻,称为致病性大肠埃希菌,是腹泻和泌尿道感染的重要细菌。

(一)生物学性状

　　1.形态与染色　革兰阴性短小杆菌,长1~3 μm,宽0.5~0.7 μm,无芽胞,多数菌株有周鞭毛,有菌毛(图8-1)。引起肠道外感染的菌株常有多糖包膜(微荚膜)。

　　2.培养特性与生化反应　兼性厌氧,营养要求不高,在普通琼脂平板上,37 ℃培养24 h后,形成圆形、凸起、边缘整齐、直径2.0~3.0 mm的光滑型灰白色菌落。在普通肉汤中呈混浊生长。生化反应活跃,能发酵乳糖等多种糖类,产酸产气,不形成硫化氢。因能分解乳糖,在肠道鉴别培养基上形成有色菌落,可与沙门菌、志贺菌等区别。大肠埃希菌IMViC试验结果为+、+、−、−。

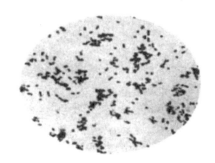

图8-1　大肠埃希菌(革兰染色,×1 000)

　　3.抗原结构　本菌主要有O抗原、H抗原和K抗原3种。O抗原是血清学分型的基础,目前已

超过 170 种,H 抗原大于 56 种。表面 K 抗原根据耐热性不同,可分为 L、A、B 3 型,1 个菌株通常只含 1 个型别的 K 抗原。血清型表示方式为 O∶K∶H,如 O111∶K58∶H2 等。

4. 抵抗力 该菌对热的抵抗力较强,60 ℃加热 15 min 仍有部分菌存活。在肥沃的土壤表层、水中可存活数周至数月。在温度较低的粪便中生存时间更久。对常用的化学消毒剂敏感,胆盐、煌绿等可部分抑制本菌生长,对链霉素、卡那霉素、妥布霉素等抗菌药物敏感,但易产生耐药性。

(二)致病性

1. 致病物质

(1)**定居因子**(colonization factor,CF) 又称黏附素,能使细菌紧密黏附在肠道和泌尿道黏膜上皮细胞上,避免因肠道蠕动和尿液的冲刷作用而被排出体外。大肠埃希菌的黏附素是由质粒编码的特殊菌毛,具有很强的免疫原性,能刺激机体产生相应抗体。

(2)**外毒素** 大肠埃希菌产生的外毒素有多种。

1)**不耐热肠毒素**(heat-labile enterotoxin,LT) 为蛋白质,对热不稳定,65 ℃ 30 min 可灭活。LT 由 1 个 A 亚单位和 5 个 B 亚单位组成,A 亚单位是毒素的活性部分,B 亚单位是能与肠黏膜上皮细胞表面的受体结合的部分。当 B 亚单位与黏膜上皮细胞上的受体结合后,促使 A 亚单位进入细胞内,激活细胞内的腺苷环化酶,使 ATP 转化为 cAMP,引起肠黏膜细胞分泌亢进,导致腹泻。

2)**耐热肠毒素**(heat-stable enterotoxin,ST) 为低分子多肽,对热稳定,100 ℃ 20 min 仍不失活性。ST 引起腹泻是通过激活小肠黏膜上的鸟苷环化酶,使 cGMP 浓度增高,导致肠液分泌增加发生腹泻。

3)**志贺氏毒素**(Shiga toxin,ST) 由肠出血型大肠埃希菌产生的一种细胞毒素,因能使 Vero 细胞(非洲绿猴肾细胞)产生病变,故又称 Vero 毒素(Vero toxin,VT)。ST 分两型,ST-Ⅰ与痢疾志贺菌的志贺氏毒素基本相同,ST-Ⅱ与 ST-Ⅰ有 60% 的同源性,两型毒素均由溶原性噬菌体介导产生。ST 可导致出血性腹泻;能选择性破坏肾内皮细胞,可能与溶血性尿毒综合征的发生有关。

> **考点:**
> 致病性大肠埃希菌的致病物质。

4)**肠聚集耐热毒素** 由肠聚集性大肠埃希菌产生,可导致肠黏膜细胞分泌功能亢进,引起腹泻。

(3)**K 抗原** 具有抗吞噬作用。

此外,大肠埃希菌的致病物质还有**溶血素**、内毒素、载体蛋白等。

2. 所致疾病

(1)**肠外感染** 大肠埃希菌多为条件致病,在肠外感染中以泌尿系统感染为主,多见于女性,如尿道炎、膀胱炎、肾盂肾炎等,亦可引起腹膜炎、胆囊炎和手术创口感染等化脓性炎症。婴儿、老年人可发生败血症和新生儿脑膜炎。

(2)**肠内感染** 某些血清型菌株可引起人类腹泻,称致病性大肠埃希菌。根据其毒力和致病机制不同,将致腹泻的大肠埃希菌分为 5 种类型。

1)肠产毒性大肠埃希菌(enterotoxigenic Escherichia coli,ETEC) 是婴儿和旅游者腹泻的常见病原菌,临床上表现为轻度腹泻或严重的霍乱样腹泻。致病物质有**肠毒素**(ST 和 LT)和定居因子。LT 通常不引起肠黏膜炎症或组织病变,LT 与霍乱肠毒素氨基酸的同源性达 75%,两者抗原性高度交叉,且两者受体均为 GM1 **神经节苷脂**。ST 通过激活**鸟苷环化酶**,使胞内 cGMP 增加而致腹泻。

菌毛是肠产毒性大肠埃希菌致病的另一个重要因素,产肠毒素但无菌毛的菌株,不引起腹泻。肠产毒性大肠埃希菌菌毛的黏附作用高度专一,将这类黏附素称为定植因子,定植因子有很强的免疫原性,能刺激机体产生特异性抗体。

2）肠致病性大肠埃希菌（enterpathogenic Escherichia coli，EPEC）　不产肠毒素，无侵袭力。该菌黏附小肠黏膜表面的微绒毛上并大量繁殖，导致刷状缘破坏、**微绒毛**萎缩，上皮细胞排列紊乱，功能障碍而致急性腹泻。是婴幼儿腹泻的主要病原体，严重者可死亡，成人少见。

3）肠侵袭性大肠埃希菌（enteroinvasive Escherichia coli，EIEC）　不产生肠毒素，能侵袭肠黏膜上皮细胞并在其中生长繁殖，产生内毒素，导致肠黏膜局部炎症和溃疡。主要侵犯较大的儿童和成人，患者症状有腹泻、脓血便、里急后重等，在临床上易误诊为细菌性痢疾。

4）肠出血性大肠埃希菌（enterohemorrhagic Escherichia coli，EHEC）　又称 Vero 毒素大肠埃希菌，流行菌株血清型各国不一定相同，是出血性结肠炎和**溶血性尿毒综合征**的病原体。该菌以感染幼儿为主，约 10% 为 10 岁以下患儿，并发急性肾衰竭、血小板减少、溶血性尿毒综合征，死亡率 10% 左右。

EHEC 的致病因子主要有菌毛和志贺氏毒素，病菌由紧密黏附素介导与宿主末端回肠、盲肠、结肠上皮细胞结合，并生长繁殖，释放毒素，引起出血性结肠炎，可导致严重腹痛和血便。该毒素能使 Vero 细胞产生病变，故称 Vero 毒素（verotoxin，VT）。又因与志贺菌毒素相似，又称志贺样毒素。

5）肠聚集性大肠埃希菌（enteroaggre gative Escherichia coli，EAEC）引起婴儿和旅游者持续性腹泻、脱水，偶有血便。不侵袭细胞，可产生毒素和黏附素。毒素为肠聚集耐热毒素，抗原与肠产毒性大肠埃希菌的 ST 有关，可致肠黏膜上皮细胞分泌亢进；另一毒素类似大肠埃希菌的 α 溶血素。有 4 种形态的菌毛，其中以聚集性黏附菌毛 I 最为重要。

> **考点：**
> 大肠埃希菌引起的感染性疾病及致病性大肠埃希菌的种类。

大肠埃希菌的某些血清型可引起泌尿道感染，这些菌株统称为尿路致病大肠埃希菌，其致病作用与黏附素、毒素、LPS、荚膜、血清抵抗因子等有关。

（三）微生物学检查

1．标本采集　根据患者病情，肠外感染可采集尿液、血液、脓汁等标本。腹泻患者可采集脓血便、水样便标本。一般应在服药前尽早采取标本，并及时送检。

2．病原检查

（1）直接涂片　脓汁、脊髓液等标本可直接涂片，进行革兰染色，尿液离心沉淀后取沉淀物涂片进行革兰染色。

（2）分离培养与鉴定　将采集的标本接种肠道选择培养基，挑取无色半透明的可疑菌落后，染色显示为革兰阴性杆菌，再用生化反应、血清学方法进行鉴定。

3．卫生细菌学检查　大肠埃希菌寄生在人体肠道，随粪便污染周围环境、水源及食品等。受检样品中大肠埃希菌越多，表示被粪便污染程度越严重，间接提示可能有肠道致病菌污染。因此，卫生学上常检测样品中细菌总数和大肠菌群数，作为食品、饮水是否被污染的指标。细菌总数指每毫升或每克样品中所含的细菌数；大肠菌群数指每升样品中所含的大肠菌群数。大肠菌群指在 37 ℃ 24 h 内发酵乳糖产酸产气的需氧和兼性厌氧肠道杆菌，包括埃希菌属、肠杆菌属、枸橼酸杆菌属、克雷伯菌属等。我国 2007 年 7 月开始实施的卫生标准为：每 100 mL 生活饮用水中，不得检出总大肠菌群、耐热大肠菌群和大肠埃希菌（GB5749-2006）。

> **考点：**
> 大肠埃希菌在卫生细菌学检查中的应用。

（四）防治原则

大肠埃希菌感染目前尚无特异性预防方法。加强饮水、食品卫生监督和管理，是防止肠内感染的重要措施。严格无菌操作可防止医院内感染，注意个人卫生可防止尿路感染，提倡母乳喂养可减少婴儿腹泻的发生。致病性大肠埃希菌引起的感染，可选用磺胺类、诺氟沙星、庆大霉素等进行治疗,但应注意其耐药性。

第二节 志贺菌属

志贺菌属是引起人类细菌性痢疾最为常见的病原体,俗称**痢疾杆菌**。

(一)生物学性状

1. 形态与染色 革兰阴性短小杆菌,无鞭毛、无荚膜,不形成芽胞,有菌毛(图8-2)。

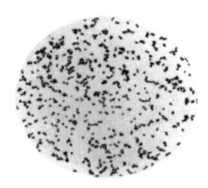

图8-2 痢疾志贺菌(革兰染色,×1 000)

2. 培养特性与生化反应 在普通琼脂平板上形成中等大小、半透明、光滑型菌落。在肠道鉴别培养基上形成无色半透明菌落。肉汤培养基中呈混浊生长。

分解葡萄糖产酸不产气,甲基红试验阳性。不分解尿素,不产生 H_2S,除宋内志贺菌迟缓发酵乳糖外,均不分解乳糖。

3. 抗原结构和分类 志贺菌有 O 抗原和 K 抗原。K 抗原可阻止 O 抗原与相应 O 抗体发生凝集,但加热后这种阻抑作用被消除。O 抗原是分类的依据,根据 O 抗原不同,将志贺菌分为 A、B、C、D 四群,40 余种血清型(表8-2)。我国以 B 群**福氏志贺菌**和和 D 群**宋内志贺菌**最为常见。

> 考点:
> 　　志贺菌属无鞭毛,采用动力试验鉴别埃希菌属、沙门菌属。

表8-2 志贺菌的分类

菌种	群	型	亚型
痢疾志贺菌	A	1～10	8a,8b,8c
福氏志贺菌	B	1～6,x,y 变型	1a,1b,2a,2b,3a,3b,3c,4a,4b
鲍氏志贺菌	C	1～18	
宋内志贺菌	D	1	

4. 抵抗力 志贺菌抵抗力较弱。在粪便中受其他细菌及酸性产物影响,可于数小时内死亡。故采集患者的粪便标本应及时送检。在 30 ℃水中可存活 20 d。蝇肠内活 9～10 d。加热 60 ℃ 10 min 可被杀死,对消毒剂敏感,在 1% 石炭酸中 15 min 即可灭活。志贺菌易产生抗耐药性变异,如

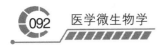

对氯霉素、链霉素和磺胺类的耐药率达80%。

(二)致病性

1. 致病物质

（1）**侵袭力**   志贺菌菌毛黏附在回肠末端和结肠黏膜表面,侵入上皮细胞内生长,继而扩散到黏膜固有层繁殖,造成上皮细胞死亡,引起局部炎症反应。

（2）**内毒素**   志贺菌所有菌株都具有强烈的内毒素,内毒素作用于肠黏膜,使其通透性增加,促进内毒素进一步吸收,可导致机体发热、神志障碍,甚至中毒性休克等。毒素能直接破坏肠黏膜,形成炎症、溃疡、出血,出现典型的脓血黏液便。毒素还作用于肠壁自主神经,引起肠道功能紊乱、平滑肌痉挛,尤其是直肠括约肌痉挛最明显,可出现腹痛、腹泻及里急后重等症状。

（3）**外毒素**   A群志贺菌Ⅰ型和Ⅱ型能产生外毒素,称志贺毒素。志贺毒素能引起Vero细胞病变,故又称Vero毒素(VT)。VT分为VT-Ⅰ和VT-Ⅱ型,A群志贺菌产生的志贺毒素属于VT-Ⅰ,与弧菌和EHEC产生的毒素相同,亦由1个A亚单位和5个B亚单位组成。B亚单位与宿主细胞受体糖脂结合,导入细胞内的A亚单位与60S核蛋白体亚单位的28S rRNA结合,阻止与氨酰tRNA结合,导致蛋白质合成中断。另外,志贺菌侵袭宿主细胞后可引起IL-1、IL-6、TNF-α和INF-γ等细胞因子增多。IL-1和TNF-α可提高志贺毒素受体在内皮细胞表面的表达,使内皮细胞成为志贺毒素攻击的主要靶细胞。体外试验发现同时加入内毒素,可加重对人血管内皮细胞的损伤,证明志贺毒素和内毒素有协调作用。

> 考点:
> 志贺菌属的致病物质。

志贺毒素具有3种活性:①细胞毒性,对绿猴Vero细胞、Hela细胞、血管内皮细胞、人肝细胞均有毒性;②肠毒素性,具有类似ETEC、霍乱肠毒素作用,可解释病症早期出现的水样腹泻;③神经毒性或致死毒性,引起神经麻痹,注射于家兔或小鼠,引起动物麻痹、死亡。

2. **所致疾病**   志贺菌通过污染的食物和饮水经消化道感染,即粪-口途径传播,引起细菌性痢疾(菌痢),传染源是患者和带菌者。细菌性痢疾临床分为3种类型。

> 考点:
> 志贺菌属所致疾病。

（1）急性细菌性痢疾   起病急促,常有发热、腹痛、腹泻、排出脓血黏液便和**里急后重**等典型的症状,如及时治疗愈后良好。严重者可致脱水、酸中毒、血压下降、周围循环障碍等。

（2）中毒型细菌性痢疾   以儿童常见。各型志贺菌均可引起,一般在肠道症状出现之前即表现为高热、惊厥、昏迷、休克、DIC、多器官功能衰竭等,病情凶险,病死率高。

（3）慢性细菌性痢疾   急性细菌性痢疾治疗不彻底、营养不良或伴有肠道其他疾病及机体免疫力低下者易转为慢性细菌性痢疾。病程持续2个月以上,常反复发作。部分患者可成为带菌者。

(三)免疫性

志贺菌的免疫主要依赖肠黏膜表面sIgA的作用,各型之间无交叉免疫,故病后免疫时间短,不能防止再感染。

(四)微生物学检查

1. **标本采集**   挑取患者新鲜脓血便或黏液便,立即送检。若不能及时送检,可将标本保存于30%的甘油盐水或增菌肉汤中。中毒型细菌性痢疾患者,可用直肠拭子法采集标本。

2. **分离培养与鉴定**   标本接种于肠道选择培养基内,37 ℃培养18～24 h,挑取无色半透明的可疑菌落做生化反应和血清学试验确定菌群和菌型,同时做药物敏感试验。

3. **免疫检查**   可选用SPA协同凝集试验、荧光抗体试验和乳胶凝集试验等方法。PCR技术可直接检测其产毒基因。

（五）防治原则

加强食品卫生管理,对患者及带菌者要早发现、早治疗。加强饮水、食品的卫生监督与管理,防蝇灭蝇。治疗可选用庆大霉素、吡哌酸等药物。近年来,使用口服**依赖链霉素变异株**制成的多价活疫苗有一定的保护作用。治疗志贺菌感染药物很多,但此菌很易出现**多重耐药**菌株。

第三节　沙门菌属

沙门菌属是一群形态、生化反应和抗原结构相似的革兰阴性杆菌。常寄生于人和动物肠道中,根据生化反应、DNA同源性等,分为**肠沙门菌**和**邦戈沙门菌** 2 个种,肠道沙门菌又分为 6 个亚种:**肠道亚种**、萨拉姆亚种、双亚利桑那亚种、亚利桑那亚种、豪顿亚种和英迪加亚种。沙门菌属对人致病的只有 10 余亚种,如**伤寒沙门菌**、**甲型副伤寒沙门菌**、**肖氏沙门菌**、**希氏沙门菌**,引起肠热症;对人和动物均能致病的有鼠伤寒沙门菌、肠炎沙门菌、猪霍乱沙门菌等,引起食源性疾病或败血症。

（一）生物学性状

1. 形态与染色　革兰阴性杆菌。无荚膜,不形成芽胞,绝大多数都有周身鞭毛,致病菌有菌毛（图 8-3）。

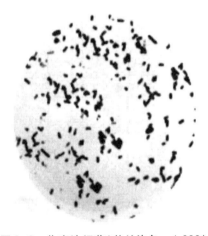

图 8-3　伤寒沙门菌（革兰染色,×1 000）

2. 培养特性与生化反应　营养要求不高,在普通琼脂平板上形成中等大小、圆形、无色半透明光滑型菌落。在肠道选择培养基上形成无色菌落。可与大肠埃希菌的有色菌落区别。

不分解乳糖,发酵葡萄糖和甘露醇,除伤寒沙门菌产酸不产气外,其他沙门菌都产酸产气。吲哚试验阴性,甲基红试验阳性,大多数产生 H_2S。不分解尿素,VP 试验阴性。

3. 抗原结构与分类　主要有 O 抗原和 H 抗原,少数菌株有 Vi 抗原。每个沙门菌血清型含 1 种或多种 O 抗原。沙门菌属血清型已有 2 399 个,绝大部分分布在肠道沙门菌各亚种,邦戈沙门菌仅有 19 个血清型。凡含有相同抗原组分的归为一个组,则可将沙门菌属分为 A ~ Z、O51 ~ O63、O65 ~ O67 共 42 组,引起人类疾病的为 A ~ E 组。

（1）O 抗原　为细菌细胞壁上的脂多糖,耐热,100 ℃数小时不被破坏,性质稳定。每个沙门菌的血清型含有一种或多种 O 抗原,根据菌体 O 抗原不同将沙门菌分为 42 组,用 A、B、C、D……表示。与人类致病有关的沙门菌大多数属于 A ~ F 组。O 抗原能刺激机体产生 IgM 类抗体。

（2）H 抗原　为蛋白质，性质不稳定，不耐热，且易被乙醇所破坏。根据 H 抗原的差异，可将每群沙门菌进一步分成不同的血清型。H 抗原刺激机体产生 IgG 类抗体，此抗体在体内持续时间长。沙门菌 H 抗原有两组，第 I 组为特异相，以 a、b、c……表示，是组内沙门菌分型（种）的依据，第 II 组为非特异相，以 1、2、3……表示，可为多种沙门菌共有。同时具备两相 H 抗原的细菌称为双相菌，仅有一相的为单相菌（表 8-3）。

表 8-3　常见沙门菌的抗原成分

组	菌名	O 抗原	H 抗原	
			第 I 相	第 II 相
A	甲型副伤寒沙门菌	1,2,12	a	–
B	肖氏沙门菌	1,4,5,12	b	1,2
	鼠伤寒沙门	1,4,5,12	i	1,2
C1	希氏沙门菌	6,7,Vi	c	1,5
	猪霍乱沙门菌	6,7	c	1,5
C2	纽波特沙门菌	6,8	e,h	1,5
D	伤寒沙门菌	9,12,Vi	d	–
	肠炎沙门菌	1,9,12	g,m	–
E1	鸭沙门菌	3,10	e,h	1,6
E2	纽因顿沙门菌	3,15	e,h	1,6
E3	山夫顿堡沙门菌	1,3,19	g,s,t	–

所有沙门菌血清型均以抗原式表示，如 9,12：a：1,5（9,12 为 O 抗原；a 为第 I 相 H 抗原；1,5 为第 II 相 H 抗原）。

（3）Vi 抗原　是一种表面抗原。因与细菌的**毒力**有关，故又称为毒力抗原。此抗原不稳定，60 ℃加热、石炭酸处理或人工传代培养后易消失。免疫原性较弱，刺激机体产生 Vi 抗体效价低，当细菌被清除后，Vi 抗体随之消失。Vi 抗原存在于菌体表面，可阻止 O 抗原与相应抗体的凝集反应，并有抗吞噬作用。

4. 抵抗力　对理化因素抵抗力不强。65 ℃ 15 min、70% 乙醇或 5% 石炭酸 5 min 可杀死。在粪便中存活 1～2 个月，水中可存活 2 周。对氯霉素敏感。

（二）致病性

1. 致病物质

（1）**侵袭力**　穿透肠上皮屏障是所有沙门菌共有的重要毒力基础，对数期沙门菌的菌毛具有较强的黏附作用，但沙门菌并不完全依靠菌毛的黏附而侵袭宿主。入侵的沙门菌的菌毛黏附能使所在部位宿主细胞骨架蛋白发生严重的异常排列，这类细胞称为 M 细胞。沙门菌首先

> 考点：
> 　　沙门菌属主要致病菌种类、致病物质。

被集合淋巴结的 M 细胞摄入，沙门菌存在于上皮细胞吞噬空泡内，繁殖较慢，且不阻断宿主细胞代谢，故不引起大面积上皮细胞损伤，同时通过信号调节及基因调控，合成多种因子来拮抗宿主细胞的抗菌反应。Vi 抗原可阻断相应 O 抗体和补体的作用，抗吞噬，使得细菌不被杀灭，而在吞噬细胞中生长繁殖并随其游走至机体的其他部位，这对沙门菌的入侵也起一定作用。

（2）**内毒素** 沙门菌产生较强的内毒素，能激活补体系统，吸引白细胞，引起肠道局部炎症。吸收入血后引起机体发热、白细胞减少、中毒性休克。

（3）**肠毒素** 某些沙门菌株如鼠伤寒沙门菌可产生肠毒素导致水样腹泻。

2. 所致疾病

（1）**伤寒与副伤寒** 又称肠热症，是由伤寒沙门菌和甲型副伤寒沙门菌、肖氏沙门菌、希氏沙门菌所引起。典型伤寒症状较重，病程长，一般3~4周；副伤寒症状稍轻，病程略短，一般1~3周。

病菌随食物经口到达小肠，依靠菌毛吸附在小肠黏膜细胞表面，并穿过上皮细胞层侵入肠壁淋巴组织，在肠系膜淋巴结繁殖后经胸导管进入血流，引起第一次菌血症（相当于病程第1周），患者出现发热、乏力、全身酸痛等前驱症状。细菌随血流侵入肝、脾、胆囊、肾和骨髓等器官并在其中大量繁殖后再次进入血流，引起第二次菌血症（相当于病程第2~3周），患者症状明显，表现为持续高热、相对缓脉、肝脾肿大、皮肤玫瑰疹、外周白细胞减少等。胆囊中的细菌随胆汁进入肠道，一部分从粪便排出，另一部分病菌可再次侵入肠壁淋巴结组织，使已致敏的组织发生Ⅳ型超敏反应，导致局部坏死和溃疡，此时若不注意饮食则易诱发肠穿孔。肾脏中的细菌可随尿液排出。若无并发症，第2~3周随着机体免疫力的增强，病菌大部分被消灭，患者逐渐康复。

伤寒病愈后，部分患者可自粪便继续排菌1~3个月，称恢复期带菌者。少数人排菌可达1年以上，称长期带菌者。依据伤寒病理损伤机制及上述特点，故临床上对伤寒恢复期患者要加强饮食护理，以免肠穿孔的发生；应对患者进行病原体的复查，避免恢复期带菌状态的形成。

> **考点：**
> 伤寒、副伤寒的发病机制。

（2）**食物中毒（急性胃肠炎）** 多由鼠伤寒沙门菌、猪霍乱沙门菌、肠炎沙门菌等引起，最常见，约占70%。常导致集体食物中毒，当食入被病菌污染的食物4~24 h后可发病，表现为恶心、呕吐、腹痛、腹泻和发热等症状，一般2~3 d可恢复。

（3）**败血症** 多由猪霍乱沙门菌、希氏沙门菌、鼠伤寒沙门菌等引起。多见于儿童和免疫力低下的成人。病菌进入肠道后侵入血流大量繁殖，肠道症状不明显，但败血症症状严重。主要表现为高热、寒战、贫血等，常伴有脑膜炎、脊髓炎、心内膜炎等。

（4）**无症状带菌者** 1%~5%肠热症患者在症状消失后数月甚至1年后仍能检出相应沙门菌。病菌主要储留于胆囊，间歇性排菌，成为重要传染源。其他沙门菌带菌者不足1%。

（三）免疫性

沙门菌为胞内寄生菌，伤寒和副伤寒病后可获得牢固的免疫力，再次感染少见。机体免疫主要以**细胞免疫**为主，杀伤胞内病菌。体液免疫中，sIgA在局部发挥作用。检查血中抗体对诊断伤寒感染有意义。

（四）微生物学检查

1. 标本采集 伤寒与副伤寒患者应根据病程不同采集标本。**第一周采取血，第二周起采取粪便和尿液，骨髓中的细菌消失最晚，可全程采取**；食物中毒取粪便、呕吐物和可疑食物；败血症取血液；副伤寒因病程短，采集时间可适当提前。

2. 病原检查 血液和骨髓标本先用胆汁肉汤增菌，再接种于血琼脂平板。粪便及尿液沉渣可直接接种于肠道选择培养基经37 ℃培养24 h，挑取可疑菌落涂片染色镜检，并接种于双糖含铁半固体培养基，最后做生化反应和玻片凝集试验鉴定。

3. 免疫检查

（1）**快速诊断试验** 常用的方法有SPA协同凝集试验、乳胶凝集试验和ELISA法等检查患者血清或尿液中伤寒沙门菌、副伤寒沙门菌的可溶性抗原，协助早期诊断伤寒或副伤寒。

（2）**血清学试验（肥达试验）** 用已知伤寒沙门菌O抗原、伤寒沙门菌H抗原和甲型副伤寒沙

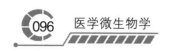

门菌、肖氏沙门菌、希氏沙门菌 H 抗原与患者血清做定量凝集试验,以测定其血清中相应抗体的含量,协助诊断伤寒或副伤寒。判断结果时,需要考虑下列情况:

1)**正常人抗体水平**　由于预防接种或隐性感染等原因,正常人血清中可含有一定量的抗体,其效价随地区不同而有差异。一般来说,O 凝集价≥1:80,H 凝集价≥1:160,副伤寒 H 凝集价≥1:80,才有诊断意义。

2)**动态观察**　在病程中应每周进行复查。若抗体效价逐次递增或恢复期效价比急性期上升 4 倍以上才有诊断意义。

3)**H 与 O 抗体的诊断意义**　机体患伤寒后,O 抗体(IgM)出现较早,维持时间短(几个月),H 抗体(IgG)出现较晚,维持时间长(数年)。若 O、H 抗体效价均超过正常值,则患伤寒或副伤寒可能性大;若二者均低,则患伤寒可能性甚小;若 O 效价高而 H 不高,可能是感染早期;若 H 效价高而 O 不高,则可能是预防接种或非特异回忆反应。另外,极少数伤寒患者在整个病程中肥达试验始终呈阴性,这种现象与免疫功能低下或感染早期大量应用抗生素有关。

> **考点:**
> 　肥达试验和结果判断。

(五)防治原则

加强饮水、食品卫生管理,严禁沙门菌的带菌者从事饮食服务工作,以便控制和消灭传染源,减少肠道感染性疾病的发生。发现患者和带菌者及早隔离治疗。对于伤寒与副伤寒的特异预防目前使用的 Vi 荚膜多糖疫苗效果较好,且不良反应小。伤寒的治疗选用氯霉素,耐药者可选用氨苄西林。

第四节　其他肠道杆菌

(一)变形杆菌属

变形杆菌属有**普通变形杆菌**、**奇异变形杆菌**、产黏变形杆菌、潘氏变形杆菌 4 个种,其中普通变形杆菌在临床分离标本中最为常见。广泛分布于自然界、人及动物肠道中,为条件致病菌。可引起创伤感染、泌尿系统感染,某些菌株可引起慢性中耳炎、脑膜炎、腹膜炎、败血症和食物中毒等。

变形杆菌为革兰阴性杆菌(图 8-4)。呈明显多形性,如杆状、球状、丝状等,无芽胞、无荚膜,有周身鞭毛,运动活泼。需氧或兼性厌氧,营养要求不高。在普通琼脂平板或血琼脂平板上培养,呈扩散生长,形成以接种部位为中心的厚薄交替、同心圆形分层的波纹状菌苔,称**迁徙生长现象**。若在培养基中加入 0.1% 的苯酚或琼脂浓度增至 5%,该现象可消失,形成一般的菌落。不分解乳糖,能迅速分解尿素,是本菌属的一个重要特征。

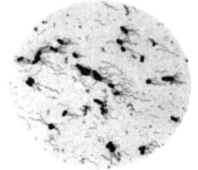

图 8-4　变形杆菌(鞭毛,×1 000)

变形杆菌属有 O 和 H 两种抗原,是分群和型的依据。普通变形杆菌 X_{19}、X_2、X_K 菌株的 O 抗原与某些立克次体有共同抗原成分,故常用这些变形杆菌菌株代替立克次体作为抗原与斑疹伤寒、恙虫病患者血清做凝集试验,称**外斐反应**,以辅助诊断立克次体病。

(二)克雷伯菌属

克雷伯菌属中常见的是肺炎克雷伯菌、臭鼻克雷伯菌、鼻硬节克雷伯菌等 7 种。

肺炎克雷伯菌简称肺炎杆菌。存在于水、人的肠道和鼻咽腔。革兰染色阴性,球杆状,无鞭毛,有较厚的荚膜,多数有菌毛。营养要求不高,在普通琼脂培养基中形成较大的灰白色黏液型菌落,用接种环挑取菌落易拉成丝状为特征。具有 O 抗原和 K 抗原,此特征有助于鉴别。

肺炎克雷伯菌的毒力可能与荚膜有关。当机体免疫力降低或长期使用大量抗生素导致菌群失调时引起感染,常见有肺炎、支气管炎、泌尿道和创伤感染。有时引起严重的脑膜炎、腹膜炎、败血症等。

臭鼻克雷伯菌,俗称臭鼻杆菌,主要引起慢性萎缩性鼻炎,有恶臭。肺炎克雷伯鼻硬节亚种引起鼻腔、咽喉和其他呼吸道硬节病。鼻硬节克雷伯菌,俗称鼻硬节杆菌,主要侵犯鼻咽部,引起慢性肉芽肿病变。

(三)沙雷菌属

沙雷菌属包括 6 个种和 1 个群。革兰阴性小杆菌,周鞭毛,无芽胞。黏质沙雷菌是最小的,常用于检查滤菌器的除菌效果。菌落不透明,呈白色、红色或粉红色。色素有两种,即非水溶性的灵菌红素和水溶性的吡羧酸。该菌分布于自然界、人和动物肠道,可引起肺炎、尿路感染、败血症、外科手术后感染等。

问题分析与能力提升

男,38 岁,因腹痛、脓血便 2 个月来院就诊,患者 2 个多月前出差回来突然发热达 38 ℃,无寒战,同时有腹痛、腹泻,大便每日 10 余次,为少量脓血便,伴里急后重,曾到附近医院化验大便有多数白细胞,口服几次庆大霉素和黄连素好转,以后虽间断服黄连素,但仍有黏液性便,左下腹不适,自觉日渐乏力遂来就诊,病后进食减少,体重略有下降,小便正常,睡眠尚可。既往体健,无慢性腹泻史,无药物过敏史,无疫区接触史。

体检:体温 37.2 ℃,脉搏 86 次/min,呼吸 20 次/min,BP 120/80 mmHg,无皮疹和出血点,浅表淋巴结未触及,巩膜不黄,咽(-),心肺(-),腹平软,左下腹轻压痛,无肌紧张和反跳痛,未触及肿块,肝脾未触及,腹水(-),肠鸣音稍活跃,下肢不肿。

化验:血红蛋白 125 g/L,白细胞计数 11.4×10^9/L,中性粒细胞百分比 78%,淋巴细胞百分比 22%,血小板计数 210×10^9/L,大便常规为黏液脓性便,白细胞 20~30 个/高倍视野,偶见成堆脓细胞,红细胞 3~5 个/高倍视野,尿常规(-)。

思考题:①患者腹泻的原因是什么?②诊断依据及需进一步检查的方法是什么?

提示:

1. 诊断:慢性菌痢。

2. 诊断依据:①开始有急性菌痢史,急性发热、腹痛、脓血便,大便镜检白细胞多数。②口服庆大霉素好转。③因治疗不彻底,病程超过 2 个月未愈。

进一步检查:大便致病菌培养+药物敏感试验。

(郑州大学 潘卫东)

伤寒玛丽的故事

第九章 弧菌属

━━━━━ **学习目标** ━━━━━

掌握 霍乱弧菌的生物学特性、致病性和免疫性、微生物学检查法与防治原则。
熟悉 副溶血性弧菌致病性与防治原则。
了解 副溶血性弧菌生物学特性。

　　弧菌属是一群菌体短小、弯曲呈弧形的 G⁻菌。弧菌属广泛分布于自然界,尤以水中为多。本属有 36 种,其中有 12 种与人类感染有关,主要有霍乱弧菌和副溶血弧菌(致病性嗜盐菌)。前者引起霍乱,后者引起食物中毒。

第一节　霍乱弧菌

　　霍乱弧菌是人类霍乱的病原体,霍乱是一种古老且流行广泛的烈性传染病之一。主要表现为剧烈的呕吐、腹泻、失水,病死率很高。霍乱弧菌包括两个生物型:古典生物型和 El-Tor 生物型。

　　自 1817 年以来,全球共发生了 7 次世界性霍乱大流行,前 6 次病原是古典型霍乱弧菌,第 7 次病原是 El-Tor 型所致。1992 年在印度又发现了一个引起霍乱流行的新菌株(O139),它不能被 O1 群霍乱弧菌诊断血清所凝集,抗 O1 群的抗血清对 O139 菌株无保护性免疫。在水中的存活时间较 O1 群霍乱弧菌长,因而有可能成为引起世界性霍乱流行的新菌株。

　　(一)生物学性状

　　1. 形态与培养特性　从患者体内新分离出的古典型霍乱弧菌和 El-Tor 生物型弧菌比较典型,为 G⁻菌,大小为(0.5 ~ 0.8) μm×(1.5 ~ 3.0) μm,**菌体弯曲呈弧状或逗点状**,菌体一端有**单根鞭毛**,无荚膜与芽胞。经人工培养后,易失去弧形而呈杆状。取霍乱患者**米泔水样粪便**做活菌悬滴观察,可见细菌**运动极为活泼**,呈流星穿梭运动。营养要求不高,在 pH 值 8.8 ~ 9.0 的碱性蛋白胨水或平板中生长良好。能发酵多种常见的单糖、双糖和醇糖,产酸不产气;能还原硝酸盐,吲哚试验阳性,过氧化氢酶阳性,氧化酶阳性。

　　2. 抗原性　霍乱弧菌有耐热 O 抗原和不耐热 H 抗原。H 抗原无特异性,是霍乱弧菌的共同抗原,根据 O 抗原不同,可将霍乱弧菌分为 200 个血清群,其中 O1 群、O139 群引起霍乱,其余血清群分布于地面水中,可引起人类胃肠炎等疾病。

　　(二)致病性与免疫性

　　霍乱肠毒素本质是蛋白质。该毒素属于外毒素,具有很强的抗原性。

霍乱肠毒素致病机制如下：毒素由 A 和 B 两个亚单位组成，A **亚单位为毒性单位**，B **亚单位为结合单位**，能特异地识别肠上皮细胞上的受体。在 B 亚单位的帮助下，A 亚单位进入细胞，使细胞内 cAMP 浓度增高，导致肠黏膜细胞分泌功能大为亢进，使大量体液和电解质进入肠腔而发生剧烈吐泻，由于大量脱水和失盐，可发生代谢性酸中毒，血循环衰竭，甚至休克或死亡。

霍乱弧菌可引起烈性肠道传染病霍乱。人类在自然情况下是霍乱弧菌的唯一易感者，主要通过摄入污染水源或未经煮熟的食物传播。典型病例一般在感染后 2～3 d 突然出现**剧烈腹泻和呕吐**，严重时，每小时失水量可高达 1 L，每天大便数次或数十次，**腹泻物如米泔水样**。由于大量水分和电解质丧失而导致脱水、代谢性酸中毒、低碱血症和低容量性休克、心律不齐和肾衰竭等症状，如未经治疗处理，患者死亡率高达 60%，若及时补充液体和电解质，死亡率可小于 1%。O139 群霍乱弧菌感染比 O1 群严重，表现为严重脱水和高死亡率。患过霍乱的人可获得牢固的免疫力，再感染者少见。

（三）抵抗力

霍乱弧菌古典生物型对外环境抵抗力较弱，El-Tor 生物型抵抗力较强，在河水、井水、海水中可存活 1～3 周，在鲜鱼、贝壳类食物上存活 1～2 周。

霍乱弧菌对热、干燥、日光、化学消毒剂和酸均很敏感，耐低温，耐碱。湿热 55 ℃ 15 min，100 ℃ 1～2 min，水中加 0.000 5‰氯气 15 min 可被杀死。0.1% 高锰酸钾浸泡蔬菜、水果可达到消毒目的。在正常胃酸中仅能存活 4 min。

（四）微生物学检查

1. 直接镜检　采取患者"米泔水样"粪便或呕吐物。镜检（涂片染色及悬滴法检查）观察细菌形态，动力特征。

2. 细菌分离培养　可将材料接种至碱性蛋白胨水 37 ℃ 培养 6～8 h 后，取生长物做形态观察，并转种于碱性平板做分离培养，取可疑菌落做玻片凝集试验，阳性者再做生化反应及生物型别鉴定试验。

（五）防治原则

必须贯彻预防为主的方针，做好对外交往及人口的检疫工作，严防本菌传入，此外应加强水、粪便管理，注意饮食卫生。对患者要严格隔离，必要时实行疫区封锁，以免疾病扩散蔓延。

人群的菌苗预防接种，可获良好效果，现用加热或化学药品杀死的古典型霍乱菌苗皮下接种，能降低发病率。这种菌苗对 El-Tor 型霍乱弧菌感染也有保护作用，但持续时间短，仅 3～6 个月。近年来，有使用口服菌苗（大剂量、反复服用）、类毒素及类毒素与死菌的混合疫苗等预防接种，这些尚待现场验证，才能下结论。治疗应**及时适当补充液体和电解质**。抗菌药物有多西环素、呋喃唑酮、氯霉素等。

第二节　副溶血性弧菌

（一）生物学性状

副溶血性弧菌为嗜盐性弧菌，革兰染色阴性，无芽胞，一端有单鞭毛，运动活泼，需氧或兼性厌氧。在含 3%～4% NaCl 的培养基中生长良好。最适生长的 pH 值为 7.5～8.5，最适温度 37 ℃，不耐高温，80 ℃ 1 min 或 56 ℃ 5 min 即可杀灭。对酸敏感，在 2% 醋酸中或 50% 的食醋中 1 min 即可死亡。

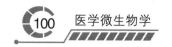
（二）致病性与免疫性

本菌被称为海洋细菌,主要来源于鱼、虾、蟹、贝类和海藻等海产品。因此副溶血性弧菌引起的疾病多发生在夏秋季海产品大量上市时,人们常因为食入**未煮熟的海产品或污染本菌的盐腌制品而感染**,其确切的致病机制尚未明确。该菌有侵袭作用,其产生的**耐热溶血素和耐热相关溶血素**,有溶血活性和肠毒素作用,可引致肠袢肿胀、充血和肠液潴留,引起腹泻。耐热溶血素对心脏有特异性心脏毒作用,可引起心房颤动、期前收缩或心肌损害。

临床表现:潜伏期为 1 h~4 d,多数为 10 h 左右。起病急骤,常有腹痛、腹泻、呕吐、失水、畏寒及发热。腹痛多呈阵发性绞痛,常位于上腹部、脐周或回盲部。腹泻每日 3~20 次,大便形状多样,多数为黄水样或黄糊便。2%~16% 呈典型的血水或洗肉水样便,部分患者的粪便可为脓血样或黏液血样,但很少有里急后重。恢复较快,病后免疫力不强,可重复感染。

（三）微生物学检查

白细胞计数总数多在 $10×10^9/L$ 以上,中性粒细胞偏高;便检查镜检可见白细胞或脓细胞,常伴有红细胞,易被误诊为菌痢。粪便培养可检出副溶血弧菌,绝大多数迅速转阴,仅少数持续阳性 2~4 d。

（四）防治原则

该菌引起的食物中毒经烹饪不当的海产品或盐腌制品传播。加工海产品的案板上副溶血弧菌的检出率为 87.9% 。因此,对加工海产品的器具必须严格清洗、消毒。海产品一定要烧熟煮透,加工过程中生熟用具要分开。烹调和调制海产品拼盘时可加适量食醋。食品烧熟至食用的放置时间不要超过 4 h。

问题分析与能力提升

案例一:患者,男,40 岁,农民。主述:剧烈腹泻,米泔水样粪便伴呕吐 1 d,无腹痛,无里急后重。查体:疲倦面容,皮肤、唇舌干燥,眼窝深陷。

思考题:①采集什么标本做生物学检验? ②该病的病原体及诊断是什么? ③防治原则是什么?

提示:

1. 腹泻患者一般采集粪便做病原学培养和生化反应鉴定。

2. 可能是霍乱弧菌引起的霍乱。

3. 预防:加强水、粪管理,注意饮食卫生。对患者严格隔离,必要时实行疫区封锁,以免疾病扩散蔓延。结合菌苗预防接种。治疗:主要是及时补充液体和电解质及应用抗菌药物如链霉素、氯霉素、多西环素、复方 SMZ-TMP 等。

案例二:患者,王某、郑某、张某,2010 年 9 月 3 日,大连市疾病预防控制中心接到报告,某高等专科学校部分学生出现腹痛、腹泻、呕吐、头痛症状。

思考题:①采集什么标本做生物学检查? ②该病的病原体是什么? ③防治原则是什么?

提示:

1. 腹泻患者一般采集粪便、肛拭子或呕吐物。

2. 可能是副溶血性弧菌引起的食物中毒。

3. 预防:加强卫生宣传教育,提高饮食卫生;不生食海鲜;注意海鲜是否干净、新鲜,食前应用淡水反复冲洗,吃时煮熟煮透,再加适量食醋;生熟食品分开存放,装海产品的器具及接触海产品的手应洗净擦干再接触其他食品。

19 世纪的"世纪病"——霍乱

（河南理工大学 邢秀玲）

学习目标

掌握　幽门螺杆菌的培养特性、生化反应特点和引起的疾病。
熟悉　幽门螺杆菌的微生物学检查和一般治疗方法。
了解　幽门螺杆菌的生物学性状,弯曲菌属的生物学特性、致病性、微生物学检查方法。

螺杆菌属的细菌有 20 余种,有 9 种可从人体分离到,其中能引起人类疾病的菌种有 3 种,即幽门螺杆菌、*H. fennelliae* 和 *H. cinaedi*。幽门螺杆菌与萎缩性胃炎、胃溃疡、十二指肠溃疡、胃癌等疾病相关,其他螺杆菌也可感染胃黏膜,但比较少见。本章主要讲述幽门螺杆菌。

1982 年 Marshall 和 Warren 首先用微需氧技术从慢性胃炎、消化性溃疡患者的胃黏膜分离出弯曲状的细菌,并证明该细菌感染胃部会导致胃炎、胃溃疡和十二指肠溃疡,由此获得了 2005 年的诺贝尔生理学或医学奖。

第一节　幽门螺杆菌

幽门螺杆菌是螺杆菌属的代表性菌种,该菌是**慢性胃炎**的主要病原体,与**消化性溃疡**和**胃癌**发生密相关,是一级致癌因子。人群中幽门螺杆菌感染非常普遍。

(一)生物学性状

幽门螺杆菌形态呈螺旋形、S 形或海鸥形,菌体大小为 $(2.5 \sim 4.0)$ μm×$(0.5 \sim 1.0)$ μm,**革兰染色阴性**。电子显微镜下菌体**一端或两端有多根带鞘鞭毛**,运动活泼。在胃黏膜上皮细胞表面常呈螺旋状或弧形,在固体培养基上有时可出现杆状或圆球状(图 10-1,图 10-2)。

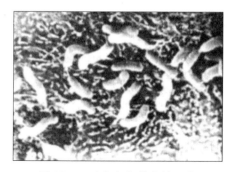

图 10-1　幽门螺杆菌电镜示意

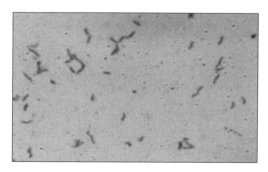

图 10-2　幽门螺杆菌革兰染色

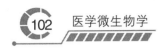
幽门螺杆菌是一种**微需氧菌**,可在85% N_2、10% CO_2 和5% O_2 气体环境中生长良好。营养要求较高,培养时需加入动物血清或血液。常用的培养基有哥伦比亚血琼脂、心脑浸液血琼脂、布鲁氏菌血琼脂等。该菌生长缓慢,需培养48~72 h 才能长出菌落。菌落呈两种状态,一种为圆形的无色半透明露滴状小菌落,血平板上有轻度溶血。另一种沿接种线扩散生长,融合成片,菌落扁平。

幽门螺杆菌生化反应不活泼,不分解糖类。含丰富的尿素酶,可以分解尿素产氨,因此该菌对酸的耐受力较一般的细菌强。该菌的尿素酶、过氧化氢酶和氧化酶均呈阳性反应,这3项试验是鉴定幽门螺杆菌的主要生化依据。传统的冷冻干燥方法不适宜幽门螺杆菌的保存,置于-70 ℃或液氮中冷冻是常用的菌种保存方法。

(二)致病性与免疫性

幽门螺杆菌是一种专性寄生于人胃黏膜上的细菌,**人群中的感染非常普遍**。在发展中国家10岁以下儿童的感染率已达70%~90%。但在发达国家该菌在胃中的定植和发展较晚,成人的感染率约为45%。在胃炎、胃溃疡和十二指肠溃疡患者的胃黏膜中,该菌的检出率可高达80%~100%。幽门螺杆菌的主要传染源是人,传播途径主要是粪-口途径。

幽门螺杆菌的致病物质和致病机制目前尚不清楚,可能与下列因素有关:①幽门螺杆菌特殊的螺旋状和端鞭毛有助于它穿过胃黏膜表面的黏液层,达胃黏膜上皮细胞表面,依靠菌体表面的菌毛或黏附素黏附定植于细胞表面,克服宿主防御机制,生长繁殖。②幽门螺杆菌具有高活性的尿素酶分解尿素,产生氨中和菌体周围的胃酸,形成有利于幽门螺杆菌生存的微环境。③幽门螺杆菌可产生空泡毒素 A(vacuolating cytotoxin antigen,VacA)和细胞毒素相关蛋白(cytotoxin associated protein antigen,CagA)外毒素,实验显示,VacA 在体外能诱导多种哺乳动物细胞胞浆发生空泡变性,体内可导致小鼠胃黏膜上皮细胞损伤和溃疡形成。CagA 可协同诱导胃黏膜上皮细胞产生多种细胞因子,吸引炎症细胞释放多种酶类导致胃组织损伤。此外,*CagA* 基因还与胃癌的发生密切相关。

幽门螺杆菌感染者的血液、胃液以及唾液中可测出特异性 IgG 和 IgA,感染早期血清中可测得 IgM 抗体,然而临床观察发现由宿主产生的局部体液免疫物质并不能将该菌从体内清除。幽门螺杆菌感染也可以刺激局部的免疫细胞释放多种细胞因子,如 Th1 型细胞产生 IFN-γ、IL-2 和 IL-12 等,Th2 细胞产生 IL-5、IL-10。一般而言,Th1 型细胞因子与抗感染免疫产生有关,Th2 细胞因子产生意味着感染的进展。研究发现幽门螺杆菌感染 Th1 细胞反应受抑制,而 Th2 细胞反应增强。这可能与该菌在体内长期生存,并导致慢性炎症有关。

(三)微生物学检查与防治原则

1. 直接镜检　将活检组织研碎,涂片或悬滴,置于相差或暗视野显微镜下观察,幽门螺杆菌形态典型、运动活泼。也可将活检黏膜组织涂片后经革兰染色镜检,幽门螺杆菌为革兰染色阴性弯曲状或 S 形的细菌。

2. 快速尿素酶分解试验　将胃镜活检组织放入以酚红为指示剂的尿素培养基,由于幽门螺杆菌可产生高活性的尿素酶将尿素分解为氨,因此,如果培养基由黄变红则为阳性,说明胃黏膜活检组织中含有活的幽门螺杆菌。

3. 分离培养与鉴定　将待检的胃黏膜活检组织制成匀浆,接种于含万古霉素、两性霉素的选择性培养基,在微需氧环境中,37 ℃培养3 d左右,幽门螺杆菌可形成微小菌落,通过直接涂片染色形态学观察以及氧化酶、过氧化氢酶和尿素酶等生化反应进行鉴定。

4. 免疫学检测　用 ELISA 方法测血清中的 IgG 或唾液中的 IgA 水平,也可以检测粪便中幽门螺杆菌抗原来判断感染。

5. 分子生物学检测　使用 16S rRNA 寡核苷酸探针或用 PCR 技术识别幽门螺杆菌 DNA。

6. ^{13}C 或 ^{14}C 标记尿素呼吸试验　患者口服用 ^{13}C 或 ^{14}C 标记的尿素,幽门螺杆菌产生的尿素酶分解尿素释放出带有同位素的CO_2。测定患者呼气中释放的带有同位素的CO_2量,可检测幽门螺杆菌的存在,该方法需要特殊的同位素测定仪。

对幽门螺杆菌的预防目前尚无有效的措施,基于该菌主要抗原成分尿素酶、VacA、CagA 和黏附素的活载体疫苗和 DNA 疫苗的免疫保护作用在实验动物水平得到证实,部分正在开展临床试验,其确切免疫效果还需进一步观察。抗幽门螺杆菌治疗多采用在胶体铋剂或质子泵抑制剂的基础上加上两种抗生素的三联疗法,由于抗生素的广泛应用,目前该菌的耐药性呈上升趋势。

第二节　弯曲菌属

弯曲菌属原归属于弧菌属,1973 年正式命名为弯曲菌属。该属细菌是**一类呈逗点状或 S 形的革兰阴性细菌**,其大小和形态与螺杆菌非常相似。该菌广泛分布于温血动物,常定居于家禽及野鸟的肠道内。对人致病的有空肠弯曲菌、大肠弯曲菌、胎儿弯曲菌等,其中空肠弯曲菌是引起腹泻的常见病原菌。

(一)生物学特性

1. 形态与染色　菌体弯曲呈逗点状、弧形、S 形、螺旋形或典型的海鸥展翅状,革兰染色阴性。陈旧培养物可呈球形或长丝状。菌体大小为$(0.5 \sim 8.0)$ μm×$(0.2 \sim 0.5)$ μm。**一端或两端具有单鞭毛**,运动活泼,有时呈螺旋状运动。一端单鞭毛多见于胎儿亚种,两端单鞭毛多见于空肠弯曲菌,无芽胞和荚膜(图 10-3)。

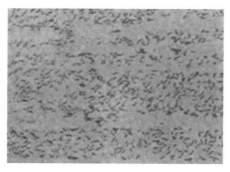

图 10-3　空肠弯曲菌

2. 培养特性　弯曲菌为微需氧菌,初次分离时需在含 5% O_2、85% N_2、10% CO_2 气体环境中生长,传代培养时能在 10% CO_2 环境中生长。营养要求高,在普通培养基上不能生长,需加入血液或血清。常用的选择培养基有 Skirrow 琼脂、Butzler 培养基和 Campy-BAP 培养基。这些培养基以血琼脂为基础,加入多种抗生素,能抑制肠道正常菌群,而有利于本菌分离。在布氏肉汤培养基内呈均匀混浊生长。

3. 生化反应　该菌属**生化反应不活泼**。不分解糖类、不液化明胶、不分解尿素,VP 和甲基红试验均阴性。氧化酶均为阳性,大多数弯曲菌还能还原硝酸盐,触酶试验为阳性,空肠弯曲菌马尿酸水解试验阳性。

4. 抗原结构　本属细菌的抗原成分有**菌体(O)抗原**、**热不稳定抗原(HL 系统)**和**鞭毛(H)抗原**。根据 O 抗原的不同,可将空肠弯曲菌和大肠弯曲菌分为 65 个血清型。根据 HL 系统抗原,可将空肠弯曲菌、大肠弯曲菌和海鸥弯曲菌至少分为 160 个血清型。

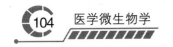

5. 抵抗力　较弱,在室温下迅速死亡,对热敏感,56 ℃加热5 min即被杀死。干燥环境中仅能存活3 h。标本在4 ℃可保持3周。

(二)致病性与免疫性

腹泻是空肠弯曲菌感染最常见的临床表现。被感染的人和动物粪便中的活菌可污染环境,未经处理的水及生牛乳是人类感染的主要来源。主要传播途径为粪–口途径。该菌可借助于鞭毛和特异性外膜蛋白与空肠、回肠上皮细胞结合,然后侵入上皮细胞生长繁殖,产生肠毒素、细胞毒素和内毒素等物质,引起肠炎和肠道外感染。此外,感染后可引发吉兰-巴雷综合征(一种以周围神经和神经根的脱髓鞘病变及小血管炎性细胞浸润为病理特点的自身免疫性周围神经病)和反应性关节炎。

胎儿弯曲菌主要引起肠外感染,其中胎儿亚种为主要的人类致病菌,可导致菌血症、心内膜炎、活动性关节炎、脑膜炎、胸膜炎、胆囊炎等多种感染。

(三)微生物学检查与防治原则

采取新鲜粪便与肛拭子、血液、脑脊液等立即送检,如不能及时送检应接种至Cary-Blair运送培养基,置4 ℃保存。

1. 直接涂片观察　粪便与肛拭子可直接镜检,查找革兰阴性呈弧形、S形、海鸥形或螺旋形的小杆菌;或用暗视野显微镜、相差显微镜观察,查见呈投镖样或螺旋样运动的细菌可初步诊断。

2. 分离培养与鉴定　粪便和肛拭子标本直接接种于改良弯曲菌琼脂平板,如改良的Skirrow血琼脂平板和Campy-BAP平板;血液或脑脊液标本接种布氏肉汤增菌后,转种弯曲菌分离培养基,分别置于43 ℃和37 ℃,在微需氧环境下培养24～72 h,观察菌落特征。在同一平板上可出现灰白、湿润、扁平、边缘不整的蔓延生长菌落及半透明、圆形、凸起、有光泽的小菌落这两种菌落形态。

弯曲菌属的鉴定要点:①氧化酶阳性、革兰阴性、菌体弯曲或呈S形;②单鞭毛、具有投镖样或螺旋样运动;③需氧环境不生长,微需氧条件下,在弯曲菌选择培养基上形成两种类型菌落;④不分解葡萄糖;⑤最常用的鉴定试验有生长温度(25 ℃、37 ℃、42 ℃)试验、过氧化氢试验、马尿酸盐水解试验、硝酸盐和亚硝酸盐还原试验、硫化氢试验等。

弯曲菌属对红霉素、克林霉素和四环素敏感,多数空肠弯曲菌对氨基糖苷类抗生素、氯霉素及氟喹诺酮类抗生素敏感,由于可产生β-内酰胺酶,一般对β-内酰胺类药物耐药。

问题分析与能力提升

案例一:某男性患者,49岁,主诉上腹痛、腹胀、泛酸、嗳气。

患者有常年大量饮酒史,胃镜检查存在十二指肠球部溃疡,^{14}C标记尿素呼吸试验阳性。

思考题:① 该患者的疾病可能由何种病原体引起? ② 对于这种疾病临床一般如何治疗?

提示:

1. 该患者的疾病由幽门螺杆菌引起。

2. 抗幽门螺杆菌治疗多采用在胶体铋剂或质子泵抑制剂的基础上加上两种抗生素的三联疗法,如枸橼酸铋钾+阿莫西林+甲硝唑、奥美拉唑+克拉霉素+甲硝唑等,一般疗程10～14 d。目前也有四联疗法,即胶体铋剂+三种抗生素的治疗方案,如枸橼酸铋钾+阿莫西林+甲硝唑+奥美拉唑。

案例二:某儿童患者,7岁,家长主诉其腹痛、腹泻,每天4～5次,稀水样便。体温38 ℃,粪常规检查可见白细胞和红细胞。

病原学检查结果:粪便接种至Campy-BAP培养基,42 ℃培养24 h。可疑菌落涂片进行革兰染色,镜下可见呈海鸥状、逗点状的革兰阴性菌。氧化酶和触酶试验阳性、马尿酸盐水解试验阳性。

思考题:① 该患者的腹泻可能由哪种病原体感染引起?② 该病原体主要通过什么途径进行传播?

提示:

1. 该患者的腹泻由空肠弯曲菌感染引起。

2. 粪-口途径是空肠弯曲菌主要的传播途径。市售家禽家畜的肉、奶、蛋类多被弯曲菌污染,如进食未加工或加工不适当的食品、吃凉拌菜等,均可引起传染。水源传播也很重要,该细菌可存在于被感染的人和动物的粪便中,当水源被粪便污染后可成为重要的传染源。

（新乡医学院 郭晓芳）

胃病罪魁:幽门螺杆菌的故事

分枝杆菌属(*Mycobaterium*)是一类细长略弯曲的杆菌,因有分枝生长的趋势而得名。此菌属的显著特性为:①胞壁中含有大量脂质,超过菌体干重的20%左右,故生长形成粗糙的疏水性菌落,并且也难以用一般染料染色,需用助染剂并加温使之着色,而着色后又不易被含有3%盐酸的乙醇脱色,故也称为**抗酸杆菌**;②无鞭毛、无芽胞,也不产生内毒素、外毒素;③种类很多,有致病性和非致病性两大类,其中引起人类疾病的主要有**结核分枝杆菌、牛分枝杆菌、麻风分枝杆菌**,另外还有几种非结核分枝杆菌也可引起感染;④所致感染多为慢性感染过程,长期迁延,并有破坏性的组织病变。

第一节　结核分枝杆菌

　　结核分枝杆菌(*Mycobaterium tuberculosis*)是人类**结核病**的病原体,人是结核分枝杆菌唯一的宿主。该菌可侵犯全身各组织器官,但以肺部感染最多见。随着抗结核药物的不断发展和卫生状况的改善,世界各国结核病的发病率和死亡率曾大幅度下降。但从20世纪90年代以后,由于结核分枝杆菌耐药菌株,特别是多重耐药菌的出现及艾滋病的流行,使易感人群增加、人群流动性加快和环境污染增加,从而使病原体传播概率增加等因素,结核病的发病率又重新不断上升。**目前该病是全球危害最严重的慢性传染病之一**。目前,全球约有2 000万活动性结核病患者,每年新发病例1 000万,每年有300万死于结核病,世界卫生组织已将结核病作为重点控制的传染病之一,并将每年的3月24日定为"世界防治结核病日"。我国近年来肺结核的发病率和死亡人数在27种法定报告传染病中居第一位,每年约有25万人死于结核病。

(一)生物学性状

　　1. 形态与染色　结核分枝杆菌细长略弯曲,大小为(1~4) μm×0.4 μm,呈单个或无规则生长趋势,无鞭毛、无芽胞。在陈旧的病灶和培养物中,形态常不典型,可呈颗粒状、串珠状、短棒状、索状和长丝形等。结核分枝杆菌细胞壁中含有大量脂质而不易着色,故一般不用革兰染色。一般常用齐-尼(Ziehl-Neelsen)**抗酸染色法**进行染色,结核分枝杆菌被染成红色,而其他非抗酸性细菌及细胞等呈蓝色(图11-1,图11-2)。

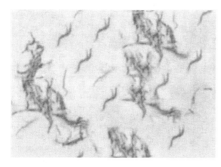

图 11-1　结核分枝杆菌纯培养的镜下形态(抗酸染色)　　图 11-2　结核分枝杆菌痰涂片镜下形态(抗酸染色)

近年来发现结核分枝杆菌在细胞壁外尚有一层微荚膜,一般因制片时遭受破坏而不易看到。若在制备电镜标本固定前用明胶处理,可防止微荚膜脱水收缩,在电镜下可看到菌体外有一层较厚的透明区即微荚膜。

2. 培养特性与生化反应　结核分枝杆菌为**专性需氧菌,营养要求高**。在含有蛋黄、马铃薯、甘油和天冬酰胺等的固体培养基上才能生长。最适 pH 值为 6.5～6.8,最适温度为 37 ℃,**生长缓慢**,12～24 h 繁殖一代,接种后培养 3～4 周才出现肉眼可见的菌落。菌落干燥且坚硬,表面呈颗粒状,颜色为乳酪色或黄色,形似菜花样。在液体培养基中呈粗糙皱纹状菌膜生长,若在液体培养基内加入水溶性脂肪酸,可降低结核分枝杆菌表面的疏水性,使细菌呈均匀分散生长,有利于进行药物敏感试验等。

结核分枝杆菌不发酵糖类,与牛分枝杆菌的区别在于前者可合成烟酸和还原硝酸盐,而后者则不能。

3. 主要菌体成分及其作用　结核分枝杆菌无内毒素,也不产生外毒素和侵袭性酶类,其致病作用主要靠菌体成分,特别是胞壁中所含的大量脂质。脂质含量与结核分枝杆菌的毒力呈平行关系,含量越高毒力越强。

(1)脂质　结核分枝杆菌的脂质占胞壁干重的 60%,主要是磷脂、脂肪酸和蜡质 D,它们大多与蛋白质或多糖结合以复合物形式存在。脂质具体分为:①**磷脂**,能刺激单核细胞增生,并可抑制蛋白酶的分解作用,使病灶组织溶解不完全,形成结核结节和干酪样坏死。②**分枝菌酸**,在脂质中比重较大,与分枝杆菌的抗酸性有关。其中**6,6-双分枝菌酸海藻糖**,具有破坏细胞线粒体膜、降解微粒体酶类、抑制中性粒细胞游走和吞噬、引起慢性肉芽肿的作用;具有该物质的结核分枝杆菌毒株在液体培养基中能紧密结成索状,故该物质也称为**索状因子**。③**蜡质 D**,为胞壁中的主要成分,是一种肽糖脂与分枝菌酸的复合物,能引起迟发型超敏反应,并具有佐剂作用。④**硫酸脑苷脂和硫酸多酰基化海藻糖**,存在于结核分枝杆菌毒株细胞壁中,能抑制吞噬细胞中的吞噬体与溶酶体融合,使结核分枝杆菌在细胞内存活;这类糖脂能结合中性红染料产生中性红反应,借此可鉴定结核分枝杆菌有无毒力。

(2)**蛋白质**　结核分枝杆菌菌体内含有多种蛋白质,其中最重要的是**结核菌素**。结核菌素与蜡质 D 结合,能引起较强的迟发型超敏反应。

(3)**多糖**　常与脂质结合存在于胞壁中,主要有半乳糖、甘露醇、阿拉伯糖等,其致病作用尚不清楚。

(4)**核酸**　结核分枝杆菌的核糖体 RNA(robosomal RNA,rRNA)是该菌的免疫原之一,能刺激机体产生特异性细胞免疫。

(5)**荚膜**　结核分枝杆菌荚膜的主要成分为多糖,部分脂质和蛋白质。荚膜对结核分枝杆菌有一定的保护作用,主要包括:①荚膜能与吞噬细胞表面的补体受体 3(CR3)结合,有助于结核分枝杆菌在宿主细胞上的黏附与入侵;②荚膜中有多种酶可降解宿主组织中的大分子物质,供入侵的结核分枝杆菌繁殖所需的营养;③荚膜能防止宿主的有害物质进入结核分枝杆菌。

4. 抵抗力 结核分枝杆菌的脂类含量高,**对某些理化因子的抵抗力较强**。在干痰中可存活 6～8 个月;若黏附于尘埃上,可保持传染性 8～10 d。在 3% HCl、6% H_2SO_4 或 4% NaOH 溶液中能耐受 30 min,因而常以酸碱处理严重污染的样本,杀死杂菌和消化黏稠物质,以提高检出率。但是其对温热、紫外线和乙醇的抵抗力弱。在液体中加热 62～63 ℃ 15 min 或煮沸,直射日光下 2～3 h 或 75% 乙醇内数分钟即死亡。

5. 变异性 结核分枝杆菌可发生多种变异:①形态变异,在一些抗生素和溶菌酶的作用下,结核分枝杆菌可失去细胞壁结构而变为 L 型细菌。②**耐药性变异**,结核分枝杆菌对异烟肼、链霉素、利福平等抗结核药物较易产生耐药性;目前临床上已出现对多种抗结核药同时耐药的多重耐药(multidrug resistance,MDR)菌株。③毒力变异,1908 年,Calmette 和 Guérin 将有毒的牛分枝杆菌培养于含胆汁、甘油和马铃薯的培养基中,经 230 次传代,历时 13 年,使其毒力发生变异,成为对人无致病性而仍保持良好免疫原性的疫苗株,称为**卡介苗**(Bacillus Calmette-Guérin vaccine,BCG)。此外,还可发生菌落、免疫原性和最适生长温度变异等。

(二)致病性

如上所述,结核分枝杆菌无内毒素,也不产生外毒素和侵袭性酶类,其致病作用可能与细菌在组织细胞内顽强增殖引起炎症反应,以及诱导机体产生迟发型超敏反应性损伤有关。结核分枝杆菌可通过**呼吸道**、消化道和破损的皮肤黏膜等多途径感染机体,**侵犯多种组织器官**,引起相应器官的结核病,以**肺结核**最为常见。肺结核可分为原发感染和原发后感染两大类。

1. 原发感染 原发感染是首次感染结核分枝杆菌,见于儿童及未感染过结核分枝杆菌的成人。结核分枝杆菌随同飞沫和尘埃通过呼吸道进入肺泡,被巨噬细胞吞噬。由于细菌细胞壁的硫酸脑苷脂和其他脂质成分抑制吞噬体与溶酶体结合,不能发挥杀菌溶菌作用,致使结核分枝杆菌在细胞内大量生长繁殖,最终导致细胞死亡崩解,释放出的结核分枝杆菌在细胞外繁殖或再被细胞吞噬,重复上述过程。如此反复引起渗出性炎症病灶,称为**原发灶**。原发灶内的结核分枝杆菌可经淋巴管扩散至肺门淋巴结,引起淋巴管炎和肺门淋巴结肿大。X 射线胸片显示哑铃状阴影,称为**原发综合征**。随着机体抗结核免疫力的建立,原发灶大多可纤维化和钙化而自愈。但**原发灶内可长期潜伏少量结核分枝杆菌**,不断刺激机体强化已建立起的抗结核免疫力,也可作为以后内源性感染的来源。只有极少数免疫力低下者,结核分枝杆菌可经淋巴道和血流扩散至全身,导致全身粟粒性结核或结核性脑膜炎。

2. 原发后感染 多见于成年人,大多为内源性感染,极少为外源性感染所致。由于机体已形成对结核分枝杆菌的特异性细胞免疫,对再次侵入的结核分枝杆菌有较强的局限能力,故原发后感染的特点是病灶局限,一般不累及邻近的淋巴结。主要表现为慢性肉芽肿性炎症,形成结核结节,发生纤维化或干酪样坏死。病变常发生在肺尖部位。

部分患者体内的结核分枝杆菌可经血液、淋巴液扩散侵入肺外组织器官,引起相应的脏器结核,如脑、肾、骨、关节、生殖器官等结核。艾滋病等免疫力极度低下者,严重时可造成全身播散性结核。痰菌被咽入消化道可引起肠结核和结核性腹膜炎等,通过破损皮肤感染结核分枝杆菌可导致皮肤结核。近年有许多报道,肺外结核标本中结核分枝杆菌 L 型的检出率比较高,应引起足够重视。

值得指出的是,人体感染结核分枝杆菌后,发病与否取决于感染菌株的毒力、数量和机体的免疫状态。若机体免疫状态良好,感染菌株的毒力不强,数量有限,一般不发病,但可形成对该菌的**带**

菌免疫,即细菌可以"休眠"状态存在于体内,刺激感染免疫的继续和存在;若机体免疫功能低下,感染菌株的毒力强,且数量较多,即可导致结核病的发生和发展。

(三)免疫性

人类对结核分枝杆菌的感染率很高,但发病率却较低,这表明人体对结核分枝杆菌有较强的免疫力。机体感染结核分枝杆菌后,虽能产生多种抗菌体蛋白的抗体,但这些抗体仅对细胞外的细菌具有一定作用,而对细胞内细菌不起作用。结核分枝杆菌的免疫性与致病性均与结核分枝杆菌感染后诱发机体产生的由 T 淋巴细胞介导的两种免疫应答反应相关,即细胞免疫应答和迟发型超敏反应。

1. 免疫特点　抗结核免疫力的持久性,依赖于结核分枝杆菌或其组分在体内的存在,一旦体内结核分枝杆菌或其组分全部消失,抗结核免疫力也随之消失,这种免疫称为**有菌免疫或感染免疫**。

机体的抗结核免疫主要是**细胞免疫**,包括致敏的 T 淋巴细胞和被激活的巨噬细胞。致敏的 T 淋巴细胞可直接杀死带有结核分枝杆菌的靶细胞,同时释放多种细胞因子,如 TNF-α、IFN-γ、IL-2、IL-6 等,不仅能吸引 NK 细胞、T 细胞、巨噬细胞等聚集到炎症部位,还能增强这类细胞的直接或间接的杀菌活性。被激活的巨噬细胞极大地增强了对结核分枝杆菌的吞噬消化、抑制繁殖、阻止扩散,甚至彻底消灭的能力。

2. 超敏反应　机体获得对结核分枝杆菌免疫力的同时,菌体的一些成分如蛋白质与蜡质 D 等也可共同刺激 T 淋巴细胞,形成致敏状态。体内被致敏的 T 淋巴细胞再次遇到结核分枝杆菌时,即释放出细胞因子,引起**强烈的迟发型超敏反应**,形成以单核细胞浸润为主的炎症反应,容易发生干酪样坏死,甚至液化形成空洞。儿童结核病大多为初次感染,机体尚未建立免疫和超敏反应,可发生急性全身粟粒性结核和结核性脑膜炎。成年人结核大多为复发或再次感染,此时机体已建立了抗结核分枝杆菌的免疫和超敏反应,病症常为慢性局限性结核,不引起全身粟粒性结核和结核性脑膜炎,但局部病症较重,形成结核结节,发生纤维化或干酪样坏死。

3. 免疫与超敏反应的关系　在结核分枝杆菌感染时,细胞免疫与迟发型超敏反应同时存在,此可用郭霍现象(Koch phenomenon)说明:①在健康豚鼠皮下首次注射一定量结核分枝杆菌,10 ~ 14 d 后注射部位缓慢地出现溃疡,深而不易愈合,邻近淋巴结肿大,细菌扩散至全身,此时结核菌素测试为阴性;②用相同剂量的结核分枝杆菌注入曾感染并已康复的豚鼠皮下,在 1 ~ 2 d 内即迅速发生溃疡,但溃疡浅而易愈合,邻近淋巴结不肿大,细菌也很少扩散,结核菌素测试为阳性;③在康复的豚鼠皮下注射大量结核分枝杆菌,则引起注射局部及全身严重的迟发型超敏反应,甚至导致动物死亡。上述 3 种现象表明,首次感染出现的炎症反应偏重于病理过程,说明机体尚未建立起抗结核免疫力;再次感染发生的炎症反应则偏重于免疫预防,溃疡浅而易愈合,细菌不扩散,说明机体对结核分枝杆菌已具有一定的细胞免疫力,而溃疡迅速形成,则说明在产生免疫的同时有迟发型超敏反应发生,表现出对机体有利的一面;用过量的结核分枝杆菌进行再次感染,则引起剧烈的迟发型超敏反应,说明迟发型超敏反应对机体不利的一面。人类的原发性肺结核、原发后肺结核和严重而恶化的肺结核相当于郭霍现象的 3 种情况。

近年来的实验研究证明,抗结核分枝杆菌细胞免疫与迟发型超敏反应是由不同的结核分枝杆菌抗原诱导,由不同的 T 淋巴细胞亚群介导和不同的细胞因子承担的,是独立存在的两种反应。原因如下:①目前结核分枝杆菌抗原研究中仅发现结核分枝杆菌的 rRNA 和少数分泌蛋白,如 Ag85B、ESAT-6、MPT-64 等 10 多种分泌蛋白可刺激机体产生抗结核分枝杆菌的细胞免疫,而其他众多的结核分枝杆菌蛋白与蜡质 D 等脂质联合作用下,仅刺激机体产生针对结核分枝杆菌的迟发型超敏反应;②小鼠实验表明,结核分枝杆菌感染的细胞免疫应答为 Lyt1$^+$2$^-$ 和 Lyt1$^+$2$^-$T 淋巴细胞,而迟发型超敏反应则为 Ly1$^+$2$^+$T 淋巴细胞。

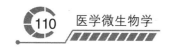

4.结核菌素试验

（1）原理和试剂　人类感染结核分枝杆菌后，产生免疫力的同时也会发生迟发型超敏反应。将一定量的结核菌素注入皮内，如受试者曾感染结核分枝杆菌，在注射部位出现迟发型超敏反应炎症，判为阳性；未感染结核分枝杆菌的则为阴性。此法可用于检测可疑患者是否曾感染过结核分枝杆菌，接种卡介苗后是否转阳以及检测机体细胞免疫功能。

结核菌素试剂有两种，一种为旧结核菌素（old tuberculin,OT），为含有结核分枝杆菌的甘油肉汤培养物加热过滤液，主要成分是结核蛋白，也含有结核分枝杆菌生长过程中产生的其他代谢产物和培养基成分。另一种为纯蛋白衍生物（purified protein derivative,PPD），是 OT 经三氯醋酸沉淀后的纯化物。PPD 有两种即 PPDC 和 BCGPPD，前者由人结核分枝杆菌提取，后者由卡介苗制成，每 0.1 mL 含 5 U。

（2）方法　目前多采用 PPD 法。规范试验方法是取 PPDC 和 BCGPPD 各 5 U 分别注入受试者两前臂掌侧皮内（目前仍有沿用单侧注射 PPD 的方法），48～72 h 后，红肿硬结直径小于 5 mm 者为阴性反应，超过 5 mm 者为阳性，≥15 mm 者为强阳性。两侧红肿，若 PPDC 侧大于 BCGPPD 侧时为感染，反之则可能为接种卡介苗所致。

（3）结果分析　阳性反应表明机体已感染过结核分枝杆菌或卡介苗接种成功，对结核分枝杆菌有迟发型超敏反应，并说明有特异性免疫力。强阳性反应则表明可能有活动性结核病，尤其是婴儿。阴性反应表明受试者可能未感染过结核分枝杆菌或未接种过卡介苗。但应注意受试者处于原发感染早期，超敏反应尚未产生，或正患严重的结核病如全身粟粒性结核和结核性脑膜炎时机体无反应能力，或患其他严重疾病致细胞免疫功能低下者（如艾滋病患者、肿瘤患者或用过免疫抑制剂者）也可能出现阴性反应。

（4）应用　结核菌素试验可用于：①诊断婴幼儿的结核病；②测定接种卡介苗后免疫效果；③在未接种卡介苗的人群中进行结核分枝杆菌感染的流行病学调查；④用于检测肿瘤患者的细胞免疫功能。

（四）微生物学检查

根据结核分枝杆菌感染的类型，应采取病灶部位的适当样本。如肺结核采取咳痰（最好取早晨第一次咳痰，挑取带血或脓痰），肾或膀胱结核以无菌导尿或取中段尿液，肠结核采取粪便样本，结核性脑膜炎进行腰椎穿刺采取脑脊液，脓胸、胸膜炎、腹膜炎或骨髓结核等则穿刺取脓液。

1.直接涂片染色　咳痰可直接涂片，用**抗酸染色法**染色，结核分枝杆菌染成红色，而其他非抗酸性细菌及细胞等呈蓝色。若镜检找到抗酸性杆菌，可能是结核分枝杆菌，但通常应报告"查到抗酸性杆菌"。因样本中可能混杂有非致病性抗酸杆菌，单凭形态染色不能确定是结核分枝杆菌，需进一步分离培养鉴定。如样本中结核分枝杆菌量少，杂菌和杂质多时，直接涂片不易检出（一般需要每毫升痰液含有结核分枝杆菌 10 万个以上才能检出），应**浓缩集菌**后，再涂片染色镜检，以提高检出阳性率。无菌采取的脑脊液、导尿或中段尿可直接用离心沉淀集菌。咳痰或粪便样本因含杂菌多，在浓缩集菌时需先用 4% NaOH 或 3% HCl 或 6% H_2SO_4 处理，然后用离心沉淀法将结核分枝杆菌浓缩聚集于管底，再取沉淀物涂片做抗酸染色检查、分离培养或动物试验。

2.分离培养　结核分枝杆菌生长缓慢，培养期长，当浓缩集菌的沉淀物以酸碱中和，接种于固体培养基上后，应以蜡封口防止干燥。37 ℃培养 4～6 周后检查结果。根据生长缓慢、菌落干燥、颗粒状、乳酪色菜花状、菌体染色抗酸性强等特点，可判定为结核分枝杆菌。如菌落、菌体染色都不典型，则可能为非典型结核分枝杆菌，应进一步做鉴别试验。由于抗结核药物的使用，患者标本中常分离到结核分枝杆菌 L 型，故多次检出 L 型亦可作为结核病活动的判断标准之一。为了缩短培养时间，可采用液体快速培养法，将浓缩集菌的沉淀物涂于玻片上，待干燥后将玻片置于含血清的结核分枝杆菌专用液体培养基,37 ℃培养1周,取出玻片进行抗酸染色镜检。此方法虽较快,但需进一步与非结核分枝杆菌区分。

3.动物实验 常用豚鼠或地鼠鉴别疑似结核分枝杆菌的分离培养物以及进行毒力测定。取经浓缩集菌处理的样本1 mL注射于豚鼠或地鼠腹股沟皮下,经3~4周饲养观察,如出现局部淋巴结肿大、消瘦,可及时剖检。若观察6~8周后仍未见发病者,也要剖检,剖检时应注意观察淋巴结、肝、脾、肾等脏器有无结核病变,并可进行涂片染色镜检或分离培养鉴定。

4.结核分枝杆菌核酸及抗体检测 目前一些分子生物学技术和免疫学技术已应用到分枝杆菌细胞学研究及临床实验室检查中。PCR检测结核分枝杆菌DNA可用于结核病的早期和快速诊断,由于该方法无须培养即可在1~2 d获得结果,因此对细菌量少,或细菌发生L型变异而不易分离培养成功的标本更有实用价值。选用合适的引物,每毫升检材中含有10~100个活菌即可检出,检出率较涂片法或培养法高30%~50%。但PCR过程中应注意污染等问题,防止出现假阳性或假阴性结果。

5.免疫学检测 用ELISA方法在血清中检测结核分枝杆菌抗原,2 h内直接检测并定量分析结核分枝杆菌外分泌特异性抗原浓度,可快速得知是否感染结核分枝杆菌,准确率达90%以上。此外,也可用ELISA法检测患者血清中抗PPD IgG,可作为活动性结核分枝杆菌感染的快速诊断方法之一。

(五)防治原则

1.预防接种 广泛接种卡介苗能大大降低结核病的发病率。根据调查统计,未接种组的发病率比接种组高4~5倍,婴儿因免疫力低,为卡介苗接种的主要对象。我国规定新生儿出生后即接种卡介苗,7岁时复种,在农村12岁时再复种一次。一般在接种后6~8周如结核菌素试验转阳,则表示接种者已产生免疫力,试验阴性者应再行接种。皮内接种卡介苗后,结核菌素试验转阳率可达96%~99%,阳性反应可维持5年左右。卡介苗是**减毒活疫苗**,因此剂型及苗内活菌数会直接影响免疫效果。

2.治疗 结核分枝杆菌的结构及其繁殖特性比较特殊,其致病机制也尚未完全阐明,因此结核病的治疗不同于其他大多数细菌感染的治疗。抗结核治疗的原则是早期、联合、足量、规范和全程用药,尤以联合和规范用药最为重要。常用的药物有**异烟肼、链霉素、对氨基水杨酸钠、利福平、乙胺丁醇、喹诺酮类**等。各种抗结核药物如联合应用,有协同作用,且能降低耐药性的产生,减少毒性。目前结核分枝杆菌的耐药菌株出现较多,且常有多重耐药菌株,因此在治疗过程中应对患者体内分离的结核分枝杆菌菌株做**药物敏感试验**,以测定耐药性的产生情况并指导用药。

第二节 麻风分枝杆菌

麻风分枝杆菌(*Mycobacterium leprae*)可引起**麻风病**。该病是一种慢性传染病,在世界各地均有流行。病菌侵犯**皮肤、黏膜和外周神经组织,晚期还可侵入深部组织和脏器,形成肉芽肿病变**。从1985年以来,麻风病在全球的流行已降低90%左右。在我国病例也大大减少,近年来稳定在2 000例左右,新发病例非常少见。

(一)生物学性状

麻风分枝杆菌在**形态上酷似结核分枝杆菌**,表现明显的**抗酸染色特性**,常在患者破溃皮肤渗出液的细胞中发现,呈束状排列。该菌是典型的**胞内寄生菌**,某些类型患者的渗出物标本中可见有大量麻风分枝杆菌存在的感染细胞,这种细胞的胞质呈泡沫状,称为**泡沫细胞或麻风细胞**,这是与结核分枝杆菌感染的一个主要区别。麻风分枝杆菌是至今唯一仍不能人工培养的细菌,以麻风分枝杆菌感染小鼠足垫可引起动物的进行性麻风感染,是研究麻风病的主要动物模型。

(二)致病性与免疫性

自然状态下麻风分枝杆菌只侵害人类。细菌由患者鼻分泌物及其他分泌物、精液或阴道分泌液中排出,**主要通过呼吸道、破损的皮肤黏膜和密切接触等方式传播**,以家庭内传播多见。流行地区的人群多为隐性感染,幼年最为敏感。潜伏期长,平均 2 ~ 5 年,长者可达数十年。发病缓慢,病程长,迁延不愈。根据临床表现、免疫病理变化、细菌检查结果等可将大部分患者分为**瘤型麻风**和**结核样型麻风**,介于两型之间的少数患者又可分为两类,即**界线类**与**未定类**,两类可向两型转化。机体对麻风分枝杆菌感染的免疫主要依靠细胞免疫,其特点与结核免疫相似。

1.瘤型麻风　为疾病的进行性和严重临床类型,而且传染性强。细菌主要侵犯皮肤、黏膜,严重时累及神经、眼及内脏,病理检查可见大量麻风细胞和肉芽肿。常在皮肤或黏膜下见有红斑或结节形成,称为**麻风结节**,是由于机体产生的自身抗体与破损组织抗原形成的免疫复合物沉积而致。面部的结节可融合呈狮面容,是麻风的典型病征。本型麻风患者的 T 细胞免疫应答有所缺陷,表现为细胞免疫低下或免疫抑制,巨噬细胞活化功能低,超敏反应皮肤试验(麻风菌素试验)阴性,故麻风分枝杆菌能在体内持续繁殖。如不进行及时有效的治疗,患者往往发展至最终死亡。

2.结核样型麻风　此型麻风常为局限性疾病,较稳定,损害可自行消退。细菌侵犯真皮浅层,病变主要在皮肤,早期病变为小血管周围淋巴细胞浸润,以后出现上皮样细胞和多核巨细胞浸润,也可累及神经,使受累处皮肤丧失感觉。患者体内不易检出麻风分枝杆菌,故传染性小。患者的细胞免疫正常,麻风菌素试验反应阳性。

(三)微生物学检查

麻风病的临床表现和类型多,易与其他类似疾病相混淆,所以实验室诊断有实际意义。

1.涂片染色镜检　可从患者鼻黏膜或皮肤病变处取刮取物做涂片,抗酸染色法检查有无排列成束的抗酸性杆菌存在。一般瘤型和界线类患者标本在细胞内找到抗酸染色阳性杆菌有诊断意义,而结核样型患者标本中则很难找到抗酸阳性杆菌。也可以用金胶染色荧光显微镜检查以提高阳性率。病理活检也是较好的诊断方法。

2.麻风菌素试验　麻风菌素试验的应用原理和结核菌素试验相同。因麻风分枝杆菌至今不能人工培养,因此麻风菌素常由麻风结节病变组织制备。此试验在诊断上意义不大,因为大多数正常人对其呈阳性反应,但可用于评价麻风患者的细胞免疫状态,瘤型麻风患者因有免疫抑制而呈阴性反应。

(四)防治原则

因麻风分枝杆菌不能大规模人工培养制成菌苗,故目前尚无特异性预防方法。由于麻风分枝杆菌和结核分枝杆菌有共同抗原,曾试用卡介苗来预防麻风取得一定效果。该病防治特别要对密切接触者做定期检查,早发现和早治疗。治疗麻风病目前主要用砜类、利福平、丙硫异烟肼等。

第三节　非结核分枝杆菌

结核分枝杆菌、麻风分枝杆菌、牛分枝杆菌以外的分枝杆菌群统称为**非结核性分枝杆菌**,亦称非典型分枝杆菌。此类菌多存在于自然界、水及土壤等环境中,故亦称**环境分枝杆菌**。此类细菌的**形态染色特性酷似结核分枝杆菌**,但其毒力较弱,生化反应各不相同,可供鉴别。其中有些菌种可引起人类结核样病变、小儿淋巴结炎和皮肤病等,是**机会致病菌**。

1959 年 Runyon 根据非结核分枝杆菌产生色素情况、生长速度和生化反应等特点,将其分为 4 组。①光产色菌:本组菌的特点是生长缓慢,菌落光滑,在暗处菌落呈奶油色,接触光线 1 h 后菌落呈橘黄色。其中**堪萨斯分枝杆菌**可引起人类肺结核样病变;海分枝杆菌在水中可通过擦伤的皮肤黏膜引起人的鼻黏膜及手指、脚趾等感染,呈结节及溃疡病变。②暗产色菌:这类细菌培养菌落光滑,在暗处培养时菌落呈橘黄色,长时期曝光培养呈赤橙色。③不产色菌:通常不产生色素。其中对人类有致病性的是**鸟-胞内分枝杆菌**和堪萨斯分枝杆菌,可引起结核样病变,多见于肺和肾。鸟-胞内分枝杆菌还是艾滋病患者常见的机会致病菌,且易发生播散。④快速生长菌:发育迅速,25 ~42 ℃均可生长,分离培养 5 ~7 d 即可见到粗糙型菌落。对人致病的有偶发**分枝杆菌**和**龟分枝杆菌**,引起皮肤创伤后脓肿;**溃疡分枝杆菌**由于能产生毒素,可引起人类皮肤无痛性坏死溃疡;耻垢分枝杆菌不致病,常存在于阴部,查粪、尿标本中结核分枝杆菌时应加以区别。

非结核分枝杆菌有无致病性可采用抗煮沸试验加以鉴别。非致病性菌株煮沸 1 min 即失去抗酸性,而致病菌株能耐 10 min,有的致病菌株高压灭菌亦不失去抗酸性。除热触酶试验外,烟酸试验和硝酸盐还原试验也可用于不同分枝杆菌的鉴别。实验动物中,豚鼠和家兔对非结核分枝杆菌不敏感,而对结核分枝杆菌比较敏感。许多非结核分枝杆菌对常用的异烟肼、链霉素等耐药,但对利福平有一定敏感性,现主张利福平、异烟肼和乙胺丁醇联合用药以提高疗效。

问题分析与能力提升

某女性患者,59 岁,以间断性咳嗽、咳痰 5 年,加重伴咯血 2 个月为主诉入院。

患者 5 年前受凉后出现低热、咳嗽、咳白色黏痰,给予抗生素及祛痰治疗,1 个月后症状无好转,体重逐渐下降,后拍胸片诊断为"浸润型肺结核",肌内注射链霉素 1 个月,口服利福平、异烟肼 3 个月,症状逐渐减轻,遂自行停药。此后一直咳嗽,吐少量白痰,未再复查胸片。2 个月前劳累后咳嗽加重,有少量咯血伴低热、盗汗、胸闷和乏力又来诊。病后进食少,二便正常,睡眠稍差。既往 6 年前查出血糖高,间断用过降糖药,无药物过敏史。

查体:体温 37.4 ℃,脉搏 94 次/min,呼吸 22 次/min,血压 130/80 mmHg,无皮疹,浅表淋巴结未触及,巩膜无黄染,气管居中,两上肺呼吸音稍低,可闻及少量湿啰音,心界叩诊无增大,律齐无杂音,腹部平软,肝脾未触及,双下肢无水肿。

思考题:①该患者的疾病由何种病原体感染引起?②该病原体的致病物质及作用分别是什么?③机体针对该病原体产生的免疫反应有何特点?④该病原体的抵抗力特点有哪些?

提示:

1. 该患者感染的病原体为结核分枝杆菌。

2. 该病原体的致病物质主要是其菌体成分,包括脂质、蛋白质、多糖、核酸和荚膜。脂质包括:①磷脂,可刺激单核细胞增生,并可抑制蛋白酶的分解作用,使病灶组织溶解不完全,形成结核结节和干酪样坏死;②分枝菌酸,具有破坏细胞线粒体膜,降解微粒体酶类,抑制中性粒细胞游走和吞噬,引起慢性肉芽肿的作用;③蜡质 D,与分枝菌酸形成复合物,能引起迟发型超敏反应,并具有佐剂作用;④硫酸脑苷脂和硫酸多酰基化海藻糖,能抑制吞噬细胞中的吞噬体与溶酶体融合,使结核分枝杆菌在细胞内存活。蛋白质:蛋白质中最重要的是结核菌素,它可与蜡质 D 结合引起较强的迟发型超敏反应;多糖:常与脂质结合存在于胞壁中,主要有半乳糖、甘露醇、阿拉伯糖等,其致病作用尚不清楚。核酸:结核分枝杆菌的 rRNA 是该菌的免疫原之一,能刺激机体产生特异性细胞免疫;荚

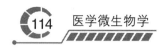

膜:主要成分为多糖,对结核分枝杆菌有一定的保护作用,防止宿主的有害物质进入结核分枝杆菌、帮助结核分枝杆菌黏附与入侵宿主细胞以及降解宿主组织中的大分子物质,为结核分枝杆菌的繁殖提供营养。

3.机体针对该病原体的免疫特点　①有菌免疫或感染免疫,抗结核免疫力的存在依赖于结核分枝杆菌及其组分在体内的存在,一旦体内结核分枝杆菌及其组分全部消失,抗结核免疫力也随之消失;②超敏反应,机体获得对结核分枝杆菌免疫力的同时,菌体的一些成分也可引起强烈的迟发型超敏反应;③在结核分枝杆菌感染时,细胞免疫与迟发型超敏反应同时存在。

4.该病原体的抵抗力特点:结核分枝杆菌具有"四怕四不怕"的特点。"四怕"即湿热、紫外线、乙醇、抗结核药物;"四不怕"即干燥、酸或碱、碱性染料、青霉素等抗生素。

（新乡医学院　郭晓芳）

玉米地里的顿悟——卡介苗的研制

第十二章　厌氧性细菌

厌氧性细菌是一大群只能在无氧或低氧条件下生长和繁殖,利用无氧呼吸和发酵获取能量的细菌。包括**厌氧芽胞梭菌**和**无芽胞厌氧菌**(表12-1)。厌氧芽胞梭菌包括破伤风梭菌、产气荚膜梭菌和肉毒梭菌。

表12-1　有芽胞与无芽胞厌氧菌比较

项目	有芽胞厌氧菌	无芽胞厌氧菌
感染来源	外源性	内源性
临床症状	特殊临床症状	化脓性感染
预防	大多有类毒素	提高机体免疫力等
治疗	抗毒素、抗生素	甲硝唑、抗生素

厌氧性细菌有以下的共同特点:①G⁺的粗大杆菌,可形成比菌体粗大的芽胞,使菌体呈梭型;②严格厌氧培养,厌氧菌感染要有一个厌氧环境;③分为厌氧芽胞梭菌和无芽胞厌氧菌,前者所致感染为外源性的,通过产生外毒素和侵袭性酶类致病,有各自特殊的临床表现,而后者一般不致病,为条件致病菌。

第一节　厌氧芽胞梭菌

厌氧芽胞梭菌是一群**革兰染色阳性**,能形成芽胞的大杆菌,芽胞直径大于菌体,使菌体膨大呈梭状,故此得名。厌氧芽胞梭菌对热、干燥和消毒剂均有强大的抵抗力。主要分布于土壤、人和动物肠道,多数为腐生菌,少数为致病菌,如破伤风梭菌、产气荚膜梭菌、肉毒梭菌等。

一、破伤风梭菌

破伤风梭菌是引起**破伤风**的病原菌,大量存在于人和动物肠道中,由粪便污染土壤,经伤口感染引起疾病。

（一）生物学性状

1. **形态与染色**　菌体细长,芽胞正圆形,大于菌体,位于菌体顶端,使细菌呈鼓槌状,为本菌典型特征。有周鞭毛,无荚膜,革兰染色阳性。

2. **培养特性**　专性厌氧菌,常用肉渣培养基培养,肉汤变混浊,有腐败臭味。

3. **抵抗力**　芽胞抵抗力强,**在干燥的土壤和尘埃中可存活数十年**,煮沸 1 h 可被破坏。繁殖体对青霉素敏感。

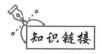

植物原料外用药破伤风梭菌限度检查

由于破伤风梭菌广泛分布于土壤和人畜粪便中,以植物根、茎为原料的药物可能受到污染,因此,凡用于深部组织、创伤和溃疡面的外用药中,不得检出本菌。

（二）致病性

1. **致病条件**　本菌由伤口侵入人体,其感染的重要条件是**局部伤口须形成厌氧微环境:窄而深的伤口**,有泥土或异物污染;局部组织、细胞的变性、坏死;同时伴需氧或兼性厌氧菌混合感染等,均易造成厌氧微环境,利于细菌芽胞出芽繁殖。本菌仅在局部繁殖,其致病有赖于所产生的毒素。

2. **致病物质**　本菌能产生**破伤风痉挛毒素和破伤风溶血毒素**,其中前者是主要致病物质,属神经毒,毒性强烈,仅次于肉毒毒素。毒素重链与脊髓和脑干组织中神经细胞表面的神经节苷脂相结合,毒素进入细胞后,轻链封闭脊髓的抑制性突触,阻止抑制性神经递质的释放,干扰抑制性中间神经元和 Ranshaw 细胞抑制性作用的发挥,导致运动性神经元的中枢性超常反应,使收缩肌和舒张肌同时强直性收缩,使骨骼肌强直痉挛。

3. **所致疾病**　引起破伤风。多因创伤感染、手术器械灭菌不严等引起。典型症状有牙关紧闭、苦笑面容、颈项强直和角弓反张,重者因呼吸肌痉挛而窒息死亡。

（三）微生物学检查

病症明显,加之有创伤污染病史,一般无须做检验。根据典型的症状及病史即可做出诊断。破伤风梭菌直接涂片法和厌氧分离培养法阳性率低,且无实际意义。

（四）防治原则

破伤风一旦发病,疗效不佳,应及早预防。

1. **非特异性预防**　用过氧化氢溶液正确清洗伤口,及时清创扩创,防止厌氧微环境的形成,是十分重要的防治措施。

2. **特异性预防**

（1）人工自动免疫　儿童、军人和其他易受外伤的人群,可接种破伤风类毒素;儿童可注射白百破三联疫苗进行常规免疫,可同时获得对 3 种常见病的免疫力。

（2）人工被动免疫　对伤口较深或有污染者,应注射破伤风抗毒素(tetanus antitoxin, TAT),做紧急预防。在注射 TAT 之前,应先做皮肤过敏试验,必要时可用脱敏疗法。目前国内、国外大多已采用破伤风类毒素免疫健康人群后,再使用经纯化提取的人抗破伤风免疫球蛋白,无过敏反应,效果良好、安全。

3. 治疗　包括抗毒素和抗生素的使用。对患者应早期、足量、防过敏注射 TAT,以中和体内游离的外毒素;注射青霉素等抑制细菌的繁殖;用镇静剂、解痉药对抗痉挛治疗;破伤风抗毒素中和毒素、抗生素抑菌特殊治疗;专室安置,专人护理,高能营养,呼吸道通畅的维持支持疗法。

二、产气荚膜梭菌

产气荚膜梭菌广泛分布于自然界、人及动物的肠道中,是人类气性坏疽和食物中毒的主要病原菌。

(一)生物学性状

1. 形态与染色　本菌为**革兰阳性粗大杆菌**,芽胞呈椭圆形,位于次极端,不大于菌体。机体内能形成宽厚荚膜,无鞭毛。

2. 培养特性　专性厌氧菌。在血琼脂平板上,多数菌株出现**双层溶血环**,内环是由 θ 毒素引起的完全溶血环,外环是由 α 毒素引起的不完全溶血环。在卵黄琼脂平板上,菌落周围出现**乳白色混浊圈**,是由细菌产生的卵磷脂酶(α 毒素)分解卵黄中卵磷脂所致。若在培养基中加入 α 毒素的抗血清,则不出现混浊,此现象称为 Nagler 反应,为本菌的特点。本菌能**分解多种糖产酸产气**,在**牛奶培养基**中能迅速分解乳糖产酸,使牛奶中的酪蛋白凝固,同时产生大量气体,冲散凝固的酪蛋白,气势凶猛,称为"**汹涌发酵**"现象。

3. 分型　根据细菌产生外毒素的种类差别,可将产气荚膜梭菌分成 a、b、c、d、e 五个型。对人致病的主要是 a 型,引起气性坏疽和食物中毒,c 型则引起坏死性肠炎。

(二)致病性

1. 致病条件　同破伤风梭菌。

2. 致病物质　本菌具有荚膜及多种侵袭性酶,侵袭力强,并能产生毒性强烈的外毒素,因此入侵创口后造成严重的局部感染及全身中毒症状。外毒素及侵袭性酶共 10 余种,主要的有:

(1)α 毒素(卵磷脂酶)　能造成红细胞、白细胞、血小板和内皮细胞溶解,血管通透性增加,组织坏死,肝脏、心功能受损,在气性坏疽的形成中起主要作用。

(2)μ 毒素(透明质酸酶)　能分解细胞间质中的透明质酸,使组织疏松,利于细菌扩散。

此外,还可产生胶原酶、肠毒素等。

3. 所致疾病

(1)气性坏疽　本菌的致病条件与破伤风梭菌相似。产气荚膜梭菌经创伤感染,潜伏期 8 ~ 48 h,细菌在局部繁殖迅速,因毒素和酶的分解破坏作用,造成局部组织进行性坏死、恶臭。表现为产生大量气体,形成**气肿**、局部**水肿**、胀痛剧烈,**坏死有恶臭**,触摸有**捻发感**,严重者可引起毒血症、休克、死亡,死亡率高达 40% ~ 100%。

(2)食物中毒　食入被本菌污染的食物如肉类食品,由产生的肠毒素引起。食入后潜伏期约 10 h,临床表现为**腹痛**、**腹胀**、**水样腹泻**;无发热,无恶心、呕吐。1 ~ 2 d 后自愈。

(三)微生物学检查

1. 直接镜检　直接镜检在争取时间上意义重大。从感染伤口深部取材涂片染色,可见**革兰染色阳性粗大细菌**与其他杂菌,**白细胞少而不规则**,即可做出初步诊断。

2. 分离培养　取材(可从伤口深处取材或坏死组织悬液)用血平板进行厌氧分离培养,观察培养特性与生化反应。

3. 动物实验　将分离的可疑细菌液给小鼠 0.5 ~ 1.0 mL 静脉注射,10 min 后处死置 37 ℃温箱培养 5 ~ 8 h,如小鼠体积膨胀,解剖观察脏器有大量气体,恶臭,尤其肝脏形成泡沫状,涂片可观察到大量的形成荚膜的产气荚膜梭菌可明确诊断。

(四)防治原则

1. 预防　对局部感染应尽早施行清创扩创手术,切除感染和坏死组织,消除局部厌氧环境。

2. 治疗　大剂量使用青霉素等抗生素以杀死病原菌和其他细菌。采用多价血清与高压氧舱治疗。如感染发生在四肢可考虑截肢,有手术可能的部位可切掉感染和坏死的组织。快速诊断,及时治疗,分秒必争。

三、肉毒梭菌

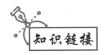

肉毒毒素的临床应用

肉毒毒素有其有害的一面,但是,以毒攻毒,自古有之。在了解了肉毒毒素的结构与功能及作用机制后,人类开始用肉毒毒素来作为有效药物。1980 年,Scott 首次将肉毒毒素注射入人眼肌治疗斜视,代替了以前的手术治疗,成功纠正了眼位。A 型肉毒毒素局部注射是目前治疗痉挛性发音最有效的方法。还有一些与不自主肌肉震颤有关的其他疾病也可用肉毒毒素治疗,包括手震颤、喉肌力障碍、因脊髓损伤引起的神经源性膀胱、直肠括约肌痉挛、中风后的肢体肌肉痉挛、多发性硬化症引起的腿痉挛和脑瘫儿童的痉挛状态。肉毒毒素对运动功能亢进和肌肉紧张性失调也有作用,包括抽搐、磨牙症和肌肉痉挛引起的疼痛。

肉毒梭菌广泛分布于土壤中,能分泌极强烈的外毒素,经消化道引起肉毒食物中毒及婴儿肉毒病。

(一)生物学性状

本菌为**革兰阳性粗大杆菌**,芽胞椭圆形,大于菌体,位于菌体次极端,使细菌呈**网球拍状**。有周鞭毛,无荚膜。专性厌氧,在普通琼脂培养基上形成直径 3 ~ 5 mm 不规则的菌落,血琼脂平板上有不规则溶血现象。能消化肉渣,使之变黑,有腐败恶臭。分解葡萄糖、麦芽糖及果糖,产酸产气。液化明胶,产生 H_2S,不形成吲哚。根据毒素抗原性不同,可分为 A、B、C、D、E、F、G 七个型,其中主要引起人类食物中毒的为 A、B、E、F 型,我国临床报告大多为 A 型。肉毒毒素不耐热,煮沸 1 min 即被破坏。

(二)致病性

1. 致病物质　主要依靠**肉毒毒素**:毒性极强,比氰化钾强 1 万倍,是**目前发现毒性最强的毒素**,对热不稳定。肉毒毒素是一种嗜神经毒素,可阻断乙酰胆碱的释放,影响神经冲动传导,导致肌肉弛缓型麻痹。

2. 所致疾病

(1)食物中毒　人食入被肉毒毒素污染的食物(如膨胀罐头、肉质变色的香肠、咸肉及豆制品等)后数小时至数十小时可出现食物中毒(特殊的神经症状,表现为运动神经的松弛性麻痹)。

(2)婴儿肉毒病　食入肉毒梭菌芽胞,芽胞在肠腔中发芽繁殖,释放毒素致病。

(三)微生物学检查

1. 厌氧分离培养　将食物、粪便等标本先加热 80 ℃,杀死其他细菌,进行厌氧培养。

2. 检测毒素　厌氧分离培养意义不大,主要是检查毒素。将可疑食物或呕吐物稀释离心取上清液。分两组动物,第一组腹腔直接注射上清液;第二组腹腔注射与抗毒素混合的上清液,如果第一组小鼠发病而第二组没有发病,毒素检测为阳性。

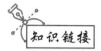

危险的美容"圣药"——肉毒毒素

肉毒毒素,是肉毒梭菌的代谢产物,是迄今为止所知道最毒的自然生成毒素之一,毒性比氰化钾强 1 万倍,对人的致死量最少为 0.1 μg。为嗜神经毒素,其作用是阻碍神经兴奋冲动的传递,导致骨骼肌松弛性麻痹。人因食入含有肉毒毒素的食品如罐头、腌制肉类、发酵豆制品等引起食物中毒,病死率甚高。

肉毒毒素是为数不多的拥有药物身份的毒物,能够缓解多种难以治疗的病痛,主要用来治疗因神经异常导致的眼部、面部和颈部肌肉痉挛。有眼科医生发现,肉毒毒素不仅缓解了病痛,还抚平了注射部位的皱纹。2002 年,美国 FDA 正式批准肉毒毒素用于去除严重的眉间皱纹,随后,欧美多国广泛使用。

(四)防治原则

1. 预防　肉毒中毒的预防主要是加强食品卫生管理与监督;个人防护包括低温保存食品,防止芽胞发芽;80 ℃加热食品 20 min 可破坏毒素。对厂家生产的肉和豆类制品要加强市场管理,卫生监督;自行加工的食品要防止污染。进食前要加温处理 90 ℃ 2 min。

2. 治疗　对患者应尽早根据临床症状做出诊断,治疗应早期足量注射 A、B、E 多价肉毒抗毒素血清。同时加强护理和对症治疗,特别是维持呼吸功能,以显著降低死亡率。该病恢复很慢,损伤的神经需缓慢再生,快需数月,慢则数年。

四、艰难梭菌

艰难梭菌是婴幼儿肠道中的正常菌群。长期应用抗生素可引起二重感染。

(一)生物学性状

有鞭毛,芽胞形成于次极端。粗大的革兰染色阳性菌。极端厌氧,需用内含环丝氨酸、果糖和头孢噻吩等特殊培养基分离。对 β-内酰胺类、四环素类、氯霉素类和大环内酯类抗生素均耐药。肠道中的乳酸杆菌、双歧杆菌、D 族链球菌和真菌对艰难梭菌均有抑制作用。

(二)致病性

艰难梭菌主要引起**内源性感染**,所致疾病为**假膜性肠炎**。发病原因是长期使用抗生素造成菌群失调,艰难梭菌失去抑制而过度增殖所引起。艰难梭菌产生 A 和 B 两种毒素。A 毒素为肠毒素,趋化中性粒细胞于回肠壁,破坏回肠壁并释放细胞因子,导致分泌亢进,使肠壁坏死出血;B 毒素为细胞毒素,能造成肌动蛋白解聚,细胞骨架破坏,损伤肠壁细胞,病损处形成假膜。临床表现为腹痛、腹泻和全身中毒症状,病情较重。婴儿肠道检出率高(64%),成人肠道检出率低(3%),婴儿易发病。此外,尚可引起外源性感染,在医院内发生传播,常在应用抗生素 5 ~ 10 d 以后,轻者无症状,5%的重者出现水样便,排出假膜,甚至致死。感染率为 15% ~25%。

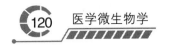

（三）防治原则

停止原来应用的抗生素，改用对该菌敏感的万古霉素和甲硝唑。芽胞不易杀死，易复发。

第二节　无芽胞厌氧菌

无芽胞厌氧菌是人体的正常菌群，与需氧菌共同存在于皮肤、口腔、上呼吸道、肠道及泌尿生殖道等部位，且**占有绝对优势**。在正常情况下，它们对人体无害；但在一定条件下可作为条件致病菌引起内源性感染。在临床上，无芽胞厌氧菌的感染率高达90%以上，且以混合感染多见。所致疾病虽不如厌氧芽胞梭菌严重，但其感染十分广泛，涉及临床各科，不易检出，对抗生素不敏感，给诊断与治疗带来困难，近年来已引起临床医师的高度重视。

（一）生物学性状

无芽胞厌氧菌种类繁多，有30多个菌属，200余种，其中与人类疾病相关的主要有10个属，包括革兰染色阳性及阴性的杆菌和球菌。

1. 革兰阴性无芽胞厌氧杆菌

（1）拟杆菌属　是临床上最重要的革兰阴性无芽胞厌氧杆菌，与致病有关的主要是脆弱拟杆菌和产黑色素拟杆菌。脆弱拟杆菌，菌体细小杆状、菌体两端钝圆而浓染，也可呈多形性，有荚膜，主要寄生在消化道，可引起腹腔或会阴部感染、败血症等。约占临床厌氧菌分离菌株的25%；产黑色素拟杆菌，为小杆菌，有时呈长杆状，有荚膜与菌毛，主要寄生在口腔、下消化道及泌尿生殖道，在口腔、牙龈感染及泌尿生殖道感染等临床标本中常分离出本菌。

（2）梭杆菌属　镜下呈梭形，无荚膜和鞭毛，常寄生于正常人的口腔和上呼吸道，可引起牙周炎、齿槽脓肿等口腔感染，此外，还可引起肺脓肿、脑脓肿等。该菌在各种感染的临床标本中均可分离到。

2. 革兰阴性厌氧球菌　革兰阴性厌氧球菌有3个属，其中以**韦荣菌属**最重要，该菌成双、成簇或短链状排列，是咽喉部位主要的厌氧菌，但在临床厌氧菌分离标本中，分离率小于1%，且为混合感染。

3. 革兰阳性无芽胞厌氧杆菌　包括7个属（主要有丙酸杆菌属、真杆菌属、乳杆菌属及双歧杆菌属等）。在临床厌氧菌分离菌株中，占22%左右，其中约57%为丙酸杆菌、23%为真杆菌。

（1）丙酸杆菌　主要存在于皮肤正常菌群中。为短小杆菌，常呈链状或成簇排列，无鞭毛，能发酵糖类产生丙酸。能在普通培养基上生长，时间需2~5 d。与人类有关的有3个菌种属中临床以痤疮丙酸杆菌最为常见。

（2）双歧杆菌属　严格厌氧。菌体呈多形态，有分枝，无动力，耐酸。双歧杆菌在婴儿、成人肠道菌群中占很高比例，在婴儿尤为突出。该菌在大肠中起重要的调节作用，控制 pH 值，对抗外源致病菌的感染。只有齿双歧杆菌与龋齿和牙周炎有关，但其致病作用仍不明确。其他细菌极少能从临床标本中分离到。

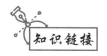
知识链接

人体肠道内清道夫

双歧杆菌分泌的乳酸、醋酸刺激肠壁,促使肠道蠕动,保持正常排便功能,把肠道内有害、有毒物质及时排出体外。同时双歧杆菌还能分解体内各种有害物质。这些有害物质有的对人体具有诱癌、致癌作用或催人衰老。此外,双歧杆菌还能阻止多余胆固醇吸收,加速肠道内有害物质和毒素排出体外,起到清道夫的作用。

(3)真杆菌属　目前已发现 45 个种,是肠道重要的正常菌群,其中 17 个种与感染有关,但都出现在混合感染中,最常见的是迟钝真杆菌。其他菌为正常菌群,在维护肠道正常功能、抗感染、提高机体免疫力、抗肿瘤、降血脂等方面均有促进作用。

4.**革兰阳性厌氧球菌**　革兰阳性厌氧球菌有 5 个属 21 个种,其中有临床意义的是消化链球菌属,主要寄居在阴道。在临床厌氧菌分离株中,仅次于脆弱拟杆菌,大多为混合感染。本属细菌生长缓慢,需培养 1 周左右才能出现生长现象。

(二)致病性

1.**致病条件**　无芽胞厌氧菌为**条件致病菌**,下述条件可引起感染。①细菌侵入非正常部位:如手术、拔牙、穿孔或多次插管等。②菌群失调:如长期应用抗生素,杀死了敏感细菌,造成无芽胞菌大量繁殖。③机体免疫力下降:如患慢性消耗性疾病、婴幼儿、老年人、烧伤、手术、化疗、放疗、使用激素或免疫抑制剂等。④**局部形成厌氧环境**:如局部水肿、组织损伤坏死、异物压迫致使局部组织供血不足、有氧菌混合感染等,均有利于厌氧菌的生长而引起感染。

2.**致病物质**　无芽胞厌氧菌致病力弱,细菌种类不同,其致病物质不完全相同。与致病有关的因素有:①细菌表面的结构,如荚膜和菌毛等。②酶和毒素,有些菌能产生侵袭酶,如胶原酶、DNA酶、蛋白酶和透明质酸酶等,可引起细菌感染的扩散。脆弱拟杆菌的某些菌株能产生肠毒素,革兰阴性厌氧菌也有内毒素,但脂质 A 含量较少,故毒性较弱。

3.**感染特征**　多为慢性感染,有下列特征之一者可考虑无芽胞厌氧菌感染:①发生在口腔、鼻腔、胸腔或肛门、会阴附近的慢性炎症、脓肿;②分泌物为血性或黑色,有恶臭;③分泌物涂片查见细菌,但普通培养无菌生长;④使用氨基糖苷类抗生素(如链霉素、卡那霉素、庆大霉素)长期治疗无效者。所致疾病大多为慢性化脓性感染,如发生在口腔、鼻腔、胸腔或肛门、会阴附近的炎症,女性生殖道和盆腔感染等,细菌亦可侵入血流引起菌血症、败血症。感染部位可遍及全身,其中以肺部、腹腔感染的发生率为最高,占细菌感染的 80% ~ 90%,前者以产黑色素拟杆菌及梭杆菌的感染为主,后者以脆弱拟杆菌的感染为主。

(三)微生物学检查

1.**标本采集**　无芽胞厌氧菌是人体正常菌群,采集标本时应避免正常菌群的污染,应从感染中心或深部采取标本,如在无菌的条件下采取胆汁、血液、心包液、胸腔或腹腔积液、深部脓肿或手术切除的标本。这类细菌对氧敏感,标本应尽量避免接触空气,如标本用无菌针管抽取后,排除空气,针头插入无菌的胶塞中;也可将标本迅速放入厌氧标本收集瓶中,迅速送检。

2.**直接涂片镜检**　脓液或穿刺液标本可直接涂片染色后观察细菌的形态特征、染色及菌量多少,供初步判断结果时参考。

3.**分离培养与鉴定**　这是证实无芽胞厌氧菌感染的关键方法。标本应立即接种到营养丰富、新鲜,含有还原剂的培养基或特殊培养基、选择培养基中,最常见的培养基是以牛心脑浸液为基础的血平板。接种最好在厌氧环境中进行(如厌氧手套箱等)。接种后置于 37 ℃厌氧培养 2 ~ 3 d,如无菌生长,继续培养至 1 周。挑取生长菌落接种两种血平板,分别置于有氧和无氧环境中培养,在两种环境中都能生长的是兼性厌氧菌,只能在厌氧环境中生长的才是专性厌氧菌。获得纯培养后,再经生化反应等继续进行鉴定。

此外,利用气液相色谱检测细菌代谢终末产物能迅速做出鉴定,需氧菌和兼性厌氧菌只能产生乙酸,而检测出其他短链脂肪酸,如丁酸、丙酸则提示为厌氧菌。核酸杂交、PCR 等分子生物学方法已能对一些重要的无芽胞厌氧菌做出迅速和特异性诊断。

(四)防治原则

目前无特殊预防方法。注意清洗创面,去除坏死组织和异物,维持局部良好的血液循环,预防局部出现厌氧微环境。要正确选用抗菌药物,临床上 95% 以上无芽胞厌氧菌包括脆弱类杆菌对氯霉素、亚胺培南、哌拉西林、替卡西林(羧噻吩青霉素)及甲硝唑等敏感。万古霉素适用于所有革兰阳性厌氧菌感染。但越来越多抗性菌株的产生增加了治疗的难度,95% 菌株对青霉素有抗性。如无芽胞厌氧菌感染中最常见的脆弱拟杆菌能产生 β-内酰胺酶,可破坏青霉素和头孢霉素。治疗可用甲硝唑、青霉素、头孢菌素等。要注意临床耐药菌株的大量出现,对临床分离菌株进行**抗生素敏感性测定**,以指导正确地选用药物和治疗。

问题分析与能力提升

患者,男,36 岁,工人。因牙关紧闭、吞咽困难 2 d 入院,入院后出现颈部僵硬、弓背、腹部僵硬等症状,并进行性加重,呈苦笑面容,患者入院前 1 个月有拔牙病史。

思考题:①该患者可能患的是何种疾病? ②由哪种病原菌引起? ③防治原则是什么?

提示:

1. 患者患的可能是破伤风。

2. 由破伤风梭菌产生的破伤风痉挛毒素引起。

3. 预防:①及时正确地处理伤口,对可能引起破伤风的伤口要及时进行清创处理,使伤口形成有氧的微环境,防止该菌生长繁殖。②特异性预防,要采取针对性的特异性预防措施,对儿童、军人和其他易受外伤的人群进行破伤风类毒素的计划免疫。目前,我国常规用含有百日咳疫苗、白喉类毒素和破伤风类毒素的百、白、破三联疫苗,对 3 ~ 6 个月的儿童进行免疫,对严重污染的伤口及未经过基础免疫者,应立即肌内注射 TAT 1 500 ~ 3 000 U 做紧急预防。

治疗:对已经发生破伤风的患者需用 TAT 治疗,其治疗原则是早期、足量、皮试、联合。因毒素一旦与神经组织结合,抗毒素即失去中和作用。一般须用 TAT 10 万 ~ 20 万 U。也可使用人抗破伤风免疫球蛋白,其疗效优于 TAT,且不引起过敏反应。同时,联合使用抗生素抗感染治疗。

(新乡医学院 闫 冬)

中国的破伤风不再伤人!

本章描述的是一群与医学相关的、在分类上为不同种属的细菌,包括棒状杆菌属(如白喉棒状杆菌)、军团菌属(如嗜肺军团菌)、假单胞菌属(如铜绿假单胞菌)和一些原始发酵革兰阴性菌(如假单胞菌、不动杆菌)等细菌。它们均各自具有独特的生物学特性和致病性,广泛存在于自然界的水、土壤和空气中;其中有的是人体皮肤黏膜表面的正常菌群,大多是条件致病菌。但在近年临床标本中检出率逐年增多,常引起医院内感染,且对多种抗生素耐药,治疗比较困难,因而受到临床医生的高度重视。

第一节　棒状杆菌属

　　棒状杆菌属的细菌因其菌体一端或两端膨大呈棒状而得名。革兰染色阳性,菌体着色不均匀,出现浓染颗粒或有异染颗粒。排列不规则,呈栅栏状。无荚膜、无鞭毛,不产生芽胞。本属细菌种类多,与人类有关的如假白喉棒状杆菌、结膜干燥棒状杆菌、溃疡棒状杆菌等分别寄生于人鼻腔、咽喉、眼结膜等处,大多数不产生外毒素,一般无致病性,多为条件致病菌,分别可引起咽部、结膜、阴道或尿道等部位炎症,痤疮棒状杆菌可引起痤疮和粉刺。能引起人类传染性疾病的主要为**白喉棒状杆菌**。

一、白喉棒状杆菌

　　白喉棒状杆菌简称**白喉杆菌**,是人类白喉的病原菌。白喉是一种急性呼吸道传染病,因患者咽喉部出现**灰白色的假膜**而得名。该菌能产生**强烈的外毒素**,进入血液可引起全身中毒症状而致病。

(一)生物学性状

　　1.形态与染色　菌体细长,微有弯曲,**一端或两端膨大成棒状**,无荚膜、鞭毛和芽胞,排列不规则,常呈栅栏状或 V、L、Y 等字形。革兰染色阳性,亚甲蓝染色时,菌体可见到染色较深的颗粒,用奈瑟或阿氏染色法,这些颗粒与菌体着色不同,称为**异染颗粒**,对鉴定细菌有重要意义。颗粒的主要

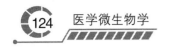

成分是核糖核酸和多偏磷酸盐。细菌衰老时异染颗粒可消失。

2.培养特性 需氧或兼性厌氧。在含全血或血清培养基上,置于35~37℃时细菌生长良好;在含有凝固血清的吕氏培养基(Loeffler's medium)上生长迅速,经12~18 h培养即可形成圆形灰白色的小菌落,菌体形态典型,异染颗粒明显。在含有0.03%~0.04%亚碲酸钾血琼脂平板上生长时,能使亚碲酸钾还原为黑色的金属元素碲,故菌落呈黑色或灰色,亚碲酸钾还有抑制其他杂菌生长的作用。根据该菌在亚碲酸钾血平板形成的3种不同形态特征菌落分别被称为重型、轻型和中间型。重型:菌落大,呈灰色,表面光滑,无光泽,边缘不规则且有条纹,不溶血。轻型:菌落小,呈黑色,表面光滑有色泽,边缘整齐,溶血。中间型:菌落小,呈灰黑色,表面较光滑,边缘较整齐,不溶血。三型的产毒株与疾病的轻重程度无明显的对应关系,但对流行病学分析有一定意义,在我国以轻型产毒株多见。

3.变异 白喉棒状杆菌形态、菌落和毒力均可发生变异。当无毒株白喉棒状杆菌携带β-**棒状杆菌噬菌体成为溶原性细菌**时,便可成为产生白喉毒素的产毒株并能随细胞分裂遗传下去。

4.抵抗力 白喉棒状杆菌对湿热较敏感,100 ℃ 1 min或58 ℃ 10 min即可被杀死。对一般消毒剂敏感,如5%苯酚溶液1 min,或3%甲酚皂溶液10 min处理可杀灭。但对日光、寒冷和干燥抵抗力较强,在衣物、儿童玩具等多种物品中可存活数日至数周。对青霉素及红霉素敏感;对磺胺类、卡那霉素和庆大霉素不敏感。

(二)致病性与免疫性

1.致病因素 **白喉外毒素**是白喉棒状杆菌主要的致病物质。此毒素是一种细胞毒素,毒性强烈,含有A、B两个亚单位,B亚单位是毒素与敏感细胞膜受体结合的部位,当与细胞结合后,A亚单位进入细胞,A亚单位有毒性,可灭活肽链合成必需的延伸因子(EF-2),影响蛋白质的合成,使细胞变性坏死。白喉外毒素由β-棒状杆菌噬菌体的毒素基因编码,所以只有带该噬菌体的溶原菌才能产生白喉外毒素。

2.所致疾病 人类是白喉棒状杆菌的唯一宿主,普遍易感,而且最易感的是儿童。患者及带菌者是主要的传染源。细菌主要通过飞沫传播,最常见侵犯的部位是咽、喉、气管和鼻腔黏膜。也可经污染物品直接接触传播,侵犯眼结膜、阴道等处黏膜,甚至皮肤创伤口,引起**白喉**。白喉的典型体征是喉部有一个**假膜**,这是细菌在局部顽强繁殖并分泌外毒素,导致炎性渗出及组织坏死,凝固而成。此假膜与黏膜下组织紧密粘连,如果局部黏膜水肿及假膜脱落,可引起呼吸道阻塞,甚至窒息死亡。外毒素进入血液(毒血症),并与易感的心肌细胞或外周神经、肾上腺组织细胞结合,引起心肌炎、声嘶、软腭麻痹、吞咽困难、膈肌麻痹以及肾上腺功能障碍等全身中毒症状。细菌一般不入血。

3.免疫性 白喉病后可获得牢固免疫力,以体液免疫为主。免疫力主要靠机体产生的**白喉抗毒素**中和外毒素的作用,抗毒素可阻止毒素的B单位与敏感细胞膜受体结合,使A单位不能进入细胞发挥毒性作用。新生儿经胎盘自母体能获得被动免疫,出生后这种被动免疫逐渐消失。3个月时仅60%有免疫力,1岁时几乎全部易感。以往白喉患者约50%在5岁以内。近年来国家对婴幼儿及学龄前儿童普遍进行了免费预防接种,儿童及少年发病率降低,但发病年龄出现推迟现象。

(三)微生物学检查

白喉的实验室诊断包括细菌学检查和细菌毒力测定两部分。

1.采集标本 用无菌棉拭子取患者病变部位的假膜或其边缘的分泌物,应在使用抗生素前取材。

2.直接涂片镜检 将标本涂片固定后,革兰染色和亚甲蓝染色后镜检,如发现典型的革兰染色阳性的棒状杆菌并有异染颗粒,结合临床表现可做出初步诊断。

3. 分离培养与鉴定　将标本接种于**吕氏血清斜面培养基或亚碲酸钾血琼脂平板**上,根据菌落特点、生化反应、形态染色做出最后鉴定。

4. 毒力试验　毒力试验是鉴别白喉棒状杆菌与其他棒状杆菌的重要试验。检测方法有体内和体外两种。

(1)体内法　通过豚鼠体内中和试验测定毒力。将待检菌的培养物(2 mL/只)注射实验组豚鼠皮下;对照组豚鼠则与 12 h 前腹腔内注射白喉抗毒素 500 U 后,再于皮下注射待检菌培养物(2 mL/只)。若于 2 ~ 4 d 实验组动物死亡而对照动物存活,表明待检菌能产生白喉毒素。

(2)体外法　常用琼脂 Elek 平板毒力试验。在蛋白胨肉汤或牛肉消化液的琼脂平板上,平行接种待检菌和阳性对照产毒菌,然后垂直铺一条浸有白喉抗毒素(1 000 U/mL)的滤纸片。37 ℃孵育24 ~ 48 h,若待检菌产生白喉毒素,则在纸条与菌苔交界处出现有白色沉淀线,无毒菌株则不产生沉淀线。此外,尚可用对流免疫电泳法或 SPA 协同凝集法检测待检菌培养物上清液中的毒素。

(四)防治原则

1. 特异性预防

(1)人工主动免疫　用于一般性预防。目前国内外均使用**白喉类毒素、百日咳疫苗和破伤风类毒素混合制剂**(简称百白破混合疫苗),出生后 3 个月、4 个月、5 个月龄各接种一次作为基础免疫,1.5 ~ 2.0 岁和 6 ~ 7 岁时各加强一次。

(2)人工被动免疫　用于紧急预防。对于密切接触白喉患者的易感儿童,应立即肌内注射**白喉抗毒素 1 000 ~ 3 000 U**。注射前需做皮试,避免发生超敏反应。现一般主张对密切接触者进行药物预防,如使用青霉素和红霉素,不轻易使用抗毒素。

2. 治疗　对于白喉患者要尽早隔离治疗。除使用敏感抗生素抑制病原菌生长外,应早期足量使用白喉抗毒素进行特异性治疗,根据病情可用 2 万 ~ 10 万 U 肌内注射或静脉注射。抗毒素的使用要尽早,毒素一旦与敏感细胞结合则不能被抗毒素中和。

二、百日咳鲍特菌

百日咳鲍特菌属俗称百日咳杆菌,是人类百日咳的病原体。人类是百日咳鲍特菌唯一宿主。

(一)生物学性状

1. 形态学性状　为革兰阴性菌,短杆状或椭圆形菌,大小为(0.2 ~ 0.5) μm×(0.5 ~ 2.0) μm,多单个分散存在。当培养条件不适宜时,可出现丝状形态。用石炭酸甲苯胺蓝染色,两端浓染。无鞭毛,不形成芽胞。有毒株有荚膜和菌毛。

2. 培养与生化反应　**专性需氧**,最适生长温度 35 ~ 36 ℃,最适 pH 值为 6.8 ~ 7.0。生长较缓慢,倍增时间为 3.4 ~ 4 h。营养要求高,初次分离培养用含甘油、马铃薯和血液的鲍-金培养基(Bordet-Gengou medium)。生化反应弱,不分解糖类,不产生吲哚,不生成硫化氢,不利用枸橼酸,不分解尿素等。但氧化酶阳性,触酶阳性。

3. 变异性　百日咳鲍特菌常发生菌落变异。新分离菌株为 S 形,称为 I 相菌,有荚膜,毒力强。人工培养后,逐渐形成 R 形菌落,为IV相菌,无荚膜,无毒力。同时其形态、溶血性、抗原构造、致病力等亦随之变异。II、III相为过渡相。

4. 抗原结构与抵抗力　有菌体 O 抗原和 K 抗原。K 抗原是该菌的表面成分,又称凝集原,包括凝集因子 1 ~ 6,它们有不同组合的血清型。凝集因子 1 为 I 相菌共同抗原,是种的特异性抗原。鉴于百日咳鲍特菌血清型的特异性,世界卫生组织(World Health Organization,WHO)推荐在菌苗中含有 1、2、3 因子血清型的菌株。抵抗力较弱,日光直射 1 h,56 ℃加热 30 min 均可被杀死。干燥尘埃中能存活 3 d。

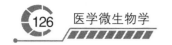

(二)致病性与免疫性

1. 致病物质　有荚膜、菌毛及产生的多种毒素等。传染源为早期患者和带菌者,儿童易感,通过飞沫传播,潜伏期为 7 ~ 14 d。百日咳鲍特菌不进入血流,主要造成局部组织损伤。细菌首先附着于纤毛上皮细胞,在局部繁殖,并产生毒素,引起局部炎症、坏死,上皮细胞纤毛运动受抑制或破坏,黏稠分泌物增多而不能及时排出,导致剧烈咳嗽,临床病程可分 3 期。①卡他期:类似普通感冒,有底热、打喷嚏、轻度咳嗽,可持续 1 ~ 2 周,此期传染性很强。②痉咳期:出现阵发性痉挛性咳嗽,常伴吸气吼声(**鸡鸣样吼声**),同时常有呕吐、呼吸困难、发绀等症状。每日激烈阵咳可达 10 ~ 20 次,一般持续 1 ~ 6 周。③恢复期:阵咳逐渐减轻,完全恢复数周至数月不等。因病程较长,故称**百日咳**。若治疗不及时,少数患者可发生肺炎链球菌、金黄色葡萄球菌和溶血性链球菌等继发感染,出现肺炎、中耳炎等。

2. 致病性　百日咳鲍特菌主要侵犯婴幼儿呼吸道。感染早期有轻度咳嗽,1 ~ 2 周后出现阵发性痉挛性咳嗽,可持续数周,随后进入恢复期,全病程可达几个月。该病的主要威胁是肺部继发感染、癫痫发作、脑病和死亡。

3. 免疫性　机体感染百日咳鲍特菌后能出现多种特异性抗体,如抗体百日咳毒素(pertussis toxin,PT)或抗丝状血凝素(filamentous hemagglutinin, FHA)、IgM、IgG、IgA 等,有一定保护作用。病后可获得持久免疫力,很少再次感染。

(三)微生物学检查法

取鼻咽拭子或鼻腔洗液直接接种于鲍-金培养基进行分离培养,观察菌落并进行染色镜检和生化反应鉴定,进而用百日咳鲍特菌 I 相免疫血清做血清凝集试验进行血清型鉴定。荧光抗体法检查标本中抗原,可用于早期快速诊断。也可用 ELISA 法检测患者血清中抗 PT、抗 FHA、IgM 及 IgA 抗体进行血清学早期诊断。

(四)防治原则

预防百日咳主要依靠疫苗接种。WHO 规定制备疫苗菌株必须用含有 1、2、3 型凝集因子的 I 相菌株。目前应用的百日咳菌苗有全菌体百日咳菌苗和仅含抗原的无菌体菌苗两种。我国采用 I 相百日咳菌苗与白喉类毒素、破伤风类毒素制成**三联疫苗**(DPT)进行预防,取得了良好的预防效果。治疗首选红霉素、氨苄西林等。

第二节　芽胞杆菌属

芽胞杆菌属是大的(4 ~ 10 μm)**革兰阳性**,严格需氧或兼性厌氧的有荚膜的杆菌。该属细菌的重要特性是能够产生对不利条件具有特殊抵抗力的芽胞。大多数有动力,无荚膜,多数溶血,通常过氧化氢酶阳性。包括对人和动物致病的**炭疽芽胞杆菌**,可引起食物中毒的蜡状芽胞杆菌,非致病性的枯草芽胞杆菌、蕈状芽胞杆菌、多黏芽胞杆菌等。

一、炭疽芽胞杆菌

炭疽芽胞杆菌是引起动物和人类炭疽的病原菌,主要**感染牛、羊等食草动物**,人可通过接触或**食用患病动物及畜产品而感染**。

（一）生物学特性

1. 形态与染色　为**革兰染色阳性**，是致病菌中最大的细菌，长 3～5 μm，宽 1～2 μm，**两端平切**，常呈长链状排列，**状如竹节**，在机体内或含血清的培养基中形成荚膜，无鞭毛。在氧气充足，温度适宜的外界环境中易形成芽胞，芽胞呈椭圆形，位于菌体中央，其宽度小于菌体。

2. 培养特性　营养要求不高，需氧或兼性厌氧。最适温度 30～35 ℃，在普通琼脂培养基上培养 24 h，形成**灰白色粗糙菌落**，低倍镜下观察可见卷发状边缘。在血平板上菌落具有黏性，可出现拉丝现象，在肉汤中培养 24 h，管底有**絮状卷绕成团的沉淀生长**。

3. 抗原构造　炭疽芽胞杆菌的抗原分为两部分，一部分是结构抗原，包括荚膜、菌体和芽胞等抗原成分；另一部分是炭疽毒素复合物抗原。

（1）荚膜抗原　具有抗吞噬作用，与细菌毒力有关。

（2）菌体抗原　与毒力无关，耐热，此抗原在病畜皮毛或腐败脏器中经长时间煮沸可与相应抗体发生沉淀反应，称 Ascoli 热沉淀反应，有利于对炭疽芽胞杆菌病原的流行病学调查。

（3）芽胞抗原　由芽胞的外膜、皮质等组成的芽胞特异性抗原，具有免疫原性和血清学诊断价值。

（4）炭疽毒素复合物抗原　由**保护抗原、致死因子和水肿因子** 3 种蛋白质组成的复合物，炭疽毒素具有抗吞噬作用和免疫原性。

4. 抵抗力　炭疽芽胞杆菌的繁殖体抵抗力与一般无芽胞细菌相似，但其芽胞对外界因素的抵抗力很强。在室温干燥环境中能存活 20 余年，在皮革中能存活数年。牧场一旦被芽胞污染，其传染性可保持数十年。煮沸 10 min、干热 140 ℃ 3 h、121 ℃（103.4 kPa）高压蒸汽灭菌 15～30 min 可破坏芽胞。芽胞对化学消毒剂抵抗力很强，新配制 20% 石灰乳、20% 漂白粉需浸泡 48 min，5% 苯酚溶液需 5 d 才可杀死芽胞。炭疽芽胞杆菌的芽胞对碘敏感，1∶2 500 的碘液经 10 min 就可将芽胞破坏。对青霉素、红霉素、链霉素、卡那霉素和多西环素高度敏感。

（二）致病性与免疫性

1. 致病物质　炭疽芽胞杆菌主要致病物质是**荚膜**和**炭疽毒素**，其致病力取决于生成荚膜和毒素的能力，由质粒 DNA 控制荚膜和炭疽毒素产生。荚膜有抗吞噬作用，有利于细菌在宿主组织内繁殖扩散。炭疽毒素是造成感染者致病和死亡的主要原因，毒性作用直接损伤微血管内皮细胞，增加血管通透性而形成水肿，可抑制、麻痹呼吸中枢而引起呼吸衰竭死亡。

2. 所致疾病　炭疽芽胞杆菌主要为食草动物（牛、羊、马等）炭疽病的病原菌，可经皮肤、呼吸道和胃肠道侵入机体引起人类炭疽病。临床类型有 3 种。

（1）皮肤炭疽　最多见，约占病例的 95% 以上，经颜面、四肢等皮肤小伤口侵入机体，起初在局部形成小疖、水疱，继而成为脓疱，**中心形成黑色坏死焦痂，故名炭疽**。患者常伴有高热、寒战等全身症状，如不及时治疗可发展成败血症而死亡。

（2）肺炭疽　由于吸入含有大量炭疽芽胞杆菌的芽胞的尘埃所致，多发生于从事皮毛加工的工人。患者常表现为寒战、高热、呼吸困难、胸痛及全身中毒症状、病情危重，死亡率高。

（3）肠炭疽　由于食入未煮熟的病畜肉类、奶或被污染食物引起肠炭疽，起病急骤，出现腹胀、腹痛，伴有连续呕吐，肠麻痹及血便，以全身中毒症状为主，2～3 d 内发展为毒血症而死亡。

3. 免疫性　病后机体可产生特异性抗体，使其**获得持久免疫力**，再次感染者甚少。

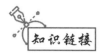

炭疽病防治

2011年8月,鞍山海城市和岫岩县发生皮肤炭疽传染病疫情,并确诊病例3例,疑似病例18例,所有病例均在鞍山市传染病医院隔离治疗,无死亡病例。据了解,这次疫情是由于当地居民私自屠宰或接触病牛感染发生的。

炭疽是一种由炭疽杆菌引起的人畜共患传染病,牛、羊、骆驼、骡等食草动物是其主要传染源。人直接或间接地接触病畜和染菌的皮、毛、肉等,会感染炭疽。因此,人们只要不接触、宰杀、食用病死和不明原因死亡的牛、羊等牲畜,就不会被感染发病。

(三)微生物学检查

根据炭疽的不同类型,分别采取渗出液、脓液、痰、粪便及血液等标本。必要时可割去耳朵或舌尖组织送检。

将标本直接涂片,革兰染色,镜检若发现带有**荚膜的典型竹节状,革兰染色阳性粗大杆菌**,可做出初步诊断。也可将标本接种于普通琼脂平板、血琼脂平板或碳酸氢钠平板上分离培养,根据菌落特征,挑取可疑菌落进一步做青霉素串珠试验。必要时可做炭疽杆菌噬菌体裂解试验进行鉴定。

(四)防治原则

预防炭疽病的最重要措施是加强家畜的管理。**病畜的尸体必须焚毁或深埋于2 m以下**。在流行地区要对易感人群(如牧民、屠宰工人、皮毛工人等)和易感家畜,进行**炭疽杆菌减毒活疫苗**的预防接种。治疗炭疽可选用青霉素、多西环素等。

二、蜡状芽胞杆菌

蜡状芽胞杆菌为革兰阳性大杆菌,芽胞多位于菌体中央或次级端。在普通琼脂平板上生长良好,菌落较大,灰白色,表面粗糙似融蜡状,故名。本菌广泛分布于土壤、水、尘埃、淀粉制品、乳和乳制品等食品中,是仅次于炭疽芽胞杆菌的人类和动物的致病菌,可引起**食源性疾病和机会性感染**。

蜡状芽胞杆菌引起的**食物中毒**可分两种类型:①**呕吐型**,由耐热的肠毒素引起,于进食后出现恶心、呕吐症状,严重者可出现暴发性肝衰竭;②**腹泻型**,由不耐热肠毒素引起,进食后发生胃肠炎症状,主要为腹痛、腹泻和里急后重,偶有呕吐和发热。此外,该菌有时也是外伤后眼部感染的常见病原菌,引起全眼球炎,治疗不及时易造成失明。在免疫功能低下或应用免疫抑制药的患者中还可引起心内膜炎、菌血症和脑膜炎等。本菌对红霉素、氯霉素和庆大霉素敏感,对青霉素、磺胺类耐药。

第三节　鼠疫耶尔森菌

鼠疫耶尔森菌俗称**鼠疫杆菌**,是**鼠疫**的病原菌,是引起自然疫源性烈性传染病鼠疫的病原菌。人类鼠疫是鼠疫耶尔森菌**通过被染疫的鼠蚤叮咬**传播给人。临床上表现为发热、毒血症和出血倾向等。

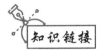

鼠疫 3 次大流行

鼠疫是由鼠疫杆菌引起的自然疫源性烈性传染病,患者死亡后皮肤常呈黑紫色,故有"黑死病"之称。临床主要表现为高热、淋巴结肿痛、出血倾向、肺部特殊炎症等。世界上曾发生过 3 次大流行,第一次发生在 6 世纪,从地中海地区传入欧洲,死亡近 1 亿人;第二次发生在 14 世纪,波及欧、亚、非,同时也波及中国;第三次是 18 世纪,传播到 32 个国家。1793 年云南师道南所著《死鼠行》中描述当时"鼠死不几日,人死如圻堵"。说明那时在中国流行十分猖獗。中国人间鼠疫已基本消灭,但自然疫源地依然存在,鼠疫杆菌曾被当作生物战剂,故防治鼠疫对国防有非常重要的意义。

(一)生物学性状

鼠疫杆菌为**革兰阴性球杆菌**,有荚膜,无鞭毛和芽胞。在病灶标本中及初代培养时,呈卵圆形,**两端钝圆并浓染**。兼性厌氧,营养要求不高,但生长缓慢。对理化因素抵抗力弱,55 ℃ 15 min 或 100 ℃ 1 min 即可杀死,但在自然环境中的生存能力强。耐直射日光 1 ~ 4 h,在干燥咳痰和蚤粪中存活数周,在冻尸中能存活 4 ~ 5 个月。对链霉素、卡那霉素及四环素敏感。

(二)致病性与免疫性

鼠疫耶尔森菌主要寄生于鼠类和其他啮齿类动物体内,**蚤是主要传播媒介**,通过**鼠蚤**在鼠间传播。当大批病鼠死亡后,失去宿主的鼠蚤转向人群,引起人类鼠疫。人患鼠疫后,可通过人蚤叮咬或呼吸道引起人群间鼠疫的流行。临床常见有**腺鼠疫、肺鼠疫、败血症型鼠疫**。

1. 腺鼠疫　以**急性淋巴结炎**为特点。鼠疫耶尔森菌能在吞噬细胞内生长繁殖,沿淋巴液到达局部淋巴结,多在腹股沟和腋下引起严重的淋巴结炎,局部肿胀、化脓和坏死。

2. 肺鼠疫　原发性鼠疫多由呼吸道感染,也可由腺鼠疫或败血症型鼠疫蔓延而致继发性鼠疫。患者多高热、寒战、咳嗽、胸痛、咯血,患者多因呼吸困难或心力衰竭而死亡。死亡患者的皮肤常呈黑紫色,故有"**黑死病**"之称。

3. 败血症型鼠疫　重症腺鼠疫或肺鼠疫患者的病原菌可侵入血流,导致败血症型鼠疫,患者体温升高可达 39 ~ 40 ℃,可发生休克和 DIC,皮肤黏膜见出血点及瘀斑,全身中毒症状和中枢神经系统症状明显,死亡率高。感染鼠疫耶尔森菌后可**获得牢固的免疫力**,主要是体液免疫,很少再次感染。

(三)微生物学检查

鼠疫耶尔森菌微生物学检查必须严格执行**烈性传染病的病原菌管理规则**,应有专人在专门实

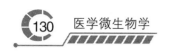

验室内进行。依不同病型采取淋巴结穿刺液、痰、血液等。穿刺液及痰通过直接涂片,干燥后用甲醇或乙醇、乙醚混合液固定 5 ~ 10 min,然后进行革兰染色或亚甲蓝染色,镜检观察形态和染色特点,24 h 后取可疑菌落涂片,染色镜检。必要时,做噬菌体裂解试验、血清学试验等进一步鉴定。

(四)防治原则

灭鼠、灭蚤是切断鼠疫传播环节、消灭鼠疫的根本措施。此外,应加强国际入境检疫及疫情监测,如发现鼠疫患者要进行隔离,并立即以紧急疫情向卫生防疫机构报告。在流行区接种鼠疫活疫苗,增强人群免疫力。用抗生素治疗必须早期足量,氨基糖苷类抗生素、四环素、磺胺类药及链霉素治疗均有效。

第四节 布鲁氏菌属

布鲁氏菌属是一类**人畜共患传染病**的病原菌,主要感染羊、牛、猪等家畜。目前已发现有 6 个物种,我国流行的主要有**羊布鲁氏菌**、**牛布鲁氏菌**和**猪布鲁氏菌**等。因最早由美国医师 David Bruces 首先分离出而得名。

(一)生物学性状

1.形态染色 布鲁氏菌多呈球杆状,**革兰染色阴性**。大小(0.5 ~ 1.5) $\mu m \times$ (0.4 ~ 0.8) μm。无鞭毛,无芽胞,光滑型菌株有荚膜。

2.培养特性 **专性需氧**,营养要求高。初次分离培养时需要加 5% ~ 10% CO_2。在普通培养基上生长缓慢,最适生长温度 37 ℃,最适 pH 值 6.6 ~ 7.4。肝浸液琼脂平板上,37 ℃培养 48 h 长出透明、无色、光滑型小菌落,在血琼脂平板上无溶血现象。大多数布鲁氏菌能分解尿素和产生 H_2S。

3.抗原构造与分型 布鲁氏菌含有 A 抗原(牛布鲁氏菌抗原)和 M 抗原(羊布鲁氏菌抗原),不同布鲁氏菌两种抗原物质含量不同,羊布鲁氏菌 A:M 为 1:20,牛布鲁氏菌 A:M 为 20:1,猪布鲁氏菌 A:M 为 2:1。检测 A 抗原和 M 抗原有助菌种的鉴别。

4.抵抗力 布鲁氏菌在自然界抵抗力较强,在土壤、毛皮、畜肉、乳制品及动物分泌物、水中能存活数周至数月,但对湿热、日光、常用消毒剂、广谱抗生素敏感,牛奶中的布鲁氏菌可用巴氏消毒法杀灭。

(二)致病性与免疫性

内毒素是布鲁氏菌的主要致病物质。此外,**微荚膜**与**侵袭性酶**(透明质酸酶、过氧化氢酶等)增强了该菌的侵袭力,使细菌能突破皮肤、黏膜的屏障作用进入宿主体内,并在机体脏器内大量繁殖和快速扩散入血流。

布鲁氏菌感染家畜后可引起**母畜流产**,随流产的胎畜和羊水排出大量的病原体,隐性感染动物也可经乳汁、粪、尿等长期排菌。当人类**接触该分泌物或被其污染的畜产品**后,经皮肤、黏膜、眼结膜、消化道、呼吸道等不同途径而感染。

布鲁氏菌为胞内寄生菌,从侵入部位进入机体后,首先被吞噬细胞吞噬,但不能被杀灭,反而在细胞内繁殖,并进入局部淋巴结,经淋巴管进入血流引起菌血症,导致发热、出汗、乏力、疼痛等全身症状。病菌经血流散布在全身组织器官,在肝、脾、骨髓等处继续繁殖,不断释放入血,反复引起发菌血症。临床表现为每天下午体温上升,夜间下降,因此临床上称**波浪热**,**易转为慢性**,人类感染布鲁氏菌不引起流产。布鲁氏菌感染后,机体可形成以**细胞免疫**为主的带菌免疫,对感染有较强的免疫力。血液中也有抗体产生,并发挥调理作用。

布鲁氏菌对外界环境抵抗力较强。在水中可生存 4 个月,在土壤、皮毛、病畜的脏器和分泌物、肉和乳制品中可生存数周至数月。对日光、热、常用消毒剂等均很敏感。日光照射 10 ~ 20 min,湿热 60 ℃ 10 ~ 20 min,2% ~ 5% 的来苏溶液中数分钟即被杀死。对链霉素、氯霉素和四环素等均敏感。

(三)微生物学检查

布鲁氏菌微生物学检查时,标本采集一般急性期采血,慢性期采取骨髓。①分离培养与鉴定:将标本接种双相肝浸液培养基置 37 ℃、10% CO_2 环境中培养。每隔 2 ~ 3 d 检查 1 次,多数阳性培养物在 4 ~ 7 d 长出菌落,若 30 d 仍无细菌生长,则为阴性。依据菌落特点、涂片检查、H_2S 产生能力、染料抑菌试验、血清凝集试验等,确定是否为布鲁氏菌。②皮肤试验:主要是将布鲁氏菌素 0.1 mL 注入受试者前臂掌侧皮内 24 ~ 48 h 观察结果,局部出现红肿浸润直径在 1 ~ 2 cm 者为弱阳性,大于 2 cm 者为阳性。③血清学试验:病后 1 周,患者血清中开始出现抗体,其含量逐渐增高,可用试管凝集试验进行测定。一般以 1:(160 ~ 320)为阳性诊断标准。对慢性患者可进行补体结合试验,一般以 1:10 为阳性诊断标准。

(四)防治原则

布鲁氏菌以控制和消灭家畜布鲁氏菌病、切断传播途径和预防接种为 3 项主要预防措施,以牧场、屠宰场工作人员、兽医及有关职业人员为预防接种对象,同时也应对疫区畜群进行免疫。治疗应选择能进入细胞内的药物,如四环素类抗生素、氨基糖苷类抗生素及利福平等。

第五节　假单胞菌属

假单胞菌属包括一群革兰阴性小杆菌,广泛分布于土壤、水和空气中。有荚膜、鞭毛和菌毛,无芽胞、需氧。在所有的培养基上均生长良好、其种类繁多,目前发现的菌种已超过 150 个,与人类关系密切的主要有铜绿假单胞菌、荧光假单胞菌和类鼻疽假单胞菌等。主要引起机会性感染,如患者输入了被荧光假单胞菌污染的血液或血制品后,可出现败血症或不可逆的休克。类鼻疽假单胞菌在东南亚地区可引起地方性人和动物的类鼻疽病。本节主要介绍铜绿假单胞菌。

铜绿假单胞菌也称绿脓杆菌,广泛分布于自然界及人和动物体表及肠道中,是一种常见的机会致病菌。由于在生长过程中产生绿色水溶性色素,感染后的脓汁或敷料上出现绿色,故得名。

(一)生物学性状

1. 形态染色　革兰阴性杆菌,大小约 0.6 μm×2.0 μm,直或微弯小杆菌,无芽胞,有荚膜,单端有 1 ~ 3 根鞭毛,运动活泼。临床分离的菌株常有菌毛。

2. 培养特性　专性需氧,在普通培养基上生长良好,最适生长温度为 35 ℃,在 4 ℃ 不生长而在 42 ℃ 可生长是铜绿假单胞菌的一个特点。最适产毒温度为 26 ℃,pH 值 5 ~ 7 范围内生长较好,产生带荧光素的水溶性色素青脓素与绿脓素,故使培养基变为绿色。在液体培养基中呈混浊生长,常在其表面形成菌膜。分解葡萄糖,产酸不产气,但不分解甘露醇、麦芽糖、蔗糖和乳糖。分解尿素,氧化酶试验阳性,不形成吲哚。

3. 抵抗力　抵抗力较其他革兰阴性菌强,对多种化学消毒剂与抗生素有抗性或耐药性;56 ℃ 1 h 可杀死细菌。

4. 抗原结构　铜绿假单胞菌有 O 抗原和 H 抗原。O 抗原包括两种成分,一种是内毒素脂多糖,

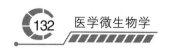

另一成分是原内毒素蛋白（original endotoxin protein，OEP）。OEP是一种高分子抗原，免疫原性强，其抗体不仅对同一血清型细菌有特异性保护作用，且对不同血清型的细菌也有共同保护作用。OEP广泛存在于一些革兰阴性细菌中，包括其他种类的假单胞菌、大肠埃希菌、肺炎克雷伯菌和霍乱弧菌等，是一种具有重要生物学活性的类属抗原。

（二）致病性与免疫性

主要致病物质是内毒素，此外尚有菌毛、荚膜、胞外酶和外毒素。铜绿假单胞菌广泛分布于医院环境中，同时也是人体多个部位的正常菌群之一，其感染多见于烧伤、创伤或手术切口等，也见于因长期化疗或使用免疫抑制剂的患者。在医院感染中，由本菌引起者约占10%，但在特殊病房中，如烧伤病房可高达32%。临床表现为局部化脓性炎症或全身感染。常见的有肺部感染、皮肤感染、尿道炎、外耳道炎、角膜炎等，也可引起脓胸、心内膜炎和败血症。脓汁呈绿色，带臭味。机体感染后，可产生有一定保护作用的特异性抗体如sIgA，但中性粒细胞在抗铜绿假单胞菌感染中起重要作用。

（三）微生物学检查

按疾病和检查目的不同分别采取标本：炎症分泌物、脓液、血液、脑脊液等，以及医院病区或手术室的物品、医疗器材等。

将标本接种于血琼脂平板，培养后根据菌落特征、色素及生化反应等鉴定。血清学、绿脓菌素及噬菌体分型可供流行病学、医院内感染追踪调查等使用。

（四）防治原则

已研制出多种铜绿假单胞菌疫苗，其中OEP疫苗具有不受菌型限制、保护范围广、毒性低等优点。铜绿假单胞菌可由多种途径传播，主要是通过污染医疗器具及带菌医护人员引起的医源性感染，应对医院感染予以重视。治疗可选庆大霉素、多黏菌素等。

第六节　嗜血杆菌属

嗜血杆菌属是一类革兰阴性小杆菌，常呈多形态性，无鞭毛、无芽胞。该属细菌共有17个种。在人工培养时由于必须提供新鲜血液或血液成分才能生长，故名嗜血杆菌。对人具有致病的嗜血杆菌有流感嗜血杆菌和杜克雷嗜血杆菌。本节主要介绍前者。

流感嗜血杆菌简称流感杆菌。1892年波兰细菌学家Pfeiffer首次从流感患者的鼻咽部分离出此菌，当时被误认为是流感的病原体。直至1933年流感病毒才被分离成功，进而明确流感嗜血杆菌只是在流感发生时，引起继发性流感的病原体。

（一）生物学性状

本菌为革兰染色阴性的短小杆菌，呈球杆状、长杆状或丝状等多种形态，多有菌毛，毒力株有荚膜。需氧，营养要求高，生长过程需X因子和V因子。血液中有V因子，需80～90 ℃加热10 min方能释放，故本菌在巧克力色平板上生长良好，置37 ℃培养18～24 h后可见灰白色、圆形、光滑菌落。将金黄色葡萄球菌与流感嗜血杆菌在血琼脂平板上共同培养时，前者合成V因子，故在金黄色葡萄球菌周围生长的流感嗜血杆菌的菌落较大，远则变小，称为"卫星现象"，可用于鉴定细菌。流感嗜血杆菌抵抗力弱，对热、干燥和一般消毒剂均敏感。

（二）致病性和免疫性

流感嗜血杆菌的致病物质有荚膜、菌毛和内毒素,强毒株还可产生 IgA 蛋白酶,可水解 sIgA。细菌通过呼吸道感染后,引起原发或继发感染。①原发感染:儿童多见,多是毒力株引起的急性化脓性感染,如脑膜炎、鼻咽炎、关节炎、心包炎等。②继发感染:多见于成人,多由于无荚膜菌株引起,常继发于流感、百日咳、肺结核等病,如慢性支气管炎、中耳炎、鼻窦炎等。感染后产生的免疫以体液免疫为主,抗荚膜多糖抗体具有调理吞噬作用,并能活化补体产生溶菌作用。

（三）微生物学检查

根据不同的标本,如脑脊液、痰液、鼻咽分泌物等,常规涂片染色镜检,结合临床初步诊断。分离培养时将标本接种于巧克力色平板或血琼脂平板上,根据菌落特征、"卫星现象"、生化反应及荚膜肿胀试验进行鉴定。

（四）防治原则

1 岁半以上的婴幼儿可选用 B 型流感杆菌荚膜多糖疫苗进行免疫,接种后 1 年内保护率为93%以上。现用纯化多糖与蛋白载体偶联制备的疫苗对 2 月龄的小儿可产生保护性抗体。治疗可选用敏感广谱抗生素。

第七节　军团菌属

军团菌属的细菌是一类革兰阴性杆菌,广泛分布于自然界,尤其适宜温暖潮湿地带的天然水源及人工冷、热水管道系统中。本属细菌现在已有 39 个种、3 个亚种和 61 个血清型,已从人体分离出 19 个菌种。对人主要致病菌为嗜肺军团菌,引起人类军团病。

 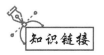

军团病的由来

军团病的名称来源于 1976 年 7 月在美国费城召开的一次退伍军人大会期间,突然暴发流行一种原因不明的肺炎,当时称为军团病(legionnaires disease)。后从死亡者肺组织中分离出一种新的革兰阴性杆菌,命名军团菌。1984 年,该菌被命名为军团菌属。此后在全球许多国家均有军团病的发生。我国 1982 年首次报道该菌的感染,至今已有 10 余起军团病暴发流行。该菌还能引起一种叫作庞蒂亚克热(Pontiac fever)疾病,即临床表现为轻型的军团病。

嗜肺军团菌为军团菌属的主要致病菌,引起军团菌病。

（一）生物学性状

本菌为革兰阴性杆菌,有鞭毛、菌毛、微荚膜,镀银染色成黑褐色,吉姆萨染色成红色。**专性需氧**,营养要求特殊,初次分离培养需含 L-半胱氨酸和铁盐的 BCYE 培养基。生长缓慢,3～5 d 后可见圆形、光滑、湿润的菌落。本菌在自然界分布较广,尤以水中居多。抵抗力强,对化学消毒剂敏感。

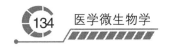

（二）致病性与免疫性

致病物质主要是产生的多种酶类、毒素和溶血素,直接损伤宿主。细菌经呼吸道传播后,引起**军团病**,夏秋季流行,临床分 3 种类型。①**流感样型**:症状类似感冒,发热、头痛不适、肌痛,预后良好。②**肺炎型**:以肺部感染为主,寒战、高热、咳嗽、胸痛,最终引起呼吸衰竭,病死率高。③**肺外感染型**:为继发性感染,可发生菌血症而引起脑、肝、肾、肠等多脏器症状,感染后的免疫以细胞免疫为主。

嗜肺军团菌是**胞内寄生菌**。细胞免疫在机体抗菌感染过程中起重要作用。由细胞因子活化的单核细胞可抑制胞内细菌的生长繁殖。抗体及补体则能促进中性粒细胞对胞外细菌吞噬和杀菌作用。

（三）微生物学检查

采集下呼吸道分泌物、肺活检组织或胸腔积液等标本进行细菌检查。用 BCYE 培养基分离细菌,再根据培养特性、菌落特征、生化反应做出鉴定,并对细菌进行血清学鉴定及分型,但结果出现较晚。故可将标本用已知荧光标记抗体进行**直接荧光试验**,既特异又可做快速诊断。也可用 ELISA、RIA 及乳胶凝集等试验检测标本中该菌特异性抗原或用 PCR 技术检查该菌核酸进行快速诊断。取患者双份血清,采用间接荧光抗体法检测特异性 IgG,抗体效价 4 倍或 4 倍以上升高有诊断意义。

（四）防治原则

目前尚无嗜肺军团菌特异性疫苗。医院空调冷却水、辅助呼吸机等所产生的气溶胶颗粒中能检出此菌。因此,应加强水源管理及人工输水管道和设施的消毒处理,防止军团菌造成空气和水源的污染,是预防军团病扩散的重要措施。治疗军团病可首选红霉素。

第八节　不动杆菌属

（一）生物学性状

不动杆菌属有 16 个菌种,革兰阴性球杆菌,常见成对排列,可单个存在,有时形成丝状和链状,菌体大小为 1.5 ~ 2.5 μm,革兰染色不易褪色,黏液性型菌株有荚膜,无芽胞,无鞭毛。专性需氧,营养要求一般,普通培养基上生长良好,最适生长温度为 35 ℃,有些菌株可在 42 ℃生长。能在麦康凯琼脂培养基上生长,但在 SS 琼脂培养基上只有部分菌株生长。

（二）致病性

不动杆菌广泛分布于外界环境中,主要在水体和土壤中,易在潮湿环境中生存,如浴盆、肥皂盒等处。该菌黏附力极强,易在各类医用材料上黏附,而可能成为储菌源。此外,本菌还存在于健康人皮肤(25%)、咽部(7%),也存在于结膜、唾液、胃肠道及阴道分泌物中。感染源可以是患者自身(内源性感染),亦可以是不动杆菌感染者或带菌者,尤其是双手带菌的医务人员。传播途径有接触传播和空气传播。在医院里,污染的医疗器械及工作人员的手是重要的传播媒介。易感者为老年患者、早产儿和新生儿,手术创伤、严重烧伤、气管切开或插管、使用人工呼吸机、行静脉导管和腹膜透析者,广谱抗菌药物或免疫抑制剂应用者等。在使用呼吸机者中,肺炎发生率为 3% ~ 5%。

不动杆菌属非发酵菌,是条件致病菌,当机体抵抗力降低时易引起机体感染,是引起医院内感染的重要机会致病菌之一。本菌可引起呼吸道感染、败血症、脑膜炎、心内膜炎、伤口及皮肤感染、泌尿生殖道感染等。重症者可导致死亡。多见于犬科动物、老年人以及婴幼儿。

（三）微生物学检查与防治原则

实验室检查白细胞总数正常或增多,经防污染采样技术获得的痰标本,诊断价值较大。痰涂片发现革兰阴性球杆菌可成为诊断的重要线索。不动杆菌的耐药率呈上升趋势,有的上升较快(如环丙沙星),耐药率一直保持在较高水平的有氨苄西林、头孢唑啉及氯霉素等。耐药率尚较低的有亚胺培南-西司他丁、头孢他啶、头孢哌酮-舒巴坦、氨苄西林-舒巴坦、哌拉西林-他唑巴坦和阿米卡星等。影响本病预后的因素是基础病的严重程度、引起感染的诱因能否消除、治疗的早晚以及抗菌方案是否合理等。肺部感染与菌血症的预后较差。

问题分析与能力提升

案例一:患者,男,6岁。咽喉痛,声音嘶哑就诊。查体:体温38.9 ℃,咽后壁有灰白色膜状物,与基底部连接紧密不易剥掉。灰白色膜状物涂片染色镜检,查到革兰阳性棒状杆菌,异染颗粒阳性。

思考题:①该病的病原体最可能是什么?②致病物质是什么?③如何预防和治疗?

提示:

1. 病原体可能是白喉棒状杆菌。

2. 白喉外毒素是白喉棒状杆菌主要的致病物质。此毒素是一种细胞毒素,毒性强烈,可灭活肽链合成中必需的延伸因子,影响蛋白质的合成,使细胞变性坏死。

3. 预防:①人工主动免疫,用于一般性预防。目前使用白喉类毒素、百日咳疫苗和破伤风类毒素混合制剂(简称百、白、破三联疫苗),出生后3个月、4个月、5个月龄各接种一次作为基础免疫,1.5~2.0岁和6~7岁时各加强一次。②人工被动免疫,用于紧急预防。对于密切接触白喉患者的易感儿童,应立即肌内注射白喉抗毒素1 000~3 000 U。注射前需做皮试,避免发生超敏反应。

治疗:对于白喉患者要尽早隔离治疗。除使用敏感抗生素抑制病原菌生长外,应早期足量使用白喉抗毒素进行特异性治疗。

案例二:患者,男,20岁,学生。感冒,没吃药,病好以后,就总有痰,以为自己得了咽炎,就吃了些消炎药,一直不见好,过年时去医院检查发现霉菌感染,雾化治疗半个月好了。年后仍咳痰。

思考题:①采集患者哪种标本进行检查?②由哪种病原菌引起?③治疗的原则是什么?

提示:

1. 采取标本:炎症分泌物痰液;将标本接种于血琼脂平板,培养后根据菌落特征、色素及生化反应等鉴定。

2. 由铜绿假单胞菌引起。

3. 治疗原则:铜绿假单胞菌原称绿脓杆菌。此菌存在各种水、空气、正常人的皮肤、呼吸道和肠道等,一般医院里ICU感染比较多,不能轻视。本菌为条件致病菌,是医院内感染的主要病原菌之一。代谢性疾病、血液病和恶性肿瘤的患者,以及术后或某些治疗后的患者易感染本菌。经常引起术后伤口感染,也可引起压疮、脓肿、化脓性中耳炎等。建议使用头孢他啶或者氧氟沙星治疗。

(河南理工大学　邢秀玲)

贝林——被动免疫治疗的开山鼻祖

第十四章　支原体

━━━━━━━━ 学习目标 ━━━━━━━━

掌握　支原体的概念、形态、染色及其培养特性。

熟悉　肺炎支原体、解脲脲原体等所导致的疾病,支原体与细菌L型的区别。

了解　引起人类疾病的主要的支原体。

支原体(*Mycoplasm*)是一类**缺乏细胞壁**、呈高度多形性、能通过细菌滤器、能在无生命培养基中生长并繁殖的最小原核细胞型微生物。支原体细胞膜含有大量胆固醇,主要以二分裂方式进行繁殖,在固体培养基上形成"**油煎蛋样**"菌落。与人类疾病相关的主要是支原体属和脲原体属中的肺炎支原体、解脲脲原体等,可引起人类非典型肺炎、泌尿道与生殖道感染等疾病。

1898 年由法国的 Nocard 及 Roux 首先自患牛肺疫的病牛病灶中分离出该病原体,1967 年被正式命名为支原体。*Mycoplasma* 一词来源于拉丁语及希腊语,myco 意指丝状,plasma 是多形态及可塑之意。

第一节　支原体概述

支原体因缺乏细胞壁而被归属于柔膜体纲支原体目的支原体科,该科下分 4 个属。与人类疾病相关的是支原体属,有 119 个种;脲原体属,有 7 个种。其中对人类致病的主要为肺炎支原体、人型支原体、生殖支原体、发酵支原体、穿透支原体、梨支原体和解脲脲原体。

(一)生物学性状

1. 形态、结构与染色　支原体是原核细胞生物中**最小**的,直径一般为 0.3~0.5 μm;基因组为双链环状 DNA,大小为 600~2 200 kb,约为大肠埃希菌的 1/5,故其合成及分解代谢很有限。支原体**缺乏细胞壁**,不能维持其固有形态而呈高度多形性及可塑性,可呈球形、杆状、丝状及分枝状等多种形态,亦可通过 0.45 μm 滤菌器。

支原体无细胞壁结构,菌体最外层为细胞膜,分外、中、内 3 层,内、外两层为蛋白质及糖类;中间层为脂类,主要为磷脂及胆固醇,其中胆固醇约占 36%,位于磷脂分子之间,对保持细胞膜的完整性具有一定作用。凡能作用于胆固醇的物质,如皂素、两性霉素 B、洋地黄苷等均能引起支原体细胞膜的破坏而导致其死亡。有些支原体在细胞膜外还有一层多聚糖构成的荚膜或微荚膜,具有抗吞噬作用;有些支原体具有一种特殊的顶端结构,能使菌体黏附于宿主上皮细胞表面并定植。荚膜或微荚膜和顶端结构与支原体的致病性密切相关。

支原体革兰染色呈阴性,但不易着色。常用吉姆萨染色,着色效果较好,菌体被染成淡紫色。

2. 培养特性　支原体对营养物质的要求比一般细菌高,对低渗透压敏感;除基础营养物质外,其培养基中需加入 10% ~20% 人类或其他动物(常用马或小牛)血清以提供胆固醇和长链脂肪酸。多数支原体还需添加酵母浸液、组织浸液、核酸提取物和辅酶等才能生长。另外,由于支原体生长缓慢并对酸碱敏感,培养基中常加入抗菌物质(如青霉素)、醋酸铊等以抑制其他细菌的生长和 pH 值指示剂以便及时转种。

大部分支原体适宜 pH 值为 7.6~8.0,低于 7.0 易死亡。但解脲脲原体的最适 pH 值为 5.5~6.5,这是因为在培养时解脲脲原体分解尿素产氨,可使液体培养基 pH 值升高。当培养基中 pH 指示剂变色时需及时移种,否则支原体将迅速死亡。支原体兼性厌氧,仅个别菌株专性厌氧。大多数支原体在 5% ~10% CO_2 或 5% CO_2 和 90% N_2 环境中生长较好。其最适生长温度为 37 ℃。

支原体繁殖方式多样,主要以**二分裂**方式繁殖,也可见平均分节、断裂、出芽及分枝等方式。大多数支原体生长缓慢,在适宜环境中孵育,代时为 3~4 h。在含 1.4% 琼脂的固体培养基上培养 2~7 d(有的需要 2 周或更长时间)长出直径为 10~600 μm 的典型"**油煎蛋样**"菌落。低倍镜下观察菌落呈圆形,中心致密、隆起,向下长入培养基;周边为一层薄薄的透明颗粒区,有的整个菌落呈颗粒状。肺炎支原体的菌落较大,直径为 100~150 μm。**解脲脲原体的菌落最小**,直径为 10~40 μm,故曾称之为"**T**"株。

支原体在液体培养基中的增殖量较小,一般为 $(10^9 ~10^{10})$/L 颜色变化单位(color changing unit,CCU,即将支原体接种在一定量的鉴别培养基中,能分解底物并使指示剂变色的最小支原体量),且个体小,一般不易见到混浊,液体培养基清亮,只有小颗粒沉于管底。支原体是污染细胞培养的一个重要因素,在细胞培养中不一定都引起细胞病变,但可影响这些细胞用于病毒的培养。

> 考点:
> 　　支原体是一类没有细胞壁的原核细胞型微生物,在培养基中,菌落呈"油煎蛋样"。

支原体许多特性与细菌 L 型相似,如无细胞壁、呈多形性、能通过滤菌器、对低渗敏感、形成"油煎蛋样"菌落等,但细菌的 L 型在无抗生素等诱导因素作用下易于返祖为原菌,支原体则在遗传上与细菌无关。

3. 生化反应　根据支原体能否利用葡萄糖、水解精氨酸和水解尿素来鉴定和鉴别(表 14-1)。

表 14-1　人类主要支原体的生化反应

支原体	利用葡萄糖	水解精氨酸	水解尿素
肺炎支原体	+	-	-
人型支原体	-	+	-
生殖支原体	+	-	-
发酵支原体	+	+	-
穿透支原体	+	-	-
解脲脲原体	-	-	+

4. 抗原结构　支原体细胞膜上的抗原成分主要为蛋白质和糖脂,且各种支原体均有其特有的抗原结构,相互交叉较少,故在鉴定支原体上有重要意义。蛋白质类抗原可用 ELISA 法进行检测,糖脂类抗原可用补体结合试验加以检测。临床微生物学实验室常用生长抑制试验(growth inhibition test,GIT)和代谢抑制试验(metabolic inhibition test,MIT)对支原体进行鉴定,它们的特异性与敏感性均高。两者原理为利用特异性抗血清抑制相应支原体生长和(或)代谢来鉴定和鉴别支原体。GIT

与药物敏感试验的纸片法相似,将含有特异性抗血清的纸片贴于接种有支原体的固体培养基表面,若两者相对应则纸片周围生长的菌落受到抑制。MIT 是将支原体接种在一个含有特异性抗血清与酚磺酞(酚红)的葡萄糖培养基中,若抗体与支原体相对应,则支原体的生长、代谢受到抑制,酚磺酞则不变颜色。

5. 抵抗力 支原体因无细胞壁,对理化因素的抵抗力比细菌弱。对化学消毒剂敏感,但对结晶紫、醋酸铊、亚碲酸钾有抵抗力,在培养基中加入适当浓度的上述物质可作为分离培养时防止杂菌污染的抑制剂。支原体对影响细胞壁合成的抗生素(如青霉素类药物)天然耐受,但对干扰蛋白质合成的抗生素(如多西环素、交沙霉素等)敏感,对作用于 DNA 旋转酶而阻碍 DNA 复制的喹诺酮类药物(如左氧氟沙星、司氟沙星等)敏感,但临床上已发现支原体耐药株。目前发现的支原体耐药性主要由支原体染色体上特异性核苷酸点突变和通过携带抗性决定子基因的转座子转化或接合方式产生。

(二)致病性与免疫性

支原体广泛存在于人类和其他动物体内,多数不致病。对人致病的支原体主要可通过以下物质引起细胞损伤。①黏附素:肺炎支原体、生殖支原体等具有黏附素,能使菌体黏附于呼吸道或泌尿道、生殖道上皮细胞的黏蛋白受体上,导致宿主细胞损伤。②荚膜或微荚膜:具有抗吞噬作用。③毒性代谢产物:如神经毒素、磷脂酶 C、核酸酶、过氧化氢和超氧离子等均能引起宿主黏膜上皮细胞或红细胞的病理损伤。④超抗原(superantigen,SAg):是支原体产生的一类具有免疫调节活性的蛋白质,能在感染部位刺激炎性细胞分泌大量的细胞因子,从而引起组织损伤;另外,其穿透支原体能黏附并侵入 CD_4^+T 淋巴细胞导致免疫病理损伤。不同支原体感染部位不同,引起不同类型的疾病(表 14-2)。

人体感染支原体后可产生特异性体液免疫及细胞免疫。其中,抗膜蛋白抗体在抗支原体感染中发挥主要作用,特别是 sIgA,并在局部黏膜阻止支原体感染中起重要作用。特异性细胞免疫在感染支原体的清除中起一定作用,但其所释放的大量炎症细胞因子可引起自身组织损伤。

表 14-2　人类主要致病性支原体的感染部位与所致疾病

支原体	感染部位	所致疾病
肺炎支原体	呼吸道	上呼吸道感染、非典型肺炎、支气管炎、肺外症状(皮疹、心血管和神经系统症状)
人型支原体	呼吸道和泌尿道、生殖道	附睾炎、盆腔炎、产褥热
生殖支原体	泌尿道、生殖道	尿道炎
发酵支原体	呼吸道和泌尿道、生殖道	流感样疾病、肺炎
解脲脲原体	呼吸道和泌尿道、生殖道	尿道炎
穿透支原体	泌尿道、生殖道	协同 HIV 致病

第二节　主要致病性支原体

一、肺炎支原体

从正常人类和其他动物呼吸道黏膜上可分离出多种支原体,其中肯定能引起人类肺炎的只有肺炎支原体一种,它引起的肺炎占非细菌性肺炎的1/2左右。肺炎支原体首先凭借其顶端结构中的P1表面蛋白(分子量为170 000)和P30蛋白(分子量为32 000)黏附于上呼吸道黏膜上皮细胞表面并定植,继而进入细胞间隙生长、繁殖并产生代谢产物过氧化氢,使宿主细胞的触酶失去活力,RNA和蛋白质的合成减少,纤毛运动减弱、停止乃至脱落、消失。另外,肺炎支原体可产生超抗原,刺激炎症细胞在感染局部释放大量的炎症细胞因子(如TNF-α、IL-1、IL-6等),引起组织损伤。支原体肺炎的病理改变以**间质性肺炎为主**,又称之为**原发性非典型肺炎**。感染肺炎支原体后,机体症状较轻,仅有发热、咳嗽等呼吸道症状。近年来经PCR技术证明,有些喘息性哮喘、支气管炎与肺炎支原体有关。有时肺炎支原体感染患者可引起呼吸道以外的并发症,如心血管症状、神经症状和皮疹,这可能与免疫复合物的形成和自身抗体的出现有关。支原体肺炎主要经飞沫传播,大多发生于夏末秋初,但一年中的任何时间都可发生,发病率以5～15岁的青少年最高。

肺炎支原体的诊断依靠分离培养和血清学检查。由于肺炎支原体生长缓慢,其早期快速诊断有赖于特异性抗原及核酸的检测。

1. 分离培养　取可疑患者的痰或咽拭子接种在含有血清和酵母浸液的培养基中,用青霉素、醋酸铊抑制杂菌生长,在5% CO_2 与90% N_2 环境中,于37 ℃培养1～2周,挑选可疑菌落经形态、糖发酵、溶血性、血细胞吸附试验进行初步鉴定,进一步鉴定需用特异性抗血清进行GIT与MIT。初次分离时,肺炎支原体生长缓慢,需要观察较长时间,长出的菌落没有明显周边;多次传代后,肺炎支原体生长加快,菌落呈典型的"油煎蛋样"。肺炎支原体分离培养阳性率较低,血清学诊断阳性者的培养阳性率仅为64%。

2. 血清学检查　临床上常用**冷凝集试验检查肺炎支原体**。用患者血清与人O型红细胞或自身红细胞混合,于4 ℃过夜可发生凝集,而在37 ℃条件下凝集的红细胞又分散开,此即冷凝集试验。但仅50%左右肺炎支原体感染患者出现冷凝集试验阳性。另外,此反应为非特异性反应,感染呼吸道合胞病毒、腮腺炎病毒、流感病毒等时也可出现冷凝集现象。

3. 早期、快速诊断　目前,临床上倾向于通过特异性抗原及核酸快速检测来进行早期诊断。主要方法有:①应用P1和P30蛋白单克隆抗体通过ELISA法从患者痰液、鼻洗液或支气管灌洗液中检测肺炎支原体;②以PCR技术从患者痰液标本中检测肺炎支原体的16S rRNA基因或P1蛋白基因,此法快速且特异性及敏感性均高,可对大量临床标本进行检测。

肺炎支原体无细胞壁,对青霉素类、头孢菌素类抗生素不敏感,而对大环内酯类抗生素(如罗红霉素、克拉霉素、阿奇霉素)及喹诺酮类抗菌药(如氧氟沙星、司氟沙星)等治疗有效。目前,肺炎支原体减毒活疫苗及核酸疫苗正在研制中。

二、泌尿、生殖道感染支原体

引起泌尿、生殖道感染的支原体主要有解脲脲原体、人型支原体和生殖支原体,其中解脲脲原体是泌尿、生殖道感染的常见病原体之一。正常人的泌尿、生殖道可有支原体存在,但与患者相比

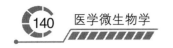

仍有明显差异。生殖道的支原体感染与自然流产、出生缺陷、死胎和不孕、不育均有关系。

解脲脲原体的直径为 0.05 ~ 0.30 μm,多为单个或成双排列;分解尿素,不分解糖类和精氨酸,磷酸酶阴性,四唑氮盐还原阴性;最适 pH 值为 5.6 ~ 6.5。其在液体培养基中因分解尿素产生氨气,使 pH 值升高而死亡。我国于 1986 年首次分离出解脲脲原体,20 世纪 90 年代解脲脲原体开始受到广泛重视。在非淋菌性尿道炎(nongonococcal urethritis,NGU)中,除衣原体外,解脲脲原体是一种很重要的病原体,被列为性传播性疾病的病原体。解脲脲原体主要通过性接触或分娩时经产道感染人体,引起非淋菌性尿道炎、前列腺炎、附睾炎等泌尿、生殖道疾病,还与自然流产、早产和死胎有关。解脲脲原体致病机制尚不完全清楚,目前认为:①解脲脲原体黏附于宿主细胞表面,从宿主细胞膜吸取脂质与胆固醇,引起细胞膜损伤;②解脲脲原体定植于泌尿、生殖道上皮细胞,产生毒性代谢产物(如氨气等),对宿主细胞有急性毒性作用;③解脲脲原体细胞膜上有磷脂酶,可以宿主细胞膜磷脂酰胆碱(卵磷脂)为底物,溶解磷脂酰胆碱,损伤宿主的细胞膜,影响细胞膜的生物合成与免疫功能。近年的研究表明,解脲脲原体感染还与不孕症有关,其机制可能为:①黏附于精子表面,阻碍精子运动;②产生神经氨酸酶样物质,干扰精子与卵子结合;③与精子有共同抗原,机体感染后产生的抗体对精子造成免疫病理损伤。

人型支原体形态、结构与解脲脲原体相似。其分解精氨酸,不分解尿素和葡萄糖;最适 pH 值为 7.2 ~ 7.4,在液体培养基中因分解精氨酸产生氨气使 pH 值增至 7.8 以上而死亡。其对红霉素不敏感,对四环素及林可霉素敏感。人型支原体是寄居于泌尿、生殖道的一种支原体,主要通过性接触传播,可引起附睾炎、盆腔炎、产褥热等。

解脲脲原体感染的常规血清学检查意义不大,其主要原因是有些无症状者也有低滴度的抗体,可能与正常人群中存在支原体有关。实验室检查最好的方法为分离培养与核酸检测。解脲脲原体的分离可使用加尿素和酚磺酞(别名酚红)的含血清支原体肉汤培养基,肉汤培养基内可加青霉素以抑制杂菌生长。解脲脲原体具有尿素酶,可分解尿素产氨,使酚磺酞变红。酚磺酞指示剂变色后,再转种培养物于固体培养基,在 5% CO_2 和 90% N_2 的环境中于 37 ℃培养 24 ~ 48 h,用低倍镜观察菌落,取可疑菌落进行初步鉴定;进一步鉴定用特异性抗血清做 GIT 与 MIT。酶联免疫斑点试验是将待检材料滴加于硝酸纤维素滤膜上,干燥后加特异性免疫血清。若两者特异性相对应,就不会被洗去,加酶标 SPA,冲洗后加底物显色,有棕色斑点形成者为阳性。此法可用于检测解脲脲原体抗原或鉴定培养物。

用 PCR 技术可从患者泌尿、生殖道标本中检测尿素酶基因、多带抗原(解脲脲原体的主要膜抗原,具有种特异性)和 16S rRNA 基因,以对解脲脲原体感染进行快速诊断。

问题分析与能力提升

案例一:患者,男,20 岁。阵发性、刺激性咳嗽,咳少量黏痰或黏液脓性痰,头痛,乏力,咽痛,食欲减退 2 个月余,最近 1 周头痛明显,畏寒,自认为感冒即口服阿莫西林 2 盒未见好转。查体:咽红充血,口唇轻度发绀,体温 37.7 ℃,双肺呼吸音粗,可闻及痰鸣、喘鸣及中小湿啰音。入院摄胸片提示支气管肺炎,血常规及粪尿常规均在正常范围。

思考题:①如何快速确定病因? ②为什么口服阿莫西林未见好转? 应该首选什么药物治疗? ③该病原体是如何传播的? 致病物质是什么?

提示:支原体引起呼吸道感染,患者起病缓慢,病程长,表现不典型。

案例二:章女士,婚后 2 年未孕,去妇科保健医院检查,被检出生殖道脲原体(+),医生告诉她需要请她先生也去男性科检查。

思考题:①章女士是否被脲原体感染? 这是一种什么类型的疾病? ②它会造成什么样的伤害?

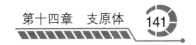

为什么要检查其配偶呢？

　　提示：解脲脲原体可通过性接触传播，可引起泌尿生殖系统感染和不育。

（许昌学院　张建新）

掌握　衣原体的概念、形态、染色及其培养特性。
熟悉　沙眼衣原体等所导致的疾病。
了解　引起人类疾病的主要衣原体。

衣原体是一类严格真核细胞内寄生,具有**独特发育周期**,并能通过细菌滤器的原核细胞型微生物。衣原体革兰染色呈阴性,圆形或椭圆形,细胞壁的组成与革兰阴性菌相似,但缺乏肽聚糖,以二分裂方式繁殖。衣原体归属于衣原体目的衣原体科,根据衣原体 DNA 同源性及抗原结构特点将其分为衣原体属和嗜衣原体属。其中,衣原体属包括沙眼衣原体、鼠衣原体和猪衣原体 3 个种;嗜衣原体属包括肺炎嗜衣原体、鹦鹉热嗜衣原体等 6 个种。对人类致病的衣原体主要为沙眼衣原体、肺炎嗜衣原体和鹦鹉热嗜衣原体,引起人类沙眼、包涵体性结膜炎、泌尿道与生殖道感染、性病淋巴肉芽肿、肺炎、鹦鹉热等疾病。

1907 年捷克学者 Halberstaeder 和 Von Prowazek 在沙眼患者及实验感染的猩猩结膜刮片中首先发现沙眼包涵体,1955 年我国学者汤飞凡等率先用鸡胚分离到沙眼衣原体。

衣原体的共同特征主要包括:①革兰阴性,呈圆形或椭圆形;②具有细胞壁,细胞壁的组成与革兰阴性菌相似,可有胞壁酸,但缺乏肽聚糖;③含 DNA 和 RNA 两类核酸,多数衣原体含有质粒;④具有核糖体和较复杂的酶类,但缺乏代谢所需的能量来源,必须依赖宿主细胞的三磷酸盐和中间代谢产物提供能量,因而具有严格的细胞内寄生性;⑤以**二分裂方式繁殖**,有独特的发育周期;⑥耐冷,不耐热,对多种抗生素敏感。

第一节　衣原体概述

(一)生物学性状

1. 发育周期　衣原体在宿主细胞内生长、繁殖,具有独特的发育周期,可观察到两种不同的形态(图 15-1)。即一种是**小而致密**的颗粒结构,称为**原体**(elementary body,EB);另一种**大而疏松**,内有纤细的网状结构,称为**始体**,也被称为网状体(reticulate body,RB)。两种形态衣原体的性状比较见表 15-1。

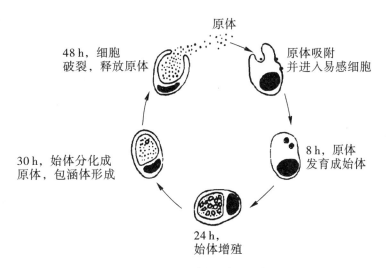

图 15-1　衣原体的发育周期

表 15-1　原体与始体的性状比较

性状	原体	始体
大小(直径，μm)	0.2~0.4	0.5~1.0
形态	球形、椭圆形或梨形	圆形或椭圆形
吉姆萨染色	呈紫红色	呈深蓝色
麦氏染色	呈红色	呈蓝色
DNA 排列	紧密	弥散
RNA：DNA	1：1	3：1
性状	原体	始体
细胞壁	+	−
代谢活性	−	++
细胞外稳定性	+	−
繁殖能力	−	+

原体是发育成熟的衣原体，在宿主细胞外较为稳定，**无繁殖能力**。原体对宿主细胞具有**高度感染性**，存在于细胞外的原体通过细胞表面受体吸附于易感细胞，进而被吞入细胞质并形成空泡（即吞噬体）。原体在空泡中逐渐发育，增大为始体。始体是衣原体发育周期中的**繁殖型，不具有感染性**。始体在空泡中以二分裂方式繁殖并形成许多子代原体；最后，成熟的子代原体从被破坏的感染细胞中释放出来，再感染新的宿主细胞，开始新的发育周期。每个发育周期为 48~72 h。易感细胞内含有繁殖始体和子代原体的空泡称为**包涵体**。由于发育时期不同，包涵体的形态和大小均有差别。成熟的包涵体含大量的子代原体。

> 考点：
> 　原体、始体、包涵体的概念，原体与始体的比较。

2. 培养特性　衣原体为**专性细胞内寄生**，绝大多数衣原体能在 6~8 d 龄的鸡胚或鸭胚卵黄囊中生长、繁殖，并可在卵黄囊膜内找到包涵体、原体和始体颗粒。在某些原代或传代细胞株（如 HeLa-299、BHK-21、HEp-2 或 HL 细胞株）中，衣原体生长良好。但多数衣原体缺乏主动穿入组织细胞的能力,可将接种有标本的细胞培养管离心并加入代谢抑制物如二乙氨基葡聚糖、细胞松弛素B 等以促使衣原体穿入细胞进行繁殖。

3. 抗原结构 根据细胞壁的结构可将衣原体的抗原分为以下 3 种。

(1)属特异性抗原 位于细胞壁,为脂多糖,类似革兰阴性菌的脂蛋白-脂多糖复合物,可用补体结合试验检测。

(2)种特异性抗原 大多位于**主要外膜蛋白**(major outer membrane protein, MOMP)上,可用补体结合试验与中和试验检测。

(3)型特异性抗原 位于主要外膜蛋白的氨基酸可变区中,常用单克隆抗体微量免疫荧光试验检测。

4. 抵抗力 衣原体耐冷不耐热,在 60 ℃仅能存活 5 ~ 10 min, 60 ℃其感染性可保持 5 年,液氮内可保存 10 年以上,冷冻干燥保存 30 年以上仍可复苏。其对常用消毒剂敏感,用 75% 乙醇处理 1 min 或用 2% 甲酚皂液处理 5 min 均可杀死衣原体;紫外线照射可迅速将其灭活。红霉素、四环素、多西环素和氯霉素等可抑制衣原体繁殖。

(二)致病性与免疫性

不同的衣原体由于 MOMP 不同,其嗜组织性不同,致病性也不同,所以引起不同类型的疾病。在致病性上,衣原体是"一菌多病"的典型代表(表 15-2)。

表 15-2 人类致病衣原体的感染部位与所致疾病

衣原体(血清型)	感染部位	所致疾病
沙眼衣原体(A、B、Ba、C)	眼	沙眼
沙眼衣原体(D~K)	眼	包涵体结膜炎(婴儿、成人结膜炎)
沙眼衣原体(D~K)	泌尿、生殖道(男)	尿道炎、附睾炎等
沙眼衣原体(D~K)	泌尿、生殖道(女)	尿道炎、子宫颈炎、输卵管炎、不育等
鹦鹉热嗜衣原体(羊株)	生殖道(女)	流产、死产
沙眼衣原体(L1~L3)	泌尿、生殖道	性病淋巴肉芽肿
沙眼衣原体(D~K)	呼吸道	婴幼儿肺炎
肺炎嗜衣原体	呼吸道	咽炎、肺炎
鹦鹉热嗜衣原体(鸟株)	呼吸道	鹦鹉热
鹦鹉热嗜衣原体(羊株)	呼吸道	肺炎

衣原体通过微小创面侵入机体后,通过**肝硫素**作为"桥梁",原体吸附于易感的**柱状或杯状黏膜上皮细胞**(原体也可进入吞噬细胞),细胞膜包绕原体并内陷形成空泡——**吞噬体**,原体在空泡中生长、发育成为始体,完成繁殖过程。细胞内溶酶体若能与吞噬体融合,溶酶体内的水解酶就可将衣原体杀灭。但衣原体能产生类似于**革兰阴性细菌内毒素**的毒性物质,该物质存在于衣原体的细胞壁中,不易与衣原体分开,能够抑制宿主细胞代谢,直接破坏宿主细胞。衣原体的致病机制除与宿主细胞对毒素的反应有关外,还表现在衣原体的 MOMP 能**阻止吞噬体与溶酶体的融合**,从而有利于衣原体在吞噬体内繁殖并破坏宿主细胞。MOMP 的表位容易发生变异,在体内可以逃避特异性抗体的中和作用而继续感染正常宿主细胞。此外,衣原体热休克蛋白(heat shock protein, HSP)能刺激机体巨噬细胞释放 TNF-α、IL-1、IL-6 等炎症细胞因子,介导炎症发生及瘢痕的形成,直接损害宿主细胞,引起相关病变。

衣原体感染后,能诱导机体产生特异性细胞免疫和体液免疫,**以细胞免疫为主**。MOMP 活化 Th 细胞分泌细胞因子,抑制衣原体的繁殖;特异性中和抗体可抑制衣原体对宿主细胞的吸附。但通常这种机体免疫力不强且短暂,易造成反复感染、持续性感染或隐性感染。此外,抗衣原体免疫可引起机体免症病理性损伤,主要由迟发型超敏反应介导,如**性病淋巴肉芽肿**等。

第二节　主要致病性衣原体

衣原体广泛寄生于人类、其他哺乳动物及禽类,能感染人类的主要是沙眼衣原体、肺炎嗜衣原体和鹦鹉热衣原体。其主要生物学性状见表 15-3。

表 15-3　三种病原性衣原体的性状比较

性状	沙眼衣原体	肺炎嗜衣原体	鹦鹉热衣原体
自然宿主	人、小鼠	人类	鸟类、低等哺乳动物
原体形态	圆形、椭圆形	梨形	圆形、椭圆形
基因组(bp)	1 044 459	1 229 853	–
DNA 同源性			
与同种衣原体	>90%	>90%	14%～95%
与不同种衣原体	<10%	<10%	<10%
血清型	19	1(TWAR)	6
包涵体中的糖原	+	–	–
对磺胺的敏感性	+	–	–

注:TWAR 为 Taiwan acute respiratory。

一、沙眼衣原体

沙眼衣原体除引起人类沙眼外,还是引起泌尿、生殖道感染的重要病原体,它也可引起婴幼儿肺炎。沙眼衣原体可分为 3 个生物型,除鼠生物型来自鼠外,人是沙眼生物型和性病淋巴肉芽肿(lymphogranuloma venereum,LGV)的唯一自然宿主。

(一)生物学性状

沙眼衣原体的原体呈圆形或椭圆形,中央为致密核质,吉姆萨染色呈紫红色;能合成糖原并渗入包涵体的基质中,故被碘液染成棕褐色。其始体核质分散,吉姆萨染色呈深蓝或暗紫色。

根据沙眼衣原体两个生物型 MOMP 表位氨基酸序列的差异,采用微量免疫荧光法(micro immunofluorescence,MIF)可将沙眼衣原体分为 19 个血清型,其中沙眼生物型包括 A、B、Ba、C、D、Da、E、F、G、H、I、Ia、J、Ja 和 K 共 15 个血清型,LGV 包括 L1、L2、L2a 和 L3 共 4 个血清型,与沙眼亚种的 E、C 血清型有交叉抗原存在。此外,还可采用编码 MOMP 的结构基因 *OmpI* 寡核苷酸测序、*OmpI* 限制性核酸内切酶酶切片段长度多态性等方法分型。

(二)致病性与免疫性

沙眼衣原体主要寄生于人类,主要引起以下疾病。

1. 沙眼　主要通过直接(眼-眼)或间接(眼-手-眼)接触的方式传播。沙眼衣原体感染眼结膜上皮细胞后,在其中繁殖并在细胞质内形成包涵体,引起局部炎症。沙眼的早期症状是流泪、有黏液脓性分泌物、结膜充血及滤泡增生;后期出现结膜瘢痕、眼睑内翻、倒睫以及角膜血管翳并引起角膜损害,影响视力甚至致盲。据估计全世界每年有 5 亿人患沙眼,其中有 700 万 ~ 900 万人失明,目前沙眼仍是世界上致盲的第一位病因。

2. 包涵体结膜炎　包括婴儿结膜炎及成人结膜炎两种。前者系婴儿经产道感染,引起急性化脓性结膜炎(包涵体脓漏眼),病变不侵犯角膜,能自愈;成人可经两性接触、经污染的手或游泳池水等而感染,引起滤泡性结膜炎(游泳池结膜炎),病变类似沙眼,但不出现角膜血管翳、不形成结膜瘢痕,一般经数周或数月痊愈,无后遗症。

3. 泌尿生殖道感染　由沙眼生物型 D ~ K 血清型引起,经性接触传播,占非淋菌性泌尿道与生殖道感染的 50% ~ 60%。男性泌尿生殖道感染多表现为非淋菌性尿道炎,有尿道口灼热感、尿痛和尿道脓性分泌物,未经治疗者多数转变成慢性炎症,周期性加重,可合并附睾炎、前列腺炎、直肠炎等。女性感染可引起子宫颈炎、尿道炎、输卵管炎、盆腔炎等,可导致不孕或异位妊娠(宫外孕)等严重并发症。

4. 婴幼儿肺炎　多经产道感染,发病率为 5% ~ 20%。

5. 性病淋巴肉芽肿　由 LGV 衣原体引起,人是 LGV 的自然宿主。该病为性传播性疾病,主要侵犯淋巴组织。在男性,病原体侵犯腹股沟淋巴结,引起化脓性淋巴结炎和慢性淋巴肉芽肿,常形成瘘管;在女性,病原体侵犯会阴、肛门和直肠,可形成肠-皮肤瘘管,或引起会阴-肛门-直肠狭窄和梗阻。此外,病原体还可引起结膜炎,其常伴有耳前、颌下及颈部淋巴结肿大。

感染衣原体后,机体能产生特异性的细胞免疫和体液免疫。但由于沙眼衣原体型别较多,MOMP 易发生变异,病后建立的免疫力不持久、抗体持续时间短暂,因此易造成持续感染和反复感染。

(三)微生物学检查

对急性期沙眼或包涵体结膜炎患者,以临床诊断为主,也可取眼结膜刮片或眼穹窿部及眼结膜分泌物涂片等进行检查。泌尿、生殖道感染者的临床症状不一定典型,因而实验室检查很重要,可采用泌尿生殖道拭子或子宫颈刮片,少数取精液或其他病灶部分活检标本,也可用初段尿离心后涂片。若要进行衣原体培养,应注意标本的保存并及时接种到培养细胞中。

将标本直接涂片,采用吉姆萨染色法、碘液或荧光标记抗体染色,然后镜检,检查上皮细胞内有无包涵体,其阳性结果只能作为可疑诊断的指标。

分离培养可取感染组织的刮取物或分泌物接种至鸡胚卵黄囊或传代细胞,经适宜培养后观察包涵体等细胞病变,这是目前检测沙眼衣原体较为敏感和特异的方法。也可用直接免疫荧光法、酶联免疫法或电镜检测标本中的衣原体。PCR-RFLP 和 PCR-SSCP 等核酸检测技术可鉴定沙眼衣原体的基因型、基因变异株和发现新的血清型,具有分辨率高、简便、快速等优点,可用于分子流行病学研究。

(四)防治原则

目前尚无有效的沙眼衣原体疫苗。预防沙眼的重点是注意个人卫生,避免直接或间接的接触传播。对泌尿、生殖道衣原体感染的预防,应加强性传播性疾病知识的宣传、教育,积极治愈患者和带菌者;对高危人群开展普查和监控,防止沙眼衣原体泌尿、生殖道感染的扩散。治疗沙眼衣原体感染的药物可选用磺胺类、大环内酯类(罗红霉素、阿奇霉素)、喹诺酮类(加替沙星)抗菌药物。

二、肺炎衣原体

肺炎衣原体是衣原体属中的一个新种,只有 1 个血清型,即 TWAR。其命名是以最初分离获得的两株抗原性相同的分离株名字合并而成,一株为 1965 年我国台湾小学生眼结膜分离株 TW-183,另一株为 1983 年美国大学生急性呼吸道感染者咽部分离株 AR-39。

肺炎衣原体的原体在电镜下呈梨形,并有清晰的周浆间隙,在细胞质中形成电子致密的圆形小体;始体的生活周期与沙眼衣原体和鹦鹉热衣原体类似。用 Hep-2 和 HL 细胞系肺炎衣原体较易分离、培养和传代,但在第一代细胞内很少能形成包涵体。

肺炎衣原体抗原主要有两种,即**脂多糖(LPS)抗原和蛋白质抗原**。LPS 为衣原体属特异性抗原,但含有与其他微生物 LPS 发生交叉反应的抗原表位。蛋白质抗原中最受关注的是 MOMP,它是衣原体外膜复合物上的主要成分,暴露于表面并具有较强的免疫原性,在肺炎衣原体的诊断和疫苗制备等过程中具有潜在的应用价值。

肺炎衣原体寄生于人类,无动物储存宿主,主要在人与人之间经**飞沫或呼吸道分泌物**传播,其扩散速度缓慢,潜伏期平均为 30 d 左右。肺炎衣原体是呼吸道感染性疾病重要的病原体,主要引起呼吸系统感染,可引起肺炎、支气管炎、咽炎和鼻窦炎等。肺炎衣原体感染起病缓慢,患者常表现出咽痛、声音嘶哑等症状,还可引起心包炎、心肌炎和心内膜炎等疾病。病原体存在的持续性及隐蔽性可造成机体组织的慢性病理损伤。目前认为,肺炎衣原体与**冠心病、动脉粥样硬化**等慢性疾病的发生有关,但具体机制尚不清楚。慢性感染及其形成的免疫复合物可能是冠心病发病的一个重要因素。

取痰液和咽拭子涂片,用免疫酶标法或直接免疫荧光法检测肺炎衣原体特异性抗原,亦可将咽拭子或支气管肺泡灌洗液标本接种至 HL 和 Hep-2 细胞系进行分离培养。根据限制性核酸内切酶 Pst I 酶切获得的特异性核酸片段(474 bp),以及16S rRNA基因或 MOMP 基因保守序列设计引物用 PCR 技术可对其进行检测。

微量免疫荧光试验是目前检测肺炎衣原体感染最常用且较敏感的血清学方法,被称为"金标准"。该方法可检测血清中肺炎衣原体的特异性 IgM 和 IgG,有助于区别近期感染与既往感染、急性感染与慢性感染。凡早、晚期双份血清抗体滴度增高 4 倍或 4 倍以上,或单份血清 IgM 滴度大于等于 1∶16,或 IgG 滴度大于等于 1∶512,可确定为急性感染;IgG 滴度大于等于 1∶16 表示既往感染。

目前,对于肺炎衣原体感染尚无良好的预防方法,主要是隔离患者,避免直接接触感染人群,加强防护,切断传染源。治疗可选用大环内酯类或喹诺酮类抗菌药物;磺胺类抗菌药物对治疗肺炎衣原体感染无效,禁用。

三、鹦鹉热衣原体

鹦鹉热衣原体主要生物学性状见表 15-3。该衣原体有 6 个血清型;在 6~8 d 龄鸡胚卵黄囊中生长良好,在 HeLa 细胞、McCoy 细胞、BSC-1 细胞及 HL 细胞中均可生长。

鹦鹉热衣原体感染引起**鹦鹉热**(一种**自然疫源性疾病**)。该衣原体主要在鸟类及家禽中传播,广泛分布于世界各地,我国于 20 世纪 60 年代初证实有该病存在。该病一般呈散发性,偶有小范围暴发或流行。人类主要经呼吸道吸入病鸟的粪便、分泌物或含病原体的气雾或尘埃而感染,也可经**破损皮肤、黏膜或眼结膜**感染。本病潜伏期为 5~21 d(最短 3 d,最长可达 45 d)。临床表现多为**非典型性肺炎**,以发热、头痛、干咳、间质性肺炎为主要症状,可并发心肌炎。

防治原则主要为严格控制传染源,对饲养的鸟类与禽类加强管理,避免病原体的传播和流行。应注意加强从事禽类加工和运输人员的防护,对进口的鸟类及禽类加强检疫。对于感染者,确诊后

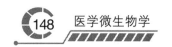

需及早使用四环素类、大环内酯类或喹诺酮类抗菌药物进行彻底治疗。

问题分析与能力提升

某小学学生体检发现,许多学生视力减退,有些学生常流泪、个别眼角有黏液脓性分泌物、多数同学有结膜充血及滤泡增生。个别同学出现结膜瘢痕、眼睑内翻、睫毛倒睫等损害。

思考题:①这些小学生患何种眼病? 如果不及时采取措施,可能还会发生什么严重后果? ②这种病原体的传播途径有哪些? 可以通过疫苗接种预防吗?

提示:某些血清型沙眼衣原体引起的沙眼,通过直接或间接接触传播。早期表现为流泪、黏液脓性分泌物、结膜充血及滤泡增生,后期可出现结膜瘢痕、眼睑内翻、倒睫以及角膜血管翳,最终导致角膜损害,影响视力或致盲。目前尚无疫苗。

(许昌学院　张建新)

汤飞凡——衣原体之父

学习目标

掌握　钩端螺旋体形态、染色、致病性和免疫性、培养特点、微生物检查和特异预防。
熟悉　梅毒螺旋体的形态染色、致病性和免疫性、微生物学检查法与防治原则。
了解　伯道疏螺旋体的生物学特点和致病性,回归热疏螺旋体的致病性,螺旋体的一般特征、分类及其致病性代表。

　　螺旋体是一类细长、柔软、螺旋状弯曲、运动活泼的原核细胞型微生物。

　　螺旋体广泛存在于自然界,种类繁多,其中部分螺旋体可引起人类疾病。根据螺旋体大小和形状、螺旋数目、螺旋规则程度和螺旋间距,分为2个科7个属。对人致病的螺旋体主要分布在3个属:①**钩端螺旋体属**,螺旋细密规则,一端或两端弯曲呈钩状,其中问号钩端螺旋体对人和动物致病;②**密螺旋体属**,螺旋较为细密规则,两端尖,其中梅毒螺旋体、品他螺旋体等对人致病;③**疏螺旋体属**,有3~10个稀疏不规则的螺旋,呈波纹状,其中伯道疏螺旋体、回归热疏螺旋体等对人致病。

第一节　钩端螺旋体属

　　钩端螺旋体属在分类学上属于螺旋体目、钩端螺旋体科。钩端螺旋体属内分问号钩端螺旋体和双曲钩端螺旋体两个种,其中**问号钩端螺旋体**引起人或动物的钩端螺旋体病,是本节介绍主要内容。

(一)生物学性状

　　大小为(0.1~0.2)×(6~12)μm,螺旋细密、规则,一端或两端弯曲而使菌体呈问号状或C、S形。钩端螺旋体的结构由外至内分别为外膜、细胞壁、**内鞭毛**和柱形原生质体。两根内鞭毛紧紧缠绕在柱形原生质体表面呈螺旋状,使钩端螺旋体能**沿长轴旋转运动**。革兰染色阴性,但不易着色。常用Fontana**镀银染色法**,钩端螺旋体被染成棕褐色。也可用**暗视野显微镜**直接观察悬滴标本中钩端螺旋体的形态和运动方式。

　　营养要求较高,常用含10%兔血清的柯氏培养基。需氧或微需氧。适宜的生长温度为28~30 ℃,最适pH值7.2~7.4。钩端螺旋体在人工培养基中生长缓慢。在液体培养基中,分裂一次需8~10 h,28 ℃培养1周呈半透明云雾状生长。在固体培养基上,28 ℃培养2周左右,可形成半透明、不规则、直径约2 mm的扁平菌落。生化反应不活泼,不分解糖类和蛋白质。能产生过氧化氢酶,有些菌株可产生溶血素。

　　钩端螺旋体在酸碱度中性的湿土或水中可存活数月,但对热抵抗力弱,60 ℃ 1 min死亡。用

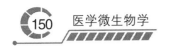

0.2%来苏或1%石炭酸溶液处理10～30 min被杀灭。对青霉素敏感。

钩端螺旋体表面抗原为多糖蛋白质复合物,具有型特异性;内部抗原为类脂多糖复合物,具有群特异性。根据抗原性不同,可将钩端螺旋体分为不同的血清群和血清型。目前国际上问号钩端螺旋体至少可分为25个血清群、273个血清型,其中我国至少存在19个血清群、75个血清型。

(二)致病性与免疫性

钩端螺旋体具有类似细菌内毒素和外毒素的致病物质,但其致病机制不完全了解。

1. 内毒素样物质(endotoxin-like substance,ELS)　钩端螺旋体的细胞壁中含有脂多糖样物质,注入动物体内后,引起的病理变化与典型的革兰阴性菌内毒素相似,但毒性较低。内毒素样物质的分子结构与细菌内毒素有差异,如缺乏2-酮基-3-脱氧辛糖酸。重症钩端螺旋体患者的临床症状与病理变化与细菌内毒素血症相似。

2. 溶血素　波摩那型、犬型、七日热型等问号钩端螺旋体培养物上清液中存在溶血素。溶血素能破坏红细胞膜,注射入小羊体内,可导致贫血、出血、肝大、黄疸和血尿。溶血素不耐热,56 ℃ 30 min可灭活,可被胰蛋白酶破坏,对氧稳定。

3. 细胞毒性因子(cytotoxicity factor,CTF)　存在于急性期患者血浆中,将细胞毒性因子注入小鼠,可导致肌肉痉挛和呼吸困难。双曲钩端螺旋体及低毒力的问号钩端螺旋体不产生细胞毒性因子。

问号钩端螺旋体引起人的钩端螺旋体病是一种**人畜共患病**,全世界至少已发现200多种动物可携带钩端螺旋体。我国已从50多种动物中检出钩端螺旋体,其中以**黑线姬鼠等鼠类**和**猪为主要储存宿主**,蛇、鸡、鸭、鹅、蛙、兔等也可能是储存宿主。动物感染钩端螺旋体后,大多呈隐性感染。钩端螺旋体在动物肾脏中长期存在,随尿排出,污染水源和土壤。人被感染的主要途径是接触了含有问号钩端螺旋体的**疫水**和**疫土**,也可通过胎盘垂直感染胎儿。若侵入的钩端螺旋体数量少、毒力低,可呈隐性感染。大多数情况下,钩端螺旋体侵入机体后引起钩端螺旋体病。

钩端螺旋体能快速穿越完整的黏膜或破损处皮肤进入人体,在局部迅速繁殖后,经淋巴系统或直接进入血循环引起菌血症。由于钩端螺旋体的血清型别不同、宿主免疫水平不同,临床表现相差很大。轻者似感冒,仅出现轻微的自限性发热。重者可出现中毒症状如发热、头痛、肌痛、眼结膜充血、浅表淋巴结肿大,患者有全身毛细血管损伤和微循环障碍及肝、肺、肾功能损害,肺大出血等。临床上钩端螺旋体病分为肺出血型、流感伤寒型、黄疸出血型、肾功能衰竭型等。

钩端螺旋体病的免疫主要依赖于特异性体液免疫。但特异性抗体似乎对侵入肾脏的钩端螺旋体作用较小,钩端螺旋体可在患者肾脏内一定程度繁殖并经尿排菌。

(三)微生物学检查

病原学检查在发病10 d内取外周血,10 d后取尿液,有脑膜刺激症状者取脑脊液。血清学检查在病初和发病后第3～4周各取血一次。

1. 直接镜检　将标本差速离心集菌后作暗视野显微镜检查,或用Fontana镀银法染色后用普通光学显微镜检查。也可用免疫荧光法或免疫酶染色法检查。

2. 分离与鉴定　将标本接种至柯氏培养基,置28 ℃孵育2周。阳性标本可见培养液呈轻度混浊,然后用暗视野显微镜检查有无钩端螺旋体。若培养物中有钩端螺旋体,可用已知诊断血清进行血清群、型的鉴定。标本培养4个月无钩端螺旋体生长者为阴性。

3. 动物试验　将标本接种于幼龄豚鼠或金地鼠腹腔,1周后取腹腔液用暗视野显微镜检查,或取心血检查并做分离培养。若动物发病后死亡,解剖后可见皮下、肺部等有出血斑,肝、脾等内脏器官中有大量钩端螺旋体。

4. 分子生物学检测方法　PCR或标记DNA探针可用于检测标本中钩端螺旋体DNA片段,较培养法快速、敏感。

5.血清学检查 ①显微镜凝集试验:用当地常见的群、型的活钩端螺旋体作为抗原,与不同稀释度的患者血清37 ℃孵育1～2 h,暗视野显微镜检查有无凝集现象。若血清中存在同型抗体,可见钩端螺旋体凝集成不规则的团块。以50%钩端螺旋体被凝集的最高血清稀释度作为效价判断终点。**单份血清标本的凝集效价1∶400以上或双份血清标本效价增长4倍以上有诊断意义**。②间接凝集试验:将钩端螺旋体可溶性抗原吸附于乳胶或活性炭微粒等载体上,然后检测血清标本中有无相应凝集抗体。

(四)防治原则

钩端螺旋体病的预防主要是消灭传染源,切断传播途径,增强机体抗钩端螺旋体免疫力。要灭鼠,加强对带菌家畜的管理,保护水源,对易感人群接种当地流行的主要钩端螺旋体血清型多价疫苗。钩端螺旋体病的治疗首选青霉素,青霉素过敏者可用庆大霉素、多西环素等。

第二节 密螺旋体属

密螺旋体属的螺旋细密、规则、两端尖。对人致病的密螺旋体有梅毒螺旋体和品他螺旋体两个种。梅毒螺旋体又称苍白密螺旋体,是引起人类梅毒的病原体。梅毒是性传播疾病中危害性较严重的一种,品他螺旋体引起人类品他病,不属于性病。现主要介绍梅素螺旋体。

(一)生物学性状

大小为长6～15 μm,直径0.1～0.2 μm,有8～14个致密而规则的螺旋,两端尖直,运动活泼。电镜下观察,梅毒螺旋体有细胞壁,壁外有外膜,细胞膜内有细胞质和核质,构成**柱形原生质体**。柱形原生质体表面有3～4根**内鞭毛**紧紧缠绕,与梅毒螺旋体运动有关,暗视野显微镜下可见梅毒螺旋体伸曲、滚动、旋转等运动方式。革兰染色阴性,但不易着色,Fontana 镀银染色法染成棕褐色。

梅毒螺旋体不能在人工培养基中生长繁殖。在家兔睾丸或眼前房接种能保持其繁殖力和毒力,但繁殖速度缓慢,需30～33 h分裂1次。采用棉尾兔单层上皮细胞,微需氧条件下(1.5% O_2、5% CO_2、93.5% N_2)33 ℃培养的梅毒螺旋体可生长繁殖并保持其毒力。

梅毒螺旋体**抵抗力极弱**,对温度和干燥特别敏感。41.5 ℃ 1 h死亡,50 ℃ 5 min死亡。血液中的梅毒螺旋体4 ℃放置3 d死亡,故血库4 ℃冰箱储存3 d以上血液通常可避免传染梅毒的危险。对常用化学消毒剂敏感,对青霉素、四环素、红霉素、庆大霉素或砷、铋、汞剂敏感。

(二)致病性与免疫性

目前认为梅毒螺旋体的致病力可能与下列因素有关:①荚膜样物质,是菌体表面的黏多糖和唾液酸,有利于梅毒螺旋体在宿主体内存活和扩散;②外膜蛋白,是梅毒螺旋体的黏附因子,可帮助梅毒螺旋体黏附于宿主细胞;③透明质酸酶,可分解组织、细胞基质内和血管基底膜的透明质酸,有利于梅毒螺旋体的扩散。此外,免疫病理反应所致损害,常见于二、三期梅毒患者,如二期梅毒患者血液中常出现梅毒螺旋体免疫复合物、三期梅毒患者出现树胶样肿等。

自然情况下梅毒螺旋体只感染人类,引起梅毒,梅毒患者**是唯一的传染源**。梅毒螺旋体主要通过性接触而感染,引起性病梅毒或称获得性梅毒。孕妇患梅毒可经胎盘传染给胎儿,引起先天性梅毒。偶可经输血引起输血后梅毒。

1.性病梅毒 整个病程可分为一、二、三期,反复隐伏与再发为其特点。

（1）一期梅毒　主要表现为**硬下疳**。梅毒螺旋体经皮肤、黏膜侵入机体后2～4周,外生殖器出现无痛性硬下疳。也可见于直肠、肛门和口腔。硬下疳溃疡渗出物中可含大量梅毒螺旋体,传染性强。经3～8周,硬下疳可愈合。进入血液中的梅毒螺旋体潜伏于体内,经2～8周后部分患者进入第二期。

（2）二期梅毒　全身皮肤黏膜常出现**梅毒疹**,主要出现于四肢和躯干。全身淋巴结肿大,亦累及骨、关节、眼及中枢神经系统。在梅毒疹和淋巴结中,有大量梅毒螺旋体,传染性较强。如不经治疗,一般3周至3个月梅毒疹可自行消退,但潜伏3～12个月后可再复发梅毒疹。一、二期梅毒传染性强,但破坏性较小。

（3）**三期梅毒**　即晚期梅毒。主要表现为皮肤黏膜的溃疡性损害和内脏器官的肉芽肿样病变（梅毒瘤）,可侵犯任何内脏器官和组织,多在一期梅毒10年后发生。较严重的是心血管和中枢神经系统梅毒,如动脉瘤、脊髓痨或全身麻痹等。此期梅毒病灶中难以分离出梅毒螺旋体,传染性小,但破坏性大,可危及生命。

2.先天性梅毒　梅毒孕妇的梅毒螺旋体通过胎盘进入胎儿血流,引起胎儿的全身性感染。导致流产、早产或死胎,或生出梅毒儿。病变有皮肤梅毒性斑丘疹、马鞍鼻、锯齿形牙、间质性角膜炎、先天性耳聋等。

梅毒的免疫是感染性免疫,即有梅毒螺旋体存在才有免疫力,当梅毒螺旋体被清除,其免疫力随之消失。目前认为在抗梅毒螺旋体免疫中,细胞免疫比体液免疫重要,中性粒细胞、巨噬细胞在吞噬和杀灭梅毒螺旋体中起主要作用。

（三）微生物学检查

病原学检查时,一期梅毒取硬下疳渗出液,二期梅毒取梅毒疹渗出液。血清学检查时,取患者外周血分离血清。

1.病原学检查　可用暗视野显微镜观察运动活泼的梅毒螺旋体。组织切片标本可用镀银染色后镜检。也可采用PCR检测临床标本中梅毒螺旋体特异性DNA片段。

2.血清学检查　有非特异性和特异性试验两大类。

（1）非特异性试验　采用正常**牛心肌脂质**为抗原,测定患者血清中的反应素,常用的方法有VDRL试验和快速血浆反应素试验,主要用于初筛,一期梅毒阳性率约为70%,二期梅毒几乎为100%。三期梅毒阳性率较低。由于抗原为非特异性,反应素也可在其他疾病患者血清中出现,实验结果可能出现假阳性,因此判定试验结果时必须慎重。

（2）特异性试验　用梅毒螺旋体作为抗原,检测患者血清中梅毒螺旋体特异性抗体。常用的方法有荧光密螺旋体抗体吸收试验、梅毒螺旋体制动试验、梅毒螺旋体抗体微量血凝试验等。但此类试验不能区分品他病等其他密螺旋体感染,自身免疫性疾病患者血清有时也可出现阳性反应,因此判定试验结果时仍须结合临床资料进行具体分析。

（四）防治原则

注意性卫生。梅毒确诊后,尽早予以彻底治疗。可采用青霉素治疗,并定期复查,3个月至1年血清学检查持续转阴者为治愈,否则要继续治疗。

第三节　疏螺旋体属

疏螺旋体长10～40 μm,直径0.1～0.3 μm,有3～10个稀疏、不规则螺旋。对人致病的主要有伯氏疏螺旋体、回归热疏螺旋体,分别引起莱姆病和回归热。

一、伯氏疏螺旋体

伯氏疏螺旋体是莱姆病的病原体。莱姆病最初于 1977 年在美国康涅狄格州的莱姆镇发现,儿童被蜱叮咬后发生慢性游走性红斑。1985 年我国在黑龙江省林区首次发现莱姆病,1988 年从患者血液分离出病原体,迄今已有 20 多个省、直辖市、自治区证实有莱姆病存在。

(一)生物学形状

螺旋体长 10~40 μm,直径 0.1~0.3 μm,两端稍尖,有 2~100 根内鞭毛(图 16-1)。革兰染色阴性,但不易着色,吉姆萨或瑞特染色效果较好。伯道疏螺旋体运动活泼,有扭转、翻滚、抖动等多种运动方式。

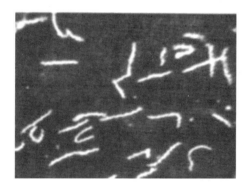

图 16-1　伯道疏螺旋体(荧光显微镜,×3 000)

营养要求高,培养基需含有长链饱和及不饱和脂肪酸、葡萄糖、氨基酸和牛血清白蛋白等。微需氧,5%~10% CO_2 促进生长。适宜温度为 35 ℃。生长缓慢,在液体培养基中分裂一代约需 18 h,一般需培养 2~3 周。

伯氏疏螺旋体抵抗力弱,60 ℃ 1~3 min 即死亡,用 0.2% 来苏或 1% 石炭酸溶液处理 5~10 min 即被杀灭。对青霉素、红霉素、头孢菌素等敏感。

对世界各地分离的引起莱姆病的疏螺旋体进行 DNA 同源性分析,发现至少有 3 个种:①伯氏疏螺旋体,主要分布于美国和欧洲;②伽氏疏螺旋体,主要分布于欧洲和日本;③埃氏疏螺旋体,主要分布于欧洲和日本。我国分离的大部分伯道疏螺旋体株更接近于欧洲分离株。由于莱姆病病原体存在异质性,其分类尚不统一,目前以伯道疏螺旋体作为莱姆病病原体的统称。

(二)致病性与免疫性

伯氏疏螺旋体致病可能与某些致病物质以及免疫病理反应有关:①伯氏疏螺旋体表面存在有黏附素和入侵功能的物质,能黏附、穿入成纤维细胞及人脐静脉内皮细胞,并在胞质内生存;②伯道疏螺旋体的外膜蛋白 OspA 与抗吞噬作用有关;③伯氏疏螺旋体具有内毒素样物质,类似细菌内毒素的生物学活性;④目前认为伯氏疏螺旋体某些成分参与了自身免疫反应的致病过程,临床上有部分患者出现自身抗核抗体和类风湿因子等。

伯氏疏螺旋体引起的莱姆病是一种自然疫源性传染病。储存宿主主要是野生和驯养的哺乳动物,主要传播媒介是硬蜱。伯氏疏螺旋体可在蜱的中肠生长繁殖,叮咬宿主时,通过肠内容物反流、唾液或粪便而使宿主感染。人被疫蜱叮咬后,伯氏疏螺旋体在局部繁殖,经 3~30 d 潜伏期,在叮咬部位可出现一个或数个慢性移行性红斑,初为红色斑疹或丘疹,随后逐渐扩大成圆形皮损,直径可达 5~50 cm,外缘有鲜红边界,中央呈退行性变,似一红环,也可同时有几个大小不一的红环,似枪靶形。一般经 2~3 周,皮损自行消退,偶留有瘢痕与色素沉着。早期症状可有乏力、头痛、发热、肌肉和关节疼痛、淋巴结肿大等。未经治疗的莱姆病患者,约 80% 可发展至晚期,所需时间在 1 周~2 年。晚期临床表现为慢性关节炎、慢性神经系统或皮肤异常。莱姆病在不同地区有不同的临床特征,美国以关节炎多见、欧洲以神经系统病变更为常见,这可能与菌株不同有关。

伯氏疏螺旋体的抗感染免疫主要依赖特异性体液免疫,在特异性抗体存在时,吞噬细胞才有较为明显的吞噬伯氏疏螺旋体作用。

(三)微生物学检查

由于伯氏疏螺旋体难以分离培养,一般取患者血清标本进行血清学检查,有时也可直接取皮损病灶标本用分子生物学方法检查。

分子生物学检查主要采用 PCR 检测皮损病灶临床标本中伯道疏螺旋体特异性 DNA 片段。血清学检查使用最广泛的是免疫荧光法和 ELISA 法。由于 ELISA 法较为简便,特异性和敏感性也较高,被多数实验室采用。特异性 IgM 在移行性红斑出现后 2~4 周形成,6~8 周达峰值,4~6 个月后恢复正常。IgG 抗体出现较迟,其峰值出现于发病后 4~6 个月,并持续至病程的晚期。由于莱姆病病原体的异质性,血清学检测结果仍须结合临床资料进行莱姆病的诊断。

(四)防治原则

疫区人员要避免硬蜱叮咬。灭活全菌疫苗已在美国用于家犬预防接种。目前正在研制人用的伯氏疏螺旋体重组蛋白疫苗。

早期莱姆病用多西环素、阿莫西林或红霉素,口服即可。晚期莱姆病时存在深部组织损害,一般用抗生素静脉滴注。

二、回归热疏螺旋体

回归热是由节肢动物传播的,**有周期性反复发作的急性传染病**。病原体分为两类,均属于疏螺旋体属。一类是回归热螺旋体,以虱为传播媒介,引起流行性回归热;另一类以蜱为传播媒介,引起地方性回归热,其病原体有 15 种之多,例如,杜通疏螺旋体、赫姆疏螺旋体等。我国流行的回归热主要是虱传型,其临床特点为高热,全身肌肉酸痛,可多次复发,肝、脾肿大。

(一)生物学性状

两类引起回归热的疏螺旋体形态相同,菌体细长柔软,长 10~30 μm,直径 0.3~0.5 μm,有 3~10 个不规则的疏螺旋(图 16-2)。革兰染色阴性。可用幼龄小鼠或鸡胚培养;用含血液、腹水的特殊人工培养基培养生长困难,易失去毒力。对抗生素敏感。

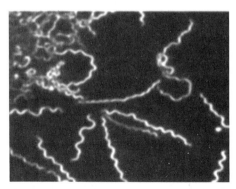

图 16-2　回归热疏螺旋体(扫描电镜,×12 000)

（二）致病性与免疫性

流行性回归热通过体虱在人群中传播。当虱吸吮患者血液后，回归热疏螺旋体进入体虱血淋巴大量繁殖，不随唾液或虱粪排出。人被虱叮咬后，因抓痒将虱压碎，回归热疏螺旋体经皮肤创口进入人体。蜱传回归热是自然疫源性疾病。储存宿主是啮齿类动物和软蜱，通过软蜱传播。螺旋体在软蜱的体腔、唾液、粪便内均可存在，且经卵传代。软蜱叮咬人后，病原体可直接从皮肤创口注入人体内。病原侵入机体后，在血流中大量繁殖。患者出现高热，持续 3～4 d 后退热，血中螺旋体也消失。间隔 1～2 周，再次高热，血中又出现螺旋体，如此反复发作数次甚至十数次。蜱传回归热临床表现和病程与虱传型相似，但症状较轻、病程较短。

体液抗体在抗感染免疫中起主要作用。周期性发热与缓解交替现象，是机体免疫应答与病原体抗原变异相互作用的结果。

（三）微生物学检查法

采取发热期血液，直接涂片后进行吉姆萨或瑞特染色，在光镜下可查见比红细胞长数倍的螺旋体。

（四）防治原则

消灭人虱；避免蜱叮咬；治疗可用青霉素、多西环素等抗生素。

问题分析与能力提升

案例一：患者，女，30 岁，农民。主述：畏寒、发热、全身乏力、四肢肌肉酸痛。发病前当地曾经发洪水。查体：体温 38.8 ℃，精神困倦，全身皮肤及巩膜黄染明显，双下肢腓肠肌压痛(+)。实验室检查：WBC $17.4×10^9$/L，NEU 55%，LYM 45%，ALT 68 U/L，BIL 415.5/218.7 μmol/L，BUN 24.4 μmol/L，嗜肝病毒血清标记物全部为阴性。显微镜凝集试验：黄疸出血群钩端螺旋体 IgG 1∶640 阳性。

思考题：①该患者为何种病原体引起的何种疾病？②该病原体的传播方式有哪些？

提示：

1. 该患者为钩端螺旋体感染，其诊断依据：①出现典型的临床症状，发热、全身乏力、四肢肌肉酸痛、巩膜黄染明显、双下肢腓肠肌压痛等。②根据实验室检查结果，可考虑病毒感染，但是嗜肝病毒血清标记物全部为阴性。而显微镜凝集试验黄疸出血群钩端螺旋体阳性，可确诊为钩端螺旋体感染。

2. 该病原体的传播方式是接触传播、垂直传播。

案例二：患者，男，42 岁，农民。曾有不洁性生活史，主述：低热、全身乏力、关节肿痛，全身淋巴结肿大，质软，无压痛，皮肤有椭圆形斑疹，境界清楚，初为红色，后转为蔷薇色，双侧手掌和足底出现圆形暗红色斑，表面有鳞屑。外阴及肛周皮疹为湿疹，扁平湿疣，不痛但瘙痒，头部出现蛀虫样脱发。腹股沟淋巴结肿大，暗视野显微镜检查淋巴结穿刺液可见运动活泼的苍白密螺旋体。血清学检查：RPR 试验阳性。

思考题：①本病例应该诊断为什么疾病？为什么？②患者血清学检查与诊断有什么关系？

提示：

1. 该病例诊断为梅毒，诊断依据为流行病学、典型的临床症状及病原学诊断。

2. 血清学诊断主要用于梅毒的初筛。

第十七章 立克次体

∷∷∷∷∷∷ 学习目标 ∷∷∷∷∷∷

掌握　普氏立克次体、斑疹伤寒立克次体等所导致的疾病。
熟悉　立克次体的概念、形态、染色及其培养特性。
了解　引起人类疾病主要的立克次体。

　　立克次体是一类与节肢动物有密切关系的、严格细胞内寄生的原核细胞型微生物。立克次体的共同特点是：①大小介于细菌与病毒之间，有多种形态，以球杆状为主，革兰染色呈阴性；②含DNA 和 RNA 两类核酸；③酶系统不完善，又缺乏细胞器，需在专性细胞内寄生；④以二分裂方式繁殖；⑤以吸血节肢动物为宿主或传播媒介；⑥多数引起自然疫源性疾病；⑦对多种抗生素敏感。立克次体属中对人致病的主要是**普氏立克次体**、**斑疹伤寒立克次体**等。**普氏立克次体引起流行性斑疹伤寒**，储存宿主是该病的患者，传播媒介是人虱，患者是唯一的传染源，感染方式是虱–人–虱–人。**地方性斑疹伤寒立克次体引起地方性斑疹伤寒**，主要储存宿主是鼠，主要传播媒介是鼠蚤和鼠虱，感染的自然周期是鼠–蚤–鼠。鼠蚤只有在鼠死亡后才离开鼠转向叮吮人血液，而使人受感染。鼠蚤一般不因感染而死亡，故鼠蚤也是斑疹伤寒立克次体的储存宿主。

　　立克次体是以 1909 年首先发现此病原体并因在随后的研究中受感染而献身的美国医师Ricketts(1871—1910 年)的名字命名。根据《伯杰氏系统细菌学手册》(2005 年版)的分类，**立克次体目**被分为**立克次体科**、**无形体科**和**全胞菌科**。其中，对人类致病的立克次体主要包括 3 个属，分别为立克次体科的**立克次体属**、**东方体属**及无形体科的**埃立克体属**。按照新分类法，原来的巴通体属现已归于根瘤菌目巴通体科，柯克斯体属现归于军团菌目柯克斯科。

　　常见立克次体的种类及流行病学特征见表 17–1。

表 17-1　常见立克次体的种类及流行病学特征

属	群	种	储存宿主	传播媒介	所致疾病	流行地区
立克次体属	斑疹伤寒群	普氏立克次体	人	人虱	流行性斑疹伤寒	世界各地
		地方性斑疹伤寒立克次体	啮齿类、鼠蚤	鼠蚤、鼠虱	地方性斑疹伤寒	世界各地
	斑点热群	立氏立克次体	啮齿类	蜱	落基山斑点热	西半球
		西伯利亚立克次体	啮齿类	蜱	北亚蜱传染斑疹伤寒	北亚、中国内蒙古
		澳大利亚立克次体	有袋动物、野鼠	蜱	昆士兰热	澳大利亚
		康氏立克次体	小野生动物	蜱	纽扣热	地中海国家、非洲、中东等
		小蛛立克次体	家鼠	革蜱	立克次体痘	美国、东北亚、南非
东方体属		恙虫病东方体	啮齿类	恙螨	恙虫病	亚洲、大洋洲
埃立克体属		查菲埃立克体	啮齿类	蜱	人单核细胞埃立克体病	美国
		腺热埃立克体	未知	未知	人单核细胞埃立克体病	日本、马来西亚
		嗜吞噬细胞无形体	人、狗	蜱	人粒细胞埃立克体病	北美、欧洲

第一节　立克次体属

立克次体属中对人致病的主要是**普氏立克次体**、**地方性斑疹伤寒立克次体**、**立氏立克次体**等。

(一)生物学性状

1. 形态与染色　立克次体长 0.8 ~ 2.0 μm,宽 0.3 ~ 0.6 μm,可在光学显微镜下观察到,**以球杆状为主,呈多形性**;有细胞壁,革兰染色呈阴性,但不易着色;常用吉姆萨染色,着色呈紫蓝色;也可用吉姆尼茨染色,着色呈红色。

2. 结构与抗原　立克次体的结构**与革兰阴性菌相似**,细胞壁中脂质含量较高。其细胞壁外附着有多糖等物质组成的黏液层和微荚膜,具有黏附宿主细胞和抗吞噬作用,与致病性有关。

立克次体有两类抗原,一类是**种特异性抗原**,与**外膜蛋白**有关,不耐热;另一类是**群特异性**、可溶性抗原,与黏液层的**脂多糖**成分有关,耐热。某些立克次体与普通变形菌 X_{19}、X_2、X_K 菌株的菌体有共同抗原,由于变形菌抗原易于制备,其凝集反应结果又便于观察,因此临床检验中常用这类变形菌的 O 抗原(OX_{19}、OX_2、OX_K)代替立克次体抗原以检测患者血清中有无相应抗体。此交叉凝集试验称**外斐试验**(Weil-Felix test),可辅助诊断立克次体病。常见致病性立克次体的主要生物学性状见表 17-2。

表 17-2　常见致病性立克次体的主要生物学性状

种类	形态	培养特性	生长位置	外斐试验
普氏立克次体	短杆状、多形性	活细胞内增殖	分散于细胞质内	OX_{19} +++、OX_2 +、OX_K -
地方性斑疹伤寒立克次体	短杆状、多形性	活细胞内增殖	分散于细胞内外	OX_{19} +++、OX_2 +、OX_K -
立氏立克次体	球杆状、多形性	活细胞内增殖	细胞质和核质区	OX_{19} +++、OX_2 +、OX_K -
恙虫病东方体	球杆状、多形性	活细胞内增殖	近细胞核处成堆	OX_{19} -、OX_2 -、OX_K +++

3. **培养特性**　大多数立克次体只能在活细胞内生长,以**二分裂方式繁殖**,繁殖一代需 9 ~ 12 h。常用的培养方法有**动物接种**、**鸡胚接种**和**细胞培养**。豚鼠和小鼠可用于多种致病性立克次体的繁殖;鸡胚卵黄囊常用于立克次体的传代;鸡胚成纤维细胞、L929 细胞和 Vero 单层细胞广泛用于立克次体的培养。

4. **抵抗力**　立克次体对一般理化因素的抵抗力与细菌的繁殖体相似。除贝纳柯克斯体(Q 热病原体)外,其他立克次体对热和消毒剂较敏感,于 56 ℃加热 30 min,或用苯酚、甲酚皂、乙醇处理 5 min 即可被杀死;对氯霉素和四环素等抗生素敏感,但磺胺类抗菌药物却可刺激其生长、繁殖。

(二)致病性与免疫性

立克次体以吸血节肢动物为储存宿主或传播媒介,啮齿类动物等亦常成为**寄生宿主**和**储存宿主**。

1. **致病物质**　立克次体的致病物质主要有**脂多糖**和**磷脂酶 A**,前者的生物学活性与细菌内毒素相似,如致热原性、损伤内皮细胞、致微循环障碍和中毒性休克等;后者能溶解红细胞的细胞膜而引起溶血,并促进立克次体从细胞内吞噬体中释放到细胞质中增殖。立克次体进入人体后,先在**局部淋巴组织**或**小血管内皮细胞**中增殖,形成初次立克次体血症。经血液循环播散至全身器官的小血管内皮细胞中繁殖,之后大量立克次体再次释放入血,形成第二次立克次体血症,导致皮疹及器官功能紊乱。早期病变主要由内毒素引起,后期病变主要是**免疫病理损伤**所致。

2. **所致疾病**　立克次体可引起**人兽共患性疾病**。立克次体病大多数为**自然疫源性疾病**,其流行有明显**地区性**。立克次体容易引起实验室感染,故在进行立克次体研究或临床标本检测时应注意生物安全。

3. **免疫性**　立克次体是**严格细胞内寄生**的病原体,故体内抗感染免疫**以细胞免疫为主**,以体液免疫为辅。由细胞免疫产生的细胞因子有激活、增强巨噬细胞杀灭细胞内立克次体的作用。机体感染立克次体后产生的群和种特异性抗体有促进吞噬细胞的吞噬及中和毒性物质的作用。**患者病后可获得持久的免疫力。**

(三)微生物学检查

1. **标本采集**　立克次体极易引起实验室污染,必须严格执行无菌操作。病原体分离一般要在发病初期或急性期和应用抗生素前采血,否则很难获得阳性分离结果。血清学试验需采集急性期与恢复期双份血清,以观察抗体滴度增长情况。进行流行病学调查时,尚需采集野生小动物和家畜的器官以及节肢动物标本等。

2. 分离培养　由于标本中立克次体含量较低,直接镜检意义不大。可将血液或组织悬浮液标本接种至雄性豚鼠腹膜腔,若接种后豚鼠体温超过 40 ℃,阴囊红肿,则表示有立克次体感染;进一步将分离毒株接种于鸡胚或细胞培养,用免疫荧光试验加以鉴定。感染组织和皮肤病变活检标本可用免疫荧光法、免疫蛋白印迹法、蛋白质指纹图谱分析法等进行鉴定。

3. 血清学检查　外斐试验是用变形菌抗原代替立克次体抗原检测患者血清中立克次体抗体含量的试管凝集试验。若抗体滴度达到或超过 1∶160,或双份血清滴度增长达到或超过 4 倍,则为阳性反应,有辅助诊断意义。该试验为**非特异性试验**,必须同时结合流行病学特征和临床症状才能做出正确诊断。

4. 其他　此外,还可采用 ELISA 法或免疫荧光法**检测血清中特异性抗体**以明确诊断。用核酸杂交技术和 PCR 技术**检测立克次体核酸**可进行病原学快速诊断。

(四)防治原则

非特异性预防立克次体病的措施包括控制和消灭储存宿主、中间宿主及媒介节肢动物,如灭鼠、灭虱、灭蚤、灭蜱等,同时注意个人卫生与防护。

在特异性预防方面,曾经采用的经 γ 射线照射的全细胞灭活疫苗,如预防斑疹伤寒的鼠肺疫苗、鸡胚疫苗等,由于预防效果不理想,或其他问题,目前已停止使用。立克次体重组的变异性外膜蛋白是候选的亚单位疫苗。

抗立克次体感染治疗首选氯霉素、四环素类抗生素,可缩短病程,降低病死率。但要彻底清除病原体及恢复患者健康还有赖于人体的免疫功能,特别是细胞免疫功能状况。应注意磺胺类抗菌药物不能抑制立克次体生长,反而会促进其繁殖。

目前,美国疾病控制与预防中心及欧盟立克次体病诊断与处置纲要中建议,在高度怀疑立克次体病时,应及时采用**多西环素**及四环素类药物进行经验性治疗,而无须等待实验室检测结果。如果患者在 24 ~ 72 h 高热得到缓解,对诊断具有重要意义;如果患者发热不退,则基本排除立克次体病。

第二节　主要致病性立克次体

一、普氏立克次体

普氏立克次体是流行性斑疹伤寒(虱传斑疹伤寒)的病原体,是为纪念首先发现该立克次体的捷克科学家 Stanislav Von Prowazek 而命名。流行性斑疹伤寒在世界各地均可发生流行。

(一)生物学性状

1. 形态与染色　普氏立克次体呈多形性,以短杆形为主,长 0.6 ~ 2.0 μm,宽 0.3 ~ 0.8 μm,在**感染细胞胞质内呈单个或短链状分散存在**。其革兰染色呈阴性,着色较淡;常用吉姆尼茨染色,呈鲜红色;也可用吉姆萨染色,呈紫蓝色。

2. 培养特性　普氏立克次体可采用鸡胚成纤维细胞、L929 细胞和 Vero 细胞进行培养,繁殖一代需 6 ~ 10 h,最适温度为 37 ℃。动物接种常采用雄性豚鼠和小鼠,鸡胚卵黄囊接种常用于立克次体的传代。

3. 抗原构造　立克次体细胞壁有两类抗原，一类是种特异性抗原，与外膜蛋白有关，不耐热；另一类是群特异性、可溶性抗原，与黏液层的脂多糖成分有关，耐热。立克次体的脂多糖和变形杆菌菌体抗原有共同成分，可引起交叉反应，即外斐反应，可辅助诊断立克次体病。

4. 抵抗力　普氏立克次体对热敏感，在 4 ℃ 水溶液中 24 h 失活；耐低温和干燥，在干虱粪中可存活 2 个月左右。其用 5 g/L 苯酚处理 5 min 可被灭活；对四环素类和氯霉素类抗生素敏感。磺胺类药物可刺激其增殖。

(二)致病性与免疫性

1. 感染途径　**普氏立克次体的储存宿主是患者，传播媒介是人虱，患者是唯一的传染源**，感染方式是虱-人-虱-人。人虱叮咬患者后，立克次体进入虱肠管上皮细胞内繁殖；当受感染虱再去叮咬健康人时，立克次体随虱粪排泄于皮肤上，进而可从搔抓的皮肤破损处侵入体内，亦可经呼吸道或眼结膜使人感染。该病的流行多与生活环境不卫生和人员拥挤有关。

2. 致病物质　普氏立克次体的致病物质主要有**内毒素**和**磷脂酶 A** 两类。内毒素的化学成分是脂多糖，刺激 IL-1 和 TNF-α。其中，IL-1 具有致热性，可引起发热；TNF-α 可引起血管内皮损伤、微循环障碍和中毒性休克。磷脂酶 A 能溶解宿主细胞膜或细胞内吞噬体膜，以利于普氏立克次体穿入宿主细胞并在其中生长、繁殖。此外，**微荚膜样黏液层**结构有利于普氏立克次体黏附到宿主细胞表面和抗吞噬作用，增强其对易感细胞的侵袭力。

3. 所致疾病　普氏立克次体所致疾病为流行性斑疹伤寒，经 10～14 d 的潜伏期后，骤然发病。其主要症状为高热、头痛、皮疹，有的伴有神经系统、心血管系统或其他器官损害。多见于成人感染，50 岁以上人群发病率高，60 岁以上人群病死率高。

普氏立克次体侵入皮肤后，与局部淋巴组织或小血管内皮细胞表面特异性受体结合而被吞入细胞内，通过磷脂酶 A 溶解吞噬体膜的甘油磷脂进入细胞质内而大量生长、繁殖，导致细胞中毒破裂、释放出普氏立克次体，引起第一次立克次体血症。普氏立克次体经血流播散至全身器官的小血管内皮细胞中繁殖，之后形成大量普氏立克次体再次释放入血，形成第二次立克次体血症。普氏立克次体通过磷脂酶 A 和微荚膜样黏液层对抗宿主的免疫作用，破坏宿主细胞。立克次体崩解释放内毒素等毒性物质，形成毒血症；损害血管内皮细胞，造成细胞肿胀坏死、血管壁通透性增强、血浆渗出，有效循环血量下降。其主要病理改变为血管内皮细胞增生、血管壁坏死、血栓形成，造成皮肤、心、肺、脑等血管周围组织的广泛性病变。

4. 免疫性　机体对普氏立克次体的抗感染免疫以细胞免疫为主，以体液免疫为辅。CTL 溶解杀伤感染立克次体的血管内皮细胞，Th1 细胞释放细胞因子 INF-γ 增强巨噬细胞的吞噬及杀伤作用；B 淋巴细胞产生的群和种特异性抗体具有促进吞噬细胞的吞噬功能、阻断立克次体的再次感染、中和其毒性物质等作用。同时，机体免疫也会引起免疫病理损伤。两次立克次体血症使患者病后可获得牢固的免疫力，与斑疹伤寒立克次体的感染有交叉免疫力。

(三)微生物学检查

普氏立克次体的微生物学检查主要是对病原体的分离和鉴定，对临床确诊和流行病学调查有重要意义。

1. 标本采集　一般要在流行性斑疹伤寒发病急性期和应用抗生素前采血，以提高阳性分离率。流行病学调查则采集野生小动物和家畜的器官以及节肢动物的组织。

2. 分离培养　将标本接种至雄性豚鼠腹膜腔，若接种后豚鼠体温超过 40 ℃，阴囊红肿，则表示有立克次体感染；若体温超过 40 ℃ 而阴囊无红肿，则取动物脑组织用豚鼠继续传代，待立克次体增殖到一定数量后方可用鸡胚卵黄囊或细胞传代，用免疫荧光试验加以鉴定。

3. 血清学检查　外斐试验（变形杆菌 OX$_{19}$ 抗原）的滴度达到或超过 1∶160，或发病早期和后期双份血清滴度增长达到或超过 4 倍,则可辅助诊断斑疹伤寒。该试验为非特异性,需结合流行病学特征和临床症状,排除假阳性。

4.分子生物学检测　流行性斑疹伤寒可采用 PCR 技术检测或核酸探针检测。

(四)防治原则

1.预防原则　预防流行性斑疹伤寒,主要应改善生活条件、讲究个人卫生、消灭体虱、加强个人防护。特异性预防曾采用经 γ 射线照射或甲醛处理的灭活鼠肺疫苗和鸡胚疫苗等,现已停止使用。

2.治疗原则　氯霉素、四环素类抗生素对普氏立克次体和其他立克次体均有效,首选多西环素,可缩短病程,降低其病死率。但抗生素的作用有限,增强机体免疫力,提高细胞免疫功能是关键。**禁用磺胺类抗菌药物治疗**。

二、地方性斑疹伤寒立克次体

地方性斑疹伤寒立克次体又称**莫氏立克次体**,是**地方性斑疹伤寒(鼠型斑疹伤寒)**的病原体。1931 年,Mooser 等分别从该疾病流行的墨西哥的鼠脑和美国的鼠蚤中分离出地方性斑疹伤寒立克次体。地方性斑疹伤寒可**在世界各地散发**,而主要发生在非洲和南美洲。

(一)生物学性状

地方性斑疹伤寒立克次体大小形态同普氏立克次体,但链状排列少见;染色性、结构、抗原构造、培养特性、抵抗力以及易感细胞、易感动物方面与普氏立克次体相同,只是地方性斑疹伤寒立克次体所致的豚鼠阴囊反应比普氏立克次体引起的更强。

(二)致病性与免疫性

1.感染途径　**地方性斑疹伤寒立克次体的主要储存宿主是鼠,主要传播媒介是鼠蚤和鼠虱,感染的自然周期是鼠-蚤-鼠**。地方性斑疹伤寒立克次体长期寄生于隐性感染的鼠体内,鼠蚤可吸疫鼠血液后,斑疹伤寒立克次体进入其消化道并在肠上皮细胞内繁殖,细胞破裂后将地方性斑疹伤寒立克次体释出,混入蚤粪中随即排出体外;带有地方性斑疹伤寒立克次体的蚤粪可感染健康鼠,进而引起其在鼠群间传播。鼠蚤只有在鼠死亡后才离开鼠转向叮咬人血,而使人受感染。鼠蚤一般不因感染而死亡,故鼠蚤也是储存宿主。此外,带有立克次体的干燥蚤粪还可经口、鼻及眼结膜进入人体而致病(图 17-1)。

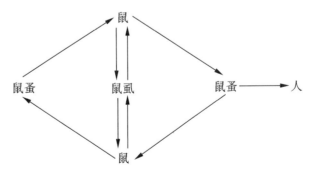

图 17-1　地方性斑疹伤寒立克次体的传播方式

2.所致疾病　地方性斑疹伤寒立克次体的致病物质同普氏立克次体,所致疾病为地方性斑疹伤寒。其临床症状与流行性斑疹伤寒相似,但发病缓慢,常经过 8～12 d 的潜伏期才出现发热和皮疹,且症状较轻,很少累及中枢神经系统和心肌,病死率低于 1%。

3.免疫性　机体对地方性斑疹伤寒立克次体的抗感染免疫以细胞免疫为主,以体液免疫为辅。可出现两次地方性斑疹伤寒立克次体血症,病愈后可获得牢固的免疫力,与普氏立克次体的感染有交叉免疫力。

(三)微生物学检查

将标本接种至雄性豚鼠腹膜腔,若有斑疹伤寒立克次体的感染可出现发热,同时伴有明显的阴囊红肿和豚鼠阴囊肿胀反应。其余微生物学检查方法同普氏立克次体。

(四)防治原则

地方性斑疹伤寒的预防措施主要应改善居住条件,提高防护意识,讲究个人卫生,灭虱、灭蚤和灭鼠。地方性斑疹伤寒的治疗原则同流行性斑疹伤寒相似,包括对症治疗和**使用四环素类药物进行抗菌治疗**。

三、恙虫病东方体

恙虫病东方体原称**恙虫病立克次体**或东方立克次体,是**恙虫病**的病原体,1920 年由 Hayashi 首先于日本发现,1930 年由 Nagayo 成功分离。其主要流行于东南亚、西南太平洋岛屿、日本和我国的东南与西南地区。

(一)生物学性状

1. 形态与染色　恙虫病东方体为短杆状,多成对排列,平均长度为 1.2 μm,长度很少超过 1.5 μm。其吉姆尼茨染色呈暗红色,革兰染色、吉姆萨染色特性与普氏东方体相同。

2. 结构　恙虫病东方体细胞壁的结构不同于立克次体属,无肽聚糖、脂多糖和微荚膜样黏液层。其与变形菌 OX_K 有交叉抗原。

3. 培养特性　恙虫病东方体对豚鼠不致病,小鼠易感,可在鸡胚卵黄囊和传代细胞中生长。

4. 抵抗力　恙虫病东方体在外环境中的抵抗力较立克次体属弱。于 37 ℃条件下放置 2~3 h,其活力大大降低。

(二)致病性与免疫性

1. 感染途径　恙虫病为自然疫源性疾病,恙虫病东方体寄生在恙螨体内可经卵传代。在恙螨生活史中,幼虫要吸取一次动物和人的组织液才能发育成稚虫。**恙螨既是恙虫病东方体的传播媒介,又是其寄生宿主和储存宿主。**恙虫病主要流行于啮齿类动物之间,而**野鼠和家鼠感染后多无症状,但因长期携带病原体而成为主要传染源,**携带恙螨的兔与鸟类也能成为传染源。恙虫病东方体的传播方式见图 17-2。

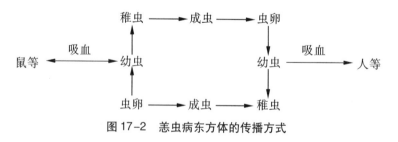

图 17-2　恙虫病东方体的传播方式

2. 所致疾病　恙虫病也称为**丛林斑疹伤寒**,属急性传染性疾病。当恙螨叮咬人时恙虫病东方体就侵入人体,经 7~10 d 或更长的潜伏期,突然发病,高热、剧烈头痛,可出现耳聋。患者于叮咬处出现红色丘疹,形成水疱后破裂,溃疡处形成黑色焦痂,此为恙虫病特征之一。恙虫病东方体在细胞内繁殖并多在细胞核旁成堆排列,以出芽方式释放,经淋巴系统进入血液循环,产生东方体血症。病原体释放的毒素可引起发热、皮疹、全身淋巴结肿大及各内脏的病变。

3. 免疫性　机体感染恙虫病东方体后以细胞免疫为主。恙虫病患者病后可获得较为牢固的免疫力。

（三）微生物学检查

1. 病原体分离　取急性期患者血液接种于小鼠腹膜腔，濒死时取腹膜或脾做涂片染色和形态学检查。

2. 血清学检查

（1）外斐试验　患者单份血清对变形杆菌 OX_K 滴度超过 1：160 或早、晚期双份血清滴度增长达到或超过 4 倍，有诊断意义。血清抗体最早第 4 天出现阳性，3～4 周达高峰，5 周后下降。

（2）补体结合试验　应用当地代表株或多价抗原与样本血清进行补体结合试验以判定，特异性高。因为，机体感染恙虫病东方体后产生免疫抗体持续时间长，可达 5 年左右。效价 1：10 为阳性。

（3）间接免疫荧光试验　用于测定血清抗体。机体感染恙虫病东方体后于起病第 1 周末出现抗体，第 2 周达高峰，阳性率高于外斐试验，抗体可持续 10 年，对流行病学调查意义较大。

（四）防治原则

恙虫病的防治原则是在流行地区加强个人防护，防止恙螨幼虫叮咬，灭鼠除草；加快疫苗研制。恙虫病的治疗方法与流行性斑疹伤寒的治疗方法相同，首选四环素类抗生素，多西环素疗效最佳，阿奇霉素稍次。

问题分析与能力提升

患者，女，48 岁。以"发热、头痛、全身疼痛 6 d"入院，体温持续在 39.0 ℃ 左右，并出现低血压，体检躯干、四肢及肋下可见散在的充血性斑丘疹及出血点，尿蛋白（++）。经抗病毒、抗渗出对症治疗，血压很快稳定在 100/70 mmHg，尿蛋白（-），但体温持续在 39.0～40.0 ℃，剧烈头痛，全身斑丘疹增多，外斐反应 OX_{19} 1：320 以上。

思考题：①此病例最可能的诊断是什么？哪项检查可用于确诊？②患者最可能通过什么途径感染？预防该疾病流行的主要措施是什么？

提示：

1. 普氏立克次体是流行性斑疹伤寒（又称虱传斑疹伤寒）的病原体。患者是唯一的传染源，体虱是主要传播媒介，传播方式为虱-人-虱。根据患者的临床表现持续高热、剧烈头痛、全身斑丘疹等可确诊就是普氏立克次体感染引起的流行性斑疹伤寒。

2. 确诊可依据外斐反应结果 OX_{19} 1：320 以上，同时结合临床症状发热、发冷、剧烈头痛、全身斑丘疹，体温持续在 39.0～40.0 ℃。

3. 预防该病最主要措施就是讲究个人卫生，做好个人防护，消灭体虱，切断传播途径。确诊后应用四环素类抗生素治疗，禁用磺胺类药物。

（新乡医学院　魏纪东）

立克次与立克次体

第十八章　放线菌属与诺卡菌属

━━━━━━━ 学习目标 ━━━━━━━

掌握　放线菌属的生物学特性、致病性。
熟悉　放线菌属及诺卡菌属的防治原则。
了解　放线菌属及诺卡菌属的微生物学检查。

放线菌是一类丝状或链状、呈分枝生长的原核细胞型微生物。1877 年,由 Harz 在牛颚肿病病灶中分离得到该病原菌,因其菌丝呈放射状排列,故名。放线菌具有菌丝和孢子,在固体培养基上生长状态与真菌相似,19 世纪以前把放线菌归为真菌。

放线菌广泛分布于自然界,种类繁多,致病性放线菌主要为放线菌属和诺卡菌属中的菌群。放线菌属为人体的正常菌群,可引起**内源性感染**,诺卡菌属为腐物寄生菌,广泛存在于土壤中,引起**外源性感染**。此外,放线菌属的细菌是抗生素的主要产生菌。目前广泛使用的抗生素约 70% 由各种**放线菌产生**,如链霉素、卡那霉素、红霉素、利福霉素等。某些放线菌还能产生酶制剂、维生素和氨基酸等药物。放线菌属与诺卡菌属主要特征比较见表 18-1。

表 18-1　放线菌属与诺卡菌属主要特征比较

特征	放线菌属	诺卡菌属
分布	寄生在人和动物口腔、上呼吸道、胃肠道、泌尿生殖道	存在于土壤等自然环境中,多为腐生菌
培养特性	厌氧或微需氧	专性需氧
抗酸性	无抗酸性	弱抗酸性
感染性	内源性感染	外源性感染
代表菌种	衣氏放线菌、牛型放线菌	星形诺卡菌、巴西诺卡菌

第一节　放线菌属

放线菌有 35 个种,在自然界广泛分布,正常寄居在人和动物口腔、上呼吸道、胃肠道和泌尿道,常见的有**衣氏放线菌**、**牛型放线菌**、**内氏放线菌**、**黏性放线菌**和龋齿放线菌等。其中对人致病性较强的为衣氏放线菌。

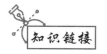

雨后"土腥味"

雨后的土壤有一种"土腥味",这是为什么呢?

这种常与雨联系在一起的气味实际上是由许多物质引起,其中一种就是放线菌。放线菌是一种典型的丝状细菌,成长在温暖潮湿的土壤中。土壤干燥时,放线菌会产生孢子。雨水的冲击和湿气将这些微小的孢子升到空气中,附着在雨后空气里的湿气所形成的气溶剂(就像空气清新喷雾剂)中。潮湿的空气很容易携带这些孢子四处扩散,从而被人吸入,这些孢子有一种特殊的泥土味。

(一)生物学性状

放线菌属为革兰阳性、无芽胞、无荚膜和鞭毛的**非抗酸性丝状菌**,无典型的细胞核,无核膜、核仁、线粒体等,菌丝直径$0.5 \sim 0.8 \, \mu m$。以**裂殖方式繁殖**,常形成分枝状无隔营养菌丝。放线菌**培养较困难,厌氧或微需氧**,初次培养加5% CO_2可促进其生长。在血平板上经37 ℃培养$4 \sim 6$ d可长出灰白色或淡黄色圆形小菌落。菌落压片或组织切片在显微镜下**呈菊花状**,核心部分由分枝的菌丝交织组成,周围为长丝排列呈放线状,菌丝末端有胶质样物质组成的鞘,膨大呈棒状。

(二)致病性与免疫性

放线菌多存在于人口腔等与外界相通的腔道,属正常菌群。当机体抵抗力下降、口腔卫生不良、拔牙或外伤时引起内源性感染,导致组织的化脓性感染,脓汁中可查到**硫黄样颗粒**为其特征,称放线菌病。面颊部感染多见,约占患者的60%,也可继发胸部、腹部、盆腔和中枢神经系统的感染。

(三)微生物学检查

最主要的也是最简单的微生物学检查方法是在脓液、痰液或组织切片中**寻找硫黄样颗粒**。将可疑颗粒制成压片,革兰染色,在显微镜下观察是否有**放射状排列的菌丝**。

(四)防治原则

注意口腔卫生,及时治疗口腔疾病是预防放线菌病的主要方法。对患者的脓肿及瘘管应及时进行外科清创处理,同时应大量、长期使用抗生素治疗($6 \sim 12$ 个月),首选青霉素,亦可用克林霉素、红霉素和林可霉素等治疗。

第二节　诺卡菌属

诺卡菌属有51个菌种,广泛分布于土壤,**不属于人体正常菌群**。对人致病的主要有**星形诺卡菌**、巴西诺卡菌和**皮疽诺卡菌**,其中星形诺卡菌致病力最强,在我国最常见。

(一)生物学性状

诺卡菌属形态与放线菌属相似,但菌丝末端不膨大,革兰染色阳性。诺卡菌属为专性需氧菌,营养要求不高,生长缓慢,在普通培养基上37 ℃培养1周后可长出黄、白色菌落,表面干燥或呈蜡样。

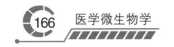

（二）致病性与免疫性

对人类致病的主要是**星形诺卡菌和巴西诺卡菌**。**星形诺卡菌主要经呼吸道或创口侵入机体**，引起**化脓性炎症**，尤其是抵抗力下降时，如白血病或艾滋病患者、肿瘤患者以及长期使用免疫抑制剂者。此菌侵入肺部可引起肺炎、肺脓肿，慢性患者类似肺结核、肺真菌病。诺卡菌易通过血行播散，约1/3患者引起脑膜炎与脑脓肿。若经皮肤创伤感染，可形成结节、脓肿和瘘管，从瘘管中可流出许多小颗粒，即诺卡菌的菌落。**巴西诺卡菌侵入皮下组织可引起慢性化脓性肉芽肿**，表现为肿胀及多发性瘘管，好发于腿部和足，故称为**足分枝菌病**。

（三）微生物学检查

主要的微生物学检查是在脓汁、痰液等标本中查找黄色或黑色颗粒状的诺卡菌属菌落。将标本制成涂片或压片，染色镜检，可见革兰阳性和部分抗酸性分枝菌丝，其抗酸性弱，据此可与结核分枝杆菌区别。诺卡菌属的分离培养可用沙保培养基和血平板，培养1周左右可见细小菌落，涂片染色镜检，可见革兰阳性纤细分枝菌丝，陈旧培养物中的菌丝可部分断裂成链杆状或球杆状。诺卡菌属侵入肺组织，可出现L型变异，故常需反复检查才能证实。

（四）防治原则

诺卡菌属的感染无特异性预防方法。对脓肿和瘘管等可**手术清创**，切除坏死组织。各种感染可用**抗生素或磺胺类药物治疗**，一般治疗时间不少于6周。

问题分析与能力提升

患者，女，40岁。出现剧烈刺激性咳嗽并咳出黄色颗粒状物，伴气短及胸闷。胸部CT显示：双侧胸膜高密度小结节影。实验室检查：咳出物查到硫黄样颗粒，压片镜检可见大量的菌丝，呈"菊花状"。

思考题：①该病的病原体及诊断是什么？②如何预防？治疗时首选何种抗生素？

提示：

1. 可能是放线菌引起的。
2. 预防：注意口腔卫生。治疗：用青霉素、四环素、红霉素、林可霉素或头孢菌素类抗生素等。

（河南理工大学　邢秀玲）

认识诺卡菌

第二篇

病毒学

第十九章　病毒的生物学性状

━━━━━ **学习目标** ━━━━━

　　掌握　病毒的概念、大小、基本结构和化学组成及功能,病毒的复制周期,顿挫感染、缺陷病毒及干扰现象的概念。
　　熟悉　病毒的形态,理化因素对病毒的影响。
　　了解　病毒的遗传变异,病毒的分类。

　　病毒(virus)在微生物的分类中属于**非细胞型微生物**。和其他微生物相比,病毒的特点主要有:①**只能在活细胞内寄生**;②**体积微小**,能通过除菌滤器,需借助电子显微镜才能观察到;③结构简单,没有细胞结构,主要由核酸和蛋白质组成,仅含有一种核酸(DNA 或 RNA),蛋白质主要起保护核酸的作用,同时可诱导机体产生免疫应答;④**复制方式增殖**,由于缺少编码能量代谢或蛋白质合成所需元件(线粒体、核糖体)的遗传信息,病毒进入细胞后依靠宿主细胞提供的能量、原料等,根据病毒核酸的指令,完成病毒生物合成复制出大量子代病毒;⑤多数病毒耐冷不耐热;⑥病毒对干扰素敏感,**对抗生素不敏感**。

　　病毒的分布非常广泛,主要存在于人、动物、植物、昆虫、真菌和细菌中。病毒性疾病种类繁多,在临床急性感染中,病毒性疾病占到了 75% 左右。有些病毒性感染不但传染性强,而且危害大,比如麻疹、病毒性肝炎、病毒性脑炎、出血热和艾滋病等。除引起急性感染外,病毒还可引起持续性感染,有的病毒与肿瘤、先天畸形、阿尔茨海默病及自身免疫病的发生密切相关。病毒性疾病不仅传染性强、流行广,而且有效药物少,近些年来,由新现和再现病毒引起的感染和生物安全事件已成为事关全球的重大公共安全问题之一。因此病毒性疾病是当今危害人类健康的主要病种之一,病毒感染的防治已成为医学和生命科学关注的热点。

第一节　病毒的形态与结构

一、病毒的大小

病毒体是成熟的具有感染性的完整病毒颗粒,它是病毒在细胞外的结构形式,具有典型的形态结构,并具有感染性。病毒大小的测量单位为**纳米**(nanometer,nm)。不同病毒体的大小差距较大,球形病毒用其直径表示,其他形状病毒以长度×宽度表示,目前已知的最小病毒20～30 nm,如脊髓灰质炎病毒、鼻病毒等;最大的约300 nm左右,如痘病毒。一般病毒大小为20～250 nm,其中大多数病毒都在100 nm左右。测量病毒体大小最可靠的方法是电子显微镜技术,也可用超速离心沉淀法、分级超过滤法和X射线衍射法等技术来研究病毒的大小、形态、结构和亚单位等。病毒与其他微生物大小比较见图19-1。

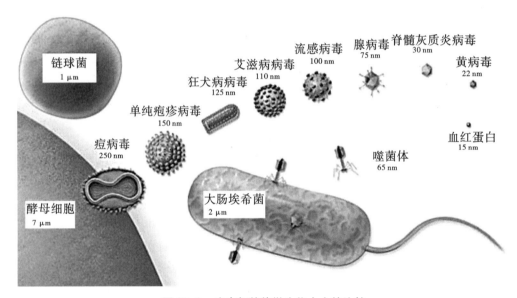

图 19-1　病毒与其他微生物大小的比较

二、病毒的形态

不同种类病毒的形态不尽相同,多数人和动物病毒呈球形或近似球形,少数病毒呈杆状、丝状、子弹状、砖块状;而植物病毒多数呈杆状;噬菌体(细菌病毒)多呈蝌蚪形。大部分病毒的形态较为固定,但有些病毒则具有多形性,如正黏病毒形状可呈球形、丝状或杆状。各类病毒形态结构见图19-2。

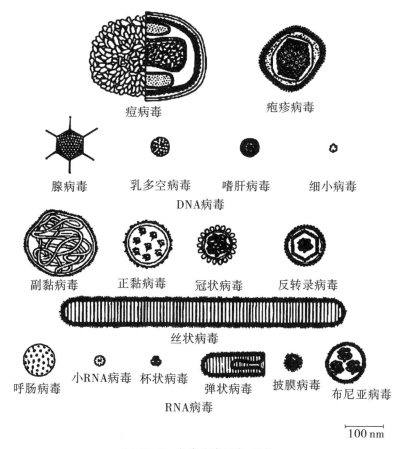

痘病毒　疱疹病毒

腺病毒　乳多空病毒　嗜肝病毒　细小病毒

DNA病毒

副黏病毒　正黏病毒　冠状病毒　反转录病毒

丝状病毒

呼肠病毒　小RNA病毒　杯状病毒　弹状病毒　披膜病毒　布尼亚病毒

RNA病毒

100 nm

图 19-2　各类病毒形态、结构

三、病毒的结构

病毒体的主要结构是**核心**（core）和**衣壳**（capsid），二者共同构成**核衣壳**。仅有核衣壳的病毒称**裸露病毒**，核衣壳即裸露病毒的病毒体；有些病毒在核衣壳外还包绕了一层包膜称为**包膜病毒**，核衣壳和包膜组成包膜病毒的病毒体（图 19-3）。

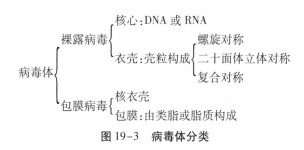

图 19-3　病毒体分类

1. **核心**　病毒的核心成分为核酸，即 RNA 或 DNA，核酸构成病毒基因组，携带病毒全部遗传信息，控制病毒的遗传变异、复制增殖以及病毒对细胞的感染等功能。除核酸外，有些病毒核心还有少量的功能性蛋白质，主要是病毒编码的一些用于核酸复制的酶类。

2. **衣壳**　由**壳粒**组成，是包绕在病毒核心外的一层蛋白质结构，是病毒体的重要抗原成分。衣

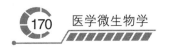

壳作为构成病毒形态的主要支架结构,其主要功能是**保护核酸免遭破坏,并能介导病毒核酸进入宿主细胞**。每个壳粒被称为形态亚单位,由一个或多个多肽分子组成,壳粒在空间上呈对称型排列,不同的病毒体所含壳粒数目和排列方式不同,可作为病毒鉴别和分类的依据之一。根据壳粒排列方式和空间结构的不同,病毒衣壳分为3种对称类型(图19-4)。①二十面体立体对称型:核酸浓集成球形或近似球形结构,外周壳粒排列成由20个等边三角形组成的立体对称型,三角形面由6个壳粒组成,称为六邻体,相邻的三角形的顶角由5个相同壳粒组成,称为五邻体;大多数球形病毒的壳粒排列呈此对称型。②螺旋对称型:壳粒沿着螺旋形盘旋的核酸链对称排列,见于大多数杆状病毒、弹状病毒、正黏和副黏病毒。③复合对称型:壳粒排列既有螺旋对称,又有立体对称形式,目前仅见于痘病毒和噬菌体。

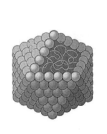 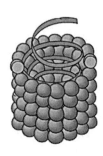 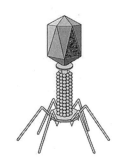

　　(a)二十面体立体对称　　　　　(b)螺旋对称　　　　　(c)复合对称

图19-4　病毒衣壳对称结构

3. 包膜　包膜病毒的最外层结构,为包绕在病毒核衣壳外面的脂质双层膜,是病毒在成熟过程中核衣壳穿过宿主细胞膜系统以出芽方式向细胞外释放时获得的。因此,包膜的主要成分是来源于宿主细胞的脂质双层膜,化学组成为脂质、蛋白质和少量的糖类,脂质对干燥、热、酸和脂溶剂敏感,乙醚因能破坏包膜而灭活病毒,故常用来鉴定病毒有无包膜。有些病毒包膜上还含有病毒基因所编码的糖蛋白,称为**包膜子粒**或**刺突**。包膜的主要功能:①**保护核衣壳**,病毒包膜可以保护病毒的核衣壳并且能够维护病毒体结构的完整性,包膜中所含磷脂、胆固醇及中性脂肪等能加固病毒体的结构;②**辅助病毒感染**,包膜表面的刺突蛋白是包膜病毒感染过程中和宿主细胞膜受体结合的重要结构蛋白,可以使病毒和细胞牢固地结合在一起,具有特异性,而来自宿主细胞膜的病毒体包膜的脂类与细胞膜脂类成分同源,亲和力更高,有利于病毒包膜和细胞膜融合,从而促进病毒的入侵和感染;③**重要的表面抗原**,包膜表面的糖蛋白还可刺激机体产生抗体,对病毒的感染具有保护作用。

　　有些包膜病毒在核衣壳外层和包膜内层之间有**基质蛋白**,其主要功能是把内部的核衣壳蛋白与包膜联系起来,此区域称为**被膜**。不同病毒的被膜厚度不一,故可作为病毒鉴定的参考依据。病毒的大小、形态和结构在病毒分类学和诊断病毒感染中有重要作用。

四、病毒的化学组成及其功能

(一)核酸

　　病毒核酸位于病毒体的核心,化学成分为 DNA 或 RNA,其特点:①**类型多样化**,根据核酸种类分为 DNA 病毒和 RNA 病毒,DNA 病毒大多为双链,RNA 病毒大多为单链;②**存在形式多样化**,有双链与单链、正链与负链、线型与环型以及分节段与不分节段之分,目前还没有发现 DNA 病毒基因组有分节段现象;③**大小差别较大**,微小病毒仅有 5 000 个碱基对(5 kb),而最大的痘病毒则有 40 万个碱基对(400 kb)。

病毒核酸是**病毒感染、增殖、遗传和变异的物质基础**,其主要功能:①**指导病毒复制**,以病毒基因组为模板,经过转录、翻译过程合成病毒的前体形式,如子代核酸、结构蛋白,然后装配成成熟的子代病毒体;②**决定病毒的特性**,病毒核酸链上的基因密码记录着病毒全部信息,由它复制的子代病毒保留亲代病毒的一切特性,故也称为病毒的基因组;③**有些病毒核酸具有感染性**,有的病毒核酸在去除衣壳后,仍可进入易感宿主细胞并能复制,具有感染性,故称为**感染性核酸**,如丙型肝炎病毒的核酸,感染性核酸不受衣壳蛋白和宿主细胞表面受体的限制,易感细胞范围较广,但易被体液中核酸酶等因素破坏,因此感染性比完整的病毒体要低。

携带全部病毒遗传信息的核酸总体称为病毒基因组,核酸携带了病毒的全部遗传信息,决定了病毒基因组的复制和子代病毒的增殖及生物学性状。

病毒是一种特殊的生命体,其基因组有如下与众不同的特点:①基因组小但差别大;②构成简单但结构类型多;③遗传信息丰富且功能多样;④基因组复制快速但容易发生突变,甚至不遵守遗传学的某些规则,如轮状病毒的复制就不遵守 DNA 半保留复制原则,新合成的子代病毒 RNA 全部为新合成的 RNA。

(二)蛋白质

病毒蛋白约占病毒体总重量的 70%,均由病毒的基因组编码,分为**结构蛋白和非结构蛋白**两大类。

1. 结构蛋白　指的是组成病毒体的蛋白成分,主要分布在衣壳、包膜和基质中。可经差速离心或密度梯度离心技术得到病毒体,再用蛋白分离技术如 SDS-聚丙烯酰胺凝胶电泳等进行分离纯化,获得病毒结构蛋白的多肽成分;也可利用基因克隆、基因表达技术研究病毒的结构蛋白。结构蛋白主要包括:①衣壳蛋白,一般由多个多肽亚单位组成;②包膜蛋白,由病毒基因组编码,多为糖蛋白并且突出于病毒体外;③基质蛋白,连接衣壳蛋白和包膜蛋白的部分,多具有跨膜和锚定的功能域,如疱疹病毒的基质蛋白称被膜,有助于起始子代病毒核酸的复制。结构蛋白的功能包括:①**保护核酸**,避免病毒核酸受到外界因素的破坏而失去感染性;②**参与感染**,病毒的结构蛋白如衣壳蛋白、包膜蛋白与病毒特异性吸附到细胞膜表面受体有关;③**作为抗原**,有的结构蛋白如衣壳蛋白、包膜蛋白作为抗原进入机体后,能激发适应性免疫应答,也可用于病毒的特异性诊断和检测。

2. 非结构蛋白　指由病毒基因组编码,但不参与病毒体构成的病毒蛋白多肽。它可以存在于病毒体内,也可以只存在于感染细胞中。非结构蛋白包括:①酶类,病毒编码的如蛋白水解酶、DNA多聚酶、胸腺嘧啶核苷激酶和逆转录酶等;②特殊功能的蛋白,如抑制宿主细胞生物合成的蛋白、某些经 MHC 递呈的病毒蛋白等,这类病毒蛋白仅存在于被感染细胞中。对病毒非结构蛋白的深入研究,在阐明病毒本质、揭示其致病机制和防治病毒病诸方面均有重要意义,比如可以针对具有酶功能的蛋白质设计抗病毒药物。

3. 脂类和糖　病毒体的脂类主要存在于包膜中,是包膜的组成成分之一,从宿主细胞膜系统(核膜、细胞膜)获得,与宿主细胞膜脂类同源,因此对病毒感染有辅助作用。病毒所含脂类主要有磷脂、糖脂、脂肪酸和胆固醇。病毒脂类还有维护病毒体结构完整性的功能。所有病毒均含有糖,除构成病毒核酸的核糖或脱氧核糖,常见还有半乳糖、葡萄糖、甘露糖和岩藻糖等,与病毒的某些特殊功能及抗原特异性有关。

第二节 病毒的遗传

一、病毒的复制过程

病毒由于没有细胞结构,缺乏增殖所需的完整的酶系统、能量和诸多原材料,因此病毒必须在活的敏感细胞内进行生命活动和增殖,病毒的增殖是以自身核酸分子为模板进行的,称为**自我复制**。从病毒进入宿主细胞开始到子代病毒释出的全过程,称为一个复制周期。病毒的复制周期是个连续过程,可以人为地将其分为**吸附、穿入与脱壳、生物合成、装配成熟与释放** 4 个步骤(图19-5)。

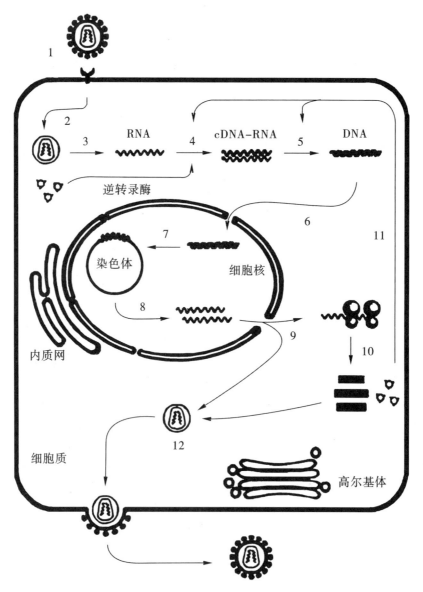

图 19-5 病毒的增殖过程示意

1. **吸附**　是病毒与细胞相互作用的第一步,病毒需先吸附于易感细胞膜上才能与之相互作用启动增殖过程。吸附过程可在几分钟到几十分钟内完成,分为两个阶段。①非特异性阶段:病毒颗粒通过非特异性的布朗运动靠近易感细胞,通过静电作用与细胞膜表面结合,这种结合是非特异性的、可逆的。②特异性阶段:能与宿主细胞表面受体特异性结合的蛋白称为**病毒吸附蛋白**(viral attachment protein,VAP),VAP 与细胞表面的病毒受体特异性识别,发生不可逆的结合。VAP 位于病毒体表面,如囊膜病毒的刺突糖蛋白或无包膜病毒的衣壳蛋白等,不同病毒的病毒吸附蛋白不同,有各自不同的易感细胞和病毒受体。病毒受体位于宿主细胞表面,由宿主基因组编码、表达和调控,大多数为糖蛋白,少数为糖脂或唾液酸寡糖,它们往往嵌于膜脂质双层之间,能够被病毒吸附蛋白识别和结合并介导病毒侵入细胞,启动病毒感染。没有病毒受体就没有病毒的感染和复制。VAP 与病毒受体是组织亲嗜性的主要决定因素,却并不是唯一的决定因素,如流感病毒受体唾液酸残基存在于许多组织细胞,但病毒却不能感染所有的细胞类型。

2. **穿入与脱壳**　病毒体吸附于易感细胞膜后穿过细胞膜进入细胞的过程称为穿入,穿入的方式有以下几种。①吞饮:VAP 与细胞膜表面病毒受体结合后,细胞膜内陷形成类似吞噬泡,病毒整体进入细胞质内。无包膜的病毒多以吞饮形式进入易感动物细胞内。②融合:病毒包膜与细胞膜密切接触,在融合蛋白的作用下,病毒包膜与细胞膜融合,将病毒的核衣壳释放至细胞质内。有包膜的病毒多以融合方式穿入细胞。③**直接穿入**:少数无包膜病毒体的核衣壳蛋白多肽与细胞膜上的特定蛋白质相互作用,两者的成分和结构发生改变,病毒体直接穿过细胞膜,如噬菌体。病毒体进入易感细胞后,必须脱去蛋白衣壳,暴露出病毒的核心,使病毒基因组发挥指令作用,这一过程称为脱壳。不同病毒的脱壳方式不同,多数病毒在穿入时已在细胞溶酶体酶作用下脱去衣壳,释出病毒核酸。少数病毒如痘病毒的脱壳过程复杂,溶酶体酶只能脱去部分衣壳,尚需病毒特有脱壳酶作用使病毒核酸完全释放出来。有些病毒如流感病毒在脱壳前,病毒的酶已在起转录 mRNA 的作用。

3. **生物合成**　病毒基因组一旦释放到细胞中,即进入病毒复制的生物合成阶段,病毒利用宿主细胞提供的低分子物质和酶类大量合成病毒核酸和蛋白质。此时用血清学方法或电镜检查宿主细胞,找不到完整病毒颗粒,故称为**隐蔽期**。各种病毒隐蔽期的长短不一,如脊髓灰质炎病毒为 3 ~ 4 h,正黏病毒 7 ~ 8 h,腺病毒 16 ~ 17 h。病毒的生物合成一般分为早期、晚期两个阶段。早期阶段,早期基因开始转录、翻译,产生必需的复制酶、抑制或阻断细胞生物合成和正常代谢的非结构蛋白,为基因组复制和结构蛋白的表达做准备。晚期阶段依据病毒基因组指令,开始病毒核酸的复制,进行病毒基因的转录、翻译以产生病毒结构蛋白。病毒生物合成过程按 DNA 病毒(双链 DNA 病毒、单链 DNA 病毒)、RNA 病毒(单正链 RNA 病毒、单负链 RNA 病毒、双链 RNA 病毒)和逆转录病毒(RNA 逆转录病毒和嗜肝 DNA 病毒)分类简介如下。

(1)双链 DNA 病毒　人和动物 DNA 病毒核酸多数是 dsDNA,它们在细胞核内合成 DNA,在细胞质内合成病毒蛋白,只有痘病毒 DNA 和蛋白质都在细胞质内合成。

双链 DNA 病毒生物合成:①早期,利用细胞核内依赖 DNA 的 RNA 聚合酶,转录出早期 mRNA,再在胞质内核由糖体翻译成非结构早期蛋白,主要是合成病毒子代 DNA 所需要的 DNA 多聚酶及脱氧胸腺嘧啶激酶;②晚期,亲代 DNA 在早期蛋白的作用下以半保留复制形式,复制出与亲代结构完全相同的子代 DNA 分子,然后以子代 DNA 分子为模板,大量转录晚期 mRNA,继而在胞质核糖体上翻译出病毒的**晚期蛋白**即结构蛋白,主要为衣壳蛋白。在生物合成过程中,因基因组进入宿主细胞核内,不仅有与宿主基因重组和整合的机会,还有利于病毒在细胞内的持续存在、激活病毒或细胞的癌基因,因而与癌症的发生有关。生物合成过程中,不同阶段需要不同类型的酶和调控蛋白,因病毒编码的酶与宿主提供的酶不同,而成为设计抗病毒药物所针对的靶点。

单链 DNA 病毒种类很少,生物合成先以 ssDNA 为模板,在 DNA 聚合酶的作用下合成另一条互补链,与亲代 DNA 链形成复制中间型±dsDNA,然后解链,以新合成的互补链为模板复制出子代

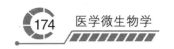

ssDNA,转录 mRNA 和翻译合成病毒蛋白质。

（2）RNA 病毒 人和动物 RNA 病毒核酸多数是 ssRNA,除正黏病毒和个别副黏病毒外,都在细胞质内完成生物合成。ssRNA 依据其基因组是否具有 mRNA 的功能,将其分为 +ssRNA 病毒和 -ssRNA 病毒。

+ssRNA 病毒不含 RNA 聚合酶,但其本身具有 mRNA 的功能,可直接附着于宿主细胞的核糖体上翻译早期蛋白——依赖 RNA 的 RNA 聚合酶。在该酶的作用下,转录出与亲代正链 RNA 互补的负链 RNA,形成 ±dsRNA 复制中间型,其中正链 RNA 起 mRNA 作用翻译晚期蛋白,负链 RNA 起模板作用,转录与负链 RNA 互补的子代病毒 RNA。

-ssRNA 病毒含有依赖 RNA 的 RNA 聚合酶,病毒 RNA 在此酶的作用下,首先转录出互补正链 RNA,形成 RNA 复制中间型,再以其正链 RNA 为模板（起 mRNA 作用）,转录出与其互补的子代负链 RNA,同时翻译出病毒结构蛋白和酶。宿主细胞中没有依赖 RNA 的 RNA 聚合酶,故此酶可作为抗病毒作用药物的靶点。

dsRNA 病毒种类少,生物合成时不遵循 DNA 半保留复制的原则,仅由负链 RNA 复制出正链 RNA,再由正链 RNA 复制出新负链 RNA,因而子代 RNA 全部为新合成的 RNA,如轮状病毒。

（3）逆转录病毒 包括 RNA 逆转录病毒和 DNA 逆转录病毒。①RNA 逆转录病毒:在逆转录酶的作用下,以病毒 RNA 为模板,合成互补的负链 DNA,形成 RNA:DNA 中间体。中间体中的 RNA 被 RNA 酶水解,在 DNA 聚合酶作用下,由 DNA 复制成双链 DNA。该双链 DNA 则整合至宿主细胞的 DNA 上,成为**前病毒**,再由其转录出子代 RNA 和 mRNA,mRNA 在胞质核糖体上翻译出子代病毒的蛋白质,如人类嗜 T 细胞病毒和人类免疫缺陷病毒。②嗜肝 DNA 病毒（DNA 逆转录病毒）:其基因组为不完全闭合 dsDNA,其复制有逆转录过程,发生在病毒转录后,在装配好的病毒衣壳中,以前病毒 DNA 转录的 RNA（前基因组）为模板进行逆转录,形成 RNA:DNA 中间体,RNA 水解后,以 -ssDNA 为模板,合成部分互补 +ssDNA,形成不完全双链的环状子代 DNA,如乙型肝炎病毒的生物合成。

4. 装配成熟与释放 病毒的装配成熟与释放是连续的过程。首先,生物合成的病毒核酸和蛋白,依据病毒的种类不同在细胞内不同部位以不同的方式进行组装。除痘病毒外,DNA 病毒的核衣壳都在核内装配;除正黏病毒外,大多数 RNA 病毒在细胞质内装配。当生物合成的病毒蛋白和核酸浓度很高时,病毒的装配启动,一般要经过核酸浓聚、壳粒集聚及装灌核酸等步骤。病毒核衣壳装配好后,病毒发育成为具有感染性的病毒体的阶段称为成熟。病毒成熟由蛋白酶对一些病毒前体蛋白进行切割加工,涉及衣壳蛋白及其内部基因组的结构变化。无包膜病毒核衣壳即为成熟病毒体,有包膜病毒还需在核衣壳外包上包膜后才能成熟为完整的病毒体。成熟的病毒体以不同方式离开宿主细胞的过程称为**释放**。有包膜病毒的核衣壳多以**出芽方式**释放,从细胞膜系统（核膜或细胞膜）获得包膜而释放,包膜上的脂类来自细胞,蛋白质由病毒自己编码,故具有病毒的抗原性和特异性。有包膜病毒的出芽释放并不直接引起细胞死亡,细胞膜在出芽后可以修复。无包膜病毒多以**溶细胞方式**短时间释放出大量子代病毒,引起细胞死亡。有些病毒如巨细胞病毒,很少释放到细胞外,而是通过**细胞间桥或细胞融合**在细胞之间传播。致癌病毒的基因组则可与宿主细胞染色体整合,随细胞分裂而出现在子代细胞中。

二、病毒的异常增殖

病毒在宿主细胞内复制增殖的过程是病毒和细胞相互作用的过程,由于病毒自身和宿主细胞两方面的原因出现异常,导致病毒不能完成复制增殖,产生异常增殖现象。

1. 顿挫感染 病毒感染后可以完成正常增殖的细胞称为该病毒的容纳细胞,不能完成正常增殖的细胞称为非容纳细胞。非容纳细胞不能为病毒复制提供必要酶类、能量等条件,导致没有完整的子代病毒体产生,这种病毒的感染称为**顿挫感染或流产感染**。在非容纳细胞中,病毒的成分可以存在,但不能装配和释放出完整的子代病毒。某种病毒在这种细胞内为顿挫感染,而在另一种细胞内则有可能是增殖感染;同理,同一细胞对某种病毒可能是非容纳细胞,而对其他病毒则可能是容纳细胞。如人腺病毒在猴肾细胞(非容纳细胞)中不能正常增殖,发生顿挫感染,但在人胚肾细胞(容纳细胞)中则可以正常增殖;猴肾细胞对人腺病毒而言,被称为非容纳细胞,但对脊髓灰质炎病毒则是容纳细胞。

2. 缺陷干扰颗粒　由于基因组不完整或某基因位点发生改变,不能复制出完整子代病毒体的病毒称为**缺陷病毒**。缺陷病毒与其他病毒共同感染细胞时,若其他病毒能弥补缺陷病毒的不足,使其复制出完整的子代病毒体,则称这种有辅助作用的病毒称为**辅助病毒**。如腺病毒伴随病毒与腺病毒,丁型肝炎病毒与乙型肝炎病毒,其中腺病毒和乙型肝炎病毒是辅助病毒。有些缺陷病毒可以干扰其他成熟病毒体进入细胞,又称为**缺陷干扰颗粒**(defective interfering particle,DIP)。缺陷干扰颗粒具有正常病毒形态,内含缺损的病毒基因组,它不但干扰同种病毒复制,还能从同种成熟病毒基因组那里弥补自己的不足,完成增殖过程。DIP与持续性感染有关。

三、病毒的干扰现象

两种病毒感染同一细胞时,一种病毒抑制另一种病毒增殖的现象,称为**干扰现象**。干扰现象可发生在异种病毒之间,也可发生在同种、同型及同株病毒之间,如流感病毒的自身干扰。不仅活病毒间可发生干扰现象,灭活病毒与活病毒之间也可发生干扰现象。病毒之间的干扰现象能够使感染终止,阻止发病。在使用疫苗预防病毒性疾病时,应注意避免疫苗之间产生干扰现象;在某些病毒病的治疗过程中也可以考虑利用干扰现象控制病毒感染。产生干扰现象的原因是多方面的,比如病毒作用于宿主细胞后,诱导其产生抑制病毒复制的蛋白质即干扰素;病毒感染破坏了宿主细胞表面受体或改变了宿主细胞代谢途径等,最终达到抑制病毒增殖的目的。

第三节　病毒的变异

病毒和其他生物一样具有遗传性和变异性。病毒的变异主要是由病毒的病毒基因组的差异决定,具有毒性、抗原性、流行特点、宿主范围等多种变异方式。病毒的变异往往形成新的型别,特别是对人类感染的病毒的变异,新的型别的形成使得病毒的传染特点和致病特点都发生了变化,从而为病毒性感染的预防和治疗带来一定的困难,但同时也为病毒的预防提供了新的途径。

一、病毒性状的变异

病毒性状的变异是病毒由于基因突变和环境的影响而使其某些生物学性状发生了变化,主要包括抗原结构的变异、毒力的变异、流行特点的变异、宿主范围的变异等。

1. 抗原结构的变异　病毒的某些蛋白和抗原的结构由于基因的重组和突变而发生变化,导致病毒的感染性和致病性都可以发生较大的变化,如流感病毒表面血凝素和刺突结构的变化,使得流感病毒的传染性增强;艾滋病的病原体 HIV 的 gp120 蛋白的变化使得机体的免疫系统对艾滋病病毒的清除能力下降。

2. 毒力的变异　毒力的变异可以使毒力增强也可以使毒力减弱,如狂犬病病毒在动物体内多次传代后毒力会降低,巴斯德正是利用这一机制研制出了狂犬疫苗。脊髓灰质炎病毒在不同的温度下毒力会增强和减弱,脊髓灰质炎疫苗活疫苗就是该病毒的减毒株。

3. 流行特点的变异   最典型的变异莫过于流感病毒的变异,流感病毒的抗原性的改变往往会导致流感的大流行。

4. 宿主范围的变异   主要是病毒在细胞内增殖过程中由于基因的突变,其感染的宿主发生了变化,这一变化往往导致病毒只能在某些特定的细胞内增殖,如腺病毒。

二、病毒变异的机制

(一)基因突变

病毒在增殖过程中常发生基因组中碱基序列的置换、缺失或插入,引起基因突变。突变可以自然产生,也可以经物理化学因素诱导产生。突变产生的主要原因是病毒复制速度快,DNA 聚合酶忠实性不高,导致碱基错配而发生,而 RNA 病毒因不存在复制后的校正机制,其突变率比 DNA 病毒更高。由基因突变产生的病毒表型性状改变的毒株称为突变株,突变株可呈多种表型,如病毒空斑或痘斑的大小、病毒颗粒形态、抗原性、宿主范围、营养要求、细胞病变以及致病性的改变等。常见的并有实际意义的突变株有以下几种。

1. 条件致死性突变株   只能在某种条件下增殖,而在另一种条件下则不能增殖的病毒株,例如,**温度敏感株**(temperaturesensitive mutant,ts 株),在 28 ~ 35 ℃条件下可在细胞中增殖,但在 36 ~ 40 ℃条件下则不能增殖,这与野毒株能在 20.0 ~ 39.5 ℃下增殖的特性完全不同。其原因在于高温下,ts 株基因编码的蛋白质或酶失去功能而使病毒不能增殖。ts 株常具有毒力减低而保持其免疫原性的特点,是生产减毒活疫苗的理想株,但 ts 株容易出现回复突变,因此在制备疫苗株时,必须经多次诱变后,才可获得在一定宿主细胞内稳定传代的突变株,亦称变异株。脊髓灰质炎减毒活疫苗就是这种稳定性 ts 变异株。

2. 缺陷型干扰突变株(defective interference mutant,DIM)   指因病毒基因组中碱基缺失突变引起,其所含核酸比正常病毒明显减少,并发生各种各样的结构重排,多数病毒可自然发生 DIM。其特点是由于基因的缺陷而不能单独复制,必须在辅助病毒(通常是野生株)存在时才能进行复制,并同时能干扰野生株的增殖,通过对野毒株的干扰作用,可以减弱野毒株的毒性。此外 DIM 在一些疾病中也起重要作用,特别是与某些慢性疾病的发病机制有关。

3. 宿主范围突变株(host-range mutant,hr 突变株)   是指病毒基因组改变影响了其对宿主细胞的吸附或相互作用,可以感染野生型毒株不能感染的细胞。利用此特性可制备减毒疫苗(如狂犬疫苗),也可对分离的流感病毒株等进行基因分析,及时发现是否带有非人来源(禽、猪)流感毒株血凝素的毒株、追踪传染源等。

4. 耐药突变株(drug-resistant mutant)   耐药突变株是病毒自身基因组序列上碱基变化引起的,多因病毒酶基因突变导致药物作用的靶酶特性改变,从而导致病毒对药物产生耐药,继续增殖。

(二)基因重组与重配

当两种或两种以上有亲缘关系但生物学性状不同的毒株(如同种病毒)感染同一种宿主细胞时,两者相互作用发生核酸水平上的互换和重新组合,形成了兼有两亲代病毒特性的子代病毒,并能继续增殖,两种病毒基因组间核酸序列互换、组合的过程称**重组**。基因重组不仅能发生于两种活病毒之间,也可发生于一种活病毒与另一种灭活病毒之间,甚至发生于两种灭活病毒之间。已灭活的病毒在基因重组中可成为具有感染性的病毒,如经紫外线灭活的病毒与另一近缘的活病毒感染同一宿主细胞时,经基因重组可使灭活病毒复活,称为**交叉复活**;当两种或两种以上的近缘灭活病毒(病毒基因组的不同部位受损)感染同一细胞时,经过基因重组而出现感染性的子代病毒,称为**多**

重复活。重组可以发生在多种类型的基因组之间,不论基因组是 DNA 或 RNA,基因组是否分节段等,重组时病毒核酸分子断裂、交叉连接,引起核酸分子内部重新排列。在分节段的 RNA 病毒基因组之间,如流感病毒、轮状病毒等,两个病毒株可通过基因片段的交换使子代基因组发生突变,这种病毒基因组节段间的重新分配过程称为**重配**。流感病毒不同株之间基因片段的重新分配,是引起该病毒抗原性改变的主要原因。

(三)基因整合

病毒感染细胞时,病毒基因组或基因中某些片段插入到宿主细胞染色体 DNA 分子中,形成**前病毒**的过程称为**整合**。多种 DNA 病毒、逆转录病毒等均有整合宿主细胞染色体的特性,整合既可引起病毒基因的变异,也可引起宿主细胞染色体基因的改变,有的还与肿瘤发生有关。

(四)病毒非遗传物质的变异

两种病毒同时存在时,它们之间也可发生非遗传物质的相互作用。两种病毒基因产物之间的互补、交换和混合均可导致子代病毒的**表型变异**,并未发生核酸遗传物质的改变,只是在蛋白质水平上的变化而引起一些生物学特性的改变。这种变异是不稳定的,经传代后会失去改变的性状,由基因组决定的遗传性状又恢复原有表型。

1. 互补作用 某些病毒不能在细胞培养中产生子代病毒,但当与不同毒株混合感染时则有感染性子代病毒产生,此现象称为互补作用。互补作用可发生于感染性病毒与缺陷病毒之间、灭活病毒之间,甚至两种缺陷病毒之间,其原因并非是缺陷病毒之间的基因重组,而是两种病毒能相互提供另一缺陷病毒所需的基因产物,例如,病毒的衣壳或代谢酶等。

2. 表型混合与核壳转移 当两种病毒感染同一细胞时,各自产生不同的结构蛋白和非结构蛋白产物,在子代病毒装配时,会出现误装,一种病毒复制的核酸被另一病毒所编码的蛋白质衣壳或包膜包裹,也会发生诸如耐药性或细胞嗜性等生物学特征的改变,这种改变只是基因产物的交换,称**表型混合**。无包膜病毒发生的表型混合称**核壳转移**,如脊髓灰质炎病毒与柯萨奇病毒感染同一细胞时,常发生核壳转移,甚至有两亲代病毒核酸编码的壳粒相互混合组成的衣壳。

三、病毒变异的实际意义

病毒的遗传稳定性保证了病毒物种的稳定和病毒的延续存在。病毒的变异又可以使其适应环境的变化,逃避宿主的免疫监视作用,并得以进化。所以,病毒的遗传变异有着极其重要的生物学意义。在医学病毒学中,研究病毒遗传变异在诊断、治疗和预防病毒病中,在研究病毒致病机制中,在遗传学基础理论研究中以及在基因工程中作为病毒载体等几方面都有着重要的实际意义,有利于人类控制病毒性疾病的发生和流行,乃至利用病毒为人类造福。

第四节　理化因素对病毒的影响

病毒体受物理、化学因素作用而失去感染性,但保留了抗原性、红细胞吸附、血凝等特性称为**灭活**。灭活的机制有:①破坏核酸结构;②病毒蛋白质变性;③破坏病毒的包膜结构。了解理化因素对病毒的影响,在分离病毒、制备疫苗和预防感染等方面具有重要意义。

一、物理因素对病毒的影响

1. 温度 多数病毒**耐冷不耐热**,一般的病毒标本都应快速低温冷冻保存。病毒在超低温冰箱

(-86 ℃)、液氮温度(-196 ℃)以及冷冻真空干燥环境等超低温条件下,感染性可保持数月至数年之久。多数病毒在 50 ~ 60 ℃ 30 min 或 100 ℃ 数秒钟可被灭活,但乙型肝炎病毒抵抗力强,100 ℃ 10 min 方可灭活。热对病毒灭活作用主要是破坏病毒蛋白如衣壳蛋白、包膜糖蛋白阻止病毒吸附,以及破坏酶活性影响病毒复制。反复冻融也能使病毒灭活。

2. pH 值　多数病毒在 pH 值为 5 ~ 9 范围内稳定,在 pH 值 5 以下或 pH 值为 9 以上可被迅速灭活。不同病毒对 pH 值的耐受能力不同,如肠道病毒在 pH 值为 2 时感染性可保持 24 h,包膜病毒在 pH 值为 8 时仍保持稳定,因此病毒对 pH 值的稳定性可作为鉴别病毒的指标。也可利用酸性或碱性消毒剂消毒病毒污染的器具及用于防疫。保存病毒时常用中性 pH 值,如用 50% 中性甘油盐水保存含病毒的组织块。

3. 射线　X 射线、γ 射线和紫外线都能破坏病毒核酸而灭活病毒。X 射线使病毒核酸链发生致死性断裂,紫外线使病毒基因组中核苷酸结构形式发生变化形成二聚体,影响核酸复制而灭活病毒。需注意经紫外线灭活的病毒可能出现**光复活现象**,如脊髓灰质炎病毒经紫外线灭活后,再遇可见光照射,激活酶可去除二聚体,使灭活病毒复活,因此不宜用紫外线灭活制备此类病毒灭活疫苗。

二、化学因素对病毒的影响

1. 脂溶剂　有包膜的病毒对脂溶剂敏感,可用乙醚、氯仿、去氧胆酸盐、阴离子去污剂等脂溶剂破坏溶解包膜病毒的包膜,使病毒失去吸附宿主细胞的能力而灭活。但无包膜病毒对脂溶剂不敏感。在脂溶剂中,乙醚对病毒包膜的破坏作用最强,因此常用乙醚鉴别病毒是否有包膜。

2. 化学消毒剂　除强酸、强碱消毒剂外,酚类、氧化剂、卤素、醇类等对病毒也均有灭活作用。而且不同病毒对消毒剂敏感性不同,如乙型肝炎病毒对过氧乙酸、次氯酸盐较敏感,但不被 70% 的乙醇灭活。醛类消毒剂能破坏病毒感染性保留其免疫原性,故常用来制备灭活病毒疫苗。

3. 抗生素与中草药　现有抗生素对病毒无抑制作用。而中草药如板蓝根、大青叶等对病毒增殖有一定抑制作用,机制有待进一步研究。

第五节　病毒的分类

病毒的分类由国际病毒分类委员会(International Committee on Taxonomy of Viruses,ICTV)制定病毒分类标准和方法,并定期进行修订。目前总体上把病毒分为病毒和亚病毒因子两大类群,再根据病毒基因组分子进化关系及复制方式划分。ICTV 2017 年出版的《国际病毒分类委员会第十次报告》将目前 ICTV 所承认的 4 853 种病毒和类病毒归入 9 个目,131 个科,46 个亚科,803 个属。

一、病毒分类的依据

一般采用一种非系统、多原则、分等级的分类法。病毒分类的依据有:①核酸的类型与结构,基因组是 DNA 或 RNA,核酸是线状或环状,是否分节段,分子量大小及 G+C 含量等;②宿主种类,动物病毒、植物病毒和细菌病毒;③病毒体的形状和大小,病毒体呈球形、砖形、杆状或多形性;④衣壳对称性和壳粒数目,立体对称、螺旋对称或复合对称;⑤有无包膜,有包膜病毒和裸露病毒;⑥抗原性;⑦生物学特性,如繁殖方式、宿主范围、传播途径和致病性等。

二、医学病毒的分类和命名

(一)医学病毒的主要类别

实际应用中以非正式分类术语,将病毒分为三大类七个组,而正式分类层次中的各病毒科则依其基因组特征和复制方式分别归入七个组,见表19-1。

表19-1 依据病毒核酸特性分类及重要病毒

病毒类别	核酸特点	包膜	重要病毒科	病毒举例
DNA 病毒				
Ⅰ组 dsDNA 病毒	线状,不分节段	有	痘病毒科、疱疹病毒科	痘苗病毒、HSV、EBV
Ⅱ组 ssDNA 病毒	线状	无	腺病毒科	人腺病毒
	环状,不分节段	无	乳多空病毒科	HPV
	+/− ssDNA,线状,不分节段	无	细小病毒科	B19
RNA 病毒				
Ⅲ组 dsRNA 病毒	线状,分 10~12 个节段	无	呼肠病毒科	轮状病毒
Ⅳ组+ssRNA 病毒	线状,不分节段	有	冠状病毒、披膜病毒、黄病毒科	冠状病毒、风疹病毒、HCV
	线状,不分节段	无	星状病毒、杯状病毒、小RNA 病毒科	戊型肝炎病毒
Ⅴ组−ssRNA 病毒	线状,不分节段	有	副黏病毒、弹状病毒科	麻疹病毒、狂犬病病毒
	线状,分 3 个节段	有	布尼雅病毒科	出血热病毒
	线状,分 6~8 个节段	有	正黏病毒科	流感病毒
DNA/RNA 逆转录病毒				
Ⅵ组 RNA 类病毒	双条相同+ssRNA,不分节段	有	逆转录病毒科	HIV
Ⅶ组 DNA 类病毒	部分双链,环状,不分节段	有	嗜肝 DNA 病毒科	HBV

(二)亚病毒结构

亚病毒是指比病毒更小,结构更简单,无完整的病毒结构,仅有核酸没有蛋白质,或仅有蛋白质而没有核酸,复制过程也不同于常规病毒的传染因子,亦称为非寻常病毒致病因子或新型感染因子。包括**类病毒、卫星病毒和朊粒**。

1. 类病毒 类病毒是具有感染性的单链环状 RNA 分子,基因组很小,不含蛋白质,无包膜和衣壳。它的复制是借助宿主细胞内 RNA 聚合酶Ⅱ的催化,在宿主细胞的细胞核中进行的从 RNA 到 RNA 的直接转录。类病毒均为植物病毒,类病毒与人类疾病的关系尚不清楚。

2. 卫星病毒 卫星病毒基因组小,为单链 RNA 分子。卫星病毒多数属于植物病毒,少数与噬菌体和动物病毒有关,如人类腺病毒卫星病毒。卫星病毒有蛋白质衣壳,衣壳有的由自身编码,有的则需要靠辅助病毒的蛋白衣壳(这类卫星病毒曾被称为拟病毒),与缺陷病毒主要区别在于卫星病毒与辅助病毒基因组之间没有或很少有同源序列。

3. 朊粒 朊粒是一种具有传染性的蛋白分子,又称为蛋白质侵染因子、毒朊或感染性蛋白质。与动物和人类中枢神经系统慢性进行性脑病有关。根据目前研究结果,有学者认为朊粒不宜列入病毒范畴,朊粒其生物学位置还未确定,目前暂时归为亚病毒类。

(三)医学病毒的命名

ICTV 现在规定病毒不再用拉丁语双命名法命名,而是按照病毒自身特征命名,然后在定位分类单元时加上特定的词尾区别。依据 ICTV 分类原则,将病毒分为目、科、亚科、属和种。病毒目、科、属的英文第一个字母大写,英文词均为斜体。种名第 1 个字母大写,但不用斜体。病毒命名时不使用人名命名,病毒种以下的血清型、基因型和毒株名称由 ICTV 国际专家小组确定。

问题分析与能力提升

科学家从 19 世纪开始寻找烟草花叶病的病原体,1886 年,德国人阿道夫·麦尔把患有花叶病的烟草植株叶片加水研磨后,将汁液注射到健康烟草的叶脉中,能引起花叶病,首次证明这种病不同于生理病害,是可以传染的。不过麦尔认为烟草花叶病还是由细菌引起的,但是他没有分离到"致病的细菌"。1892 年,俄国科学家伊凡诺夫斯基将患有花叶病的烟草植株叶片加水研磨所得汁液,通过除菌滤器之后再感染正常烟叶,发现正常烟叶仍会患病。这表明烟草花叶病病原体可能比细菌还小,当时认为可能是细菌产生的毒素,称为可滤过性物质。1898 年,荷兰科学家贝杰林克不仅重复了伊凡诺夫斯基的实验,而且把烟草花叶病株的汁液置于琼脂凝胶块的表面,发现感染烟草花叶病的物质在凝胶中以适度的速度扩散,而细菌仍滞留于琼脂的表面。据实验结果贝杰林克指出引起烟草花叶病的致病因子不是细菌,而是一种新的物质,称为"传染性活液体",即病毒。1935 年美国科学家斯坦利成功地获得了烟草花叶病毒的结晶体,因此获得了 1946 年诺贝尔化学奖。

思考题:①病毒的概念。②病毒的重要结构、化学组成及功能。③病毒的增殖方式和增殖周期。

提示:

1. 病毒体只有一种核酸。成熟的具有感染性的完整病毒颗粒称为病毒体。

2. 病毒的基本结构是核酸和衣壳,囊膜病毒还有包膜以及包膜蛋白。病毒主要由蛋白质和核酸组成,组成病毒的核酸为 DNA 或 RNA。衣壳和包膜主要是对病毒核酸产生保护作用,同时衣壳蛋白和包膜糖蛋白还可以介导病毒对细胞的感染作用以及产生免疫抗体;核酸是病毒的主要遗传物质,决定了病毒的生物学性状。

3. 病毒的增殖方式是以自身核酸为模板进行自我复制,复制周期包括吸附、穿入与脱壳、生物合成、装配成熟与释放等过程。

(新乡医学院　邓保国)

病毒的发现历程

第二十章　病毒的感染与免疫

病毒感染是病毒经一定的方式、途径侵入机体,并在易感细胞中增殖,引起细胞或组织发生病理变化的过程,是病毒与易感细胞之间,病毒与机体之间的相互作用过程。病毒引起机体感染和疾病的能力称为**病毒的致病作用**。病毒感染的结果不仅取决于病毒自身,而且还与宿主以及其他影响免疫应答的因素密切相关。因此,不同个体感染同一病毒体,常因病毒种类不同、机体状态不同而产生轻重不一的损伤或导致病毒性疾病。

第一节　病毒感染的传播方式和感染类型

一、病毒感染的传播方式

病毒感染的传播方式是指病毒在人群中的传播过程,其中传染源和易感人群是感染的两个重要因素。传染源可分为人传染源、动物传染源和非生物传染源3类。其中人传染源主要是患者和病毒携带者;动物传染源主要是患病及携带病毒的动物或中间宿主;非生物传染源主要是在诊断、治疗或预防过程中,由于所用血制品和器械等消毒不严格或其他非医疗用品被病毒污染造成的病毒感染,因此医源性感染是不容忽视的感染来源。病毒感染途径是指病毒侵入个体的方式,主要有通过破损的皮肤、黏膜(如呼吸道、消化道或泌尿生殖道),特定条件下也可直接进入血液循环(如输血、机械损伤、昆虫叮咬等)入侵机体,在相对适应的系统和靶器官内寄居、繁殖并引起疾病。病毒的生物学特性决定了病毒入侵机体的途径和部位,一种病毒可通过多种途径感染机体,不同病毒也可经同一途径侵入机体,但每种病毒侵入机体的主要途径通常是相对固定的。对病毒传播途径的了解和研究,对于病毒的临床鉴别诊断、临床用药和疾病预防等方面具有重要的意义。根据流行病学特点,病毒的传播方式可分为水平传播和垂直传播两种。

1. **水平传播**(horizontal transmission)　指病毒在人群中不同个体之间的传播,也指从动物到人的传播,为大多数病毒的传播方式。病毒主要通过呼吸道、消化道、皮肤、黏膜和血液等途径进入人体,产生水平感染。水平传播的病毒感染率高,可迅速繁殖和在体内播散。

2. **垂直传播**(vertical infection)　指病毒从宿主的亲代传给子代的过程。主要发生在胎儿期、分娩过程和出生后的哺乳期,存在于母体的病毒可以经过胎盘-胎儿、产道-新生儿和母-婴哺乳途径,由亲代传播给子代。也可见其他方式,例如,密切接触传播、逆转录病毒感染生殖细胞的直接传播等。垂直传播的病毒多在宿主体内产生较长时间的感染,可致流产、死胎、早产或先天畸形,子代也可没有任何症状成为病毒携带者。已知多种病毒可经垂直传播引起子代发生病毒感染,如风疹病毒、HIV、HBV 及巨细胞病毒等。常见病毒传播方式见表20-1。

表20-1 常见病毒的传播方式和主要感染途径

传播方式	主要感染途径	病毒种类举例
水平传播	呼吸道(空气、飞沫及气溶胶的吸入)	流感病毒、鼻病毒、麻疹病毒、冠状病毒、风疹病毒等
	消化道(污染的水或食物)	甲型肝炎病毒、轮状病毒、脊髓灰质炎等肠道病毒、戊型肝炎病毒等
	血液(注射、输血或血制品、器官移植等)	乙型肝炎病毒、人类免疫缺陷病毒、丙型肝炎病毒等
	破损皮肤(昆虫叮咬、狂犬咬伤、鼠类咬伤等)	乙型脑炎病毒、狂犬病病毒、出血热病毒等
	眼、泌尿生殖道(接触、性交、游泳池等)	人类免疫缺陷病毒,疱疹病毒Ⅰ、Ⅱ型,乳头瘤病毒等
垂直传播	胎盘、产道及哺乳	人类免疫缺陷病毒、乙型肝炎病毒、巨细胞病毒、风疹病毒等

病毒侵入机体内呈不同程度的播散,病毒只在入侵部位感染细胞、增殖并产生病变,称为**局部感染**或**表面感染**;病毒在入侵局部增殖后经直接接触播散、血流播散或神经系统播散等方式向远离入侵部位的器官或全身播散,称为**全身感染**。病毒进入血液系统称**病毒血症**。经血行播散的病毒首先在入侵局部及其所属淋巴结增殖,随后进入静脉引起第一次病毒血症;此时如果病毒未受到中和抗体等的作用,则在肝、脾细胞内进一步增殖,再进入血流可引起第二次病毒血症,播散全身到达靶器官并引起感染,各种病毒因其最终的靶器官不同而表现出不同的临床症状。

二、病毒感染的类型

根据被病毒感染者是否出现临床症状,病毒感染可分为**隐性感染**和**显性感染**;根据病毒在机体内感染的过程及滞留的时间,显性病毒感染可分为**急性病毒感染**和**持续性病毒感染**。

(一)隐性感染

病毒侵入机体不引起临床症状的感染称为隐性病毒感染或**亚临床感染**。隐性感染取决于病毒的性质和机体的免疫状态,可能由于病毒毒力弱或机体防御能力强,导致病毒在体内不能大量增殖,对细胞和组织造成的损伤不明显;也可能与病毒种类和性质有关,病毒虽侵入机体,但不能到达靶细胞,故不表现明显临床症状。病毒隐性感染十分常见,例如,脊髓灰质炎病毒大多数感染者为隐性感染,发病率只占感染者的1%。病毒隐性感染容易造成漏诊和误诊。

隐性感染者虽不表现临床症状,但也可获得对该病毒的免疫力而终止感染。部分隐性感染者不产生免疫力,但病毒可在体内增殖并向外界排出,成为重要的传染源,这种隐性感染者也称为**病毒携带者**,在流行病学上具有十分重要的意义。

(二)显性感染

病毒侵入机体靶细胞后,大量增殖引起细胞病变、死亡,达到一定数量后产生组织损伤,或毒性产物积累到一定程度,致使机体出现临床症状和体征的感染称为**显性病毒感染**或**临床感染**。根据症状出现早晚和持续时间长短又分为急性病毒感染和持续性病毒感染。

1.急性病毒感染 病毒入侵机体后,潜伏期短,发病急,病程数日至数周,恢复后机体内不再有病毒并常获得特异性免疫。急性感染又称病原消灭型感染,机体产生的特异性抗体可作为受过感染的证据,如普通感冒、流行性感冒等。

2.持续性病毒感染 病毒在机体内可持续存在数月、数年甚至数十年,可出现临床症状,也可不出现临床症状而长期携带病毒,成为重要传染源,也可引起慢性进行性疾病。病毒持续感染是病毒感染的重要类型,其形成原因与病毒本身的因素和机体免疫应答异常有关。依据患者疾病过程和病毒在细胞或实验动物中的表现,又可分为**潜伏感染、慢性感染和慢发病毒感染** 3 种情况。

(1)潜伏感染 指经急性或隐性感染后,病毒基因组潜伏在特定组织或细胞内,不产生有感染性的病毒体,此时用常规方法查不出病毒,但在某些条件下病毒可被激活开始复制而引起急性发作,并可检测出病毒,可反复发生。凡能使机体免疫力下降的因素均可激活这些潜伏的病毒使感染复发。例如,艾滋病患者、晚期肿瘤患者、放射及免疫抑制剂治疗者,以及外界气候变化、生理周期变化等均可能激活潜伏病毒。例如,单纯疱疹病毒感染后,在三叉神经节中潜伏,此时机体无症状也无病毒排出,以后由于机体受环境因素影响、劳累或免疫功能低下,潜伏的病毒被激活后,沿感觉神经到达皮肤,发生唇部单纯疱疹,病愈后病毒又回到潜伏部位。

(2)慢性感染 指经显性或隐性感染后,病毒未被完全清除,持续存在于血液或组织中,因此可经输血、注射而传播。慢性感染病程长达数月或数十年,患者临床症状轻微或无症状,但常反复发作,迁延不愈,往往可检测出不正常或不完全的免疫应答产物。乙型肝炎病毒、巨细胞病毒和 EB 病毒等常形成慢性感染。

(3)慢发病毒感染 指经显性或隐性感染后,病毒有很长的潜伏期,可达数月、数年甚至数十年,此时机体无症状也分离不出病毒。在症状出现后呈进行性加重,最终导致患者死亡。慢发病毒感染为慢性发展、进行性加重的病毒感染,较为少见但后果严重。有学者将慢发病毒感染分为常见寻常病毒引起的感染和非常见病毒引起的感染两类,前者如人免疫缺陷病毒引起的 AIDS 和麻疹病毒引起的亚急性硬化性全脑炎,后者如朊粒引起的羊瘙痒病、Kuru 病等。

病毒感染的不同类型是病毒感染在机体整体水平上的表现,其感染的过程和结局取决于病毒和机体间的相互作用,无论是局部或全身感染、显性或隐性感染、急性或持续性感染均是如此。病毒的毒力(种类、数量、嗜细胞组织特性等)、机体遗传特性、天然和获得性免疫应答均可影响病毒感染的类型、进程和结局。

第二节 病毒的致病机制

病毒具有严格的细胞内寄生特性,病毒的致病作用是从入侵细胞开始,并扩散到多数细胞,最终导致组织器官的损伤和功能障碍。因此,病毒的致病作用表现在细胞和机体两个水平上,包括病毒对宿主细胞的直接损伤和机体免疫病理反应两个方面。

一、病毒感染对宿主细胞的致病作用

1.溶细胞性感染 病毒在宿主细胞内复制完毕,在很短时间内释放大量子代病毒造成细胞裂解而死亡,称为**杀细胞效应**。具有溶细胞作用的病毒多数引起急性感染,主要见于无包膜、杀伤性强的病毒,如脊髓灰质炎病毒、腺病毒,其主要机制有以下几点。①阻断细胞合成代谢:病毒复制过程中阻断细胞自身核酸与蛋白质合成代谢,造成细胞病变与死亡。②直接杀伤:某些病毒的衣壳蛋白具有直接杀伤宿主细胞的作用。③细胞自溶:病毒感染导致细胞溶酶体结构和通透性改变,特别是溶酶体膜通透性增加,释放过多的水解酶于胞质中致细胞自溶。④损伤细胞器:病毒大量复制时对细胞核、内质网、线粒体等细胞器的损伤,常使细胞出现混浊、肿胀、圆缩等病理改变。病毒体外培养时,感染的细胞可在显微镜下观察到细胞变圆、融合、裂解或脱落等现象,称为致**细胞病变作用**(cytopathic effect,CPE)。

2. **稳定状态感染** 有些病毒在宿主细胞内增殖过程中,对细胞代谢、溶酶体膜影响不大,以出芽方式释放病毒,其过程缓慢、病变较轻、不会立即引起细胞溶解和死亡,称为稳定状态感染,常见于有包膜病毒。稳定状态感染的细胞,经病毒长期增殖、多次释放后,细胞最终仍要死亡。感染可引起细胞融合及细胞表面出现新抗原。①细胞融合:有些病毒的酶类或感染细胞释放的溶酶体酶,使感染细胞膜成分改变导致感染细胞与邻近细胞的融合,形成多核巨细胞或合胞体,如麻疹病毒感染形成华新(Warthin)多核巨细胞。病毒借助细胞融合,扩散到未受感染的细胞,细胞融合是病毒扩散的方式之一。②感染细胞膜表面出现新抗原:可能是由病毒基因编码的新抗原,如流感病毒在易感细胞复制后出芽释放时,细胞表面形成血凝素,使细胞具有吸附某些动物红细胞的功能,同时宿主细胞也成为靶细胞,易受免疫系统攻击而死亡;也可能因病毒感染导致感染细胞表面抗原决定簇的改变,暴露了在正常情况下隐蔽的抗原决定簇,诱导机体产生自身抗体,通过抗体依赖细胞介导的细胞毒作用(antibody-dependent cell-mediated cytotoxicity,ADCC)、细胞毒性 T 细胞(cytotoxic T cell,TC)的杀伤作用或释放淋巴因子直接或间接损伤被感染细胞,如 HBV 感染肝细胞后导致肝特异性脂蛋白抗原的暴露。

3. **细胞凋亡** 诱导因子如病毒或病毒编码的蛋白因子,激活宿主细胞凋亡基因,从而导致细胞出现细胞膜鼓泡、细胞核浓缩并可形成凋亡小体,导致细胞凋亡。病毒感染导致细胞凋亡可促进病毒释放,但同时也限制了细胞生产病毒体的数量。

4. **包涵体的形成** 有些病毒感染细胞后,在细胞胞浆或细胞核内存在与正常细胞结构和着色不同的圆形或椭圆形斑块,称为**包涵体**。可用普通光学显微镜观察病毒包涵体,有的位于胞质内(痘病毒),有的位于胞核中(疱疹病毒),有的两者均有(麻疹病毒)。因病毒种类不同,有嗜酸性包涵体和嗜碱性包涵体之分。包涵体可以是病毒颗粒聚集体或未装配的病毒成分,也可以是病毒增殖留下的痕迹或病毒感染引起的细胞反应物。包涵体的形成与病毒的增殖、存在有关,而且各具有本病毒的特征,因此可作为病毒感染的诊断依据。如从可疑狂犬病的脑组织切片或涂片中发现细胞内有嗜酸性包涵体,即**内基小体**,可诊断为狂犬病。

5. **基因整合与细胞转化** 病毒的核酸插入到宿主细胞染色体 DNA 中,称为**整合**,包括 DNA 病毒的全部或部分 DNA 以及逆转录 RNA 病毒形成的双链 DNA 插入宿主细胞基因中,形成**前病毒**。病毒基因的整合必然造成宿主细胞基因组的损伤:病毒若在细胞中增殖,其损害与一般病毒致细胞病理作用相似;有些病毒 DNA 整合后并无病毒增殖现象,可造成细胞染色体整合处基因的失活或附近基因的激活等现象;有些整合病毒基因也可表达、编码出对细胞有特殊作用的蛋白促进细胞增殖,并使细胞形态发生变化,失去细胞间接触性抑制而成堆生长,引起细胞转化,如 SV40 病毒的 T 蛋白引起细胞转化。

二、病毒感染的免疫病理作用

病毒感染不仅直接作用于宿主细胞,而且通过与免疫系统相互作用,诱发机体免疫应答,免疫应答除引起免疫保护作用外,还可引起一定的免疫病理作用,导致组织损伤。病毒感染所致的免疫病理损伤是病毒重要的致病机制之一。目前虽有不少病毒的致病作用及发病机制不明了,但通过免疫应答所致的损伤在病毒感染性疾病中的作用越发显得重要,诱发免疫应答的抗原有病毒抗原及机体感染病毒后出现的自身抗原,甚至有的病毒直接侵害免疫细胞,破坏免疫功能导致免疫缺陷。免疫病理损伤机制主要包括特异性体液免疫介导的病理反应和特异性细胞免疫介导的病理反应,有些病毒感染可能还存在非特异性免疫机制引起的损伤。

1.体液免疫介导的病理作用　病毒作为抗原,刺激机体产生相应的抗体,一方面病毒抗原和抗体特异性结合可阻止病毒扩散有利于病毒清除,但同时抗体也可能诱发机体的免疫病理反应如Ⅱ、Ⅲ型超敏反应,造成机体损伤。许多病毒,特别是有包膜病毒感染后病毒抗原可出现于宿主细胞表面,当与特异抗体结合后,在补体的参与下破坏宿主细胞,导致Ⅱ型超敏反应。当抗病毒抗体因亲合力低或与抗原的比例不当,形成分子量约1 000 kDa、沉降系数约19S的中等大小的抗原-抗体复合物,不易被吞噬细胞吞噬,也不易通过肾小球滤出,可长期存在于血液中,当沉积在组织器官的膜表面时,激活补体引起Ⅲ型超敏反应,造成局部损伤和炎症。例如,慢性病毒性肝炎患者常出现关节症状,与免疫复合物沉积于关节滑膜引起关节炎有关。

2.细胞免疫介导的病理作用　特异性细胞免疫是宿主清除胞内病毒的重要机制。细胞毒性T细胞(CTL)对靶细胞膜病毒抗原识别后引起的杀伤,能终止细胞内病毒复制,对感染后恢复起关键作用,但也对宿主细胞造成损伤。如被HBV感染的肝细胞表面出现HBsAg、HBeAg和HBcAg,CTL介导的效应既清除病毒,又损伤肝细胞,其免疫应答的强弱决定临床过程的转归。此外,通过对DNA病毒和RNA的病毒蛋白基因序列分析,病毒蛋白因与宿主细胞蛋白之间存在共同抗原而导致自身免疫应答。例如,慢性病毒性肝炎、麻疹病毒和腮腺炎病毒感染后脑炎等疾病的发病机制可能与针对自身抗原的细胞免疫有关。

3.病毒感染引起免疫抑制和免疫细胞损伤　许多病毒感染可引起机体免疫应答降低或暂时性免疫抑制。如麻疹病毒可侵入巨噬细胞和T、B淋巴细胞,并可致淋巴细胞中出现多核巨细胞,因而麻疹患儿对结核菌素试验应答低下或阳性转为阴性。人类免疫缺陷病毒(HIV)侵犯CD$_4^+$的免疫细胞如巨噬细胞和辅助性T细胞,可使辅助性T细胞数量大量减少,细胞免疫功能低下,因此,艾滋病患者极易发生机会性感染或并发肿瘤。免疫应答低下可能与病毒直接侵犯免疫细胞有关,病毒入侵免疫细胞后,不仅影响机体的免疫功能,使吞噬功能降低,抗体水平降低,病毒难以清除,而且病毒存在于这些细胞中受到保护,可逃避抗体、补体等作用,并随免疫细胞播散至全身,可能使疾病进程复杂化。

4.病毒感染引起免疫应答功能紊乱　主要表现为失去对"自己"与"非己"抗原的识别能力,产生对自身抗原的免疫应答,可发展为自身免疫病。

三、病毒的免疫逃逸

病毒性疾病除与病毒的直接作用及引起免疫病理损伤有关外,也与病毒的免疫逃逸能力相关。病毒可通过中和抗原经常持续性地发生突变,逃逸已建立的抗感染免疫抗体的中和和阻断作用,导致感染的发生;持续性感染胞内病原体可隐匿于胞内呈休眠状态,逃避细胞免疫和体液免疫的攻击,长期存活,形成持续性感染;或病毒通过其结构和非结构产物,拮抗、阻断和抑制机体的免疫应答等方式来逃脱免疫系统的监视,从而发挥感染和致病作用。

四、病毒与机体和宿主细胞之间的相互作用

病毒感染的过程其实就是病毒的增殖过程,病毒和细胞的相互作用表现在病毒增殖的整个过程中。首先是病毒入侵需要和细胞表面的受体相结合,才能使病毒进入到细胞内引起感染。进入

细胞内的病毒又通过产生各种酶来抑制细胞的代谢过程,包括细胞的蛋白合成以及 DNA 和 RNA 的合成过程,从而能够使病毒在细胞内得以自我复制。致死性病毒通过这一过程掠夺细胞的各种营养物质,破坏细胞自身的生理活动,导致了细胞死亡,如前述的溶细胞感染和细胞的凋亡。而非致死性的感染则通过病毒的自我复制改变了细胞的某些生物学性状,从而使病毒更容易在细胞内生存和扩散,如在细胞膜和胞质内表达病毒的特异性蛋白,可以促进病毒在细胞间的传递,也可以通过特异性的细胞免疫作用而引起病毒感染细胞的溶解从而促进病毒的释放,也可以通过整合使细胞发生转化而使细胞的功能发生变化。总之病毒和细胞之间通过病毒的感染而对病毒本身和细胞都产生影响,从而改变病毒和宿主细胞的某些特性。

五、病毒与肿瘤

肿瘤的发生是综合性因素作用的结果,其中病毒的感染是其中的重要因素。目前已经发现多种肿瘤的发生和病毒的感染有着重要的关系。如乳头瘤病毒与宫颈癌、咽喉癌,疱疹病毒与鼻咽癌,人类嗜 T 细胞病毒与白血病等有着密切关联。病毒可能通过两种机制引起肿瘤的发生,一种是直接通过基因的整合和感染导致细胞转化为癌细胞,另外一种是通过抑制免疫系统而使细胞恶性化。所以对病毒感染性疾病,在进行治疗的过程中,也要注意病毒所引起的细胞的癌变,通过早期的干预和检测手段预防癌症的发生。

第三节　抗病毒免疫

病毒具有较强的免疫原性,能诱导机体产生抗病毒免疫应答,包括固有免疫和适应性免疫,见表 20-2。病毒感染后普遍存在发热症状,发热也是一种非特异性防御功能,既能够抑制病毒增殖,也能全面增强机体免疫反应,有利于病毒的清除。

表 20-2　抗病毒免疫机制

免疫类型	主要因素	免疫机制
固有免疫	屏障作用	阻止病毒入侵
	巨噬细胞	发挥吞噬、调理及抗原提呈功能
	干扰素	诱导细胞产生抗病毒蛋白,抑制病毒复制,感染早期发挥作用
	NK 细胞	感染早期释放细胞因子,非特异性杀伤病毒感染的靶细胞
适应性免疫	体液免疫	主要针对胞外游离病毒,中和抗体发挥中和作用和调理作用
	细胞免疫	通过形成免疫突触、释放细胞因子清除细胞内病毒

一、固有免疫

固有免疫也称非特异性免疫,主要在病毒感染的早期发挥作用,可以阻止早期病毒迅速地繁殖和扩散,其中的吞噬细胞对阻止病毒感染和促进感染后恢复具有重要作用。抗病毒固有免疫除了皮肤、黏膜、胎盘和血脑等机械和化学屏障外,干扰素和固有免疫细胞在抗病毒过程中也发挥着重要作用。

（一）干扰素

干扰素（IFN）是细胞因子的一种，是由病毒或其他干扰素诱生剂刺激人或动物细胞产生的功能性糖蛋白。除病毒外，细菌内毒素、人工合成的双链RNA等均可作为干扰素诱生剂；巨噬细胞、淋巴细胞及体细胞均可产生干扰素。干扰素具有**抗病毒、抗肿瘤和免疫调节**等多种生物学活性。

1. **种类与性质**　干扰素根据产生细胞分为IFN-α、IFN-β和IFN-γ 3种类型，每种又根据其氨基酸序列不同分若干亚型。根据干扰素的细胞来源、受体和生物活性等综合因素将其分为Ⅰ、Ⅱ两种类型。Ⅰ型干扰素包括IFN-α和IFN-β，又称抗病毒干扰素，主要诱生剂是病毒及人工合成的双链RNA，此外，某些细菌、原虫感染及某些细胞因子也能诱导Ⅰ型干扰素的产生；生物活性以抗病毒为主。编码IFN-α和IFN-β的基因位于第9号染色体，其受体为同一种分子，其基因位于第21号染色体上，表达在几乎所有类型的有核细胞表面，因此其作用范围十分广泛。Ⅱ型干扰素又称免疫干扰素，主要生物活性是参与免疫调节，是体内重要的免疫调节因子。IFN-γ的基因位于人类第12号染色体上。Ⅱ型干扰素的受体基因位于第6号染色体上，表达在多数有核细胞表面。干扰素的分类及主要生物学活性，见表20-3。

表20-3　干扰素的分类及主要生物学活性

分类		主要产生细胞	抗病毒	抗肿瘤	免疫调节
Ⅰ型	IFN-α	人白细胞	强	弱	弱
	IFN-β	人成纤维细胞	强	弱	弱
Ⅱ型	IFN-γ	活化T细胞和NK细胞	弱	强	强

注：抗病毒作用Ⅰ型＞Ⅱ型，抗肿瘤和免疫调节作用Ⅰ型＜Ⅱ型。

干扰素分子量小，对热相对稳定，4 ℃可保存较长时间，−20 ℃可长期保存生物活性不变，56 ℃被灭活。可被蛋白酶破坏。Ⅰ型干扰素对酸稳定，Ⅱ型干扰素对酸不稳定。干扰素有免疫原性，在使用干扰素治疗期间，机体可产生干扰素抗体，干扰素抗体的形成可能会影响干扰素的生物学活性。

2. **作用特点**　干扰素抗病毒作用特点有：①**间接性**，干扰素的抗病毒作用是间接性的，干扰素不能进入宿主细胞直接杀灭病毒，而是通过与邻近其他细胞膜受体接触并结合，诱导细胞内产生多种特殊蛋白质即抗病毒蛋白（antiviral protein，AVP）发挥抗病毒作用；②**广谱性**，抗病毒蛋白是一种酶类，作用无特异性，几乎可以抑制所有病毒的增殖；③**高效性**，1～10个干扰素分子可使一个细胞产生抗病毒状态；④**选择性**，干扰素的抗病毒作用具有种属特异性和细胞选择性，干扰素对异种细胞内的病毒不具有抑制作用，对正常细胞也无明显作用；⑤**不同的敏感性**，不同病毒对干扰素的敏感性不同。

3. **功能**　干扰素的主要功能：①抗病毒作用，干扰素主要通过2′,5′-腺嘌呤核苷合成酶（2′,5′-A合成酶）途径和蛋白激酶R（protein kinase R，PKR）途径诱导AVP产生。2′,5′-A合成酶干扰病毒mRNA信息的传递，阻止病毒在宿主细胞内繁殖；PKR能灭活核糖体合成所必需的酶，从而使蛋白质合成减少，病毒生长受阻，从而阻止病毒增殖和扩散。干扰素发挥作用迅速，IFN合成后很快释放到细胞外，扩散至邻近细胞发挥抗病毒作用，在感染的几小时内就能起作用，抗病毒状态可持续2～3 d，在控制病毒感染及促进病毒性疾病的痊愈等方面起重要作用。②抗肿瘤作用，可明显抑制肿瘤细胞分裂和增殖，对迅速分裂细胞的抑制作用明显。③免疫调节作用，干扰素可通过调节细胞免疫、体液免疫及非特异性免疫来调节机体的免疫功能，干扰素可通过调节T细胞和NK细胞的活性来调节人体的免疫监视功能，对免疫自稳也有一定的调节作用。④其他作用，例如，增强单核巨

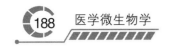

噬细胞、中性粒细胞的吞噬能力。

（二）固有免疫细胞

自然杀伤细胞能在感染早期杀伤病毒感染的细胞,宿主细胞感染病毒后细胞膜发生改变,成为NK自然杀伤细胞识别和结合的靶细胞,活化的NK细胞通过释放穿孔素和细胞因子TNF-α或IFN-γ等直接破坏病毒感染的靶细胞。NK细胞发挥非特异的固有免疫作用不受MHC的限制,无须抗体参与,无须抗原刺激,是抗病毒感染中主要的固有免疫杀伤细胞,抗病毒免疫中发挥着重要作用。巨噬细胞对阻止病毒感染和促使病毒感染的恢复具有重要作用。中性粒细胞虽然也能吞噬病毒,但不能将其杀灭,病毒在其中还能增殖,反而将病毒带到全身,引起扩散。

二、适应性免疫

病毒突破了机体固有免疫防线后,适应性免疫接着执行清除病毒的作用。适应性免疫应答包括体液免疫应答和细胞免疫应答,由于病毒为严格细胞内寄生,因此以细胞免疫为主,体液免疫主要对细胞外的病毒发挥抗病毒作用。

（一）抗病毒体液免疫

机体受病毒感染或接种疫苗后,体内出现针对病毒结构蛋白如衣壳蛋白、基质蛋白、包膜蛋白等的特异性抗体,包括中和抗体和非中和抗体,其中对机体具有保护作用的主要是中和抗体,而非中和抗体无抗病毒作用,有时可用于病毒感染的诊断。

特异性抗体对细胞外的游离病毒和病毒感染细胞均能发挥作用,但主要作用于宿主细胞外的游离病毒。

1. 特异性抗体对细胞外游离病毒的作用　具有吸附穿入作用的病毒表面抗原诱导机体产生的抗体称**病毒中和抗体**。中和抗体主要有IgG、IgM和IgA 3类,与细胞外游离(体液中或吸附于细胞膜上)的病毒结合发生中和反应,使病毒不能再吸附和穿入易感细胞,从而使病毒丧失感染能力。血流中特异性IgG和IgM能抑制病毒的局部扩散和清除病毒血症,并抑制原发病灶中病毒播散至其他易感组织和器官;sIgA是呼吸道和肠道局部抗病毒的重要因素。在病毒血症期间抗体如能充分发挥作用,可防止严重临床症状产生。中和作用是机体灭活游离病毒的主要方式,病毒表面抗原与相应抗体结合,易被吞噬清除,在限制病毒扩散及抵抗再感染中起重要作用。不具有吸附和穿入作用的病毒内部抗原或病毒表面非中和抗原诱生的抗体称病毒非中和抗体,虽不能够阻止病毒进入细胞,但可和病毒形成抗原-抗体复合物,从而易于被吞噬细胞吞噬降解进而清除,有时还可辅助诊断病毒感染。如表面含有血凝素的病毒可刺激机体产生血凝抑制抗体,检测该类抗体有助于血清学诊断;补体结合抗体虽不能中和病毒的感染性,但可通过调理作用增强巨噬细胞的吞噬作用,可协助诊断某些病毒性疾病。

2. 特异性抗体对病毒感染细胞的作用　抗体与病毒感染的细胞结合后可激活补体,使病毒感染细胞裂解;或者通过调理作用促进吞噬细胞吞噬病毒感染细胞;或者通过NK细胞、巨噬细胞的ADCC作用杀伤靶细胞,是病毒感染初期的重要防御机制。

（二）抗病毒细胞免疫

细胞内病毒需要细胞免疫完成清除任务,参与抗病毒细胞免疫的效应细胞主要依靠CTL细胞和CD4$^+$T细胞。效应细胞除了依靠细胞吞噬作用外,还主要依靠其分泌的具有抗病毒活性的细胞因子发挥作用。

1. CTL细胞的杀伤作用　CTL通过表面抗原受体识别和结合病毒感染的靶细胞,在结合部位形成免疫突触,通过分泌穿孔素和细胞毒素使靶细胞裂解和细胞凋亡,破坏的靶细胞释放病毒体和蛋白,可在抗体的作用下由巨噬细胞吞噬清除。CTL 还可通过分泌多种细胞因子如 IFN-γ、TNF 等发挥抗病毒作用。个别病毒感染后 CTL 虽有抗病毒作用,但并未发生靶细胞破坏的现象,此种非溶细胞性 T 细胞的作用,在神经系统病毒感染以及 HBV 持续感染中已被证实。CTL 细胞的杀伤效率高,可连续杀伤多个细胞,是清除病毒感染的主要细胞。

2. CD_4^+ T 细胞　活化的 Th1 细胞主要分泌 IFN-γ 和 IL-2 等多种细胞因子,通过激活巨噬细胞和 NK 细胞,促进 CTL 细胞的增殖和分化,诱发炎症等发挥增强细胞免疫,限制病毒的扩散和增殖的抗病毒感染作用。Th2 细胞主要分泌 IL-4、IL-5、IL-6、IL-10 等,与 B 细胞增殖、成熟和抗体产生有关,故可促进抗体介导的体液免疫。

三、抗病毒免疫持续的时间

抗病毒免疫持续的时间和病毒感染的方式、病毒的特性有关。病毒侵入机体后能够进入血液形成病毒血症,往往可以获得牢固的特异性免疫力,并且持续的时间较长,如脊髓灰质炎病毒、麻疹病毒、腮腺炎病毒等。如果病毒的感染主要在局部,不引起病毒血症,则获得的免疫力较短暂而且不牢固,如引起普通感冒的鼻病毒和冠状病毒。病毒如果型别较单一,则产生较牢固和持久的免疫力,如甲型肝炎病毒、乙型脑炎病毒等。如果病毒的变异较强,如流感病毒,虽然可产生牢固的同型抗病毒免疫,但是由于病毒的型别多,变异快,则容易引起再次感染。

问题分析与能力提升

患者李某,女,24 岁,孕前检查发现:HBsAg(+)、HBeAg(+)、抗-HBc(+)、抗-HBe(-)和抗-HBs(-),肝功能及其他正常。

思考题:该患者如不采取预防措施对怀孕生孩子有什么影响,为什么?

提示:该案例中患者的检查结果应为乙肝"大三阳",传染性强,在孕期或围生期或哺乳期可通过垂直传播方式将乙型肝炎病毒传给胎儿或新生儿,使其感染上乙型肝炎病毒,出生后此新生儿将会成为乙型肝炎病毒携带者或感染者。

(新乡医学院　邓保国)

无双国士——钟南山院士

第二十一章　病毒感染的检测与防治原则

━━━▨▨▨▨ 学习目标 ▨▨▨▨━━━

　　熟悉　病毒感染标本的采集和送检,病毒分离培养方法,病毒感染的血清学诊断方法。
　　了解　病毒感染的防治原则,病毒感染常用的治疗药物。

　　病毒属于非细胞型微生物,其感染的诊断和其他细胞型微生物的诊断有着重要的区别,又因病毒对抗生素不敏感,因此病毒感染性疾病的治疗也不同于其他微生物,正确的病原学诊断不但有助于指导临床治疗,而且可为控制病毒性疾病的流行提供实验室依据。

　　病毒性疾病的防治分为特异性防治和非特异性防治,前者包括接种疫苗、注射抗体、细胞免疫制剂,后者包括使用抗病毒药物等。它们的应用对控制病毒性疾病的流行起到了重要的作用。

第一节　病毒感染的检测

　　病毒的分离与鉴定是病毒病原学诊断的金标准。目前常用的病毒感染的微生物学检查程序主要包括标本的采集与送检、病毒的分离鉴定以及病毒感染的诊断。但因病毒是严格细胞内寄生,必须在活的易感细胞培养,故病毒的分离鉴定较困难、繁杂,且耗时较长。随着分子病毒学的发展,临床上现已不断建立新的快速诊断方法,极大地提高了病毒性感染的诊断水平。病毒感染的诊断程序见图21-1。

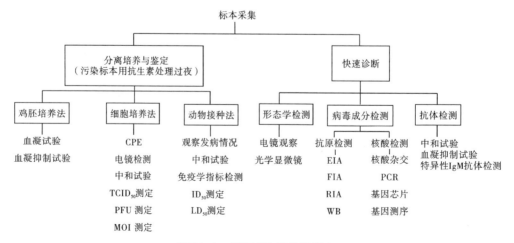

图 21-1　病毒感染的诊断程序

一、标本的采集、运送和处理

病毒标本的采集与送检原则与细菌的基本相似，但还要特别注意下列原则。

1. **早期取材**　分离病毒或检测病毒及其核酸，采取病程初期或急性期的标本，其分离阳性率较高。

2. **注意无菌操作与正确处理含菌标本**　取材时应尽量避免外界污染，对呼吸道分泌物、粪便等标本，应使用抗生素处理以杀死标本中的细菌或真菌等。

3. **冷藏保存、快速送检**　病毒在常温下很易灭活，故采取标本后应立即送往病毒实验室。如标本需较长时间运送，应在采集或标本运送过程中冷藏，如放在盛有冰块的低温瓶中运送，病变组织可放置于含抗生素的 50% 中性甘油缓冲盐水中低温保存。不能立即检查的标本，应置于 -70 ℃保存。

4. **采集双份血清**　血清学诊断标本应在发病初期和病后 2~3 周内各取一份血清，以便对比双份血清中的抗体效价，血清抗体标本应保存在 -20 ℃。

二、病毒感染标本的实验室检测

由于病毒具有严格的细胞内寄生性，故应根据病毒的种类选用相应的组织细胞、鸡胚或敏感动物进行病毒的分离与鉴定，这是病毒病原学诊断的金标准。但因其方法复杂、要求严格且需较长时间，故不适合临床诊断，只适用于病毒的实验室研究或流行病学调查。一般在下述情况进行病毒的分离与鉴定：①需对疾病进行病原学的鉴别诊断；②发现新的病毒性疾病或再发性病毒性疾病；③对治疗疾病有指导性意义（尤其病程较长者）；④监测病毒减毒活疫苗效果（如及时发现回复毒力的变异株等）；⑤病毒性疾病的流行病学调查；⑥病毒生物学性状等的研究。

(一)病毒的分离培养

1. **动物接种**　是最早的病毒分离方法，目前用得不多。可根据病毒的亲嗜性选择敏感动物及其适宜的接种部位，观察动物的发病情况，进行血清学检测，测定 ID_{50} 和 LD_{50} 等。该方法简便，实验结果易观察，某些尚无敏感细胞进行培养的病毒，可用该方法培养。但动物对许多人类病毒不敏感，或感染后症状不明显，而且动物体内常带有潜在病毒，应防止将这些潜在病毒误作为接种的病原体。

2. **鸡胚培养**　鸡胚对多种病毒敏感，通常选用孵化 9~14 d 的鸡胚。鸡胚培养法按病毒接种部位分为：①绒毛尿囊膜接种，用于培养天花病毒、痘苗病毒及人类疱疹病毒等；②尿囊腔接种，用于培养流感病毒及腮腺炎病毒等；③羊膜腔接种，用于流感病毒的初次分离培养；④卵黄囊接种，用于某些嗜神经病毒的培养。因鸡胚对流感病毒最敏感，故目前除分离流感病毒还继续选用鸡胚培养外，其他病毒的分离基本已被细胞培养所取代。

3. **细胞培养**　细胞培养法为病毒分离鉴定中最常用的方法。可根据细胞生长的方式分为单层细胞培养和悬浮细胞培养。从细胞的来源、染色体特征及传代次数等可分为：①原代细胞，来源于动物、鸡胚或引产人胚组织的细胞（如人胚肾细胞等），对多种病毒敏感性高，但来源困难。②二倍体细胞，指细胞在体外分裂 50~100 代后仍保持 2 倍染色体数目的单层细胞。但经多次传代也会出现细胞老化，以至停止分裂。常用的二倍体细胞株有来自人胚肺的 WI-26 与 WI-38 株等，主要用于人类病毒的分离或病毒疫苗生产。③传代细胞系，由肿瘤细胞或二倍体细胞突变而来，能在体外持续传代，对病毒的敏感性稳定，因而被广泛应用。但不能用来源于肿瘤的传代细胞生产疫苗。

病毒在培养细胞中增殖的指征：

(1)**细胞病变**　部分病毒在敏感细胞内增殖时可引起特有的细胞病变，称为致细胞病变作用

（CPE）。CPE 在未固定、未染色时，用低倍显微镜即可观察到，可作为病毒增殖的指标。常见的病变有细胞变圆，胞质颗粒增多、聚集、融合、坏死、溶解或脱落，形成包涵体等，不同病毒的 CPE 特征不同，如腺病毒可引起细胞圆缩、团聚或呈葡萄串状；副黏病毒、巨细胞病毒、呼吸道合胞病毒等可引起细胞融合，形成多核巨细胞或称融合细胞等。

（2）**红细胞吸附**　带有血凝素的病毒（如流感病毒）感染细胞后，细胞膜上可出现血凝素，能与加入的脊椎动物（豚鼠、鸡、猴等）的红细胞结合，此现象称红细胞吸附，常用作含有血凝素的正黏病毒与副黏病毒等的增殖指标。若有相应的抗血清，则能中和细胞膜上的血凝素，阻断红细胞吸附的形成，称红细胞吸附抑制试验（血凝抑制试验）。

（3）**病毒干扰作用**　某些病毒感染细胞后不出现 CPE，但能干扰在其后感染同一细胞的另一病毒的增殖，从而阻抑后者所特有的 CPE。据此，可用不能产生 CPE 的病毒干扰随后接种且可产生 CPE 的病毒，以检测病毒的存在。如埃可病毒Ⅱ型和风疹病毒均可感染猴肾细胞，前者单独感染可引起 CPE，后者不能引起 CPE，但可抑制随后接种的埃可病毒Ⅱ型在细胞中的增殖，故可用于风疹病毒的检测。此方法因缺乏特异性已被免疫学等方法所代替。

（4）**细胞代谢的改变**　病毒感染细胞可使培养液的 pH 值改变，说明细胞的代谢在病毒感染后发生了变化。这种培养环境的生化改变也可作为判断病毒增殖的指征。

（二）病毒的鉴定

1. 病毒形态学鉴定　可应用电子显微镜进行病毒形态观察和病毒大小的测定。

2. 病毒血清学鉴定　即用已知抗体对病毒进行种、型和亚型的血清学鉴定。方法除常用的免疫标记法外，还有血凝抑制试验等。

3. 病毒分子生物学鉴定　其方法主要包括核酸扩增、核酸杂交、基因芯片、基因测序等分子生物学技术。

对于新分离出的未知病毒，尚需增加下列程序以便做出准确鉴定。①核酸类型的测定：用 RNA 酶及 DNA 酶，可鉴别出病毒核酸类型。此外，DNA 病毒受 5-氟尿嘧啶的抑制，而 RNA 病毒不受影响。用此方法亦可区分 DNA 与 RNA 病毒。②理化性状的检测：包括病毒颗粒的大小及结构、衣壳对称类型、有无包膜等。③基因测序和生物对比等。

（三）病毒数量与感染性测定

对于已增殖的病毒，必须进行感染性和数量的测定。在单位体积中测定感染性病毒的数量称为滴定。常用的方法有：

1. 50% 组织细胞感染量（50% tissue culture infectious dose，$TCID_{50}$）测定　将待测病毒液进行 10 倍系列稀释，分别接种于单层细胞，经培养后观察 CPE 等病毒增殖指标，以感染 50% 细胞的最高病毒稀释度为判定终点，经统计学处理计算出 $TCID_{50}$。此方法是以 CPE 作为指标，判断病毒的感染性和毒力。

2. 红细胞凝集试验　亦称血凝试验。将含有血凝素的病毒接种鸡胚或感染细胞后，收集其鸡胚羊膜腔液、尿囊液或细胞培养液，加入动物红细胞后可出现红细胞凝集。如将病毒悬液做不同稀释度，以血凝反应的最高稀释度作为血凝效价，可半定量检测病毒颗粒的含量。

3. 空斑形成试验　将适当稀释浓度的病毒液定量接种于敏感的单层细胞中，经一定时间培养后，覆盖薄层未凝固的琼脂于细胞上，待其凝固后继续培养，由于病毒的增殖，感染的单层细胞病变脱落，可形成肉眼可见的空斑，一个空斑即一个空斑形成单位（plaque formatting unit，PFU），通常由一个感染病毒增殖所致，计数平板中的空斑数可推算出样品中活病毒的数量，通常以 PFU/mL 表示。

（四）病毒的形态学检查

1. 电镜和免疫电镜检查　含有高浓度病毒颗粒（$\geqslant 10^7$ 颗粒/mL）的样品，可直接应用电镜技术进行观察。对那些含低浓度病毒的样本,可用免疫电镜技术观察。即先将标本与特异抗血清混合,使病毒颗粒凝聚,这样更便于在电镜下观察,可提高病毒的检出率和特异性。

2. 光学显微镜检查 有些病毒在宿主细胞内增殖后,于细胞的一定部位(胞核、胞质或两者兼有)出现嗜酸性或嗜碱性包涵体,可在光学显微镜下观察到,对病毒感染的诊断有一定价值。如取可疑病犬的大脑海马回制成染色标本,发现细胞质内有内基小体便可确诊为狂犬病病毒感染,被咬者则需接种狂犬病疫苗。

(五)病毒成分检测

1. 病毒蛋白抗原检测 可采用免疫学标记技术直接检测标本中的病毒抗原进行早期诊断。目前常用酶免疫测定(enzyme immunoassay,EIA)和免疫荧光测定(fluoroimmunoassay,FIA),较少用有放射性污染的放射免疫测定(radioimmunoassay,RIA),取而代之的是非放射性标记物(如地高辛等)标记技术。这些技术操作简单、特异性强、敏感性高。特别是用标记质量高的单克隆抗体可检测到纳克至皮克水平的抗原或半抗原。应用蛋白印迹法(Western blotting,WB)也可检测病毒抗原,但一般不常用。

2. 病毒核酸检测

(1)核酸扩增技术 选择病毒保守区的特异片段作为扩增的靶基因,用特异引物扩增病毒特异序列,以诊断病毒性感染;也可选择病毒变异区的片段作为靶基因,结合限制性片段长度多态性分析、测序等分子生物学技术对病毒进行分型和突变的研究。目前 PCR 技术(包括 RT-PCR 技术)已发展到既能定性又能定量的水平,应用较多的是实时定量 PCR。

(2)核酸杂交技术 常用于病毒检测的核酸杂交技术有斑点杂交、原位杂交、DNA 印迹和 RNA 印迹等。

(3)基因芯片技术 是指将大量探针分子固定于支持物上后与标记的样品分子进行杂交,通过检测每个探针分子的杂交信号强度进而获取样品分子的数量和序列信息,是对数以万计的 DNA 片段同时进行处理分析的技术,该技术在病毒诊断和流行病学调查方面有着广阔的应用前景。

(4)基因测序技术 因目前对已发现的病毒全基因测序已基本完成,故可将所检测的病毒进行特征性基因序列测定并与这些基因库的病毒标准序列进行比较,以达到诊断病毒感染的目的。

需要说明的是,病毒核酸检测阳性,并不代表标本中或病变部位一定有活病毒。对未知基因序列的病毒及新病毒不能采用这些方法。

(六)病毒感染的血清学诊断

采用血清学方法辅助诊断病毒性疾病,其原理是用已知病毒抗原来检测患者血清中有无相应抗体。遇下列情况时尤需做血清学诊断:①采取标本分离病毒为时已晚;②目前尚无分离此病毒的方法或难以分离的病毒;③为证实所分离病毒的临床意义;④进行血清流行病学调查等。

1. 中和试验 病毒在细胞培养中被特异性抗体中和而失去感染性的一种试验。常用于检测患者血清中抗体的消长情况,也可用来鉴定未知病毒或对病毒进行半定量。用系列稀释的患者血清与等量的已知病毒悬液(100 TCID$_{50}$ 或 100 ID$_{50}$)、混合,在室温下作用一定时间后接种于敏感细胞进行培养,以能保护半数细胞培养孔不产生 CPE 的血清最高稀释度作为终点效价。中和抗体是作用于病毒表面(衣壳或包膜)抗原的抗体,同种不同型病毒间一般无交叉,特异性高,而且抗体在体内维持时间长。中和抗体阳性不一定表示正在感染中,也可能因以前的隐性感染所致。因此,中和试验适用于人群免疫情况的调查,较少用于临床诊断。

2. 血凝抑制试验(hemagglutination inhibition test,HIT) 具有血凝素的病毒能凝集鸡、豚鼠和人等的红细胞,称血凝现象。这种现象能被相应抗体抑制,称血凝抑制。其原理是相应抗体与病毒结合后,阻抑了病毒表面的血凝素与红细胞的结合。本试验简易、经济,特异性高,常用于黏病毒、乙

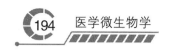

型脑炎病毒感染的辅助诊断及流行病学调查,也可鉴定病毒的型与亚型。

3.特异性 IgM 抗体检测　病毒感染机体后,特异性 IgM 抗体出现较早,检测病毒 IgM 抗体可辅助诊断急性病毒感染。常用的方法包括 ELISA 和 IFA,ELISA 中又以 IgM 捕捉法最为特异。另外,检测早期抗原的抗体是快速诊断的另一途径。如检测针对 EB 病毒的早期抗原、核心抗原和衣壳抗原等的抗体,可以区别急性或慢性 EB 病毒感染。

综上所述,病毒的分离鉴定、病毒抗原检测、病毒的核酸检测技术及血清学试验是病毒性疾患的主要检查手段,具体可根据病毒与所引起疾病的临床特点选择合适的检测方法。

在实际应用过程中通常用快速诊断技术对病毒感染进行辅助诊断,其特点是无须分离、培养病毒,而直接用电子显微镜等观察标本中的病毒颗粒,用免疫学方法和分子生物学方法等检测病毒成分(抗原或核酸)和 IgM 抗体等,以做出快速(常在数小时内)和早期诊断。

第二节　病毒感染的防治原则

病毒感染的特异性预防是应用适应性免疫的原理,以病毒抗原刺激机体,或给予抗病毒特异性免疫产物(如抗体、细胞因子等),使机体主动产生或被动获得抗病毒的特异性免疫,从而达到预防和治疗病毒感染性疾病的目的。

一、病毒感染的特异性预防

(一)人工主动免疫

1.灭活疫苗　通过理化方法将具有毒力的病毒灭活后制成灭活疫苗,这种疫苗失去了感染性但仍保留原病毒的抗原性。常用的有肾综合征出血热疫苗、狂犬病疫苗、甲型肝炎疫苗、流感疫苗等。

2.减毒活疫苗　通过毒力变异或人工选择培养将毒株变为减毒株或无毒株,常用的有脊髓灰质炎疫苗、流感疫苗、麻疹疫苗、腮腺炎疫苗、风疹疫苗、乙型脑炎疫苗等。

3.亚单位疫苗　是指用病毒保护性抗原如病毒包膜或衣壳的蛋白亚单位制成的,不含有核酸,但能诱发机体产生免疫应答的疫苗。如流感病毒血凝素 18 个氨基酸肽、I 型脊髓灰质炎病毒 VP1结构蛋白、HBsAg 及狂犬病病毒刺突糖蛋白等。

4.基因工程疫苗　采用 DNA 重组技术,提取编码病毒保护性抗原基因,将其插入载体,并导入细菌、酵母菌或哺乳动物细胞中表达、纯化后制成的疫苗。例如,目前已广泛使用的重组乙型肝炎疫苗。

5.重组载体疫苗　是指将编码病毒抗原的基因转入到载体(通常是减毒的病毒或细菌)中制成的疫苗。痘苗病毒是常用的载体,已被用于 HAV、HBV、HSV、麻疹病毒等重组载体疫苗的研制。

6.核酸疫苗　目前研究较多的是 DNA 疫苗,是把编码病毒有效免疫原的基因克隆到真核质粒表达载体上,然后将重组的质粒 DNA 直接注射到宿主体内,使外源基因在活体内表达,产生的抗原刺激机体产生免疫反应。目前已被应用于多种病毒疫苗的研究。

(二)人工被动免疫

1.免疫球蛋白　主要是从正常人血浆中提取的血清丙种球蛋白,可用于对某些病毒性疾病(如麻疹、甲型肝炎等)的紧急预防。此外,还有专门针对某一种特定病毒的高效价的特异性免疫球蛋白,如抗狂犬病的免疫球蛋白。

2.细胞免疫制剂 目前临床用于治疗的细胞因子包括 IFN-α、IFN-β、IFN-γ、白细胞介素(IL-2、IL-6、IL-12 等)、肿瘤坏死因子(TNF)、集落刺激因子(CSF)等。主要用于某些病毒性疾病和肿瘤的治疗。

二、病毒感染的治疗原则

病毒为严格细胞内寄生的微生物,抗病毒药物必须进入细胞内才能作用于病毒,且必须对病毒有选择性抑制作用而对宿主细胞或机体无损伤。但病毒的复制过程与宿主细胞的生物合成过程相似,二者难以区分,故很难获得理想的抗病毒药物。从理论上讲,病毒复制周期中的任何一个环节都可作为抗病毒药物作用的靶位,例如,阻止病毒吸附和穿入宿主细胞,阻碍病毒脱壳,干扰病毒核酸复制与生物合成,抑制病毒的装配、成熟和释放等。

近年随着分子病毒学及生物信息学的发展,应用计算机进行病毒分子的模拟极大地提高了抗病毒药物的筛选和研制的效率,但仍不能满足临床病毒性疾病治疗的需要。抗病毒的特异性药物治疗一直是医药学界关注和研究的热点。

目前,抗病毒药物的应用仍有较大的局限性,其主要原因是:①药物靶位均是病毒复制周期中的某一环节,故对不复制的潜伏感染病毒(如疱疹病毒等)无效;②某些复制突变率高的病毒(如HIV、甲型流感病毒等),易产生耐药毒株。

(一)抗病毒化学制剂

1.核苷类药物 核苷类化合物是最早用于临床的抗病毒药物。

(1)碘苷(IDU) 即疱疹净,是 1959 年由 Prusoff 合成,用于治疗疱疹病毒引起的角膜炎获得成功,被誉为抗病毒发展史上的里程碑,并沿用至今。

(2)阿昔洛韦 即无环鸟苷,为鸟嘌呤或脱氧鸟嘌呤核苷类似物。该药细胞毒性很小,是目前最有效的抗疱疹病毒药物之一。广泛用于疱疹病毒感染引起的单纯疱疹、生殖器疱疹及带状疱疹。

(3)阿糖腺苷(vidarabine,adenine arabinoside,Ara-A) 在细胞内被磷酸化形成 Ara-ATP,后者与 dTMP 竞争阻止 DNA 的合成。此外,Ara-A 还选择抑制 DNA 聚合酶,故用于疱疹病毒、巨细胞病毒以及 HBV 感染的治疗。

(4)齐多夫定 即叠氮胸苷,胸腺嘧啶核苷类似物,通过阻断前病毒 DNA 的合成而抑制 HIV 的复制,齐多夫定对病毒逆转录酶的抑制比对细胞 DNA 聚合酶敏感 100 倍以上。可以有效地降低艾滋病的发病率与病死率。耐药株的出现系由基因突变导致反转录酶具有耐药性。因有抑制骨髓作用和形成病毒的耐药而将被淘汰。

(5)双脱氧肌苷、双脱氧胞苷、司坦夫定 为胸腺嘧啶核苷类药物,这几类核苷衍生物对 HIV 有明显抑制作用。

(6)拉米夫定 是一种脱氧胞嘧啶核苷类似物(全称 2′,3′-双脱氧-3-硫代胞嘧啶核苷),临床上该药最早用于艾滋病的抗病毒治疗。近年来,临床发现可迅速抑制慢性乙型肝炎患者体内 HBV 的复制,是目前治疗慢性乙型肝炎的药物之一。

(7)3-氮唑核苷(利巴韦林) 即病毒唑,对多种 RNA 和 DNA 病毒的复制都有抑制作用,但主要用于 RNA 病毒感染的治疗,对细胞的核酸也有抑制作用。目前临床主要用于流感和呼吸道合胞病毒感染的治疗。

核苷类药物的作用机制为:

1)抑制病毒基因复制 ①模拟核苷成分掺入病毒基因组:合成的异常嘧啶取代病毒 DNA 前体的胸腺嘧啶,病毒在复制过程中,这种异常的嘧啶分子掺入子代 DNA 中使子代病毒结构基因的合成和表达无法进行,从而抑制病毒的复制,或复制出的病毒为缺陷病毒。IDU 除掺入病毒的 DNA 外,也可掺入细胞的 DNA,抑制细胞 DNA 的合成,故有一定的副作用。②竞争病毒复制酶:无环鸟苷、丙氧鸟苷属于此类。药物进入细胞后,被疱疹病毒特异性胸苷激酶磷酸化成三磷酸型。此三磷酸型药物分子与 dGTP 有类似活性,但与疱疹病毒聚合酶有较高的亲和力,而与 dGTP 竞争,以代替合成病毒 DNA 所需的 dGTP,因而抑制病毒 DNA 的复制。由于在正常细胞中无环鸟苷基本无作用,仅在有病毒感染的细胞中有作用,对病毒复制有高度的选择性,而对宿主细胞 DNA 的合成影响小,无环鸟苷抑制 HSV-1 复制与抑制宿主细胞生长的浓度相差约 3 000 倍。因此,除局部使用外,也可用于注射,可减少疱疹病毒脑炎的死亡率和延长生存期。

2)抑制病毒基因转录　这类核苷衍生物模拟天然二脱氧核苷底物,经一系列磷酸化成为 5′-磷酸后,作为相似的底物竞争性抑制病毒逆转录酶活性。被磷酸化的药物分子与核苷酸分子相似,在 RNA 模板合成 DNA 过程中被嵌入 DNA 中。此 DNA 再转录时,由于其中的药物分子不是正常的核苷酸,因而转录酶不能识别,从而使转录受阻。

2. 非核苷类逆转录酶抑制剂

(1)奈韦拉平　是第一个新合成的非核苷类逆转录酶抑制剂。1996 年获准用于治疗 HIV 感染,但耐药株已出现,故建议与其他药物联合使用。

(2)吡啶酮　作用类似奈韦拉平。

3. 蛋白酶抑制剂　尽管病毒的复制依赖于宿主细胞的酶系统,但有些病毒含有自身复制酶或逆转录酶及剪接加工修饰酶,例如,HBV 有 DNA 酶,HIV 含有逆转录酶。现发现有的病毒还具有降解大分子病毒蛋白的酶。寻找抑制或阻断这些具有酶功能的药物,是抗病毒药物设计研究的另一个重要方面。将病毒的酶蛋白作为靶分子,有利于减少药物的不良反应,而增加药物的特异性和效力。

(1)沙奎那韦　1995 年批准的第一个蛋白酶抑制剂。系应用电脑模型对 HIV 活性位点分析后设计的。沙奎那韦能够抑制 HIV 复制周期中的晚期蛋白酶活性,从而阻断病毒的装配。蛋白酶抑制剂与逆转录酶抑制剂联合应用可十分有效地减少血液中 HIV 含量和延长存活期,但对细胞内的病毒作用欠佳。尚未发现耐药病毒株。在蛋白酶抑制剂和逆转录酶抑制剂之间无交叉耐药,因为其涉及的是不同的酶。

(2)茚地那韦、利托那韦　是 1996 年批准的新一代蛋白酶抑制剂,用于 HIV 感染的治疗。

4. 其他抗病毒药物　主要用于流感病毒、疱疹病毒等感染的治疗。

(1)金刚烷胺和甲基金刚烷胺　金刚烷胺为合成胺类,甲基金刚烷胺是其衍生物,两者有相同的抗病毒谱和副作用,能阻止脱壳,主要用于治疗甲型流感。

(2)磷甲酸钠　是焦磷酸化合物,可抑制疱疹病毒科各种病毒的 DNA 聚合酶,对 HIV 逆转录酶的活性也有抑制作用。

(二)干扰素和干扰素诱生剂

1. 干扰素　具有广谱抗病毒作用,毒性小,使用同种干扰素无抗原性,主要用于 HBV、HCV、人类疱疹病毒和乳头瘤病毒等感染的治疗。

2. 干扰素诱生剂

(1)多聚肌苷酸和多聚胞啶酸　为目前最受重视的 IFN 诱生剂。此干扰素诱生剂制备较易,作用时间较长。但因对机体具有一些毒性,尚未达到普及阶段。

(2)甘草酸　是甘草酸与半胱氨酸、甘氨酸组成的合剂,具有诱生 IFN 和促进 NK 细胞活性的作用,可大剂量静脉滴注治疗肝炎。

(3)云芝多糖　是从杂色云芝担子菌菌丝中提取的葡聚糖,具有诱生 IFN、抗病毒、促进免疫功能和抗肿瘤等作用。

（三）中草药防治病毒感染

中草药如黄芪、板蓝根、大青叶、贯众、蟛蜞菊以及甘草和大蒜提取物等均有抑制病毒的作用，对肠道病毒、呼吸道病毒、虫媒病毒、肝炎病毒感染有一定防治作用，其作用机制尚在研究中。

（四）新抗生素类

近年来抗病毒药物研究的进展表明，一些来自真菌、放线菌等微生物的抗生素具有抗病毒感染作用。例如真菌产物 isochromophilones Ⅰ和Ⅱ及其衍生物能抑制 HIV 包膜表面 gp120 与 T 细胞表面 CD_4 分子结合，阻止病毒吸附和穿入细胞；放线菌产物 chloropeptins Ⅰ和Ⅱ也能有效抑制 HIV gp120 与 T 细胞 CD_4 分子结合；新霉素 B 是一种氨基糖苷类抗生素，可作用于病毒复制中的调控因子，阻断 RNA 与蛋白质的结合从而干扰病毒 RNA 的复制。

（五）治疗性疫苗

所谓治疗性疫苗有别于传统的预防性疫苗，它是一种以治疗疾病为目的的新型疫苗，主要有 DNA 疫苗和抗原-抗体复合物疫苗。国内外也有人将乙肝疫苗（HBsAg）与其抗体（抗 HBs）及其编码基因一起制备治疗性疫苗用于病毒携带者及慢性肝炎的治疗。

（六）治疗性抗体

治疗性抗体对于病毒感染性疾病的治疗具有重要作用，它可以通过中和病毒、杀伤感染细胞以及调节免疫等机制达到治疗目的。随着抗体技术的发展，有很多学者正在研究抗病毒抗体用于病毒感染性疾病的治疗与预防。

1998 年美国 FDA 批准上市了第一个用于病毒感染性疾病的具有中和活性的人源化鼠单克隆抗体帕利珠单抗，该抗体主要用于严重呼吸道合胞病毒肺部感染的高危儿童。它是目前市场上唯一一个被批准上市的治疗病毒性疾病的单抗药物。国内研制的"注射用抗肾综合征出血热病毒单克隆抗体"已完成三期临床试验，结果表明其安全性好，疗效确切，并优于常规治疗药物。

（七）基因治疗

抗病毒基因治疗目前还处于研究阶段，尚未应用于人体，许多问题有待进一步解决。有如下几种治疗剂：

1. **反义寡核苷酸**　根据病毒基因组的已知序列，设计能与病毒基因的某段序列互补的寡核苷酸，称为反义寡核苷酸，或反义核酸。反义寡核苷酸可在基因的复制、转录和翻译阶段起抑制病毒复制的作用。一般设计的寡核苷酸都是针对病毒基因中的某关键序列。反义 RNA 与病毒靶基因的 mRNA 互补结合后，可阻断病毒 mRNA 与核糖体的结合，从而抑制病毒蛋白的翻译。反义 DNA 可与病毒的关键序列结合，阻抑病毒 DNA 的复制和 RNA 的转录。

2. **干扰 RNA（short interfering RNA，siRNA）**　用双链短小 RNA 抑制相同序列病毒基因的表达，同源 mRNA 降解，通常双链 RNA 的长度要小于 29 个核苷酸。siRNA 所引起的基因沉默作用不仅在注射部位的细胞内发生，并可转移到其他部位的组织和细胞，而且可传代，因此这种干扰现象具有放大效应。

3. **核酶**　核酶是继反义 RNA 之后的又一种抑制病毒靶基因的基因治疗剂。一方面，核酶能识别特异的靶 RNA 序列，并与之互补结合，类似于反义核酸的特性；另一方面，核酶具有酶活性，能通过特异性位点切割降解靶 RNA。因此设计核酶不仅要根据靶分子的序列，还要根据靶分子的结构特征。核酶通过切割病毒的基因组、mRNA，减少或消除病毒的转录物从而抑制病毒的复制。但核酶的本质是 RNA，易被组织中的 RNA 酶破坏，实际应用尚有困难。

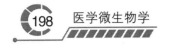
问题分析与能力提升

"鸡尾酒"治疗方案之一:3TC+d4T+IDV

药物名称　　　　用法、用量

拉米夫定(3TC)　成人:每天 300 mg,晨服

司坦夫定(d4T)　成人:体重>60 kg,1 次 40 mg,口服,每 12 h 1 次;体重<60 kg,1 次 30 mg,每 12 h 1 次

英迪纳瓦(IDV)　成人:1 次 800 mg,每 8 h 1 次

思考题:本方案中使用的抗病毒药物有哪几类? 他们的抗病毒作用机制是什么?

提示:

1. 本方案中共使用了核苷类逆转录酶抑制剂、非核苷类逆转录酶抑制剂和蛋白酶抑制剂 3 种抗病毒药物。

2. 拉米夫定是脱氧胞嘧啶核苷类似物,对病毒 DNA 链的合成和延长有竞争性抑制作用。司坦夫定是人工合成的胸苷类似物,对人类细胞中人类免疫缺陷病毒(HIV)的复制有抑制作用。英迪纳瓦属于蛋白酶抑制剂,使病毒大分子蛋白不被裂解而阻止病毒的复制。

(新乡医学院　陈　萍)

免费接种疫苗共筑　　首创病毒体外培养法
免疫屏障

第二十二章　呼吸道感染病毒

━━━ 学习目标 ━━━

掌握　呼吸道主要病毒的致病性与免疫性以及防治原则。

熟悉　呼吸道主要病毒的微生物学检查。

了解　呼吸道主要病毒的生物学性状。

呼吸道传染病是人类常见疾病,而引起呼吸道传染病的病原体主要是呼吸道病毒,急性上呼吸道感染有70%～80%是由病毒引起。**呼吸道病毒是指一大类以呼吸道为侵入门户,在呼吸道黏膜上皮细胞中增殖,引起呼吸道局部感染或呼吸道以外组织器官病变的病毒。**主要包括正黏病毒科的流感病毒;副黏病毒科的麻疹病毒、腮腺炎病毒、呼吸道合胞病毒、副流感病毒、亨得拉病毒、尼帕病毒和人偏肺病毒;披膜病毒科的风疹病毒;小RNA病毒科的鼻病毒;冠状病毒科的SARS冠状病毒等。此外,腺病毒、呼肠病毒、柯萨奇病毒、疱疹病毒等也可引起呼吸道感染性疾病。多数呼吸道病毒具有感染力强、传播快、潜伏期短、发病急、易继发细菌感染等特点,常造成大流行,甚至暴发流行。

第一节　流行性感冒病毒

流行性感冒病毒(influenza virus,IFV)简称流感病毒,属正黏病毒科,包括人流感病毒和动物流感病毒,有甲、乙、丙3型,人流感病毒是**人类流行性感冒(简称流感)**的病原体。甲型流感病毒除了感染人外,还可引起动物(猪、马、海洋哺乳动物和禽类等)感染。甲型流感病毒由于抗原性易发生变异,近100多年来曾多次发生世界性流感大流行,其中最严重的流行发生于1918—1919年,世界人口的50%被感染,死亡人数超过4 000万,比第一次世界大战死亡总人数还要多。乙型流感病毒仅感染人且致病性较低,一般呈局部流行或小流行。丙型流感病毒仅引起人类不明显或轻微的上呼吸道感染,很少引起流行。3型流感病毒的生物学性状基本相同。

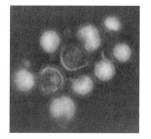

图22-1　流行性感冒病毒的形态(×31 500)

(一)生物学性状

1. 形态与结构　流感病毒为RNA病毒,核衣壳呈螺旋对称,有包膜。病毒颗粒多呈球形(图22-1),直径为80～120 nm,初次从患者体内分离出的病毒有时呈杆状或丝状,结构从内到外可分为两部分。

(1)核心　含7～8段卷曲盘旋的单负链RNA及包绕其周围的核蛋白

和 RNA 多聚酶 3 种成分。**流感病毒的核酸为分节段的单股负链 RNA**,基因分段的特点使病毒在复制中易发生基因重组,导致基因编码的蛋白抗原发生变异而出现新亚型。甲型、乙型流感病毒核酸分 8 个片段,丙型流感病毒核酸分 7 个片段,每一个片段即为一个基因组,能编码一种结构或功能蛋白。流感病毒基因总长度为 13 600 个核苷酸,片段长度范围在 890 ~ 2 340,与每个 RNA 片段结合的有核蛋白(nucleoprotein,NP)和 3 个与核酸复制和转录有关的依赖 RNA 的 RNA 多聚酶蛋白 PA、PB1 和 PB2。RNA 和 NP 合称核糖核蛋白,即核衣壳,呈螺旋对称。**病毒核蛋白为可溶性抗原,具有型的特异性,其抗原性稳定。**核蛋白与包膜中的基质蛋白共同组成流感病毒的型特异性抗原。

(2)包膜 流感病毒的包膜分两层。①内层为**基质蛋白**(matrix protein,MP,M 蛋白),位于包膜与核心之间,具有保护核心及维持病毒外形的作用。M 蛋白由病毒基因编码,可表达于感染细胞膜成为核衣壳的识别位点,使复制后的核衣壳能选择性地从该部位出芽释放。M 蛋白抗原性较稳定,亦具有型的特异性。②外层为**脂质双层**,来源于宿主细胞膜。甲型和乙型流感病毒在外层包膜上镶嵌有两种由病毒基因编码的糖蛋白刺突:一种为**血凝素**(hemagglutinin,HA),是病毒第 4 段 RNA 编码的糖蛋白,占病毒蛋白的 25%,由于它能凝聚红细胞而得名,HA 与病毒吸附和穿入宿主细胞有关。呈柱状,为三聚体,每个单体的原始肽链 HA_0 必须经细胞蛋白酶裂解活化,形成二硫键连接的两个亚单位,分别称为 HA_1 与 HA_2,病毒才具有感染性。其产生的抗体可抑制血凝现象并具有中和病毒作用;另一种为**神经氨酸酶**(neuraminidase,NA),是病毒第 6 段 RNA 编码的糖蛋白。由 4 个亚单位组成的四聚体,呈蘑菇状,头部含有酶活性中心和 4 个抗原位点。具有水解受感染细胞表面糖蛋白末端的 N-乙酰神经氨酸的作用,能促使病毒的释放;其抗体可抑制该酶的水解作用,从而抑制病毒扩散。**HA 及 NA 为流感病毒的表面抗原,其抗原性极不稳定,常发生变异,是划分流感病毒亚型的重要依据。**

2. 分型、命名与变异

(1)分型与命名 根据核蛋白和 M 蛋白抗原性的不同可将流感病毒分为**甲、乙、丙 3 个型**,3 型之间无交叉免疫。甲型流感病毒又根据 HA、NA 抗原性的不同,分为**若干亚型**,如甲 0 型(原甲型)、甲 1 型(亚甲型)、甲 2 型(亚洲甲型)和甲 3 型(香港甲型)等。目前从禽类已鉴定出 15 个 HA 亚型($H_1 \sim H_{15}$),9 个 NA 亚型($N_1 \sim N_9$)。乙型、丙型流感病毒尚未发现亚型。根据 1980 年 WHO 公布的流感病毒命名法,一个新分离株完整的命名应包括:型别/宿主(人则省略)/分离地点/病毒株/序号/分离年代(HA 与 NA 亚型号),如 A/Hong Kong/1/68(H_3N_2)。

(2)变异 甲型流感病毒的表面抗原(HA 和 NA)很易发生变异,尤以 HA 为甚。两者变异可同时出现,也可单独发生,病毒的变异幅度与流行关系密切。

流感病毒的变异有两种形式:①**抗原漂移**,由于基因点突变,使编码 HA、NA 氨基酸序列的基因发生变异,变异率小于 1%,系量变,2 ~ 5 年出现一次,常引起局部中、小规模的流行,称为抗原漂移;②**抗原转换**,基因点突变累积导致编码 HA 或 NA 氨基酸序列的基因变异率大于 25%,系质变,常导致新亚型的出现,由于人群对新亚型无免疫力,所以每次一种新亚型的出现即伴随着一次较大规模的流行,甚至世界范围的大流行,称为抗原转换。目前已发现 HA 有 16 种($H_1 \sim H_{16}$),NA 有 9 种($N_1 \sim N_9$)抗原。乙型和丙型流感病毒至今尚未发现亚型(表 22-1)。

1977 年,H_1N_1 亚型又重新出现,感染者大多为 30 岁以下的青年,表明过去感染有一定的保护作用。与以前新亚型出现不同的是,此次 H_1N_1 并未完全取代 H_3N_2,而是与其共同流行。

流感病毒抗原变异的具体机制还不十分清楚,主要有如下学说:①突变与选择学说:认为旧亚型经过一系列突变,再经过机体的自然筛选形成新的亚型;②基因重组学说:认为由动物流感病毒与人类流感病毒经基因重组形成新的亚型。

表 22-1　甲型流感病毒抗原变异情况

流行年代	抗原结构	亚型名称	代表病毒株[*]
1930—1946	H0N1	原甲型(A_0)	A/PR/8/34(H_0N_1)
1946—1957	H1N1	亚甲型(A_1)	A/FM/1/47(H_1N_1)
1957—1968	H2N2	亚洲甲型(A_2)	A/Singapore/1/57(H_2N_2)
1968—1977	H3N2	香港甲型	A/HongKong/1/68(H_3N_2)
1977—	H1N1/H3N2	亚甲型与香港甲型	A/USSR/90/77(H_1N_1)

注:[*]代表病毒株命名方法:型别/分离地点/毒株序号/分离年代(亚型)。

3. **培养特性**　流感病毒可在鸡胚和培养细胞中增殖。最常用鸡胚培养,初次分离接种于鸡胚羊膜腔中阳性率较高;传代后可移种于尿囊腔。细胞培养可选用原代猴肾细胞或狗肾传代细胞。病毒在鸡胚和细胞中均不引起明显的病变,需用红细胞凝集试验或红细胞吸附试验以及免疫学方法检测培养系统中是否有病毒的存在。

4. **抵抗力**　流感病毒抵抗力较弱,不耐热,56 ℃经 30 min 被灭活,室温下很快丧失传染性,0 ~ 4 ℃能存活数周,-70 ℃以下或冷冻真空干燥可长期保存。对干燥、日光、紫外线、脂溶剂、氧化剂及酸等均敏感。

(二)致病性与免疫性

1. **致病性**　流感病毒传染性强,传播迅速,四季均可发病,但以冬季为多,人群普遍易感。传染源主要为患者和隐性感染者。病毒主要通过**空气飞沫和直接接触传播**,病毒神经氨酸酶能水解呼吸道表面的黏液,有利于 HA 与呼吸道上皮细胞表面的受体结合。病毒核衣壳进入细胞内增殖,引起呼吸道纤毛上皮细胞变性、坏死、脱落、黏膜水肿及充血等病理改变。病毒仅在局部增殖,一般不侵入血流。全身症状可能与病毒感染刺激机体产生的干扰素和免疫细胞释放的细胞因子有关。流感的潜伏期 1 ~ 4 d,根据临床表现可分为两种类型:

(1)**流感**　为最常见的临床类型,患者突然发病,有畏寒、发热、头痛、肌痛、厌食、乏力、鼻塞、流涕、咽痛和咳嗽等症状。体温可高达 39 ~ 40 ℃,一般持续 1 ~ 5 d,退热后全身症状逐渐好转但呼吸道症状较明显并持续 3 ~ 4 d。少数抵抗力低下的患者在感染后 5 ~ 10 d,可继发细菌感染,引起继发性细菌性肺炎,可危及生命。

(2)**病毒性肺炎**　此型少见,多发于老年人、婴幼儿、心肺功能不全者和使用免疫抑制剂的患者。发病早期的临床表现与典型流感相同,但 1 ~ 2 d 后症状迅速加重,表现为高热、衰竭、烦躁、剧烈咳嗽、咯血性痰等,继而出现呼吸困难,最终因呼吸循环衰竭而死亡。

值得注意的是,近年来世界许多国家发生了禽流感大流行,并从多种禽类和候鸟中分离到高致病性的甲型禽流感病毒 H_5N_1、H_5N_2、H_7N_1、H_7N_3 等。根据致病性强弱分为高致病性、低致病性和非致病性 3 种,H_5N_1 型属于高致病性禽流感病毒。通常,禽流感病毒与人流感病毒存在受体特异性差异,禽流感病毒不易感染给人。人类禽流感的传染源主要为禽流感患者或携带禽流感病毒的家禽,病毒可以随病禽的呼吸道、眼鼻分泌物及粪便排出,禽类通过消化道和呼吸道途径感染发病。被病禽粪便、分泌物污染的任何物体,如饲料、禽舍、笼具、饲养管理用具、饮水、空气、运输车辆、人、昆虫等,都可能传播病毒。虽然任何年龄对禽流感病毒均易感,但 12 岁以下儿童发病率较高,病情较重。

2. **免疫性**　病后可获得对同型病毒的免疫力,一般维持 1 ~ 2 年。免疫的物质基础主要是呼吸道局部产生**特异性的 sIgA**,有抵抗再感染的作用。血清 **HA 抗体能中和病毒**,能阻断病毒吸附,防止病毒侵入细胞;**NA 抗体则能抑制病毒从细胞释放**,阻止病毒在细胞间扩散。人感染后 4 ~ 7 d 即可

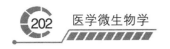

检出血凝素抗体,14～21 d达高峰,血凝素抗体可以和同亚型内其他毒株发生交叉反应。

人可通过接种流感疫苗或者在感染病毒后获得特异性的细胞免疫和体液免疫。呼吸道黏膜局部分泌的 sIgA 可阻断病毒的感染,但只能短暂存留几个月;血清中抗 HA 抗体为中和抗体,具有抗病毒感染、减轻病情的作用,可持续存在数月至数年;CD_8^+T 细胞可通过直接作用和溶解病毒感染细胞作用,发挥抗病毒作用。

(三)微生物学检查

在流感暴发流行时,根据典型症状即可做出临床诊断。实验室检查主要用于鉴别诊断和分型、监测变异株、预测流行趋势和制备疫苗。常用的检查方法如下。

1. 病毒分离与鉴定　采集发病 3 d 以内患者的咽漱液或鼻咽拭子,经抗生素处理后接种培养细胞或鸡胚,培养后做血凝试验以确定有无病毒。

2. 血清学诊断　取发病急性期(5 d 内)及恢复期(病后 2～4 周)双份血清做血凝抑制试验,若恢复期抗体效价较急性期增长 4 倍以上,可辅助诊断。此外,尚有补体结合试验、ELISA、中和试验等方法可选用。

3. 病毒核酸测定　可用核酸杂交、PCR 或序列分析检测病毒核酸和进行病毒分型。

(四)防治原则

流感病毒传染性强、传播迅速、易引起暴发流行,故严密监测流感病毒的变异,切实做好预防工作十分重要。

流行期间,应避免人群聚集。公共场所可用乳酸熏蒸进行空气消毒。常用方法为每 100 m^3 空间用 2～4 mL 乳酸,溶于 10 倍水,加热熏蒸,能灭活空气中的流感病毒。

接种疫苗是预防流感最有效的方法,但疫苗株必须与当前流行株抗原型别基本相同。目前使用的流感疫苗包括**全病毒灭活疫苗、裂解疫苗和亚单位疫苗** 3 种,我国以灭活疫苗使用为主。

流感无特效疗法,盐酸金刚烷胺及其衍生物可用于流感的治疗,发病 24～48 h 内使用可减轻症状。此外,干扰素及中药板蓝根、大青叶等有一定疗效。

第二节　呼吸道合胞病毒

呼吸道合胞病毒(respiratory syncytial virus, RSV)属于副黏病毒科的肺病毒属,只有一个血清型。主要引起新生儿和 6 个月以内的婴儿感染,症状较重,表现为高热、鼻炎、咽炎及喉炎,可导致细支气管炎及肺炎,少数病儿可并发中耳炎、胸膜炎及心肌炎等。成人和年长儿童感染后,主要表现为感冒、鼻炎等上呼吸道感染。在北京,48% 的病毒性肺炎和 58% 的毛细支气管炎系由呼吸道合胞病毒引起(1980—1984 年);在广州,小儿肺炎及毛细支气管炎的 31.4% 由呼吸道合胞病毒引起(1973—1986 年);在美国,20%～25% 的婴幼儿肺炎和 50%～75% 的毛细支气管炎由呼吸道合胞病毒引起。

RSV 抵抗力较弱,对热、酸、胆汁以及冻融处理较敏感,因此标本最好直接接种至培养细胞中,避免冻存处理。

RSV 主要引起 6 个月以下婴儿的细支气管炎和肺炎等下呼吸道感染,以及较大儿童和成人的**鼻炎、感冒等上呼吸道感染**。RSV 感染主要在冬季和早春,传染性较强,主要经飞沫传播。病毒首先在鼻咽上皮细胞中增殖,随后扩散到下呼吸道,但不形成病毒血症。潜伏期为 4～5 d,可持续 1～5 周内释放病毒。严重的 RSV 疾病免疫病理损伤主要是机体产生特异性 IgE 与 RSV 相互作用引起

Ⅰ型超敏反应的结果，与血中的 IgG 抗体无关。

RSV 只有一个血清型，其所致疾病与其他病毒或细菌所致类似疾病难以区分，因此需要进行病毒分离和抗体检查。常用免疫荧光实验等直接检查咽脱落上皮细胞内的 RSV 抗原，以及 RT-PCR 检测病毒核酸进行辅助诊断。目前尚无特异性的治疗药物和预防疫苗。

（一）生物学性状

病毒形态为球形，直径为 120～200 nm，有包膜，核酸为不分节段的单负链 RNA，主要编码 10 种蛋白质，即融合蛋白（F）、黏附蛋白（G）和小疏水蛋白（SH）3 种跨膜蛋白，2 种基质蛋白（M1 和 M2），3 种与病毒 RNA 相结合形成核衣壳的蛋白（N、P 和 L），2 种非结构蛋白（NS1 和 NS2）。病毒包膜上有糖蛋白刺突，无 HA、NA 和 HL。病毒不能在鸡胚中生长，但可在多种培养细胞中缓慢增殖，2～3 周出现细胞病变，病变特点是形成细胞融合的多核巨细胞，胞质内有嗜酸性包涵体。

（二）致病性与免疫性

RSV 感染流行于冬季和早春，传染性较强，主要经飞沫传播，或经污染的手和物体表面传播。病毒首先在鼻咽部上皮细胞中增殖，随后扩散至下呼吸道，但不形成病毒血症。潜伏期为 4～5 d，感染后的 1～5 周内可持续释放病毒。RSV 感染仅引起轻微的呼吸道纤毛上皮细胞损伤，但在 2～6 个月的婴幼儿感染中，可引起细支气管炎和肺炎等严重呼吸道疾病，其发生机制除病毒感染直接作用外，可能与婴幼儿呼吸道组织学特性、免疫功能发育未完善及免疫病理损伤有关。而且，严重 RSV 疾病免疫病理损伤主要是机体产生特异性 IgE 与 RSV 相互作用引起 Ⅰ 型超敏反应的结果，但与血清中 IgG 抗体无关。

呼吸道合胞病毒性肺炎的典型特征是单核细胞的间质浸润，主要表现为肺泡间隔增宽和以单核细胞为主的间质渗出，其中包括淋巴细胞、浆细胞和巨噬细胞。此外肺泡腔充满水肿液，并可见肺透明膜形成。在一些病例中，亦可见细支气管壁的淋巴细胞浸润，在肺实质出现伴有坏死区的水肿，导致肺泡填塞、实变和萎陷。少数病例在肺泡腔内可见多核融合细胞，形态与麻疹巨细胞相仿，但找不到核内包涵体。

呼吸道合胞病毒感染极广。在北京用免疫荧光法测定血清 IgG 抗全的结果（1978 年）：脐带血阳性率93%，出生至 1 个月为89%，1～6 个月为40%，2 岁及 3 岁均达70%以上，4～14 岁均为80%左右阳性（补体结合测定与此一致）。

由于母传抗体不能完全地预防感染的发生，呼吸道合胞病毒性肺炎在出生后任何时候都可能发生。多见于 3 岁以下，1～6 个月可见较重病例，男多于女。我国北方多见于冬、春季，广东则多见于春、夏季。由于抗体不能完全防止感染，呼吸道合胞病毒的再感染极为常见，有人观察 10 年，再感染发生率高达65%。呼吸道合胞病毒的传染性很强，有报道家庭成员相继发生感染，在家庭内发生时，年长儿及成人一般为上呼吸道感染。文献报道院内继发呼吸道合胞病毒感染率高达30%～50%。

（三）微生物学检查

RSV 所致疾病在临床上与其他病毒或细菌所致类似疾病难以区别，因此需要进行病毒分离和抗体检查，但操作复杂、费时。常用免疫荧光试验等直接检查咽脱落上皮细胞内的 RSV 抗原，以及 RT-PCR 检测病毒核酸等进行辅助诊断。

（四）防治原则

尚无特异性的治疗药物和预防疫苗。临床上主要采取一般治疗，可参照支气管肺炎和腺病毒肺炎的常规治疗方法，注意隔离，防止继发细菌或其他病毒感染。

关于抗病毒化学药物，较重者可用利巴韦林雾化治疗，最近文献报道短期大剂量雾化治疗对呼

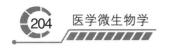

吸道合胞病毒感染有效,如乳清液(初乳稀释液)雾化可有效治疗呼吸道合胞病毒引起的下呼吸道感染,从初乳中提取的 sIgA 雾化治疗可有效控制呼吸道合胞病毒性肺炎。

第三节　冠状病毒

冠状病毒(coronavirus)属于尼多病毒目(*Nidovirale*)冠状病毒科,广泛分布于自然界,由于病毒包膜上有向四周伸出的突起,**形如花冠**而得名。

1965 年,Tyrrell 与 Bynoe 利用胚胎带有纤毛的气管组织首次从普通感冒患者鼻洗液中分离培养出一株病毒,命名为 B814 病毒,此病毒在电子显微镜下可见如日冕般外围的冠状。随后,Hamre 等用人胚肾细胞分离到类似病毒,代表株命名为 229E 病毒。1967 年,Mclntosh 等用人胚气管培养从感冒患者中分离到一批病毒,其代表株为 OC43 株。1968 年,Almeida 等对这些病毒进行了形态学研究,电子显微镜观察发现这些病毒的包膜上有形状类似日冕的棘突,故提出命名这类病毒为冠状病毒。1975 年,国际病毒分类委员会(ICTV)正式命名冠状病毒科。目前所知,冠状病毒科可感染脊椎动物,与人和动物的许多疾病有关,自 1980 年在德国召开第一届国际冠状病毒讨论会以来,日益受到医学、兽医学和分子生物学家的广泛重视。2001 年,ICTV 第七次会议报告将冠状病毒科分为冠状病毒属和环曲病毒属(Torovirus)(也称隆病毒属);而 2009 年的 ICTV 第九次会议报告根据基因组结构相似性和血清学特点,又将冠状病毒科细分为 α、β、γ 和 δ 4 个属。哺乳动物冠状病毒主要来源于 α 和 β 属,其中部分病毒株可感染人类;γ 和 δ 属冠状病毒多引起各种禽鸟类发病,但不排除 γ 和 δ 属病毒经过变异进化感染人类的可能。目前从人分离的冠状病毒主要有人冠状病毒(human coronavirus,HCoV)HCoV-229E、HCoV-NL63、HCoV-HKU1、HCoV-OC43、**严重急性呼吸综合征冠状病毒**(severe acute respiratory syndrome coronavirus,SARS-CoV)、**中东呼吸综合征冠状病毒**(Middle East respiratory syndrome coronavirus,MERS-CoV)和**严重急性呼吸综合征冠状病毒 2 型**(severe acute respiratory syndrome coronavirus 2,SARS-CoV-2),又名 2019 **新型冠状病毒**。人普通冠状病毒是人类普通感冒的主要病原体之一,5~9 岁儿童有 50% 可检出中和抗体,成人中 70% 中和抗体阳性。普通感冒 10%~15% 由冠状病毒引起,常表现为轻型感染,也可引起腹泻或胃肠炎。

2002 年冬到 2003 年春肆虐全球的严重急性呼吸综合征(severe acute respiratory syndrome,SARS)的病原体为 β 冠状病毒属的 SARS-CoV,其在中国广东首次出现,导致了传染性非典型肺炎(简称非典),并在全球传播,造成了 8 000 余人感染,700 余人死亡的严重后果。流行病学证据和生物信息学分析显示,野生动物市场上的果子狸是 SARS 冠状病毒的直接来源;2013 年,中国科学院武汉病毒研究所石正丽研究员带领的国际研究团队分离到一株与 SARS 病毒高度同源的冠状病毒,进一步证实中华菊头蝠是 SARS 病毒的源头。

2012 年 9 月,一种新的冠状病毒在沙特被发现,因其可引起中东呼吸综合征(Middle East respiratory syndrome,MERS)而被命名为中东呼吸综合征冠状病毒(MERS-CoV)。截至 2015 年 5 月 25 日,据世界卫生组织(WHO)公布数据显示,全球累计实验室确诊的感染 MERS-CoV 病例共 1 139 例,其中 431 例死亡,病死率高达 37.8%。这些病例来自 24 个国家和地区,多集中在沙特阿拉伯、阿联酋等中东地区。

2019 年 12 月底,湖北省武汉市暴发肺炎疫情,其病原体为一种新型的 β 冠状病毒,且与严重急性呼吸综合征冠状病毒(SARS-CoV)具有 78.7% 的同源性。基于其与 SARS-CoV 在基因上的关联性,2020 年 2 月 11 日,ICTV 将该病毒命名为"SARS-CoV-2";世界卫生组织将感染该病毒引起的疾病命名为"COVID-19"。SARS-CoV-2在短时间内即造成世界范围内的传播流行,并持续传播,导致了大量的感染与死亡病例,截至2022年4月2日,累计确诊人数超过5.04亿,死亡人数超过621万。

(一)生物学性状

冠状病毒多为圆形或椭圆形,直径80～160 nm,有包膜,其包膜表面有向四周伸出的糖蛋白突起,形如花冠。包膜上有3种蛋白:**刺突糖蛋白**(spike glycoprotein,S)、包膜蛋白(envelope protein,E)和膜糖蛋白(membrane protein,M)。S蛋白负责病毒与靶细胞上病毒受体的结合、细胞间融合的诱导、中和抗体的激发,以及细胞介导的免疫等,是抗病毒药物和疫苗研究的热点靶标;E蛋白在病毒粒子的组装、释放和宿主应激反应中发挥作用,同时还具有促进膜重排,改变病毒转运的分泌途径等作用;M蛋白有3个跨膜结构域,以二聚体的形式存在于病毒体中,是病毒膜中最丰富的结构蛋白,与病毒的组装和出芽有关。少数冠状病毒还有血凝素糖蛋白(HE蛋白,Haemaglutinin-esterase),既有HA的血凝活性,又有类似NA的酯酶活性。

冠状病毒的核衣壳呈螺旋对称,核酸为非节段单正链RNA,长27～31 kb,是RNA病毒中最长的,具有5′端的甲基化帽状结构和3′端的多聚腺苷核糖核酸尾(PolyA)。这一结构与真核mRNA非常相似,也是其基因组RNA自身可以发挥翻译模板作用的重要结构基础。冠状病毒的RNA之间重组率非常高,可导致病毒出现变异。重组后,RNA序列发生变化,由此核酸编码的氨基酸序列发生改变,从而导致其抗原性改变,原有疫苗失效,给预防带来很大的困难。核衣壳上的核衣壳蛋白(nucleocapsid protein,N)主要通过与冠状病毒RNA基因组结合保护病毒RNA的稳定性。

冠状病毒可在人胚肾、肠、肺的原代细胞中生长,感染初期细胞病变(CPE)不明显,连续传代后CPE明显加强。病毒对理化因素的耐受力较差,37℃数小时便丧失感染性,对乙醚、氯仿等脂溶剂及紫外线均敏感。

(二)致病性与免疫性

冠状病毒的传染源为患者和无症状带毒者,主要经飞沫传播,同时也可以通过接触患者呼吸道分泌物经口、鼻、眼传播,不排除经粪-口等其他途径传播的可能性。该病在密闭的环境中易于传播,故有家庭和医院明显聚集现象。流行的主要季节为12月至次年的5月,潜伏期平均为3～7 d。

冠状病毒的致病过程大致分为3个阶段,即病毒侵入、病毒复制、过度免疫应答和急性肺损伤阶段。病毒经飞沫、气溶胶或接触等途径到达机体,病毒表面的刺突蛋白(S)或血凝素酯酶蛋白(HE)与敏感细胞膜表面特异性的细胞受体(如唾液酸、血管紧张素转化酶2、氨基肽酶N等)识别并结合,利用多种方式成功逃脱宿主天然免疫反应,启动病毒的复制,同时诱发机体产生大量的促炎细胞因子和趋化因子,启动"细胞因子风暴"效应,使靶细胞受损或死亡,进而造成局部组织、器官病变或坏死。冠状病毒感染的主要致病特征是呼吸道感染与宿主免疫系统的过激反应。

常见的冠状病毒主要感染成人或较大儿童,引起普通感冒、咽喉炎或成人腹泻。但近些年流行的3种冠状病毒(SARS-CoV、MERS-CoV、SARS-CoV-2)则造成了较为严重的后果,可导致死亡。

SARS冠状病毒感染后可引起**严重急性呼吸综合征**,又被称为**传染性非典型肺炎**,简称非典。潜伏期为2～10 d,以发热为首发症状,体温高于38℃,可伴有头痛、乏力、关节痛等,继而出现干咳、胸闷气短等症状;肺部X射线片出现明显病理变化,双侧或单侧出现阴影;严重者肺部病变进展很快,出现呼吸困难和低氧血症、休克、DIC等症状,死亡率很高,如有糖尿病、冠心病、肺气肿等基础病的老年患者死亡率可达40%～50%。

MERS-CoV可引起人畜共患的**中东呼吸综合征**(MERS),被认为起源于蝙蝠,可感染人和阿拉伯半岛的骆驼。老年人和免疫力低下者尤其易感,常出现发热、寒战、咳嗽、气短和肌痛等,最后发展为肺炎;腹泻、恶心呕吐、腹痛等胃肠道表现也较为常见。MERS-CoV感染可引起急性高度致死

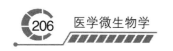

性肺炎,肺脏呈现双肺水肿、支气管血管纹理增加、肺间质结节性混浊、肺叶完全混浊、肺区斑片状浸润、胸腔有积液。

由 SARS-CoV-2 感染引起的**新型冠状病毒肺炎**(corona virus disease 2019,COVID-19)简称"新冠肺炎",属于严重的人畜共患病,犬、猫、水貂、恒河猴、雪貂、试验小鼠、仓鼠、雪豹、狮子、老虎和大猩猩等多种动物均可自然感染该病毒,其中水貂、猫、犬的感染病例报道较多。SARS-CoV-2 感染初期主要表现为发热、干咳、乏力等症状,也有肌痛、恶心呕吐等,少数伴有鼻塞、流涕、腹泻等消化道症状。重度感染者普遍出现呼吸困难、急性呼吸窘迫综合征、脓毒症休克、不可逆转的代谢性酸中毒和凝血功能障碍,并出现多种并发症以及多器官功能衰竭,甚至死亡。死亡病例主要为有基础性疾病(如心脏病、高血压)的老年患者。

机体感染冠状病毒后,可产生抗病毒的特异性抗体,但感染 SARS-CoV、MERS-CoV 和 SARS-CoV-2 时还可引发过激的免疫反应,是其临床高致死性的主要致病机制。同时,由于冠状病毒高重组率的变异,它们的冠状病毒在感染宿主的长期进化过程中逐渐形成了一套复杂的免疫逃逸机制,或通过自身编码的蛋白拮抗或延迟宿主抗病毒干扰素系统的表达。

(三)微生物学检查

SARS 冠状病毒感染的实验室诊断方法较多。可用鼻分泌物、咽漱液等标本进行病毒分离;用双份血清做中和试验、ELISA 等检查血清中特异性抗体;快速诊断可用免疫荧光技术、酶免疫技术和定量 PCR 技术检测病毒抗原和核酸。其中**实时荧光定量 PCR** 是最常用、最有效的检测方法,在阳性感染者的筛查中被广泛应用;免疫胶体金层析技术主要用于抗原的自我检测。

(四)防治原则

对冠状病毒的预防措施主要有隔离患者、切断传播途径和提高机体免疫力。隔离患者是预防冠状病毒传播的有效手段;个人需保持良好卫生习惯,坚持户外锻炼,增强抵抗力。目前已有多种针对 SARS-CoV-2 **的疫苗**,包括灭活疫苗、腺病毒载体疫苗、核酸疫苗(mRNA 和 DNA)、亚单位重组蛋白疫苗(S 蛋白),常采用接种 2~3 次的方法加强预防的效果。但随着变异菌株的不断出现,疫苗接种者的血清对突变株的中和活性均有不同程度的下降。

治疗主要采用支持疗法,如早期氧疗及适量激素疗法等。给予抗病毒类药物和大剂量抗生素,可防止病情发展及并发症的发生。在 SARS-CoV-2 的治疗过程中,中药舒风解毒胶囊和连花清瘟胶囊体现了一定的治疗效果;奈玛特韦(nirmatrelvir)片联用病毒蛋白酶增强药利托那韦(ritonavir)片共包装盒 Paxlovid 被认为是新冠肺炎的特效药,其Ⅲ期临床试验表明,在症状出现 3 d 内接受治疗的患者,可降低住院和死亡的风险 89%。

第四节　其他呼吸道感染病毒

一、麻疹病毒

麻疹病毒是引起麻疹的病原体。麻疹是冬、春季儿童常见的一种急性呼吸道传染病,**传染性强**,易感年龄为 6 个月至 5 岁的婴幼儿,无免疫力者接触后发病率几乎达 100%。因该病以全身皮肤斑丘疹为其临床特征,故称**麻疹**。据 WHO 估计,麻疹疫苗使用前,全世界每年大约有 1.3 亿儿童患病,700 万~800 万患儿因并发症死亡。麻疹是发展中国家儿童死亡的主要原因之一,我国自

20世纪60年代普遍使用麻疹减毒活疫苗以来,麻疹发病率大大降低,但近年来出现发病年龄推迟的现象。

(一)生物学性状

病毒颗粒较大,呈球形,直径150 nm。核衣壳呈螺旋对称,核心为不分节段的单负链RNA,基因组全长约16 kb,包括N、P、M、F、H、L共6个基因,分别编码6种结构和功能蛋白,包括核蛋白、磷蛋白、膜蛋白、融合蛋白、血凝素和依赖RNA的RNA聚合酶。该类病毒表面有包膜,包膜上有放射状排列的刺突,为血凝素和溶血素,前者与病毒吸附有关,能与宿主细胞受体吸附,参与病毒感染,但只能凝集猴红细胞,后者可促进宿主细胞膜与病毒及细胞与细胞间的融合,形成多核巨细胞。

病毒可在许多原代或传代细胞(如人胚肾、人羊膜、Vero、HeLa等细胞)中增殖,并产生细胞融合或形成多核巨细胞病变等,在病毒感染细胞质及胞核内可见嗜酸性包涵体。

麻疹病毒抗原性较稳定,**只有一个血清型**,过去认为极少发生变异。但自20世纪80年代以来,各国都有关于麻疹病毒抗原性变异的报道,经核苷酸序列分析表明,麻疹病毒也存在基因漂移现象。

麻疹病毒抵抗力弱,对热、紫外线、脂溶剂敏感。

(二)致病性与免疫性

1. 致病性　传染源为麻疹患者,**自潜伏期至出疹期均有传染性**。病毒经飞沫或通过鼻咽腔分泌物污染的玩具传播,冬、春季发病率高,潜伏期9~14 d,病毒由呼吸道或眼结膜侵入人体,先在呼吸道上皮细胞内增殖,随后进入血流形成第一次病毒血症。患者可表现发热、咳嗽、流涕、流泪、眼结膜充血等。血流中的病毒继而侵入全身淋巴组织的单核巨噬细胞系统细胞内进一步增殖后,病毒再次入血,形成第二次病毒血症,继而侵犯全身皮肤、黏膜及中枢神经系统,表现为细胞病变。此时患儿眼结膜、口腔黏膜、皮肤、呼吸道、消化道、小血管等均受染产生病变,表现为局部水肿、多核巨细胞形成、细胞内出现包涵体等。由于细胞表面CD_{46}分子为麻疹病毒受体,而人体细胞(除红细胞外)均表达CD_{46}分子,因此病变范围十分广泛,少数病例病毒还侵犯中枢神经系统。麻疹临床表现为发热、畏光、流泪、眼结膜充血、流涕、咳嗽等,发热2 d后口颊黏膜可出现中心灰白色、外绕红晕的黏膜斑即Koplik斑(柯氏斑),是麻疹早期的典型体征。此后1~2 d全身皮肤相继出现红色斑丘疹,从面部、躯干至四肢,病程约1周左右。皮疹出全后,体温逐渐下降,若无并发症,可自然痊愈。但患儿抵抗力低下、护理不当者常继发中耳炎、支气管炎、肺炎及脑炎等,严重者可导致患者死亡。

儿童时期患麻疹痊愈2~17年(平均7年)后,极个别患者,$(0.6~2.2)/10$万,潜伏的病毒被激活出现**亚急性硬化性全脑炎**(subacute sclerosing panencephalitis,SSPE),这是麻疹晚期中枢神经系统并发症,患者大脑功能渐进性衰退,表现为反应迟钝、精神异常、运动障碍、最终导致痉挛出现昏迷死亡,病程6~9个月。SSPE患者血清及脑脊液中有高水平的麻疹病毒抗体,现认为患者脑组织中有麻疹缺陷病毒存在,不易分离。麻疹病毒的M基因突变,可能是病毒逃避机体的免疫机制而在组织中长期存在的原因。

2. 免疫性　麻疹病后可获牢固免疫力,很少发生再感染。6个月以内的婴儿,因从母体获得自然被动免疫,故不易感。6个月至5周岁的婴幼儿易感性高,因此时从母体获得的抗体逐渐消失,而自身免疫系统尚未健全。5岁后易感性下降。近年来,由于我国广泛接种麻疹减毒活疫苗,麻疹发病年龄有后移现象,致使成人麻疹较以往多见,其症状不很典型。

(三)微生物学检查

麻疹一般无须进行实验室检查即可诊断。病毒分离可采取发病早期咽拭子或漱口液,经抗生素处理后,接种于原代人胚肾细胞或传代细胞培养,观察有无多核巨细胞形成、细胞核或细胞质中是否出现嗜酸性包涵体,进行初步诊断;随后再以特异性抗血清进行中和试验鉴定病毒。对慢性中

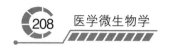

枢神经系统感染者可用原位核酸杂交法或 PCR 检测病毒核酸。血清学检查可取患者急性期和恢复期双份血清做血凝抑制试验,抗体滴度升高 4 倍及以上有诊断意义。

(四)防治原则

预防麻疹的主要措施是对儿童进行人工主动免疫,**麻疹病毒减毒活疫苗**是目前最有效的疫苗。WHO 已经将消灭麻疹列入继消灭脊髓灰质炎后的主要目标。我国自 1965 年开始接种麻疹疫苗以来,麻疹发病率大幅度下降。我国的免疫程序是 8 个月龄为初次免疫,学龄前再加强免疫一次。疫苗接种后,抗体阳转率可高达 90% 以上,免疫力可持续 10 年以上。对接触麻疹的易感者,可紧急用丙种球蛋白或胎盘球蛋白进行人工被动免疫,可防止麻疹病毒发病或减轻症状。

二、副流感病毒

(一)生物学性状

副流感病毒属于副黏病毒科的德国麻疹病毒属,形态为球形,直径为 125～250 nm,核酸为不分节段的单负链 RNA,主要编码 6 种蛋白质,包括融合蛋白 F、凝血素/神经氨酸酶 HN、基质蛋白 M、核蛋白 N、聚合酶复合物 P+C,RNA 依赖的 RNA 聚合酶 L 蛋白。核衣壳呈螺旋对称,包膜上有 HN 蛋白和 F 蛋白两种刺突,HN 蛋白具有 HA 和 NA 作用,F 蛋白具有融合细胞和溶解红细胞的作用。

(二)致病性与免疫性

根据抗原构造不同,副流感病毒分为 5 型。其中感染人类的主要型别是 1、2、3 型副流感病毒。1 型和 2 型的最典型的临床特征是儿童喉气管支气管炎,1 型是这种儿童喉气管支气管炎的主要原因,而 2 型次之。1 型和 2 型均能造成其他的上呼吸道和下呼吸道疾病。3 型经常导致肺炎和细支气管炎。4 型(又分 a 亚型和 b 亚型)很难检出,可能是因为它很少导致严重的疾病。

副流感病毒通过人与人之间的直接接触或飞沫传播,人类副流感病毒可以在这种悬浮状态下存活 1 h 以上,且绝大部分人在儿童时代已受感染:血清学监测表示,5 岁及以上儿童有 90% ～100% 有抗人类副流感病毒 3 型的抗体,有大约 75% 有抗人类副流感病毒 1 型和 2 型的抗体。副流感病毒 RNA 在胞质内复制,其首先在呼吸道上皮细胞中增殖,一般不引起病毒血症。病毒可引起各年龄段人群的上呼吸道感染,并可引起婴幼儿及儿童发生严重的呼吸道疾病,如小儿哮喘、细支气管炎和肺炎等。成人感染的潜伏期为 2～6 d,感染 1 周内可以有病毒排出。所有婴儿可自母体获得副流感病毒抗体,但无保护作用。自然感染产生的 sIgA 对再感染有保护作用,但只能保持几个月,因此再感染多见。

(三)微生物学检查

常用的实验室诊断方法有两种:①通过组织培养分离鉴定在细胞中的病毒或直接检测存在于呼吸道分泌物中的病毒,使用免疫荧光试验、PCR、酶联免疫反应测定等方法;②适当时间收集两份血清标本,其中 IgG 特异抗体的显著升高或检测单一血清标本中特异抗体 IgM。

三、腮腺炎病毒

腮腺炎病毒是流行性腮腺炎的病原体,在世界各地均有流行。流行性腮腺炎多发于学龄前儿童,亦见于青壮年。以腮腺肿大、疼痛为主要临床特征,有时亦可累及其他唾液腺。

(一)生物学性状

腮腺炎病毒呈球形,直径为 100～200 nm,核酸为非分节段的单负链 RNA,编码 7 种蛋白质,衣壳呈螺旋对称,包膜上有 HA 和 NA 糖蛋白刺突。腮腺炎病毒只有一种血清型,可在鸡胚羊膜腔内增殖,猴肾细胞中增殖能使细胞融合,形成多核巨细胞。腮腺炎病毒对乙醚、氯仿等脂溶剂敏感,紫外线照射及加热均可使病毒灭活。4 ℃条件下可保存 3 个月,-60 ℃可保存 1 年以上。

(二)致病性与免疫性

人是腮腺炎病毒的唯一宿主,传染源是患者和病毒携带者。主要通过直接接触、飞沫、唾液污染食具及玩具等途径传播。四季都可流行,以晚冬、早春多见。流行性腮腺炎传染性强,潜伏期 1 ~ 3 周,排毒高峰期为发病前 1 周和病后 1 周。腮腺炎病毒经口、鼻侵入机体后,在上呼吸道上皮细胞内和周围淋巴结内增殖,随后侵入血流引起病毒血症,并扩散至腮腺或睾丸、卵巢、胰腺、中枢神经系统等,引起相应部位的炎症。

典型的流行性腮腺炎表现为**一侧或双侧腮腺肿大、疼痛明显,并伴有发热、肌痛和乏力等症状**,病程 1 ~ 2 周。30% 腮腺炎病毒感染者无临床症状;青春期感染者,男性易合并睾丸炎,导致睾丸萎缩、不育;女性易合并卵巢炎。此外,腮腺炎病毒感染也可累及中枢神经系统而并发脑炎。病后可获得持久免疫。

(三)微生物学检查

典型病例无须实验室检查即可做出临床诊断。不典型病例可取可疑患者的唾液、尿液、脑脊液等做病毒分离或血清学诊断,也可用 RT-PCR 或核酸序列测定方法进行实验室诊断。

(四)防治原则

预防腮腺炎应及时隔离患者。疫苗接种是有效的预防措施,目前使用的是减毒活疫苗。在美国、日本等国家已经将腮腺炎病毒、麻疹病毒、风疹病毒组成三联疫苗,我国目前使用的是单价减毒活疫苗,程序是 1 岁初次免疫,2 岁及学龄前各加强免疫一次。目前,尚无治疗的特效药物,中草药有一定疗效。

四、腺病毒

(一)生物学性状

腺病毒属于腺病毒科哺乳动物腺病毒属,球形,直径为 60 ~ 90 nm,无包膜,核酸为双链 DNA,衣壳呈二十面体立体对称,由 252 个壳粒呈二十面体排列构成,每个壳粒的直径为 7 ~ 9 nm。其中 240 个壳粒是六邻体,有组特异性 α 抗原;位于二十面体顶端的 12 个壳粒组成五邻体。每个五邻体包括基底部分和伸出表面的一根末端有顶球的纤突;基底部分有组特异性 β 抗原和毒素样活性,可引起细胞病变;纤突蛋白包含型特异性 γ 抗原,与病毒凝集动物红细胞活性有关。衣壳内为线状双链 DNA 分子的病毒基因组,约含 3.6 kb,两端各有长约 100 bp 的反向重复序列。由于每条 DNA 链的 5' 端同相对分子量为 55×10^3 Da 的蛋白质分子共价结合,可出现双链 DNA 的环状结构。腺病毒对 HeLa 细胞和人胚原代细胞培养敏感,能引起明显的细胞病变。

耐温、耐酸、耐脂溶剂的能力较强,56 ℃ 30 min 可被灭活。

(二)致病性与免疫性

腺病毒约有 100 个血清型,根据其基因同源性将人腺病毒分为 A ~ G 7 组,多数可以引起人类呼吸道、胃肠道、泌尿道及眼部感染等。腺病毒**主要通过呼吸道传播**,3、7、11、21、14 型等主要引起婴幼儿肺炎和上呼吸道感染;其中 3 型和 7 型腺病毒为腺病毒肺炎的主要病原。此外,3、7、14 型可以引起咽结膜热,8、19、31 型可以引起流行性角膜炎,40、41 型可以引起儿童病毒性胃肠炎。

腺病毒肺炎占**病毒性肺炎**的 20% ~ 30%,在北方多见于冬春两季,南方多见于秋季。80% 的腺病毒肺炎发生于 6 个月至 2 岁的婴幼儿;**眼结膜感染**主要有滤泡性结膜炎、流行性角膜结膜炎、急性出血性结膜炎等;**胃肠道感染**主要发生于婴幼儿,为儿童病毒性腹泻的第二位原因。传染源为患者和无症状带毒者。腺病毒主要通过空气飞沫经呼吸道传播,引起肺炎和上呼吸道感染;婴幼儿的胃肠道感染主要通过粪-口途径传播;眼部感染可以通过眼科器械、洗眼液、手和污染的毛巾等感染;消毒不充分的游泳池可引起腺病毒感染的暴发流行。

与绝大多数呼吸道感染的病原相比,机体对腺病毒的再感染能产生有效的免疫,起保护作用的是体内产生的循环中和抗体。正常的健康成人一般也具有多型的抗体。40% ~ 60% 的 6 ~ 15 岁的人具有 1、2 和 5 型中和抗体,但 3、4 和 7 型抗体很少。母亲的抗体能保护婴儿免除严重的腺病毒呼吸道感染。

(三)微生物学检查

1. 形态学检查 尽早采集患者咽喉、眼分泌物、粪便和尿液等,加抗生素处理过夜,离心取上清液接种敏感细胞(293、Hep-2 或 HeLa 细胞等),37 ℃孵育后可观察到典型 CPE,即细胞变圆、团聚、有拉丝现象,最突出的表现是许多病变细胞聚在一起呈葡萄串状。

2. 血清学检查 采取患者急性期和恢复期双份血清进行检测,若恢复期血清抗体效价比急性期增长 4 倍或以上,即有诊断意义,快速检测血清可用 ELISA 法或乳胶凝集试验。

3. 抗原检测 常用来直接检测腺病毒在呼吸道和胃肠道的感染,较快速且灵敏度较高。免疫荧光(尤其对呼吸道标本、咽拭子和活组织标本)和酶免疫分析(尤其对于粪便标本)是常用的方法,与细胞培养相比,免疫荧光所测腺病毒的灵敏性能提高 40% ~ 60%,其他直接测定抗原的方法包括免疫层析法和乳胶凝集法。常用 Shell vial 技术进行,病毒标本经抗生素和离心处理,取上清液接种于有细胞的 Shell vial 培养瓶,孵育 1 ~ 2 d,用特异性六邻体单克隆抗体对其抗原表位进行检测;也可用患者鼻黏膜上皮脱落细胞直接染色检测病毒抗原。

4. 核酸检测 用 DNA 杂交或内切酶酶切等鉴定分离培养的病毒 DNA;PCR 可用于腺病毒感染的诊断,引物设计主要根据腺病毒六邻体、VA I 和 VA II 编码区序列,能检测所有血清型,而且其敏感性很高,能检测某些患者潜在的腺病毒如用腺病毒 41 型 BgIII-D 片段做探针诊断腺病毒腹泻,其检出率可达 80%。

(四)防治原则

目前尚无理想的疫苗和有效的药物,以对症治疗和抗病毒治疗为主。腺病毒感染主要在冬、春季流行,容易在幼儿园、学校和军营新兵中暴发流行。其预防措施和其他呼吸道、消化道传染病预防相似,主要是勤洗手、勤消毒、避免接触患者及其呼吸道飞沫。平常多饮水,多吃蔬菜和水果,注意锻炼身体;室内多通风,保持室内环境清洁;冬、春流行季节尽量少去人员密集的公共场所,外出时戴口罩,避免接触患者,以防感染。一旦发生急性发热、咽喉疼痛和结膜炎的症状,要及早到医院就诊,早隔离、早治疗。出现 5 人以上集体发病的情况要及时向所在地区防疫部门报告,及时采取有效的防控措施,避免疾病蔓延。在腺病毒流行季节,托幼机构中呼吸道感染患儿应回家隔离休息,以免造成传播流行。患病后尽量在附近医院就诊,避免到患者较集中的大医院观察室输液,以防造成交叉感染。出现严重咳嗽和呼吸困难症状多属严重病例,应及时到医院住院治疗,以免延误病情。

由于腺病毒粒子较为稳定和较易操作等特点,目前利用基因功能技术对腺病毒进行多种改造,有望在腺病毒基因工程疫苗和癌症治疗方面等方面取得重大突破。

问题分析与能力提升

案例一:某女,35 岁,发热,偶尔呕吐,伴有乏力、咽痛、咳嗽、鼻塞和极少量流涕等症状,体温 39 ~ 40 ℃,咽拭子标本甲型 H_1N_1 流感病毒的核酸检测结果为阳性,诊断为甲型 H_1N_1 流感。

思考题:①甲型流感病毒容易导致流行的原因是什么?②如何预防甲型流感病毒的感染?

提示:

1.甲型流感病毒易引起大流行的原因:甲型流感病毒易发生变异产生新亚型。其变异部位主要是病毒包膜表面的糖蛋白刺突血凝素和神经氨酸酶。产生变异的原因是由于甲型流感病毒的基因分8个节段,在复制时是发生基因重组和连续的点突变。基因改变导致构成 HA 和 NA 多肽的氨基酸改变而形成新抗原,产生新亚型,人群普遍对其缺乏免疫力而易感,造成流感大流行。

2.在流感流行期间,有效预防流感,降低发病率的措施主要有:①减毒活疫苗皮下接种或灭活疫苗鼻腔喷雾接种。②公共场所和居室空气采用乳酸或食醋加热熏蒸法消毒。③服用金刚烷胺或中草药板蓝根、大青叶、金银花等。

案例二:男,50 岁,体重80 kg,发热、干咳10 d,伴胸闷憋气3 d,肺部 X 射线片出现明显病理变化,双侧出现阴影,PO_2 低于88 mmHg,淋巴细胞计数低于 $1×10^9$/L。

思考题:①最可能的诊断是什么?②应当采取哪些预防措施防止发病?

提示:

1.最可能的诊断是:严重急性呼吸综合征。

2.对 SARS 的预防措施主要有隔离患者、切断传播途径和提高机体免疫力。隔离是预防冠状病毒的最有效手段;此外,还要保持个人良好卫生习惯,坚持户外锻炼,增强抵抗力。

案例三:春季,某幼儿园数名儿童先后出现发热、流泪、流涕,眼结膜充血,咳嗽,皮肤红色斑丘疹,口腔颊黏膜现柯氏斑。

思考题:①最可能的诊断是什么?②应当采取哪些恰当有效的预防措施防止其他儿童发病?

提示:

1.麻疹。

2.麻疹病毒的预防措施:主要是按计划免疫接种减毒活疫苗。初种对象为8个月龄幼儿,7岁复种。对未接种疫苗的易感者在麻疹流行期可进行紧急接种麻疹疫苗、注射丙种球蛋白或胎盘球蛋白等进行预防。

(新乡医学院　吴敏娜)

白衣战士　向死而生

▨▨▨▨▨ 学习目标 ▨▨▨▨▨

掌握　脊髓灰质炎病毒的传播方式及致病机制;急性胃肠炎病毒的分类;轮状病毒的形态特征。

熟悉　脊髓灰质炎疫苗的分类及特点;柯萨奇病毒、埃可病毒与新型肠道病毒的致病性;轮状病毒的致病特点。

了解　轮状病毒的检查和防治方法;肠道腺病毒、杯状病毒和星状病毒的生物学特点。

第一节　肠道病毒属病毒

肠道病毒是指通过消化道感染和传播,并且能够在肠道细胞中进行复制,引起人类肠道内或肠道外感染的病毒。肠道病毒虽然都是经消化道传播,但是其引起的疾病很多在肠道外,有些还可以产生严重的临床后果,如脊髓灰质炎、心肌炎、无菌性脑膜炎、手足口病等。肠道病毒是一类生物学性状相似、小颗粒的单股正链 RNA 病毒,分类上属于小 RNA 病毒科肠道病毒属。能够引起人类感染的肠道病毒主要包括脊髓灰质炎病毒、柯萨奇病毒、人肠道致细胞病变孤儿病毒(enteric cytopathogenic human orphan virus,ECHO,亦称埃可病毒)、新型肠道病毒。在小 RNA 病毒科中,除了肠道病毒外,还有鼻病毒和甲型肝炎病毒可以引起人类的感染。

肠道病毒有一些共同的生物学特征:**裸露病毒**,直径 24~30 nm,核酸为**单正链 RNA**,多为二十面体立体对称的球形结构。①基因组长约 7.4 kb,有 P1、P2、P3 3 个连续开放读码区。②对理化因素的**抵抗力较强**,在污水、粪便中能存活数月;在 pH 值 3.0~5.0 的酸性环境中 1~3 h 仍然保持活性;能耐受蛋白酶和胆汁的作用;对乙醚、热和去垢剂有一定抗性。1 mol/L $MgCl_2$ 或其他二价阳离子能明显提高病毒对热的抵抗力。③**主要经粪-口途径传播**,以隐性感染多见。虽然这类病毒在肠道中增殖,却引起多种肠道外感染性疾病,如脊髓灰质炎、无菌性脑膜炎、心肌炎以及急性出血性结膜炎等。

一、脊髓灰质炎病毒

脊髓灰质炎病毒是引起**脊髓灰质炎**的病原体。该病毒传播范围广泛,主要侵犯**脊髓前角运动神经细胞**,导致**急性松弛性瘫痪**(acute flaccid paralysis,AFP),多见于儿童,故名**小儿麻痹症**。该病毒有 3 个血清型,各型间没有交叉的抗原反应,85% 的患者由脊髓灰质炎病毒 1 型引起。该病曾严重威胁人类健康,1954 年 Salk 研制出灭活脊髓灰质炎病毒疫苗(inactivated poliovirus vaccine,IPV),1956 年 Sabin 研制出了脊髓灰质炎减毒活疫苗(oral polio vaccine,OPV),由于脊髓灰质炎疫苗的问世,为预防和最终消灭本病奠定了基础。经过几十年的努力,全球消灭脊髓灰质炎的工作取得了巨大成就,野毒株流行的国家已经从 1988 年的 125 个国家下降到 2008 年的 4 个国家,有望成为继天花之后第二个被彻底消灭的传染性疾病。

(一)生物学性状

1. 形态结构　脊髓灰质炎病毒具有典型的肠道病毒的形态结构特征。病毒体呈**球形**,直径 **28 nm,无包膜**,衣壳呈**二十面体立体对称结构**(图 23-1)。病毒衣壳由 VP1、VP2、VP3 和 VP4 组成。其中 VP1、VP2、VP3 分布于衣壳表面,VP4 位于病毒衣壳内部与 RNA 相连接。病毒核心含有**单股正链** RNA。

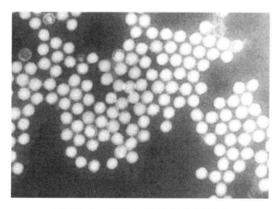

图 23-1　脊髓灰质炎病毒电镜图

2. 基因组与编码蛋白　病毒基因组长约 7. 4 kb。基因组中间为连续开放读码框架(P1、P2、P3),非编码区位于 RNA 的两端,具有很强的保守性,与其他肠道病毒同源性很高。3′端带有 polyA 序列,在病毒的感染性过程中有重要作用。5′端共价结合一小分子蛋白质 Vpg(由 22～24 个氨基酸组成),与病毒 RNA 合成和基因组装配有关。脊髓灰质炎病毒首先编码降解真核细胞核糖体的蛋白,阻断细胞 mRNA 的翻译。然后以自身 mRNA 为模板先翻译出一个约由 2 200 个氨基酸组成的大分子多聚蛋白前体,此蛋白经酶切后形成病毒结构蛋白 VP1～VP4 以及各种功能性蛋白。功能性蛋白包括两个蛋白酶和一个依赖 RNA 的 RNA 聚合酶。

病毒的衣壳 VP4 结合在内部的 RNA 上,可以维持病毒构型并可促进核酸的穿入。VP1 与病毒吸附有关,VP1、VP2、VP3 可刺激机体产生中和抗体,对病毒感染有中和作用。脊髓灰质炎病毒在细胞质中进行生物合成,以细胞裂解的方式进行释放。

3. 抵抗力　脊髓灰质炎病毒对外界的**抵抗力较强**,特别是在污水和粪便中可存活数日到数月。对理化因素也有较强的抵抗力,能耐受胃酸、蛋白酶和胆汁的作用。对湿热和紫外线敏感,紫外线下和 55 ℃湿热迅速被灭活。含氯消毒剂对该病毒有很好的灭活作用。有机溶剂和二价阳离子可以提高病毒对热的抵抗力。

(二)致病性与免疫性

1. 致病性　传染源是**脊髓灰质炎患者和无症状的携带者**。主要通过**粪-口途径传播**,夏、秋季节是主要流行季节,1～5 岁儿童为主要易感者,潜伏期一般为 7～14 d。

病毒以上呼吸道、口咽和肠道黏膜为侵入门户,先在局部黏膜和咽、扁桃体等淋巴组织和肠道集合淋巴结中增殖,释放入血形成**第一次病毒血症**,扩散至带有受体的靶组织,在淋巴结、肝、脾的网状内皮细胞中再次增殖并释放进入血液,导致**第二次病毒血症**。在少数感染者中,病毒可以侵入**中枢神经系统**,感染脊髓前角运动神经元、脑干和脑膜组织等。脊髓灰质炎病毒识别的受体为免疫球蛋白超家族的细胞黏附分子 CD_{155}，人体内只有很少的细胞能表达这种受体，如脊髓前角细胞、背根节细胞、运动神经元、骨骼肌细胞和淋巴细胞等，因而限制了脊髓灰质炎病毒感染的宿主范围。脊髓灰质炎病毒引起宿主细胞的**杀细胞效应**，所以细胞的损伤主要是由病毒的直接作用所造成的，患者由于**运动神经元损伤而导致肌肉瘫痪**。

脊髓灰质炎病毒感染人体后，**机体免疫力的强弱明显影响其感染的结局**。至少90%感染患者为**隐性感染**；1%～2%的感染者因病毒侵入中枢神经系统和脑膜，产生**非麻痹型脊髓灰质炎或无菌性脑膜炎**，出现颈背强直、肌肉痉挛等症状。只有0.1%～0.2%的感染者产生最严重的结局，包括暂时性肢体麻痹或**永久性弛缓性肢体麻痹**，其中以下肢麻痹多见；极少数患者发展为延髓麻痹，导致呼吸、心脏功能衰竭而死亡。脊髓灰质炎流行期间，进行扁桃体摘除、拔牙等手术或其他各种疫苗的接种等，均可增加麻痹病例的发生。另外，成人感染脊髓灰质炎病毒的病情往往比儿童感染者严重。

由于有效的脊髓灰质炎疫苗的广泛推广和使用，脊髓灰质炎病毒野毒株所致的感染已经显著减少，现已仅见于印度等少数国家；但**疫苗相关麻痹型脊髓灰质炎**（vaccine associated paralytic poliomyelitis，VAPP）病例在全世界每年都有发生，应引起足够的重视。疫苗相关麻痹型脊髓灰质炎主要由疫苗中毒力恢复的Ⅱ型和Ⅲ型病毒引起，患者以免疫功能低下的人群多见。此外，还需要警惕**疫苗衍生脊髓灰质炎病毒**（vaccine derived poliovirus，VDPV）的局部暴发流行。

2. 免疫性　人体被脊髓灰质炎病毒感染后，患者可获得长期而**牢固的型特异性免疫**，主要以体液免疫的**中和抗体为主**。中和抗体常在临床症状出现前就已经产生；**黏膜局部的 sIgA** 可阻止病毒在咽喉部、肠道内的吸附，阻断病毒经粪便排出传播。**血清中的抗体 IgG、IgM** 可阻止病毒侵入中枢神经系统。血液中 IgG 抗体可经胎盘由母亲传给胎儿，故出生6个月以内的婴儿较少发病。

（三）微生物学检查

1. 病毒的分离与鉴定　取粪便标本经抗生素处理后，接种于原代猴肾细胞或人源性传代细胞。病毒在细胞质中复制，培养7～10 d 后出现典型的细胞病变，再用中和试验进一步鉴定病毒的血清型。

2. 血清学检查　取患者发病早期和恢复期双份血清做中和试验检测血清中的抗体效价，若恢复期血清抗体效价有4倍以上的增长，则有诊断意义，也可以检测血清中特异性 IgM 抗体。

3. 快速诊断方法　用核酸杂交、PCR 等分子生物学方法，可检测患者咽拭子、粪便等标本中的病毒基因组的存在而进行快速诊断。同时可根据毒株核苷酸组成或序列的差异，或酶切位点的不同来区别脊髓灰质炎病毒的疫苗株和野毒株。

（四）防治原则

对脊髓灰质炎病毒的免疫主要靠**人工主动免疫**。自20世纪50年代 IPV 和 OPV 问世以来，脊髓灰质炎发病率急剧下降，多数发达国家已经宣布消灭了脊髓灰质炎野毒株。我国在1998年就已经没有了野毒株，2001年10月，WHO 宣布我国为亚太地区消灭脊髓灰质炎的第二批国家之一。脊髓灰质炎野毒株目前主要存在于非洲、中东和亚洲的少数发展中国家。

IPV 和 OPV 都是三型混合疫苗，免疫后可针对3种血清型产生保护性抗体。IPV 是通过肌内注射，可诱导血清抗体的产生，但不能产生肠道局部免疫，而且接种量大，使用不方便；**OPV 是口服疫苗，其免疫过程类似自然感染，既可诱发产生血清抗体，又可刺激肠道局部产生 sIgA**，对麻痹型脊髓灰质炎和病毒在肠道中增殖都有很好的预防作用。此外 OPV 可在咽喉和粪便中出现，对周围人群具有间接保护作用。我国自1986年起实行卫生部颁布的 OPV 的出生后3次免疫程序，出生2个月开始口服 OPV，连续3次，每次间隔1个月；4岁时加强1次，通过4次免疫可形成持久的免疫力。由于 OPV 热稳定性差，保存、运输、使用要求高，并且具有病毒毒力回复（主要是Ⅱ、Ⅲ型）的可能性,特别是近年来部分国家 VAPP 时有发生,并且 OPV 的干扰现象也是一个潜在的应用隐患。因此,新的免疫程序建议先使用 IPV 两次,产生血清抗体后再使用 OPV 进行免疫,降低和消除 VAPP 发生的危险。

二、柯萨奇病毒、埃可病毒、新型肠道病毒

(一)柯萨奇病毒和埃可病毒

柯萨奇病毒和埃可病毒的生物学性状、感染和免疫过程等与脊髓灰质炎病毒很相似。柯萨奇病毒是由 Dalldorf 和 Sickles 于 1948 年在美国纽约柯萨奇镇的两名非麻痹型脊髓灰质炎患儿粪便中分离出来的,并以该镇的名字进行了命名。柯萨奇病毒具有典型肠道病毒的特点。对灵长类细胞和乳鼠细胞都有感染性。根据对乳鼠细胞感染后产生的病理变化和致病特点,将柯萨奇病毒分为 A、B 两组。A 组又可分为 23 个血清型,部分型别不能在细胞内培养,主要引起肌肉松弛性麻痹;B 组分为 6 个血清型,多数可在细胞内培养,主要引起肌肉痉挛性麻痹。柯萨奇病毒主要通过**粪-口途径传播**,也可通过呼吸道感染。通过肠道感染产生的致病性和脊髓灰质炎病毒相似,隐性感染多为上感和腹泻样表现,很少侵入中枢神经系统,若侵入中枢神经系统则引起肢体麻痹。由于该病毒可感染多种人体组织,包括中枢神经系统、心脏、肺、呼吸道和肠道黏膜、皮肤等,所以临床表现复杂多样。**同一型病毒可引起不同的临床表现,不同型别的病毒又可引起相同的临床表现**。在病毒性心肌炎中多数为柯萨奇病毒感染所致,同时可通过胎盘传播引起先天性感染,偶尔可通过眼结膜感染。

埃可病毒是 20 世纪 50 年代初,在研究肠道病毒的过程中,发现了很多新的病毒,它们不同于脊髓灰质炎病毒和柯萨奇病毒,由于当时不知道它们和人类的关系,因而称其为人类肠道致细胞病变孤儿病毒,简称埃可病毒。埃可病毒可分为 34 个血清型,但有 4 型归入了其他病毒(10 型为呼肠病毒、28 型为鼻病毒、22 型和 23 型列入了小 RNA 病毒科副埃可病毒属)。该病毒只能在灵长类动物细胞里增殖。埃可病毒的传播方式和柯萨奇病毒相似。病毒进入人体在咽部及肠黏膜细胞增殖后,侵入血流,形成病毒血症。临床感染类似于风疹病毒,隐性感染者多见。主要引起无菌性脑膜炎、类脊髓灰质炎等中枢系统感染,也可引起呼吸道感染和婴幼儿的腹泻。

临床上柯萨奇病毒和埃可病毒的感染有很多相似之处,它们引起的疾病主要有以下特点。

1. **心肌炎和心包炎** 主要由柯萨奇病毒 B 组引起,散发。但新生儿感染心肌炎病死率高。

2. **疱疹性咽峡炎** 主要由柯萨奇病毒 A 组引起,儿童易感,特别是学龄前儿童。通过呼吸道传播,以发热、咽部疼痛和上腭水疱样溃疡为主,要与疱疹病毒感染、细菌和真菌性口腔感染相鉴别。

3. **无菌性脑膜炎** 肠道病毒基本上都可引起无菌性脑膜炎、脑炎,是临床病毒性脑炎的主要病原体。通常急性起病,有剧烈头痛、发热、呕吐、颈项强直、典型的脑膜刺激征。夏秋季多发,可引起暴发性流行。

4. **手足口病** 主要由**柯萨奇病毒 A16** 和**新型肠道病毒 71 型**(EV71)引起,而 EV71 引起过多次大流行。手足口病多发于 5 岁以下儿童,夏秋季多见,以手足臀部皮肤的皮疹和口腔黏膜水疱疹为典型临床体征,并伴有发热,严重者出现昏迷和休克。EV71 型引起的病死率较高。

5. **流行性胸痛** 主要由柯萨奇病毒 B 组引起。临床主要表现为突发性发热和单侧胸痛,CT 检查胸部无明显病理改变。病程大约在 2 周内可自愈,但偶可反复发作。

6. **眼部感染** 柯萨奇病毒 A24 血清型可引起急性结膜炎;新型肠道病毒 70 型可引起急性出血性结膜炎。

柯萨奇病毒和埃可病毒感染后,机体可产生型特异性保护性抗体,对同型病毒感染具有持久的免疫力。

柯萨奇病毒和埃可病毒由于临床感染后症状的多样性,因此要根据不同的感染部位采集不同的标本,如咽喉部的分泌物或咽拭子、脑脊液、心包积液和粪便等。可采用人胚肾细胞和乳鼠细胞进行病毒的分离培养。分离培养的病毒可通过中和试验进行鉴定和分型,但敏感性低。目前临床对病毒的诊断,多采用 PCR 的方法做快速诊断,敏感性强但特异性差。目前尚无有效的预防性疫苗和特异性的治疗药物。

(二)新型肠道病毒

新型肠道病毒是指 1969 年以后陆续发现并分离出的肠道病毒。由于这些病毒和已知的肠道病毒如柯萨奇病毒和埃可病毒等在抗原性方面有着显著的差异,所以在 1976 年国际病毒分类委员会决定,按照病毒的发现顺序进行统一命名,因为当时已经知道的肠道病毒有 67 型,所以从第 68 型开始命名。目前主要包括 68 型、69 型、70 型、71 型。甲型肝炎病毒曾经被命名为新型肠道病毒 72 型,但由于其感染特点,后将其归入了小 RNA 病毒科嗜肝病毒属。

1. **肠道病毒 68 型、69 型** 肠道病毒 68 型(EV68)分离自支气管炎和肺炎等呼吸道感染的患儿标本。肠道病毒 69 型(EV69)主要分离自健康儿童的直肠标本,其致病性目前尚不清楚。

2. **肠道病毒 70 型** 肠道病毒 70 型(EV70)不能感染肠道黏膜细胞,可感染眼结膜,引起急性出血性结膜炎,俗称"红眼病"。最早流行于非洲和东南亚等地,我国在 20 世纪六七十年代曾多次发生流行,现在世界各地均有病例报道。急性出血性结膜炎主要通过间接和直接接触传播,传染性强,人群密集或卫生条件差的地方传播迅速,成人多发,临床主要表现为结膜下点状或片状的出血,眼睑水肿,眼球疼痛,临床病程 1~2 周。以对症治疗为主。

3. **肠道病毒 71 型** 肠道病毒 71 型(EV71)最早分离自美国加利福尼亚的神经系统感染的患儿粪便。现在世界各地都有 EV71 感染的报道。

EV71 的生物学性状和其他肠道病毒相似,单股正链 RNA 病毒,基因全长 7.4 kb,只有一个开放读码区,可编码由 2 194 个氨基酸组成的多聚蛋白。根据病毒衣壳蛋白 VP1 核苷酸序列的差异,可将病毒分为 A、B、C 3 个基因型。A 型多流行于美国,B 型和 C 型在世界范围内流行。病毒的受体有两种,人类清道夫受体 B2 和 P 选择素的糖蛋白配体 1(CD162)。由于这两种受体分布于体内多种细胞表面,其中以白细胞、内皮细胞和神经细胞为主,所以 EV71 的感染多会引起神经系统病变,病死率较高。

EV71 除了神经系统感染外,还可引起手足口病,该病学龄前儿童发病率最高。我国从 2007 年安徽阜阳暴发手足口病以来,由于其传染性强,危害人群特殊,并导致了多次重大公共卫生事件,2008 年被列为丙类传染病。据中国疾病预防控制中心公布的数据,2013 年和 2014 年我国手足口病的年发病报告病例都在 200 万例左右,已经成为病毒性传染病里发病率最高的疾病。手足口病主要通过消化道、呼吸道和密切接触传播。患儿临床表现为发热,手、足、口腔、臀部等皮肤和黏膜出现斑丘疹、红斑、水疱甚至黏膜溃疡,有些患儿会出现肺水肿、心肌炎、无菌性脑膜炎等并发症,可致患儿死亡。

由于 EV71 的感染和其他肠道病毒很相似,不容易鉴别。EV71 可通过病毒分离培养,血清学检测和核酸检测来诊断。但是培养困难,常用的培养细胞有 Vero 细胞、RD 细胞(横纹肌肉瘤细胞),也可用 1~3 d 龄的乳鼠培养。EV71 的快速诊断主要依靠 RT-PCR,具有简单、敏感的特征,是目前常用的检测方法。目前我国已有 EV71 疫苗,可用于 EV71 感染所致手足口病的预防。对于临床的感染主要是对症治疗,特别是对严重感染患者,需住院治疗并防止并发症的出现,可大大降低患者的死亡率。

第二节 急性胃肠炎病毒

急性胃肠炎病毒是指通过消化道感染和传播,主要引起急性肠道内感染的病毒,临床主要表现为腹泻和呕吐,患者粪便中可分离出大量的病毒。临床上可引起急性胃肠炎的病毒主要包括**轮状病毒、杯状病毒、星状病毒和肠道腺病毒**(表23-1)。这些病毒虽然都可以引起以呕吐、腹泻为主的急性胃肠炎,但是它们却分属于不同的病毒科,轮状病毒属于呼肠病毒科、杯状病毒属于杯状病毒科、星状病毒属于星状病毒科、肠道腺病毒属于腺病毒科。

表23-1 急性胃肠炎病毒的分类及其所致疾病

病毒名称	大小/nm	核酸类型	主要引起的疾病
轮状病毒		双链 RNA	
A 组	70		流行性婴幼儿严重腹泻,最常见的病原体
B 组	70		儿童和成人腹泻(仅见于中国)
C 组	70		散发性儿童腹泻
杯状病毒	27~38	单正链 RNA	散发性婴幼儿和儿童腹泻
星状病毒	28~30	单正链 RNA	散发性婴幼儿和儿童腹泻
肠道腺病毒	70~80	双链 DNA	流行性婴幼儿严重腹泻,第二位常见病原体

一、轮状病毒

轮状病毒最早是由澳大利亚学者 Bishop 等人在 1973 年从儿童腹泻患者的十二指肠上皮细胞内首先发现的。1974 年,Flewett 通过电镜首次观察到了该病毒颗粒,因其在电镜下病毒颗粒形态酷似"车轮状"而命名为轮状病毒。1983 年,我国病毒学家洪涛等人于世界上首次发现了成人腹泻轮状病毒。轮状病毒是婴幼儿腹泻的主要病原体之一,婴幼儿腹泻的住院病例中,有 50% 以上是由轮状病毒感染所引起的。

(一)生物学性状

1.形态与结构 轮状病毒为**无包膜病毒**,病毒颗粒呈**球形**,直径 60~80 nm,**外形酷似"车轮状"**。衣壳呈**二十面体立体对称结构**,具有**双层衣壳**。粪便标本电镜观察有 4 种形态的颗粒,分别是完整的含有双衣壳的病毒颗粒、不含核酸的双衣壳空颗粒、单衣壳的含核酸的颗粒和单衣壳的空颗粒,只有完整的双衣壳病毒颗粒才有感染性。

2.基因结构及其编码蛋白 轮状病毒的核酸为分节段的双股 RNA,完整病毒的核心除了 RNA 之外,还含有依赖 RNA 的 RNA 聚合酶。病毒 RNA 由 11 **个片段**组成,总长约 18.5 kb,每个 RNA 片段都能编码蛋白质。一共可以编码 6 种结构蛋白(VP1~VP4、VP6、VP7)和 5 种非结构蛋白(NSP1~NSP5)。VP1~VP3 结构蛋白位于病毒的核心;VP6 蛋白位于内衣壳上,占病毒蛋白含量的 51%,是主要的结构蛋白,具有组和亚组的特异性;VP4 和 VP7 位于外衣壳,决定病毒的感染性和血清型。VP4 为病毒的血凝素,与病毒的吸附有关,可产生中和抗体。VP4 可被胰蛋白酶裂解成 VP5

和 VP8,可增强病毒的感染性;VP7 为表面糖蛋白,也可以产生中和抗体。病毒的非结构蛋白为功能性酶或调节蛋白,主要在病毒的复制和感染过程中发挥作用,如 NSP1、NSP2 可以和核糖核酸结合;NSP4 可引起腹泻等临床症状。由于轮状病毒的 RNA 各个片段的长度不同,利用**聚丙烯酰胺凝胶电泳**将 11 个片段分开,不同的轮状病毒可形成不同的电泳图谱,可用于轮状病毒的快速鉴定。

3.分类 轮状病毒具有型和组两种分类方式。根据 VP7 抗原性的差异,可将轮状病毒分为 14 个血清型,也称 G 型或 G 血清型;根据 VP4 的抗原性,可将病毒分为至少 20 个 P 型,也称 P 血清型或 VP4 血清型;根据 VP6 的抗原性,将轮状病毒分为 A ~ G 7 个组,其中 A 组还可根据 VP6 蛋白的差异再分为 4 个亚组。

4.抵抗力 轮状病毒对**理化因素和外界的抵抗力较强**。粪便标本中可存活数天到数周;耐酸、耐碱、耐有机溶剂,如乙醚和三氯甲烷等。对热敏感,55 ℃ 30 min 可灭活。

(二)致病性与免疫性

轮状病毒是婴幼儿腹泻的主要病原体之一,亦可引起成人感染。引起人类和动物腹泻的轮状病毒主要是 A ~ C 组的病毒,人类感染中 90% 以上都是由 A **组轮状病毒**引起;D ~ G 组只引起动物的腹泻。轮状病毒感染呈世界性分布,全球每年感染轮状病毒的儿童超过 1.4 亿,造成约 90 万人死亡,我国每年 0 ~ 2 岁的婴幼儿中,约有 1 000 万会患轮状病毒性腹泻,是导致婴幼儿死亡的主要原因之一。

传染源为患者和无症状的带毒者,主要通过**粪–口途径**和密切接触传播,也可通过呼吸道传播。由于轮状病毒感染性腹泻具有明显的季节性,多发于深秋和初冬季节,故在我国也称为**"秋季腹泻"**。

病毒侵入人体后,首先在小肠黏膜绒毛细胞内增殖,当病毒大量增殖后释放到肠腔内感染其他细胞。可导致**小肠黏膜上皮细胞微绒毛萎缩、脱落、细胞死亡**,导致肠道吸收功能障碍,引起腹泻和消化不良;此外病毒的 NSP4 **有肠毒素样作用**,可刺激细胞内钙离子升高引发肠液过度分泌,水和电解质分泌增加,重吸收能力下降,出现严重的腹泻。

病毒感染的潜伏期为 24 ~ 48 h,临床主要表现为急性发病,水样泻伴有呕吐、发热的症状。腹泻严重,呈蛋花汤样,每日可多达 10 次以上,病程一般 3 ~ 8 d,多数可自愈,少数患儿因严重脱水、酸中毒和电解质紊乱而死亡。儿童感染以 A 组轮状病毒为主,成人主要是 B 组轮状病毒引起,可产生暴发流行,至今只在我国有过报道。C 组轮状病毒致病类似 A 组,但多呈散发流行,发病率低。

轮状病毒的感染以体液免疫为主。主要依靠型特异性抗体的中和作用,包括 IgM、IgG、sIgA,可阻止病毒的吸附过程。特别是肠道 sIgA 对病毒的感染具有很好的保护作用,由于不同病毒之间无交叉抗原、婴幼儿免疫系统发育不完善,可出现反复感染。抗轮状病毒的细胞免疫有交叉保护作用。

(三)微生物学检查

轮状病毒的检查包括病原学检查和血清学试验。

1.病毒颗粒和病毒抗原的检测 患者粪便中含有大量的病毒颗粒(10^{10}/g 粪便),应用**电镜和免疫电镜直接观察病毒颗粒**,检出率高。粪便中病毒抗原可采用放射免疫、ELISA 等方法检测,具有较高的敏感性和特异性。

2.病毒核酸的检测 粪便标本中可提取病毒 RNA 进行聚丙烯酰胺凝胶电泳,根据病毒 RNA 片段的分布图进行分析判断,在临床病因学诊断中具有重要意义。

3.病毒的分离培养 轮状病毒可用原代猴肾细胞和传代猴肾细胞培养,但因培养过程复杂,较少用于临床。

(四)防治原则

预防以控制传染源和切断传播途径为主。轮状病毒疫苗研究主要集中在减毒活疫苗,口服减毒活疫苗目前已进入临床试验阶段。母乳喂养对婴幼儿的腹泻有很好的预防作用。治疗主要以补液为主,纠正脱水和电解质紊乱,防止酸中毒,减少婴幼儿的病死率。

二、肠道腺病毒

人类腺病毒有 47 个血清型,6 个组(A~F 组),其中 F 组的病毒 40、41、42 3 型可引起**婴幼儿的病毒性腹泻**,称为肠道腺病毒(enteric adenovirus,EAdv),是仅次于轮状病毒的婴幼儿病毒性腹泻的第二大致病因子。

肠道腺病毒的形态结构、基因组成、复制特点等均与其他组的腺病毒相似。该病毒为球形,直径 70~80 nm,**无包膜**,衣壳为**二十面体立体对称**结构,基因组为**双链 DNA**。难以在传代细胞中增殖,可在腺病毒 5 型病毒转染的人胚肾细胞中增殖,常用于腺病毒的分离培养。A549 细胞可用于肠道腺病毒 40 型的分离培养。

腺病毒主要在肠道中增殖,并随粪便排出体外。多数型别不引起肠道感染。病毒主要通过**粪-口途径**传播,也可经呼吸道传播,四季发病,夏季多见。腺病毒主要侵犯 5 岁以下儿童,引起腹泻,可伴有咽炎、咳嗽等呼吸道症状。腺病毒的实验室检测主要用电镜观察粪便中的病毒颗粒,也可检测核酸和血清抗体进行微生物学诊断。目前没有很好的预防和治疗方法,以对症治疗为主。

三、杯状病毒

杯状病毒科有 4 个属,引起人类急性胃肠炎的人杯状病毒主要包括两个属:诺如病毒属(*Norovirus*,NV)和沙波病毒属(*Sapovirus*,SV),是除轮状病毒以外病毒性腹泻的重要病原体之一。杯状病毒类似于小 RNA 病毒,病毒颗粒呈球形,直径较大,27~38 nm。病毒基因组为**单正链 RNA**,长度 7.3~7.7 kb;衣壳为**二十面体立体对称结构,无包膜**。

诺如病毒是由 Kapikian 等于 1972 年从美国俄亥俄州 Norwalk 市一所学校的急性胃肠炎患者的粪便中分离出来的,最早称为诺瓦克病毒,后来世界各地陆续分离了类似的病毒,统称为诺瓦克样病毒,也称为小圆形结构化病毒(small round structure virus,SRSV)。1993 年国际病毒分类委员会把它归入杯状病毒科。诺如病毒的基因和抗原性呈高度多样性。有 5 个基因组,分别是 GⅠ、GⅡ、GⅢ、GⅣ、GⅤ。杯状病毒至今不能人工培养,也缺乏敏感动物。杯状病毒对热抵抗力较强,对乙醚和酸都有抵抗力。

诺如病毒引起的**急性病毒性胃肠炎**广泛分布于世界各地。美国每年 85% 以上的急性非细菌性胃肠炎都是由诺如病毒引起的。该病毒的感染多发于**秋、冬季。传染源主要是患者、隐性感染者和健康的带毒者**。病毒的传染性强,人群普遍易感。主要通过**粪-口传播**,也可通过呼吸道传播。主要破坏小肠绒毛,导致小肠绒毛的萎缩和肠黏膜上皮的坏死。病毒感染的潜伏期为 24~48 h,发病突然,以恶心、呕吐、腹痛和腹泻为主要临床表现,伴有低热和全身不适。本病预后良好,很少有死亡。

沙波病毒由于形态学上具有典型的杯状凹陷,过去也称为"典型杯状病毒"。最早是日本学者Chiba 等于 1977 年在札幌地区托儿所腹泻患儿的粪便中发现的,过去也称为札幌病毒。该病毒主要引起 5 岁以下小儿腹泻,发病率低,临床表现类似轮状病毒性腹泻,但症状较轻。

诺如病毒和沙波病毒感染后都可产生中和抗体,但维持时间短。血清中的非中和抗体维持时间较长,但无免疫保护作用,可用于病毒感染的检测。

杯状病毒感染的检测主要通过免疫电镜从粪便中查找病毒颗粒。也可用 ELISA 的方法检测标

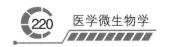

本中的病毒抗原和患者血清中的特异性抗体。核酸检测可采用核酸杂交技术和 RT-PCR 的方法。无特异性的预防和治疗方法,主要是对症治疗。

四、星状病毒

星状病毒科包括 2 个属,哺乳动物星状病毒属和禽星状病毒属,可引起哺乳动物和禽类的腹泻。人星状病毒是 1975 年 Appleton 等从胃肠炎患儿的粪便中分离得到的。病毒呈**球形**,直径约 30 nm,**无包膜**,核酸为**单股正链** RNA,长 6.4 ~ 7.4 kb。由于病毒的表面有 5 ~ 6 个星状突起,故名星状病毒。病毒的基因有 3 个重叠的开放读码区。星状病毒科在大肠癌细胞中生长并致细胞病变效应,通过免疫电镜和中和试验可将星状病毒分为 8 个血清型。

星状病毒呈世界性分布,引起感染的主要是人星状病毒 1 型。主要通过食物、水以粪-口途径传播,引起婴幼儿的腹泻。感染有一定季节性,温带地区流行多在冬季。星状病毒主要侵犯十二指肠黏膜细胞,引起黏膜细胞的坏死,释放的病毒随粪便排出体外,急性期感染者粪便病毒含量很高,是引起星状病毒院内感染的重要原因。潜伏期 3 ~ 5 d,临床表现为水样泻,伴有腹痛、呕吐、发热等症状,与轮状病毒感染相似。感染后可获得较强的抗体免疫力。星状病毒预防和治疗同杯状病毒,目前无有效疫苗和治疗药物。

问题分析与能力提升

患儿,女,2 岁。诉发热、多汗、头痛、呕吐、烦躁、下肢肌肉疼痛及肢体感觉过敏 1 周,未曾服用过脊髓灰质炎疫苗。查体:体温 37.6 ℃,左下肢肌力减低,右下肢肌力正常。双侧腹壁不对称,右侧膨隆;膝腱反射未引出,巴宾斯基征阴性。实验室检查:白细胞 11×10^9/L,红细胞 4.3×10^{12}/L,中性粒细胞比率 26.35%,淋巴细胞比率 72.92%。脑脊液常规检查示:白细胞 48×10^6/L,多为单核细胞。

思考题:①该患儿可能的诊断是什么? 该病的病原体主要通过什么方式传播? ②该病如何预防?

提示:

1. 该患儿可能的诊断为脊髓灰质炎。该病是由脊髓灰质炎病毒感染所致,主要通过粪-口途径传播。

2. 该病主要通过口服 OPV 和肌内注射 IPV 而获得免疫力。OPV 常用,免疫方法是从出生 2 个月开始口服,每隔 1 个月口服 1 次,连服 3 次,4 岁加强 1 次。

(新乡医学院　王沛珍)

方舟苦渡万千甜

第二十四章　肝炎病毒

::::::::::: **学习目标** :::::::::::

掌握　甲型肝炎病毒生物学特性和传播途径及预防措施;乙型肝炎病毒生物学特性、病毒复制过程、致病机制、临床检测指标和意义及预防措施;丙型肝炎病毒生物学特性和致病性。

熟悉　常见的肝炎病毒的种类及传播途径。

了解　丁型肝炎病毒、戊型肝炎病毒的生物学特性及致病性。

　　肝炎病毒是指以侵害肝脏为主并引起病毒性肝炎的不同种属的病毒。病毒性肝炎是当前危害人类健康的疾病之一,目前认为病毒性肝炎病原体至少有 5 种,即**甲型肝炎病毒**(hepatitis A virus, HAV)、**乙型肝炎病毒**(hepatitis B virus,HBV)、**丙型肝炎病毒**(hepatitis C virus,HCV)、**丁型肝炎病毒** (hepatitis D virus,HDV)和**戊型肝炎病毒**(hepatitis E virus,HEV),这些病毒分属于不同的病毒科,在生物学特性、传播途径等都有着明显的差异,但均可引起病毒性肝炎(表 24-1)。此外,还有一些病毒如巨细胞病毒、EB 病毒、黄热病毒等也可引起肝炎,但并非以肝细胞作为侵犯的唯一靶细胞,因此不列入肝炎病毒范畴。

表 24-1　人类肝炎病毒的主要特征

名称	分类	大小	基因组	传播途径	主要疾病	致癌性
HAV	小 RNA 病毒科 嗜肝病毒属	27 nm	ssRNA 7.5 kb	粪-口	急性甲型肝炎	否
HBV	嗜肝 DNA 病毒科 正嗜肝 DNA 病毒属	42 nm	dsDNA 3.2 kb	血源性 垂直传播	急、慢性乙型肝炎,重型肝炎,肝硬化	是
HCV	黄病毒科 丙型肝炎病毒属	55~65 nm	ssRNA 9.5 kb	血源性 垂直传播	急、慢性丙型肝炎,重型肝炎,肝硬化	是
HDV	未确定 丁型肝炎病毒属	35 nm	ssRNA 1.7 kb	血源性	急、慢性丁型肝炎,重症肝炎,肝硬化	是
HEV	肝炎病毒科 戊型肝炎病毒属	30~32 nm	ssRNA 7.6 kb	粪-口	急性戊型肝炎	否

第一节 甲型肝炎病毒

HAV 为小 RNA 病毒科嗜肝病毒属,是引起甲型肝炎的病原体。甲型肝炎呈世界性分布,HAV 从感染者粪便排出,污染食物或水源可引起流行或散发感染,主要感染儿童和青少年。

(一)生物学特性

1. 形态与结构 HAV 病毒体呈球形,直径 27 nm,核酸为单正链 RNA,基因组长约 7.5 kb,除了能够决定病毒的遗传特性外,还具信使 RNA(mRNA)的功能,并有传染性;在 RNA 的 3′末端有多聚的腺苷序列,在 5′末端以共价形式连接病毒基因编码的细小蛋白质,称**病毒基因组蛋白**(viral protein genomic,VPG),在病毒复制过程中 VPG 能使病毒核酸附着于宿主细胞的核蛋白体上进行病毒蛋白质的生物合成。

核衣壳呈二十面体立体对称结构(图 24-1),无包膜,由 60 个壳微粒组成,具有 HAV 的特异性抗原(HAVAg),可诱导机体产生中和抗体。每一壳微粒由 VP1、VP2、VP3 和 VP4 4 种不同的多肽所组成。

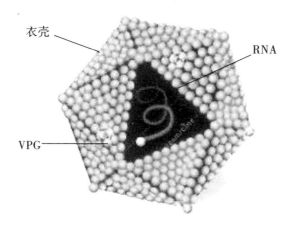

图 24-1　HAV 结构示意

2. 动物模型与细胞培养 **黑猩猩、狨猴及红面猴对 HAV 易感**,经口或静脉注射可使动物发生肝炎,在潜伏期和急性期的早期 HAV 可随粪便排出,恢复期血清中可检出 HAV 的相应抗体。动物模型主要用于 HAV 的病原学研究、疫苗免疫效果评价及药物筛选。HAV 可在非洲绿猴肾细胞(Vero 细胞)、非洲绿猴肝细胞、人胚肾细胞、人胚肺二倍体细胞内增殖,但增殖非常缓慢,且不引起细胞病变,因此,从标本中分离 HAV 常需数周甚至数月,并需要用免疫学方法检测病毒的抗原成分,亦可用放射免疫方法自细胞溶解物中检出 HAV。1979 年 Provost 等首次成功地将已适应在狨猴体内传代的毒株培养在原狨猴肝细胞或恒河猴胚肾细胞 FPhk6 株中。

3. 抵抗力 HAV 对理化因素有较强抵抗力,可耐受乙醚和氯仿等有机溶剂,在 pH 值为 3.0 的酸性环境中稳定,60 ℃条件下可存活 4 h,在 25 ℃干燥条件下至少存活 1 个月,在淡水、海水、泥沙和毛蚶等水生贝类中可存活数天至数月。但 100 ℃煮沸 5 min 可灭活,紫外线照射 1 h 可破坏其传染性,2% 过氧乙酸 4 h、1∶4 000 甲醛 72 h 等可消除其传染性,非离子型去垢剂不破坏病毒的传染性。

(二)致病性与免疫性

1.传染源及传播方式　HAV抗原性稳定,仅有一个血清型。根据基因序列的同源性,可将HAV分为7个基因型,其中Ⅰ型和Ⅲ型又可分为两个亚型,即ⅠA和ⅠB,ⅢA和ⅢB。Ⅰ、Ⅱ、Ⅲ、Ⅳ型可感染人类,我国流行的主要为ⅠA型。

甲型肝炎的主要传染源是急性期患者和隐性感染者,潜伏期为15~50 d,平均30 d。在潜伏期末、临床症状出现前,感染者血清和粪便中即有病毒出现,传染性强。发病2周后,随着肠道中抗-HAV IgA及血清中抗-HAV IgM、IgG特异性抗体的产生,血清和粪便中的病毒逐渐消失;长期携带病毒者极罕见。

HAV主要经由粪-口途径传播,传染性极强。HAV随感染者粪便排出体外,通过污染的水源、食物、海产品(如毛蚶)、食具等引起散发流行或暴发流行。由于HAV比肠道病毒更耐热、耐氯化物的消毒作用,并可在污染的废水、海水及食物中存活数月或更久,故比肠道病毒更易引起感染。1988年上海曾发生因食用HAV污染的毛蚶而暴发甲型肝炎流行,患者多达30余万,危害十分严重。HAV也可通过输血或注射方式传播,但由于HAV在患者血液中持续时间远较乙型肝炎病毒短,故此类传播方式较为少见。

2.致病机制与免疫性　根据临床和流行病学观察,HAV多侵犯儿童及青年,发病率随年龄增长而递减。HAV经口侵入人体,**首先在口咽部或唾液腺中初步增殖**,然后到达肠黏膜与局部淋巴结中大量增殖,进而侵入血流形成短暂的病毒血症,**最终侵入到靶器官肝脏**,在肝脏增殖后**通过胆汁排入肠道并随粪便排出**。甲型肝炎患者临床上可表现为中等程度发热、疲乏、食欲减退、恶心、呕吐、黄疸、肝脾肿大、血清转氨酶升高等;多数情况下,无黄疸病例发生率要比黄疸型高许多倍,但大流行时黄疸型比例增高。肝炎病毒引起肝细胞的损伤机制尚不十分清楚,由于在组织培养细胞中增殖缓慢并不直接引起细胞损害,目前认为其致病机制主要与免疫病理反应有关,肝细胞的免疫损伤可能主要由细胞免疫应答引起的。

在甲型肝炎的显性感染或隐性感染过程中,机体都可产生抗-HAV的IgM和IgG抗体。**HAV IgM在急性期和恢复期出现,HAV IgG类抗体在恢复后期出现**,可在体内维持多年,对同型HAV病毒的再感染有免疫力。另外有活力的NK细胞,特异性细胞毒T细胞(CTL)在消灭病毒、控制HAV感染中亦很重要。甲型肝炎一般为自限性疾病,预后良好,不发展为慢性肝炎或慢性携带者。

(三)微生物学检查

HAV的微生物学检查以血清学检查和病原学检查为主,一般不做病原体的分离培养。**血清学检查主要是检测患者血清中抗-HAV IgM和HAV IgG**。检测方法有ELISA法、放射免疫测定等。血清抗-HAV IgG检测主要用于既往感染和流行病学调查,用双份血清做抗-HAV IgG检测,若抗体效价有4倍以上增长表明近期有HAV感染;若仅有抗-HAV IgG阳性,且动态观察效价未呈4倍增高,则说明是既往感染。抗-HAV IgM具有出现早、短期达高峰与消失快的特点,是甲型肝炎新近感染的标志。

(四)防治原则

一般预防措施如加强卫生宣传教育,**加强粪便管理,保护水源、搞好食品卫生**等是预防甲型肝炎的主要环节。患者的排泄物、食具、物品和床单衣物等要严格消毒处理。

特异性预防是保护易感人群,目前已有**减毒活疫苗和灭活疫苗用于甲型肝炎的特异性预防**。我国广泛应用的是HAV减毒活疫苗H2株和LA-1株;灭活疫苗有单价灭活疫苗和甲型肝炎以及乙型肝炎联合疫苗两种,在国外已广泛应用,具有良好的安全性和免疫保护效果;基因工程亚单位疫苗和基因工程载体疫苗等新型疫苗正在研制中。注射丙种球蛋白及胎盘球蛋白,应急预防甲型肝炎有一定效果。

第二节 乙型肝炎病毒

HBV 是乙肝的病原体,属嗜肝 DNA 病毒科正嗜肝 DNA 病毒属。乙肝为一种世界性疾病,估计全世界乙型肝炎患者及无症状 HBV 携带者达 3.5 亿之多,分布于各年龄组。我国 HBV 感染率在 10% 以上。HBV 的危害性比 HAV 严重,HBV 感染后,易发展为慢性肝炎,部分可演变为肝硬化或原发性肝细胞癌。因此,乙型肝炎是我国重点防治的严重传染病之一。

(一)生物学性状

1. 形态与结构 电镜下观察感染者血清中 HBV 的基本形态。可见有 3 种不同形态的颗粒,即大球形颗粒、小球形颗粒和管形颗粒。

(1)大球形颗粒 亦称 Dane 颗粒,它是一种由包膜和一个含有 DNA 分子的核衣壳组成的病毒颗粒,直径约 42 nm。病毒外层有 7 nm 厚的包膜,由来源于宿主细胞的脂质双层与病毒编码的包膜蛋白组成,包膜蛋白由乙型肝炎病毒表面抗原(hepatitis B surface antigen,HBsAg)、前 S1(PreS1)和前 S2 抗原(PreS2)共同组成;内层为电子密度较大的病毒核心(核衣壳)结构,呈二十面体立体对称,直径约 27 nm。其表面的衣壳蛋白为 HBV 核心抗原(hepatitis B core antigen,HBcAg);HBcAg 只存在于 Dane 颗粒内层核衣壳表面和感染的肝细胞中,一般在血液循环中检测不到,但在肝组织活检时可检测到;乙型肝炎病毒 e 抗原(hepatitis B e antigen,HBeAg)是由感染的肝细胞分泌至血清中的一种可溶性抗原,不是病毒的结构成分,一般不出现在 HBV 颗粒中;HBV 核心内部含有双股不完全环状的 DNA 基因组和 DNA 多聚酶。

血中 Dane 颗粒浓度以急性肝炎潜伏期后期为最高,在疾病起始后则迅速下降。目前认为 Dane 颗粒即完整的 HBV。

(2)小球形颗粒 直径约 22 nm 的小球形颗粒是 HBV 感染后血液中最多见的一种。主要成分为 HBsAg,即病毒的包膜组成,化学组成为脂蛋白,可按其特有的密度与正常血清蛋白部分分离。目前认为 HBV 的小颗粒不是 HBV,不含 HBV DNA 和 DNA 多聚酶,可大量存在血流中,无感染性。可能是它感染肝细胞时合成过剩的包膜游离于血循环中。

(3)管形颗粒 直径约 22 nm,长度可在 100~500 nm。实际上它是一串聚合起来的小球形颗粒,但同样具有 HBsAg 的抗原性,无传染性。不含病毒核酸,亦存在于血液中。

2. 基因结构 目前,已可从感染 HBV 患者血清及肝脏中提纯的病毒核心中分离出环状双股 DNA,从而确定 HBV 属 DNA 病毒。研究 Dane 颗粒 DNA 结构发现,HBV DNA 包括两个链;一个长度固定的负链和另一长度不定的正链。长链(L)完整,为负链,长度恒定,约 3.2 kb。短链(S)为正链,长度可变,为长链长度的 50%~100%,链的扩增按 5′-3′ 顺序进行。在不同分子中短链 3′ 端的位置是可变的,而短链和长链的 5′ 端位置固定点为黏性末端,通过 250~300 个核苷酸碱基配对,以维持 DNA 分子的环状结构。在黏性末端两侧,两链 5′ 端各有一个由 11 个 bp 组成的直接重复序列(direct repeat,DR)-5′TTCACCTCTCC,该 DR 位于第 1 824 个核苷酸者称 DR1,位于第 1 590 个核苷酸者称 DR2,在病毒复制中起作用。

目前,由于克隆化 DNA 完整核苷酸已经确定,现已证实 HBsAg 和 HBcAg 都是由 Dane 颗粒的 DNA 所编码,并且两类基因存在同一 DNA 分子上;HBV DNA 负链能编码全部已知的 HBV 蛋白质,有 4 个开放读码框,分别称为 S、C、P 和 X 区。①S 区包括 S 基因、PreS1 与 PreS2 基因,分别编码 HBV 外衣壳蛋白(HBsAg、PreS1Ag 和 PreS2Ag);②C 区中有 C 基因和前 C 基因(PreC),前 C 基因与

C 基因共同编码前 C 蛋白即 HBeAg 的前体蛋白,C 基因编码 HBcAg;③P 区最长,编码 HBV DNA 多聚酶;④X 区基因编码 X 蛋白称为 HBxAg,X 蛋白可反式激活细胞的某些癌基因及病毒基因等,与肝癌的发生发展有关。HBV DNA 正链开放读码区,不能编码病毒蛋白。

HBV 的复制过程大致如下:①HBV 进入肝细胞后,脱去衣壳,病毒的 DNA 进入肝细胞核内;②在 DNA 聚合酶的催化下,以负链 DNA 为模板,延长修补正链 DNA 裂隙区,使形成完整的环状 DNA;③双链 DNA 继而形成超螺旋状 DNA,在细胞 RNA 聚合酶的作用下,以负链 DNA 为模板,转录形成长度分别为 2.1 kb 和 3.5 kb 的 RNA,前者作为 mRNA 翻译出外衣壳蛋白,后者除翻译出衣壳蛋白外,还作为 HBV DNA 复制的模板,故亦称其为前基因组;④病毒的前基因组、蛋白引物及 DNA 聚合酶共同进入组装好的病毒内衣壳中;⑤在病毒 DNA 聚合酶的反转录酶活性作用下,自 DR 区开始,以前基因组 RNA 为模板,反转录出全长的 HBV DNA 负链,在负链 DNA 合成过程中,前基因组被 RNA 酶降解而消失;⑥病毒以新合成的负链 DNA 为模板,也自 DR 区开始复制互补的正链 DNA;⑦复制中的正链 DNA 与完整的负链 DNA 结合并包装于内衣壳中,再包上外衣壳成为病毒体,从细胞质释放到细胞外。

由于 HBV 复制有反转录过程,故病毒的 DNA 可整合于靶细胞的染色体中。此外,S 基因以 2.1 kb RNA 为 mRNA 翻译出 HBsAg,故在部分 HBV 感染者中无病毒复制,但可长期产生 HBsAg。

3. HBV 的抗原组成

(1) HBsAg　HBsAg 是由 HBV 的基因组所决定的,为 Dane 颗粒、小球形颗粒和管形颗粒所共有。

S 蛋白即狭义 HBsAg,是 HBV 包膜的主要表面抗原的主要成分,包括糖基化的 GP27 和非糖基化的 P24 两种形式,以二硫键相连形成二聚体,代表 HBsAg 的结构单位,具备完整的抗原性。广义的 HBsAg 由 3 种蛋白组成:①主要表面蛋白(S 蛋白,小分子 HBsAg),由 S 基因编码的 226 个氨基酸组成;②中分子蛋白(中分子 HBsAg),由前 S2、S 基因编码,在 S 蛋白 226 个氨基酸的 N 端附加一个含 55 个氨基酸的 PreS2 蛋白组成,共 281 个氨基酸;③大分子蛋白(大分子 HBsAg),由 S、前 S1 和前 S2 基因编码,在中分子蛋白 281 个氨基酸的 N 端附加一个含 119 个氨基酸的 PreS1 蛋白组成,共 400 个氨基酸。

HBsAg 具有免疫原性,能刺激机体产生相应抗体,即抗-HBs,它是 HBV 的中和抗体,具有免疫保护作用,血清中出现 HBsAg 是 HBV 感染的标志,反之,血清中出现抗-HBs 可视为乙型肝炎恢复的标志。

根据 HBsAg 抗原性差异,HBV 可分为 adr、adw、ayr、ayw 4 种血清型。血清型分布有明显的地区差异,并与种族有关。如欧美主要是 adr 型,我国汉族以 adr 多见、少数民族以 ayw 为多见。

HBsAg 对一些促进变性的化合物,如乙醚、1 : 1 氯仿-尿素、十二烷基硫酸钠、吐温 30 以及各种蛋白水解酶都很稳定。HBsAg 在酸性下孵育几小时仍很稳定。在碱性下,冷冻融化不能使其灭活。表面的类脂质可能对于一些主要由蛋白组成的抗原决定簇起保护作用。

(2) HBcAg　HBcAg 存在于 Dane 颗粒的核心和乙型肝炎患者的肝细胞核内。HBcAg 一般从 HBcAg 阳性尸检肝或实验感染的黑猩猩肝脏提取。在乙型肝炎的急性期、恢复期和 HBcAg 携带者中常可测出抗-HBc,此抗体对病毒无中和作用。体内如发现 HBcAg 或抗-HBc 表示 HBV 在肝内持续复制。由于 HBcAg 主要定位于感染细胞核内,而且 HBcAg 外面包裹 HBsAg,故 HBcAg 不易从患者血清中检出。检出高效价抗-HBc,特别是抗-HBcIgM 则表示 HBV 在肝内处于复制状态,具有高度传染性。

(3) HBeAg　e 抗原是前 C 蛋白切割加工后的产物,是一种可溶性抗原,游离存在于血清中。由于 HBeAg 与 DNA 多聚酶在血液中的消长相符,故 HBeAg 的存在可作为体内有 HBV 复制及血清具有传染性的一种标记,血中 HBsAg 滴度越高,HBeAg 的检出率亦愈高。有些患者可出现抗-HBe,可

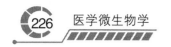

能也是一种有保护作用的抗体。急性乙型肝炎进入恢复期时 HBeAg 消失,抗-HBe 阳性,对机体有一定保护作用,被认为是预后良好的征象;但抗-HBe 亦见于携带者及慢性乙型肝炎血清中。

4. HBV 的培养　HBV 的组织培养尚未成功。虽然近年来发展了从人胚肝获得分化肝细胞初代培养、制备半连续人肝细胞系和诊断性肝穿刺培养的成人胚组织的方法,但应用各种肝组织在体外培养 HBV 仍很困难。目前,采用的细胞培养系统是 DNA 转染系统:将病毒的 DNA 导入肝癌等细胞后,病毒核酸可整合并复制,在细胞中表达 HBsAg 及 HBcAg,并分泌 HBeAg。有些细胞株还可持续地产生 Dane 颗粒。这些细胞培养系统主要用于筛选抗-HBV 药物。用 S 基因转染一些细胞系,可以分泌 HBsAg,而不含其他病毒蛋白,已用于制备疫苗。南非学者(1976 年)报道的 HBsAg 阳性原发性肝癌组织建立的细胞系(PLC/PRF/5)中找到 HBsAg 的复制,每天 10^4 个细胞可产生 500 ng HBsAg,免疫电镜显示大多数为 22 nm 的颗粒,均为圆形,略有亚微结构,其抗原性与免疫性均与血液中的 HBsAg 相同,目前此细胞系已用于体外研究病毒基因组表达。尽管已用各种细胞和器官开展分离 HBV 的大胆尝试,获得了一些"肝炎待定"病毒,但难以使其在组织细胞培养中连续传代,因而还没有一个结果得到公认。近来用提取 HBV DNA 进行传染及通过细胞融合来拯救病毒的途径分离 HBV,仍未得到公认的结果。

黑猩猩是 HBV 的易感动物,狒猴虽可感染但不如前者敏感。国外用黑猩猩研究 HBV 的发病机制,检测主动免疫、被动免疫的效果以及 HBV 疫苗的安全性。但黑猩猩的来源短缺,难以广泛应用。近年来,从鸭、土拨鼠、地松鼠中分别发现了与 HBV 基因结构相似的肝炎病毒,已被列入嗜肝 DNA 病毒科,用于研究 HBV 的致病机制、致癌特点及防治措施等。

5. 抵抗力　HBV **对外界的抵抗力较强**。对低温、干燥、紫外线和一般化学消毒剂(不被70%乙醇)灭活均耐受。乙肝病毒的传染性和 HBsAg 的抗原性在对外界抵抗力方面完全一致。二者在 37 ℃能维持 7 d 活性,在−20 ℃可保存 20 年,100 ℃加热 10 min 可使 HBV 失去传染性,但仍可保持表面抗原活性。HBV 对 0.5%过氧乙酸、5%氯酸钠和 3%漂白粉敏感,可用它们来消毒。高压灭菌、100 ℃ 10 min 及环氧乙烷等可使 HBV 灭活。上述消毒手段可使 HBV 失去感染性,但仍可保持 HBsAg 的抗原性。

(二)致病性与免疫性

1. 传染源与传播途径　乙型肝炎的传播非常广泛,乙肝的**主要传染源是患者和 HBV 携带者**。在潜伏期和急性期,患者血清均有传染性,由于他们没有明显的临床症状,而 HBsAg 携带的时间又长(数月至数年),故成为传染源的危害性要比患者更大。

HBV 的传染性很强,据报道:接种 $0.04×10^{-3}$ μL 含病毒的血液足以使人发生感染。输血或注射是重要的传染途径,外科和口腔手术、针刺、使用公用剃刀、牙刷等物品,皮肤微小操作污染含少量病毒的血液,均可成为传染源。近来有人报道在急性乙型肝炎患者和慢性 HBsAg 携带者唾液标本中检测到 HBsAg 及 Dane 颗粒,因此,HBsAg 随唾液经口传播的途径应当重视。孕妇在妊娠后期患急性乙型肝炎,其新生儿容易感染此病。由于乙型肝炎患者和 HBsAg 携带者的精液、阴道分泌物均可检出 HBsAg,因此两性接触传播乙型肝炎的可能性是存在的。通过吸血昆虫传染乙型肝炎亦有报道。

2. 致病性与免疫性　HBV 的致病机制尚未完全明了。目前研究结果显示:HBV 可能不直接损害靶细胞,而很可能通过机体对病毒的免疫反应而引起病变和症状。鉴于乙肝临床类型可表现为多种多样(如急性肝炎、慢性活动性肝炎、慢性迁延性肝炎、重症肝炎及 HBsAg 无症状携带者),因而认为 HBV 的致病作用与一般病毒不同。

(1)**特异性抗体**　受乙肝病毒感染后,机体可产生 3 **种抗体,抗-HBs、抗-HBc 及抗-HBe**。抗-HBs 一般在感染 HBV 后 4 周出现,对乙肝有保护作用。据报道,在 712 名医务人员中,有抗-HBs 者发生乙肝的不到 1%，而无抗-HBs 者有 11% 发生肝炎。但抗-HBs 仅能作用于细胞外的 HBV，在预防感染上较重要，而在疾病恢复时尚需细胞免疫协同作用。

抗-HBc 的出现反映了 HBV 新近感染及正在体内进行增殖，因此，抗-HBc 可作为 HBV 在体内复制的一个指标。抗-HBc 一般在感染后 60～150 d 出现，往往在症状出现前或出现不久后即存在。抗-HBc 与肝中 HBcAg 量有关，慢性 HBsAg 携带者抗-HBc 滴度较低，慢肝活动期、肝硬化及肝癌患者则较高。抗-HBc 滴度波动与病情呈平行关系，由于抗-HBc 在疾病恢复过程中不仅不升高反而下降，因此，认为抗-HBc 与抗-HBs 不同，它与保护无关，而与病毒增殖和肝细胞损害有关。抗-HBe 能使病毒活力降低，可能有保护作用，但机制不一样。

（2）**免疫复合物的损伤作用**　在乙型肝炎患者血循环中常可测出 HBsAg 和抗-HBs 的免疫复合物。免疫复合物可引起Ⅲ型变态反应，其中以关节炎和肾炎最为常见。在急性重型肝炎患者血中有时也可同时测到 HBsAg 和抗-HBs，这种患者预后不良，死亡率高。因此，认为免疫复合物可在肝外引起患者的一系列症状。如大量免疫复合物急性沉着于肝内，致毛细血管栓塞，则可能引起急性重型肝炎而导致死亡。

（3）**细胞介导的免疫反应**　目前认为 HBV 是非溶细胞性的，即 HBV 增殖不会裂解被感染的细胞。实验研究发现，凡转为慢性肝炎者，一般 T 细胞数及功能较低下。因此，推测乙型肝炎患者 T 细胞功能强弱可能与临床过程的轻重和转归有关。

（4）**自身免疫反应**　HBV 感染肝细胞后，一方面可引起肝细胞表面抗原的改变，暴露出膜上的肝特异蛋白抗原（liver specific protein，LSP），另一方面可能因 HBsAg 含有与宿主肝细胞蛋白相同的抗原，从而诱导机体产生对肝细胞膜抗原成分的自身免疫反应。通过研究，发现确有部分乙肝患者存在对 LSP 的特异抗体或细胞免疫反应。一般认为，如患者在病程中出现自身免疫反应，则可加强对肝细胞的损伤而发展成为慢性活动性肝炎。

（5）**乙型肝炎与原发性肝癌**　近年来，关于乙型肝炎病毒感染与原发性肝癌的发生之间的关系，日益受到重视。国内外资料均提示肝炎患者的肝癌发病率比自然人群高。肝癌患者有 HBV 感染指示者也比自然人群高。Maupas 等就 HBV 与原发性肝癌的密切关系做了以下论证：①乙型肝炎传染形成高度地方性的区域与原发性肝癌流行率高的地区，在地理上有相关性。②在地方性与非地方性区域，男性 HBsAg 慢性携带者中发生原发性肝癌的危险是相对恒定的，在此种人群中，原发性肝癌的年死亡率在（250～500）/10 万人。粗略估计全世界 HBsAg 慢性携带者约 1.75 亿，原发性肝癌的年发生率为 35 万例。这就指出与 HBV 相关的原发性肝癌是在全世界人口中较为流行的癌症之一。③HBV 感染可先于并经常伴随原发性肝癌的发生。④原发性肝癌常发生于与乙型肝炎病毒有关的慢性肝炎或肝硬化的肝。⑤在原发性肝癌患者取出的组织中存在 HBV 的特异性 DNA 及抗原。⑥有些原发性肝癌细胞系已能在培养中产生 HBsAg，并已证明 HBV 的 DNA 已能整合到这些细胞的基因组中。此外，含有 HBV 相似的生物化学、生物物理特性，它在其宿主可诱发肝硬化及原发性肝癌。但对上述资料解释仍有不同观点：①HBV 能引起致癌或促癌作用，须配合其他如遗传、内分泌、免疫与环境因素而导致肝癌；②肝癌是与 HBV 无关的因素引起，但这些癌细胞可能对 HBV 特别易感，以致持续携带病毒。

（三）微生物学检查

1. 乙肝抗原与抗体的检查法　目前已建立对 HBsAg、HBcAg、HBeAg 及其抗体系统的检测法。以放射免疫法及酶联免疫法最为敏感，其次为反向被动血凝及免疫黏附血凝法。在 3 种抗原体系中以检测 HBsAg 最为常用。

2. 检测乙肝抗原和抗体的实际意义　HBV 的 3 类主要抗原和抗体检测，在临床分析中的结果及意义如表 24-2 所示。

（1）HBsAg **与抗-HBs**　血清中检测到 HBsAg，表示体内感染了 HBV，因而是一种特异性标志。HBsAg 阳性见于：①急性乙型肝炎的潜伏期或急性期（大多短期阳性）；②HBV 导致的慢性肝病、迁延性和慢性活动性肝炎、肝炎后肝硬化或原发性肝癌等；③无症状携带者。

抗-HBs 表示曾感染过 HBV，不论临床上有无肝炎症状表现，均已得到恢复，并且对 HBV 有一定的免疫力。

（2）HBcAg **与抗-HBc**　由于 HBcAg 主要存在于肝细胞核内，并仅存在于 Dane 颗粒中，因此，对患者血清不能检测 HBcAg，能够检测抗-HBc。血清内抗-HBc 阳性可以反映出：①新近有过 HBV 感染；②体内有 HBV 增殖；③有助于诊断急性或慢性乙型肝炎，特别是少数病例就诊时已处于急性恢复期早期，HBsAg 已从血中消失，此时血中仅有抗-HBc 存在，因此，对恢复期患者可做病因追索。

（3）HBeAg **和抗-HBe**　HBeAg 阳性是体内 HBV 复制活跃和血液传染性强的标志，因 HBeAg 与 HBV DNA 多聚酶的消长基本一致。急性肝炎 HBeAg 呈短暂阳性，如持续阳性则提示有发展成慢性肝炎的可能；孕妇 HBeAg 阳性者，新生儿感染 HBV 阳性率高。抗-HBe 阳性表示病毒在体内复制减弱，见于急性肝炎的恢复期，表示机体已产生一定免疫力，血液传染性降低。但由于 HBV PreC 区突变株的出现，对抗-HBe 阳性的患者也应检测其血中的病毒 DNA，以正确判断预后。

表 24-2　HBV 抗原和抗体检测结果的临床分析

HBsAg	HBeAg	抗-HBs	抗-HBe	抗-HBc		结果分析
				IgM	IgG	
+	−	−	−	−	−	HBV 感染者或无症状携带者
+	+	−	−	+	−	急性或慢性乙型肝炎（传染性强，俗称"大三阳"）
+	−	−	+	−	+	急性感染趋向恢复（俗称"小三阳"）
+	+	−	−	−	+	急性或慢性乙型肝炎或无症状携带者
−	−	+	+	−	+	既往感染
−	−	−	−	−	+	既往感染
−	+	−	−	−	−	既往感染或接种过疫苗

3. 检测乙肝抗原与抗体的实际用途

（1）筛选供血员：通过检测 HBsAg，筛选去除 HBsAg 阳性的供血者，可使输血后乙肝发生率大幅度降低。

（2）可作为乙肝患者或携带者的特异性诊断。

（3）对乙肝患者预后和转归提供参考。一般认为急性乙肝患者，如 HBsAg 持续 2 个月以上者，约 2/3 病例可转为慢性肝炎。HBeAg 阳性者病后发展成为慢性肝炎和肝硬化的可能性较大。

（4）研究乙肝的流行病学，了解各地人群对乙肝的感染情况。

（5）判断人群对乙肝的免疫水平，了解注射疫苗后抗体阳转与效价升高情况等。

（四）防治原则

预防乙型肝炎主要采取切断传播途径为主的综合性措施。

1. 一般措施　对乙肝患者及携带者的血液、血制品等严格消毒灭菌，严格筛选献血员，防止血液传播；加强婚前检查和性教育，防止性传播；对乙肝患者及携带者的分泌物和医疗器械等必须严格消毒，防止密切接触传播和医源性传播。

2. 特异性预防　对高危人群要进行特异性预防，包括人工主动免疫和被动免疫。

（1）**主动免疫**　接种乙型肝炎疫苗是最有效的预防措施。第一代乙型肝炎疫苗是血源性疫苗，曾被广泛应用，但由于来源和安全性问题，现已停止使用。第二代乙型肝炎疫苗是基因工程疫苗，是将编码 HBsAg 的基因转入酵母菌或其他细胞中高效表达后纯化而来。我国已将乙型肝炎疫苗接种纳入计划免疫，按 0、1、6 个月方案接种 HBV 疫苗共 3 次，可获得良好的免疫保护作用。使用对象主要包括：①新生儿，用于阻断母婴传播，可与人血清免疫球蛋白联合应用；②易感婴幼儿及儿童；③高危人群，如接触乙肝患者的医务人员及家庭成员；④婚前检查 HBsAg 阳性者。

（2）**被动免疫**　注射高效价抗-HBs 的人血清免疫球蛋白（HBIG）可用于紧急预防。如：①医务人员或皮肤损伤被乙型肝炎患者血液污染伤口者；②母亲为 HBsAg、HBeAg 阳性的新生儿；③发现误用 HBsAg 阳性的血液或血制品者；④HBsAg、HBeAg 阳性者的性伴侣。意外暴露者在 7 d 内注射 HBIG 0.08 mg/kg，1 个月后重复注射一次，可获得免疫保护。HBsAg 阳性母亲的新生儿，应在出生后 24 h 内注射 1 mL 人血清免疫球蛋白，然后再全程接种 HBV 疫苗，可有效预防新生儿感染。

3. 对症治疗　目前治疗乙型肝炎尚无特效疗法，常用抗病毒药物（如 α 干扰素、拉米夫定、阿德福韦酯等）、免疫调节剂和清热解毒、活血化瘀的中草药等，对 HBV 感染有一定的疗效。国内外均有报道，经连续大剂量注射 α 干扰素半年后 HBsAg 转阴的例子。乙肝基因工程（酵母重组 HBsAg）疫苗已大规模投入应用并取得可喜的结果。多肽疫苗、融合蛋白疫苗和基因疫苗的研制方兴未艾，相信经过多方努力，控制乙肝的愿望会成为现实。

第三节　丙型肝炎病毒

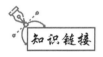

1974 年 Golafield 首先报道输血后非甲非乙型肝炎。1989 年 Choc 等应用分子克隆技术获得本病毒基因克隆，并命名本病及其病毒为丙型肝炎（hepatitis C）和丙型肝炎病毒（hepatitis C virus，HCV）。由于 HCV 基因组在结构和表型特征上与人黄病毒和瘟病毒相类似，将其归为黄病毒科。

HCV 是丙型肝炎的病原体，属于黄病毒科丙型肝炎病毒属。HCV 感染呈全球性分布，主要经血和血制品传播，多见于有输血史和静脉药瘾者，易形成慢性肝炎和病毒携带状态。

（一）生物学特性

1. 形态结构　HCV 病毒体呈球形，直径 55～65 nm，为单股正链 RNA 病毒，在核衣壳外包绕含脂质的包膜，包膜上有刺突。HCV 体外培养尚未找到敏感有效的细胞培养系统，但黑猩猩对 HCV 很敏感。

2. 基因结构　HCV 基因组（图 24-2）RNA 由 9.5～10.0 kbp 组成，5′-3′非编码区（NCR）分别有 319～341 碱基和 27～55 碱基，含有几个顺向和反向重复序列，可能与基因复制有关。在 5′非编码区下游紧接一开放的阅读框，排列顺序为 5′-C-E1-E2/NS1-NS2-NS3-NS4-NS5-3′，能编码长度 3 014 个氨基酸的多聚蛋白前体，可经宿主细胞和病毒自身蛋白酶作用后，裂解成各自独立病毒蛋白，即 3 种结构蛋白：分子量 19 kDa 的核衣壳蛋白（或称核心蛋白，C）和 33 kDa（E1）、72 kDa（E2/NS1）的糖蛋白，及 4 种分子量为 23 kDa、52 kDa、60 kDa、116 kDa 的非结构蛋白分别与 NS2、NS3、NS4、NS5 相对应。E1 和 E2/NS1 糖蛋白能产生抗 HCV 的中和作用；NS2 和 NS4 的功能还不清楚，发现与细胞膜紧密结合在一起;NS3 蛋白具有螺旋酶活性,参与解旋 HCV RNA 分子,以协助 RNA 复制;NS5 有依赖于 RNA 的聚合酶活性,参与 HCV 基因组复制。

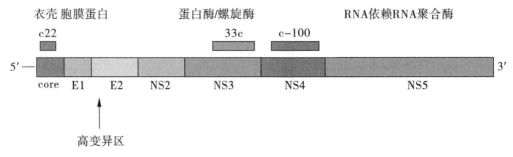

图 24-2　HCV 的基因组结构

3. 变异性和基因分型　HCV 具有显著异源性和高度可变性,对已知全部基因组序列的 HCV 株进行分析比较,发现其核苷酸和氨基酸序列存在较大差异,并表现 HCV 基因组各部位的变异程度不相一致,如 5′-NCR 最保守,同源性在 92% ~100%,而 3′-NCR 区变异程度较高。在 HCV 的编码基因中,C 区最保守、非结构(NS)区次之,编码包膜蛋白 E2/NS1 可变性最高称为高可变区。HCV 基因分型还无统一标准,目前较为认可的 HCV 毒株的基因型有 6 种,欧美各国流行株多为 1 型、亚洲地区为 2 型、东南亚(泰国等)HCV4 型,2 型复制产生的病毒量多,较难治疗。Okomoto 报道日本慢性丙型肝炎患者和健康献血员主要为 2 型感染,分别占 59.3% 和 82.4%,而血友病患者约 50% 为 1 型感染。HCV 在我国以 2 型为主,资料显示我国北京慢性丙型肝炎患者 86.2% 为 2 型感染,3 型感染为 13.8%;而新疆患者 3 型感染却占 50%,说明不同型 HCV 具有一定的地区和人群分布特征。此外不同基因型感染引起临床过程和干扰素治疗反应亦表现不同,如 3 型感染临床症状较重,有引起严重肝病倾向,2 型(1b)感染对干扰素治疗不敏感效果差,3 型感染(2a)用干扰素治疗效果好。

(二)致病性与免疫性

1. 致病性　丙型肝炎的传染源主要为急性临床型和无症状的亚临床患者,慢性患者和病毒携带者,一般患者发病前 12 d,其血液即有感染性,并可带毒 12 年以上。HCV **主要通过血源传播**,国外 30% ~90% 输血后肝炎为丙型肝炎,我国输血后肝炎中丙型肝炎占 1/3。此外还可通过其他方式如母婴垂直传播、家庭日常接触和性传播等。

本病潜伏期 2 ~17 周,平均 10 周,输血或血制品引起的丙型肝炎潜伏期较短,一般经 6 ~7 周潜伏期急性发病,临床表现为全身无力,食欲减退,肝区不适,1/3 患者有黄疸,ALT 升高,抗 HCV 抗体阳性。临床丙型肝炎患者中 50% ~60% 的急性患者可转为慢性肝炎,临床症状轻重不等,10% ~30% 可发展成肝硬化,部分诱发肝癌;其余约半数患者为自限性,可自动康复。但由于 HCV 急、慢性患者临床症状均较轻,大多数丙型肝炎患者不出现症状。

2. 免疫性　丙型肝炎发病机制仍未十分清楚,HCV 在肝细胞内复制引起肝细胞结构和功能改变或干扰肝细胞蛋白合成,可造成肝细胞变性坏死,表明 HCV 直接损害肝脏是导致发病的诱因之一。但多数学者认为细胞免疫病理反应可能起重要作用,研究发现丙型肝炎与乙型肝炎一样,其组织浸润细胞以 CD_3^+ 为主,细胞毒性 T 细胞特异攻击 HCV 感染的靶细胞,可引起肝细胞损伤。

临床观察资料表明,人感染 HCV 后所产生的保护性免疫力很差,能再感染不同株,甚至同株 HCV,可能与 HCV 感染后病毒血症水平低及 HDV 基因级变异性有关。

(三)微生物学检查

1. 血清中 HCV 抗体的检测　1989 年,Kuo 等建立了抗-C-100 放射免疫试验方法(RIA),随后

Ortho 公司又研制成功酶联免疫试验方法（ELISA）检测抗-C-100。这两种方法均用重组酵母表达的病毒抗原（C-100-3，为 NS4 编码的蛋白，含 363 个氨基酸），经纯化后包被微量塑料板孔，然后加被检血清，该病毒抗原即与被检血清中抗-C-100 结合，最后加同位素或酶标记的鼠抗人 IgG 单克隆抗体，加底物显色判断结果。检测抗-C-100 有如下缺点：①抗-C-100 出现较晚，约半数输血后丙型肝炎患者于输血后 4～6 个月抗-C-100 首次阳转，因此，不宜作为急性丙型肝炎的常规实验室诊断；②抗-C-100 不是中和抗体，也不是 IgM 抗体，而是 IgG 抗体；③本法不够灵敏，少数丙型肝炎患者检测不到抗-C-100；④有非特异性，一些自体免疫性慢性肝病患者可出现假阳性，因此，抗-HCV 阳性需做重组免疫印迹试验证实。

美国第二代 ELISA 检测抗 HCV。该试剂盒采用 HCV-C 区编码蛋白 C-22-3 和非结构区 NS3 编码蛋白 C-33-3 和 C-100-3 包被载体。用本法检测抗 HCV，其检出率可提高 25%～30%，且检出抗 HCV 的时间也可提早 16～42 d。

2. 肝和血清中 HCV RNA 测定　本法是将 HCV 基因组 RNA 逆转录为 DNA，选用高度保守的 5′非编码区引物扩增放大后做电泳观察结果，本法较灵敏。由于肝和血清中 HCV RNA 出现较抗-HCV 病毒粒子为早，一些 HCV 感染者抗-HCV 尚未阳转时，其肝和血清中已可测到 HCV RNA。HCV RNA 阳性，说明病毒在体内复制；HCV RNA 阴性，说明病毒被清除。因此，RT-PCR 可作为丙型肝炎的早期诊断和献血员筛查的指标，也可作为丙型肝炎预后的一个指标。

3. 免疫组化法检测肝组织中 HCV 抗原　感染 HCV 的黑猩猩或患者血清中提取 IgG，用间接免疫荧光或间接免疫酶组化法检测肝内 HCV 抗原。

（四）防治原则

丙型肝炎的预防方法基本与乙型肝炎的相同。目前，我国预防丙型肝炎的重点应放在对献血员的管理及对血制品进行 HCV 检测，禁止静脉吸毒、避免不正当性行为、防止医源性传播等。国外报道，对献血员进行抗 HCV 筛查，可排除 85% 具有 HCV 传染性的献血员，从而明显降低输血后丙型肝炎的发病率。最近，美国疾病预防与控制中心报道，经皮肤感染丙型肝炎患者血液者，于暴露后立即注射免疫蛋白（0.06 mL/kg）可能有预防作用。

丙型肝炎的治疗目前常首选 IFN-α 和利巴韦林联合治疗。干扰素治疗丙型肝炎，可缓解病情，防止约 1/2 急性丙型肝炎向慢性化发展，慢性丙型肝炎用 IFN 治疗后有效率为 50%，但有半数复发，维持有效率为 20%～25%。HCV 分子克隆的成功，为本病的疫苗预防提供了可能性，未来的丙型肝炎疫苗应包括各种不同重组的 HCV 毒株，或根据各地流行的 HCV 毒株来构建丙型肝炎疫苗。

第四节　丁型肝炎病毒

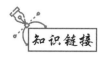

1977 年意大利学者 Rizzetto 用免疫荧光法在慢性乙型肝炎患者的肝细胞核内发现一种新的病毒抗原，并称为 δ 因子。它是**一种缺陷病毒**，必须在 HBV 或其他嗜肝 DNA 病毒的辅助下才能复制增殖，现已正式命名为丁型肝炎病毒。

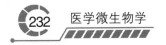

（一）生物学性状

HDV 体形为球形,直径 35~37 nm,核心含单股负链共价闭合的环状 RNA,长度仅为 1.7 kb,其外包以 HBV 的 HBsAg,是已知动物病毒中最小的基因组,**可与其他嗜肝 DNA 病毒共同增殖**,编码抗原 HDAg。HDAg 主要存在于肝细胞内,在血清中出现较早,但维持时间短,故不易检出;HDAg 可刺激机体产生抗体,感染者血清中可检出抗-HD 抗体。

（二）致病性与免疫性

经核酸分子杂交技术证明,HDV RNA 与 HBV DNA 无同源性,也不是宿主细胞的 RNA。HDV RNA 的分子量很小,只有 550 kD,这决定了 HDV **的缺陷性,不能独立复制增殖**。

流行病学调查表明,HDV 感染呈世界性分布,但主要分布于南意大利和中东等地区。其传播方式**主要通过输血或使用血制品**,也可通过密切接触与母婴间垂直感染等方式传播。高危人群包括药瘾者及多次受血者。

动物实验与临床研究表明,HDV 的感染需同时或先有 HBV 或其他嗜肝 DNA 病毒感染的基础。HDV 与 HBV 的同时感染称为共同感染,发生在 HBV 先感染基础上的 HDV 感染称为重叠感染。许多临床表明,HDV 感染常可导致 HBV 感染者的症状加重与病情恶化,因此在急性重型肝炎的发生中起着重要的作用。例如,HBsAg 携带者重叠 HDV 感染后,常可表现为急性发作、病情加重,且病死率高。

HDV 的致病机制与免疫性还不清楚。一般认为 HDV 对肝细胞有直接的致细胞病变作用。在 HDV 感染黑猩猩的动物实验中,HDV RNA 的消长与肝脏损害的程度相关。

（三）微生物学检查

丁型肝炎的 HDAg 主要存在于肝细胞核内,随后出现 HDAg 血症,可用免疫荧光、放射免疫或酶联免疫吸附试验以及核酸杂交技术进行检测。但患者标本应先经去垢剂处理,除去表面的 HBsAg 以暴露出 HDAg,才能检测到。HDAg 可刺激机体产生特异的抗 HDV,先是 IgM 型,随后是 IgG 型抗体的出现。在慢性感染过程中所检出的抗体常以 IgG 为主。

（四）防治原则

迄今,对 HDV 感染尚无特效治疗药物,有报道长疗程的干扰素治疗,可改善患者的症状。切断 HDV 的传播途径是主要预防措施之一,如尽量避免反复输血或使用血制品,戒除药瘾,严格注射器、针头与针灸针的消毒,认真做好患者的早期诊断与隔离、患者排泄物与用品的消毒等。此外,防止医源性传播对本病的预防也很重要。

第五节　戊型肝炎病毒

（一）生物学性状

HEV 是单股正链 RNA 病毒,呈球形,直径 30~32 nm,无包膜,核衣壳呈二十面体立体对称。目前尚不能在体外组织培养,但黑猩猩、食蟹猴、恒河猴、非洲绿猴、须狨猴对 HEV 敏感,可用于分离病毒。HEV 在碱性环境中稳定,有镁、锰离子存在情况下可保持其完整性,对高热敏感,煮沸可将其灭活。

HEV 基因组长 7.6 kb,3′端有 poly(A)尾,有 3 个开放阅读框(ORF),ORF1 位于 5′端(约 2 kb)是非结构蛋白基因,含依赖 RNA 的 RNA 多聚酶序列,ORF2 位于 3′端(约 2 kb)是结构蛋白的主要部分,可编码核衣壳蛋白,ORF3 与 ORF1 和 ORF2 有重叠(全长 369 碱基),也是病毒结构蛋白基因,可编码病毒特异性免疫反应抗原。

(二)致病性与免疫性

HEV 随患者粪便排出,通过日常生活接触传播,并可经污染食物,水源引起散发或暴发流行,发病高峰多在雨季或洪水后。潜伏期为 2~11 周,平均 6 周,临床患者多为轻中型肝炎,常为自限性,不发展为慢性 HEV;主要侵犯青壮年,65%以上发生于 16~19 岁年龄组,儿童感染表现亚临床型较多,成人病死率高于甲型肝炎,尤其孕妇患戊型肝炎病情严重,在妊娠的后 3 个月发生感染病死率达 20%。HEV 感染后可产生免疫保护作用,防止同株甚至不同株 HEV 再感染。有人报道绝大部分患者康复后血清中抗-HEV 抗体持续存在 4~14 年。

(三)微生物学检查

实验诊断可通过电镜从粪便中找病毒颗粒,RT-PCR 检测粪便胆汁中 HEV RNA,及用重组 HEV-谷胱甘肽-S-转移酶融合蛋白作抗原,进行 ELISA 检查血清中抗-HEV IgM、抗-HEV IgG 抗体等。

(四)防治原则

戊型肝炎一般预防与甲型肝炎相同,普通免疫球蛋白作为紧急被动免疫无效。

第六节　肝炎相关病毒

一、庚型肝炎病毒

(一)生物学性状

HGV 为单股正链 RNA 病毒,现认为 HGV 属于黄病毒科的成员,基因组结构与 HCV 相似,长约 9.5 kb。基因组仅有一个 ORF,编码一个长约 2 900 个氨基酸的前体蛋白,经病毒和宿主细胞蛋白酶水解后,形成不同的结构蛋白和非结构蛋白。

(二)致病性

HGV 的传播途径与 HBV 和 HCV 相似,主要经输血等非肠道途径传播,也可存在母婴传播和医源性传播等。HGV 单独感染时,临床症状不明显,一般不损害肝脏。HGV 常与 HBV 或 HCV 发生联合感染,故有学者认为 HGV 可能是一种辅助病毒。在某些 HCV 合并 HGV 感染的病例,可表现为 HCV 感染消失,ALT 恢复正常,而 HGV 感染持续存在,提示 HGV 可干扰 HCV 复制或协同机体清除 HCV。用 HGV RNA 阳性者的血清接种黑猩猩,可见猩猩血清中 HGV RNA 持续阳性,但血清 ALT 和肝组织病理学检查无明显异常。但有学者用相同方法感染猕猴后,一周后出现血清 HGV RNA 阳转、ALT 升高、抗-HGV 阳性等改变,且感染的原代猕猴血清可在猕猴中传代感染,因此,HGV 的致病性尚需进一步的研究。

HGV 常与 HBV 或 HCV 合并感染。HGV 单独感染时,肝细胞损伤较轻,无明显症状,与 HCV 合并感染后,有时 HCV 感染消失,HGV 感染仍持续存在。致病机制还需进一步研究。

(三)微生物学检查

HGV 的微生物学检查包括检测患者体内抗-HGV 抗体和病毒 RNA。加强血制品管理是主要的

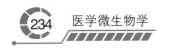

预防措施,干扰素治疗有一定的效果,但停药后病毒可重复出现。

RT-PCT法检测标本中的HGV基因片段是目前诊断HGV感染最常用的方法。目前已用真核系统表达了HGV包膜蛋白E2,并建立了检测E2抗体的ELISA法。由于E2抗体的出现与HGV RNA的消失有关,因此认为检出E2抗体是HGV感染恢复的标志。

(四)防治原则

切断经血传播途径、筛选献血员及血液制品,是减少和预防庚型病毒性肝炎最关键的措施。对症、保肝和降酶药物均有助于轻型庚型病毒性肝炎病情恢复,促进肝脏修复。干扰素治疗慢性庚肝与乙肝或丙肝病毒合并存在的病例有一定效果。

二、单负链环状DNA病毒

(一)生物学性状

现已知单负链环状DNA病毒(transfusion transmitted virus,TTV),呈球形,直径30~50 nm,无包膜,浮力密度为1.31~1.34 g/mL,曾有人建议将其归为微小DNA病毒科或环状病毒科,但因有不完全相同之处,故至今归类尚未确定。TTV基因组长约3.8 kb,含有ORF1和ORF2两个开放读码框架,分别编码770个和203个氨基酸。ORF1的N端为富含精氨酸的高亲水区,ORF2编码非结构蛋白。根据第1 902~2 257位核苷酸序列的差异,将TTV分为2个基因型共4个亚型,即G1a、G1b、G2a和G2b。此段核苷酸有2个保守区,可用作为设计PCR引物。我国于1998年报道了TTV全基因克隆及序列测定的结果。国内的TTV序列与日本株的同源性约为98%。

TTV的一个重要特性就是其基因组核酸序列变异率高,这在DNA病毒是十分罕见的。目前根据核酸序列差异对TTV进行基因分型,但方法和命名尚不统一。早期分型工作是依据N22区(220碱基)的核苷酸序列间的差异进行的,称为N22分型法。因该区域核苷酸序列较短且高度变异,故各种报道分型结果不完全一致。随着研究的深入,利用TTV ORF1全序列(约220碱基)进行分型,可将当时报道的变异株TTV分为4个基因群23种基因型。随后,在此基础上北京大学医学部彭宜红等首次报道了一个新基因群——第5基因群及其11种新基因型,这样就将TTV的基因分型增加到5群34型。

(二)致病性

继TTV在日本被发现以来,多个国家的学者陆续从健康人群和不明原因肝病患者的血清中分离到TTV DNA;但TTV是否为隐匿性肝病的致病因子到目前为止仍无定论,致病机制亦尚不明确。据报道,TTV感染者可表现为急性肝炎、慢性肝炎、无症状长期携带病毒、血清ALT单项升高等,且TTV DNA与ALT水平相关。部分TTV感染者组织内可见灶性坏死、汇管区炎症以及脂肪变性等。采用原位杂交技术以地高辛标记的TTV DNA作为探针,对怀疑为TTV感染的非甲-庚型肝炎患者肝组织进行检测,阳性率为27.5%。TTV DNA主要定位在肝细胞核内,肝细胞浆内多呈弱阳性表达,急性肝炎期TTV弥漫小叶内呈不规则片状分布,所以部分学者认为TTV为一种嗜肝病毒,能引起临床病理改变。

TTV主要通过输血或血制品传播。大量研究结果表明,多次受血或使用血制品者、静脉注射毒品成瘾者、血液透析患者及器官移植者均为TTV感染高危人群。根据对南美不同人群的调查,有输血史者的TTV感染率为18%,无输血史者为4%。在英国,血友病患者TTV感染率为44%,而在日本这一感染率可高达75%。

随着研究的深入,国内外学者先后在胆汁、粪便、唾液、精液和乳汁中检测到TTV DNA,某些标本中病毒量甚至比血中高10~1 000倍,因此认为TTV也可通过消化道、唾液等多途径传播。

2001 年国内等报道 TTV 可经胎盘垂直传播,此前国外已有母婴传播 TTV 的报道。多途径传播可能是导致 TTV 在正常人群中大量存在的主要原因。

(三)微生物学检查

1. 应用 PCR 技术检测 TTV 基因组 DNA　TTV 在机体内含量较低而变异性高,因此采用 PCR 法直接检测血清中的 DNA 是目前诊断 TTV 感染的主要手段。由于不同基因区碱基序列的保守性大有区别,故应用 PCR 法检测 TTV DNA 时,靶区的选择非常重要。在研究早期,根据位于翻译区内 N22 区的基因序列设计引物进行套式 PCR 扩增法检测,缺点是检出率低,只能检出 G1a 亚型;目前以 TTV ORF2 区高度保守序列的引物检测 TTV DNA,优点是敏感性明显提高,但也仅能检测 G1 型病毒和 G2 型病毒的 2 个亚型;而以非翻译区作为引物进行 PCR 检测(UTR-PCR 法),则可将各种基因型的 TTV 几乎无遗漏地全部检出。

2. 应用 ELISA 技术检测 TTV 抗体　以原核表达的 TTV ORF1 和(或)TTV ORF2 蛋白为抗原,应用 ELISA 技术对血清中的 TTV 抗体进行检测,方法简便,结果的稳定性和重复性均优于 PCR 法,适用于大规模血清流行病学调查。几年来国内外学者在 TTV 研究中做了不少工作并取得一定成绩,但由于尚处于起步阶段,在 TTV 的分类及归属、基因分型、检测方法、感染与免疫以及与机体相互关系等方面仍有许多待解决的问题。

问题分析与能力提升

患者,赵某,男,42 岁。检查 HBsAg 阳性,身体反复乏力、食欲减退 5 年;15 d 前有劳累史,数天后出现进行性乏力、恶心、呕吐、腹胀。入院查体:皮肤、巩膜明显黄染,腹水征阳性,全身可见散在的出血点。总胆红素 250 nmol/L,凝血酶原时间 28 s,ALT 66 U/L。初步诊断为乙型肝炎。

思考题:①根据病例,患者需要做哪些检查进行确诊以及判断预后? ②肝脏 CT 提示:患者有原发性肝癌病变,请分析该病与感染病毒有何关系? ③你认为疑似感染的病毒可能存在哪些感染途径? 如何预防该病毒感染?

提示:

1. 检查"两对半":HBsAg、HBeAg、抗-HBc、抗-HBe、抗-HBs;同时查 HBV-DNA。

2. ①流行病学调查:乙肝患者原发性肝癌的发生率比自然人群高。②动物实验:与 HBV 分子生物学相似的土拨鼠肝炎病毒可诱发土拨鼠发生原发性肝癌。③肝癌细胞内发现 HBV-DNA 整合;④HBV:X 片段编码产生 HBxAg 具有激活细胞原癌基因作用。因此,说明 HBV 可成为原发性肝癌的原因病毒。

3. 可能感染途径:①输血和血制品;②医源性感染;③垂直传播;④性传播或密切接触传播。

4. 预防:①一般性预防,切断传播途径,主要是严格筛选献血员,凡接触血液和体液的医疗操作均须严格消毒灭菌;②主动免疫,接种 HBV 疫苗;③被动免疫:注射 HBIG。

(新乡医学院　李　端)

海鲜的致命诱惑——HAV

第二十五章　虫媒病毒

━━━━━ 学习目标 ━━━━━

掌握　虫媒病毒的概念、种类及共同特性,乙脑病毒的传染源、传播途径与储存宿主。

熟悉　乙脑病毒的致病特点和预防原则。

了解　乙脑的临床特点,登革病毒、森林脑炎病毒、西尼罗病毒的致病特点。

　　虫媒病毒是指能够通过节肢动物叮咬而传播的病毒,易感的宿主多为脊椎动物,如禽类和哺乳动物。**节肢动物既可作为病毒的传播媒介,也可作为储存宿主**。能够进行病毒传播的节肢动物主要是蚊和蜱。虫媒病毒分布广泛,种类繁多,目前已经发现的虫媒病毒至少有557种,能够引起人和动物感染的有130多种,重要的虫媒病毒主要有黄病毒科黄病毒属的登革病毒、流行性乙型脑炎病毒、黄热病病毒、森林脑炎病毒、西尼罗病毒;披膜病毒科甲病毒属的东方马脑炎病毒、西方马脑炎病毒、委内瑞拉马脑炎病毒、基孔肯雅病毒;布尼亚病毒科白蛉病毒属的白蛉病毒、发热伴血小板减少综合征病毒等,主要引起黄热病、登革热、流行性乙型脑炎、东方马脑炎、西方马脑炎、森林脑炎等,我国流行的主要有**流行性乙型脑炎、森林脑炎和登革热**等。

　　虫媒病毒有一些共同的特点:①形态多为球形,直径20～120 nm;②有包膜,衣壳为二十面体立体对称结构,核酸为单正链RNA;③节肢动物作为病毒的储存宿主和传播媒介;④感染具有很强的季节性和地方性;⑤多为人兽共患病,致病力强,急性感染。

第一节　流行性乙型脑炎病毒

　　流行性乙型脑炎病毒,简称乙脑病毒,是由日本的学者在1935年首先分离的,故也称日本脑炎病毒。乙脑病毒主要经蚊子叮咬传播,引起流行性乙型脑炎,简称乙脑。乙脑是我国和亚洲地区的一种严重中枢神经系统传染病,主要侵犯儿童,重症患者病死率高,致残率高。

(一)生物学性状

　　1.形态结构　乙脑病毒属**黄病毒科黄病毒属**,病毒颗粒呈**球形**,有**包膜**,完整病毒颗粒的直径为40～50 nm,衣壳为二十面体立体对称结构,核心为单股正链RNA,全长约11 kb,只有一个开放读码框,自5′-3′端依次编码结构蛋白C、M、E以及非结构蛋白NS1～NS5。C蛋白在病毒的复制、转录调节、装配和释放过程中发挥重要作用。核衣壳外有包膜,在包膜表面有糖蛋白(E)组成的刺突,即病毒血凝素,在病毒感染中主要和细胞表面受体结合并介导膜融合,含有型特异性抗原表位和中和抗原表位,能刺激机体产生中和抗体和血凝抗体,能凝集鸡、鹅、羊等动物红细胞。E抗原也可用于病毒的分型和分组。M蛋白存在于成熟的病毒颗粒中,与衣壳紧密相连,主要参与病毒的成熟过程。非结构蛋白 NS1～NS5 与病毒的复制过程密切相关。

乙脑病毒只有一个血清型,抗原性稳定,疫苗预防效果好。根据 E 抗原的基因型不同,可将乙脑病毒分为 5 个基因型。

2. 培养特性　小鼠和乳鼠是最常用的敏感动物,乳鼠脑内接种乙脑病毒 3～4 d 后发病,出现神经系统兴奋性增高、肢体痉挛、麻痹等症状,1 周左右死亡,感染脑组织内含大量感染性病毒。病毒在 BHK21、C6/36、Vero 等传代细胞内增殖可产生典型的细胞病变。细胞培养增殖病毒简便易行,已取代动物培养方法应用于制备疫苗、诊断抗原,以及研究病毒复制机制、筛选抗病毒药物等。

3. 抵抗力　乙脑病毒对热的抵抗力较弱,56 ℃ 30 min 或 100 ℃ 2 min 即可灭活,故应在−70 ℃条件下保存毒株。若将感染病毒的脑组织加入 50% 甘油缓冲盐水中储存在 4 ℃,其病毒活力可维持数月。乙醚、1：1 000 去氧胆酸钠以及常用消毒剂均可灭活病毒。在酸性条件下不稳定,最适酸碱度为 pH 值 8.5～9.0。

4. 流行病学特征

(1)传染源和储存宿主　主要传染源是带毒的家畜和家禽,如猪、牛、羊、鸡、鸭等。猪是乙脑病毒的重要的传染源和中间宿主,特别是幼猪,感染率高,带毒率高。蚊虫叮咬猪后,随着血液进入蚊虫体内,病毒在蚊体内增殖并可随蚊越冬或经卵传代,因此蚊子既是传播媒介又是病毒的储存宿主。此外蝙蝠也可作为传染源和长期的储存宿主。

(2)传播媒介和传播途径　乙脑病毒常通过蚊虫叮咬而传播,主要有库蚊、伊蚊、按蚊的某些种。我国的主要传播媒介为三带喙库蚊。病毒通过蚊虫叮咬猪而在猪-蚊-猪之间不断循环,当带毒蚊子叮咬人时,可引起人类的感染。

5. 流行地区和季节　乙脑的主要流行地区在亚洲的热带和亚热带国家和地区。我国是乙脑的主要流行区。乙脑的流行和蚊虫密切相关,亚热带和温带多集中在夏秋季节的 7～9 月份,而热带地区则可全年流行。

6. 人群易感性　人群对乙脑病毒普遍易感,但多为隐性感染和顿挫感染。临床感染患者多集中在 10 岁以下儿童,近年来由于乙脑疫苗在儿童中的普遍接种,成人和老年人的发病率相对增加,但总的患者数已经大幅下降。

(二)致病性与免疫性

1. 致病性　乙脑呈高度散发性,同一家庭同时有两个患者罕见。当带毒蚊虫叮咬人时,病毒随蚊虫唾液进入人体皮下。先在毛细血管内皮细胞及局部淋巴结等处的细胞中增殖,随后有少量病毒进入血流引起短暂的第一次病毒血症,此时病毒随血液循环散布到肝、脾等处的细胞中继续增殖,一般不出现明显症状或只发生轻微的前驱症状。经 4～7 d 潜伏期后,在体内增殖的大量病毒,再次侵入血流引起第二次病毒血症,引起发热、寒战及全身不适等症状,若不再继续发展,即成为顿挫感染,数日后可自愈;但少数患者体内的病毒可通过血脑屏障进入脑内增殖,引起脑膜及脑组织发炎,造成神经元细胞变性坏死、毛细血管栓塞、淋巴细胞浸润,甚至出现局灶性坏死和脑组织软化。临床上表现为高热、意识障碍、抽搐、颅内压升高以及脑膜刺激征,重症患者可死于呼吸循环衰竭,部分患者病后遗留失语、强直性痉挛、精神失常等后遗症。

2. 免疫性　乙脑病毒只有一个血清型,抗原性稳定,隐性感染者和病后均可获得稳定而持久的体液免疫。抗体包括中和抗体和血凝抑制抗体,其中 IgM 抗体出现在感染早期,IgG 抗体出现得晚但可持续数年,是主要的预防性抗体。

(三)微生物学检查

1. 病毒的分离培养　可采集发病初期患者脑脊液或病尸脑组织研磨成 10% 悬液,接种 1～3 d 龄乳鼠脑内培养乙脑病毒,但阳性率较低,也可接种敏感细胞(如 C6/36 细胞系)分离病毒。

2. 病毒抗原检测　可用免疫荧光或 ELISA 方法检测发病初期患者血液或脑脊液中的乙脑病毒抗原,有早期诊断价值。

3. 血清学诊断　血清学试验包括用血凝抑制试验、ELISA 等检测特异性抗体。乙脑病毒特异性 IgM 抗体一般在感染后 4 d 开始出现,可用于早期快速诊断。乙脑病毒特异性 IgG 抗体检测通常需检测急性期和恢复期双份血清,当恢复期血清抗体效价比急性期升高 4 倍或 4 倍以上时,才有诊断价值。

4. 病毒核酸检测　实时 RT-PCR 或 RT-PCR 技术检测乙脑病毒特异性核酸片段,特异性强,敏感性高,广泛用于乙脑的早期快速诊断。

(四)防治原则

目前对乙型脑炎没有特效的治疗方法,主要是对症治疗。乙脑的预防关键措施包括**疫苗接种、防蚊灭蚊和动物宿主管理**。

乙脑疫苗有**灭活疫苗**和**减毒活疫苗**两大类。国际上广泛使用的乙脑疫苗主要是鼠脑纯化灭活疫苗。我国从 1968 年以来使用地鼠肾细胞培养的灭活疫苗对儿童进行计划免疫,有效地控制了乙脑的流行。1988 年我国研制成功了地鼠肾细胞来源的乙脑减毒活疫苗,可诱导体液免疫和细胞免疫应答,具有良好的免疫保护效果,现已在国内广泛应用,猪是乙脑病毒的主要传染源和中间宿主,因此通过做好猪的管理工作或对猪群进行免疫预防可以降低人群的发病率。

第二节　登革病毒

登革病毒(dengue virus, DENV)是**登革热**(dengue fever, DF)、**登革出血热/登革休克综合征**(dengue hemorrhagic fever/dengue shock syndrome, DHF/DSS)的病原体。传播媒介主要是**埃及伊蚊和白纹伊蚊**,自然宿主是人类和灵长类动物。登革热主要在东南亚和西太平洋地区流行,自 1978 年以来,我国南方不断发生登革热的流行或暴发流行。2014 年,仅广东省就报告登革热病例 37 340 例,死亡 5 例。

(一)生物学性状

登革病毒属于**黄病毒科黄病毒属**,生物学性状与乙脑病毒相似。分为 DENV1 ~ DENV4 **4 个血清型**。登革病毒的基因组为单正链 RNA,长约 11 kb,编码 3 种结构蛋白和至少 7 种非结构蛋白。该病毒可感染小白鼠、猩猩、猕猴和长臂猿等动物,也可在白纹伊蚊 C6/36 细胞中培养,并引起明显的细胞病变。登革病毒耐低温及干燥,不耐热,对酸、乙醚、紫外线、福尔马林敏感。

(二)致病性和免疫性

人和灵长类动物是登革病毒的主要储存宿主,白纹伊蚊和埃及伊蚊是主要传播媒介,形成人-蚊-人的传播循环。**患者和隐性感染者为主要传染源**。病毒进入人体后,随血液播散,形成两次病毒血症。临床类型有两种:DF 和 DHF/DSS。前者为自限性疾病,病情较轻,以高热、头痛、皮疹、全身肌肉和关节疼痛等为典型临床特征;少数患者疼痛剧烈,也被称为"断骨热"。DHF/DSS 病情较重,出血严重,病死率高。登革热的临床症状与免疫病理损伤有关。

(三)微生物学检查

可采集患者的血清接种白纹伊蚊 C6/36 细胞、白纹伊蚊或埃及伊蚊胸腔接种、乳鼠脑内接种进行病毒的分离培养。使用血凝试验、ELISA 法或免疫层析法检测登革热患者血清中特异性 IgM 抗体和 NS1 抗原可用于登革热早期快速诊断。

(四)防治原则

目前登革病毒疫苗研究取得了重要进展,数种基因工程疫苗已进入临床试验。尚无登革热的特效治疗方法,防蚊、灭蚊是预防登革热的主要手段。

第三节　森林脑炎病毒

森林脑炎病毒又称为**蜱传脑炎病毒**(tick-borne encephalitis virus,TBEV)或俄罗斯春夏脑炎病毒,森林中的**蝙蝠及啮齿类动物为储存宿主,蜱为传播媒介**,引起以中枢神经系统病变为特征的森林脑炎。森林脑炎主要流行于俄罗斯、东欧、北欧以及我国东北和西北林区。

森林脑炎病毒隶属于黄病毒科黄病毒属,与乙型脑炎病毒在形态结构和生物学性状上很相似。森林脑炎病毒可分为 3 个亚型,即欧洲亚型、远东亚型、西伯利亚亚型。不同来源的毒株毒力差异较大,但抗原性较一致。森林脑炎是一种急性中枢神经系统自然疫源性传染病,传染源包括蝙蝠、野鼠、松鼠、野兔、刺猬等野生动物以及牛、马、羊等家畜。**蜱既是传播媒介又是储存宿主**,病毒通过蜱叮咬野生动物和野鸟而在自然界循环,人类进入自然疫源地被带毒蜱类叮咬而受感染。近年来发现感染病毒的山羊可通过乳汁排出病毒,饮用含病毒的生羊奶可引起感染。人感染病毒后,大多数表现为隐性感染,少数感染者经 7～14 d 的潜伏期后突然发病,出现高热、头痛、呕吐、颈项强直、昏睡、肢体弛缓性瘫痪等症状。重症患者可出现延髓麻痹症状,病死率可高达 30%。**显性感染和隐性感染均可获得持久的免疫力。**

病原学诊断与乙脑相似。预防应以灭蜱和防蜱叮咬为重点。目前我国使用的是灭活疫苗,3 次基础接种和加强接种后可获得免疫保护作用。

第四节　西尼罗病毒

西尼罗病毒属于黄病毒科黄病毒属,与乙型脑炎、圣路易脑炎、黄热病、登革热等病毒同属。该病毒 1937 年从乌干达西尼罗地区一名发热的妇女血液中首先分离出来,得名为西尼罗病毒。本病毒发现初期主要在非洲、中东、欧洲、西亚/中亚等地流行。1999 年在纽约发生的一次暴发流行,造成数十人发病,7 人死亡。2012 年 8 月 15 日美国再次暴发西尼罗病毒,已有 17 人确认死亡。目前,西尼罗病毒是全球危害最广的蚊传病毒之一。西尼罗病毒属于包膜病毒,线性单股正链 RNA,有10 000～11 000 个碱基,具有感染性。病毒直径 21～60 nm,球形颗粒,对有机溶剂、紫外线敏感。西尼罗病毒的宿主主要是鸟、人和马,带毒的鸟类和病鸟是主要的传染源和储存宿主,蚊子(尤其库蚊)是最主要的传播媒介。人感染西尼罗病毒潜伏期为 3～14 d。80% 为隐性感染,无明显不适。20% 感染者出现如发热、头痛、肌肉疼痛等轻微症状,症状可持续数日至数周。约 1% 的感染者会有神经系统感染的症状,严重者会导致患者死亡。

问题分析与能力提升

患者,女,10 岁,突起高热 2 d 伴抽搐入院。体检:体温 42.1 ℃,血压 145/88 mmHg,脉搏

110 次/min,呼吸 35 次/min,昏迷状态,全身皮肤未见皮疹,两侧瞳孔不等大,左侧 3 mm,右侧 4 mm,对光反射迟钝,颈可疑抵抗、双肺可闻及痰鸣音,肝脾未扪及,克尼格征阳性,双侧巴宾斯基征(+),外周血常规白细胞 20.5×10^9/L。

思考题:①该患儿可能的诊断及依据是什么?进一步检查是什么?②该病的病原体的主要传播方式有哪些?

提示:

1. 该患儿初步诊断为病毒性脑炎,乙脑的可能性较大。诊断依据如下:①儿童为乙脑多发年龄,夏、秋节发病;②起病急,病程短;③以中枢神经系统、脑实质损害为主要临床表现,高热、意识障碍及抽搐;④体检见病理反射阳性;⑤实验室检查见白细胞数升高。

2. 该病是由乙脑病毒感染所致,下一步要做血清学检测,查病毒抗原;查脑脊液,排除细菌感染;肛拭子排除中毒性痢疾。

（新乡医学院　王沛珍）

来自登革病毒的警醒

第二十六章　出血热病毒

═══ 学习目标 ═══

掌握　汉坦病毒的传染源、传播途径。

熟悉　汉坦病毒的生物学性状、致病性与免疫性。

了解　汉坦病毒的微生物学检查方法与防治原则，埃博拉病毒的致病特点。

临床将以"3H"症状，即高热（hyperpyrexia）、出血（hemorrhage）、低血压（hypotension）为主要的共同特征的感染统称为**出血热**。引起出血热的病毒分属于 5 个病毒科 7 个病毒属，并经由不同的媒介和途径传播。**我国目前已发现的出血热病毒主要有汉坦病毒、登革病毒和克里米亚-刚果出血热病毒。**

第一节　汉坦病毒

汉坦病毒属于**布尼亚病毒科汉坦病毒属**。该病毒是 1978 年由韩国的李镐汪首先在韩国汉坦河边的黑线姬鼠肺组织中分离出来的，命名**汉滩病毒**；后来为了和汉坦病毒属的病毒区分，就改为了汉坦病毒。汉坦病毒属至少有 20 多个不同的型别，**临床上主要引起两种急性传染病，一种是肾综合征出血热**（hemorrhagic fever with renal syndrome，HFRS），另一种是**汉坦病毒肺综合征**（Hantavirus pulmonary syndrome，HPS）。**我国是世界上 HFRS 疫情最严重的国家**，本节主要以 HFRS 为例介绍汉坦病毒。

（一）生物学性状

1. 形态结构　汉坦病毒颗粒具有多形性，多数病毒呈圆形或卵圆形，平均 120 nm。病毒核心为分节段的**单股负链 RNA，分为 L、M、S 3 个片段**，分别编码病毒的 RNA 聚合酶（L）、包膜糖蛋白（G1 和 G2）和**核衣壳蛋白（NP）**（图 26-1）。病毒核衣壳外有包膜，包膜表面有由 G1 和 G2 糖蛋白组成的刺突。汉坦病毒的 NP 抗原性强，可刺激机体产生体液免疫和细胞免疫应答；G1 和 G2 **糖蛋白刺激机体可产生中和抗体**，并且能凝集鹅红细胞。

2. 培养特性　汉坦病毒可在 Vero E6、人肺癌传代细胞、人胚肺二倍体细胞和地鼠肾细胞中增殖，但**不产生明显的细胞病变**；易感动物主要有黑线姬鼠、小白鼠、大白鼠、长爪沙鼠等。

3. 抵抗力　汉坦病毒对酸和脂溶剂敏感；56~60 ℃ 1 h、紫外线照射（50 cm、1 h）以及 ^{60}Co 照射等也可灭活病毒。

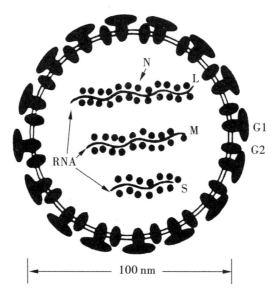

图 26-1　汉坦病毒结构模式图(L、M、S 为基因节段;N 为核衣壳蛋白)

(二)致病性与免疫性

1. 致病性　人类对汉坦病毒普遍易感,但多呈隐性感染,仅少数人发病。汉坦病毒可感染体内的多种组织细胞,如血管内皮细胞、淋巴细胞、单核巨噬细胞、血小板等,但主要的靶细胞是血管内皮细胞。病毒在血管内皮细胞内增殖,引起细胞肿胀和损伤、血管通透性增加;病毒可在单核细胞内增殖后释放入血而引起全身感染。HFRS 的潜伏期一般为 2 周左右,起病急,发展快。**典型病例具有三大症状**,即发热、出血和肾脏损害;发病初期患者常因出血而伴有"三痛"(头痛、腰痛、眼眶痛)和"三红"(面、颈、上胸部潮红)的典型临床表现。临床经过分为发热期、低血压休克期、少尿期、多尿期和恢复期五期。

HFRS 的这些临床症状和病毒感染后的免疫病理损伤有着密切的关系。其中Ⅰ、Ⅲ型变态反应是引起毛细血管和肾小球损伤的主要原因。同时血中特异性 CD_8^+ T 细胞、NK 细胞活性增强,IFN、TNF、sIL-2 受体水平明显增高,导致症状加重。

2. 免疫性　IgM 抗体在病毒感染后 1~2 d 即可检测出,第 7~10 天达高峰;第 2~3 天可检测出 IgG 抗体,第 14~20 天达高峰,可持续多年;HFRS 病后可获稳定而持久的免疫力,但隐性感染产生的免疫力不持久。

(三)流行病学特征

1. 传染源和储存宿主　HFRS 是一种多宿主性的自然疫源性疾病,其**主要宿主动物和传染源均为啮齿动物**,在啮齿动物中又以鼠科中的黑线姬鼠、大林姬鼠、褐家鼠为主,其他动物包括猫、猪、狗和家兔等。由于汉坦病毒有较严格的宿主特异性,所以不同型别汉坦病毒的分布主要是由宿主动物的分布不同所决定的。

2. 传播途径　HFRS 的传播途径可能有 3 种,即动物源性传播、垂直传播和虫媒传播。病毒可随鼠类的唾液、尿、粪等排出污染环境,人或动物通过呼吸道、消化道摄入或直接接触感染动物受到传染。病毒能经胎盘传给胎儿,也有报道病毒通过寄生在鼠身上的螨虫叮咬传播。

3. 流行地区和季节性　HFRS 有明显的季节性、地区性和周期性。在我国,汉坦病毒的主要宿主动物和传染源是黑线姬鼠和褐家鼠,存在有姬鼠型疫区、家鼠型疫区和混合型疫区。姬鼠型疫区的 HFRS 流行高峰在 11~12 月;家鼠型疫区的流行高峰在 3~5 月;而混合型疫区在冬、春季均可出现流行高峰。

(四)微生物学检查

1. 病毒分离　取患者急性期血液(或死者脏器组织)或感染动物肺、脑等组织接种于 Vero E6 细胞,培养 7 ~ 14 d 后,用免疫荧光染色法检查,胞质内出现黄绿色颗粒状荧光为阳性。检材也可通过颅内接种小鼠乳鼠,用免疫荧光法或 ELISA 法检查是否有病毒抗原。

2. 血清学检测　用间接免疫荧光染色法检测患者血清中的特异性 IgM 或 IgG 抗体,单份血清标本 IgM 或双份血清 IgG 呈 4 倍或 4 倍以上增高者,具有诊断价值。也可用 ELISA 法测定特异性抗原,敏感性高,特异性强,可用于早期诊断。

(五)防治原则

一般预防主要采取灭鼠、防鼠、灭虫、消毒和个人防护措施。目前国内使用的 HFRS 疫苗主要是细胞培养灭活双价疫苗(汉滩型和汉城型),接种人体后可刺激产生特异性抗体,对预防 HFRS 有较好效果。HFRS 早期患者,一般均采用卧床休息,以及以"液体疗法"(输液调节水与电解质平衡)为主的综合对症治疗措施,抗病毒药物使用可减轻早期的症状。

第二节　克里米亚-刚果出血热病毒

克里米亚-刚果出血热是欧、亚、非三大洲都有分布的蜱媒自然疫源性病毒疾病,以发热、出血、高病死率为主要特征,其病原体为**克里米亚-刚果出血热病毒**(Crimean-Congo hemorrhagic fever virus)。该病毒 1944 年首先发现于苏联的克里米亚半岛,1967 年从患者及疫区捕获的硬蜱中分离到病毒,并证实该病毒与 1956 年从刚果的一名发热儿童中分离到的病毒相同,于是命名为克里米亚-刚果出血热病毒。1965 年,我国新疆部分地区发生了一种以急性发热伴严重出血为特征的急性传染病,该病与当时国内其他地区流行的出血热不同,故定名为**新疆出血热**,后来从患者的血液、尸体内脏及疫区捕获的硬蜱中分离出了病毒,经形态学和血清学等研究证实,该病毒与已知的克里米亚-刚果出血热病毒相同。因此,新疆出血热实际上是克里米亚-刚果出血热在新疆地区的流行。

(一)生物学性状

克里米亚-刚果出血热病毒属于布尼亚(布尼奥罗)病毒科的**内罗病毒属**。病毒颗粒呈圆形和椭圆形,直径 85 ~ 120 nm,外被包膜。光学显微镜镜下在鼠脑的感染组织中可见到吉姆萨染色呈嗜碱性的有如红细胞大小的胞质包涵体,而在电镜下的超薄切片中可辨认包涵体所集聚的核糖体样致密颗粒,这些可能是抗原或病毒亚单位结构。克里米亚-刚果出血热病毒**形态、结构、培养特性和抵抗力**等与汉坦病毒相似。

(二)致病性与免疫性

人群普遍易感,感染发病以青壮年为多,但也有 2.5 ~ 3.0 岁婴幼儿被感染。临床表现与其他型出血热相似,唯肾脏的损伤较为轻微。患者入院时多呈重症,病死率高达 50%。

潜伏期 5 ~ 7 d。起病急骤,恶寒战栗,体温上升至 39 ~ 41 ℃。头痛剧烈,尤以前额和颞部剧痛难忍,颜面呈痛苦表情。周身肌痛,四肢关节酸痛剧烈,甚至难以行走。病程早期颜面和颈项部皮肤潮红,眼结膜、口腔黏膜以及软腭均见明显充血,呈醉酒貌。表面黏膜和皮肤在早期即可见到出血点或瘀血斑。恶心、呕吐持续数天。起病后 2 ~ 3 d 即出现鼻出血,有时持续不止。病程中期见有呕血,严重时连续大量呕血,同时发生血尿和血便,可见黑便。多有肝大,脾大者少见。重症病程

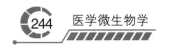

短,仅2~3 d即可死亡。死于严重出血、休克及神经系统并发症。有些患者可发生脑膜脑炎而伴有颈项强直、神志不清乃至昏睡。

克里米亚-刚果出血热是一种自然疫源性疾病。除野生啮齿类动物外,牛、羊、马、骆驼等家畜及野兔、刺猬和狐狸等也是病毒的主要储存宿主。硬蜱特别是亚洲璃眼蜱**既是该病毒的传播媒介,也因病毒在蜱体内可经卵传代而成为储存宿主。**该病的传播途径包括虫媒传播、动物源性传播和人-人传播。虫媒传播是主要的传播途径,通过带毒硬蜱的叮咬而感染;动物源性传播主要指与带毒动物直接接触或与带毒动物的血液、排泄物接触传播,人-人传播主要通过接触患者的血液、呼吸道分泌物、排泄物等引起感染。

克里米亚-刚果出血热的发生有明显的地区性和季节性。我国主要见于新疆地区、青海、云南等地亦有自然疫源地。每年4~5月为发病高峰期,这与蜱在自然界的消长情况及牧区活动的繁忙季节相一致。

(三)微生物学检查

1.病毒分离　采取急性期患者的血清、血液或尸检样本,或动物、蜱的样本经脑内途径接种小白鼠乳鼠分离病毒,阳性率可达90%以上。

2.血清学检查　可通过补体结合试验、间接血凝试验或间接免疫荧光试验、ELISA等检测患者血清中特异性的IgM抗体,均可做出早期诊断。本病血常规检查白细胞计数明显减少,有时可减少至$1×10^9$/L,血小板减少。

3.其他辅助检查　尿常规检查多有蛋白尿和血尿;发病早期可出现轻度的肝功能异常,部分患者血清胆红素升高。

患者近期的活动地点、蜱咬史以及可疑的接触史等有助于临床诊断。根据表面黏膜和皮肤出现的出血点、瘀血斑以及大出血的急性发作症状,在疫区和流行季节,本病诊断不难。鼻出血不止及易出血均属早期常见症状,利于早期诊断。

(四)防治原则

主要预防措施为加强个人防护、防止被硬蜱叮咬、避免与传染源特别是患者的血液或动物血液或脏器等直接接触。我国研制的新疆出血热疫苗(精制乳鼠脑灭活疫苗)已在牧区试用,其免疫预防效果有待进一步考察。

本病目前尚无特效治疗,原则应采取综合治疗措施,而以控制出血和抗休克为主。为防止出血可输入血小板、血浆,并用止血剂。阿司匹林以及有抗血小板或抗凝血的药物均应禁忌。对易于引起继发感染的处理措施要加强监控,尽量避免采取静脉内途径、导管及类似的损害性措施。注意保护心、肺,预防并发症,需要时给予输氧。对脱水、低血压和休克应采取得力措施。适当的补充液体和电解质,以免因心肌损害和肺血管通透性增高而发生水肿。多巴胺是抗休克有效药物,但应慎重使用。应恰当地使用洋地黄、毒毛花苷K等强心剂。

第三节　埃博拉病毒

埃博拉病毒(Ebola virus)是一种十分罕见的病毒,1976年在苏丹南部和刚果(金)(旧称扎伊尔)的埃博拉河地区发现它的存在后,引起医学界的广泛关注和重视,"埃博拉"由此而得名,包括属于纤维病毒科埃博拉病毒属下数种病毒。埃博拉病毒是一种能引起人类和灵长类动物产生埃博拉出血热的烈性传染病病毒,其主要临床特征为高热、全身疼痛、广泛性出血、多器官功能障碍和休克,病死率可达 50% ~90%。该病主要流行于非洲,自1976年以来已在非洲暴发数次大流行,在苏丹流行时,病死率为53.2%;在扎伊尔高达88.8%。2014年2月以来,西非暴发了大规模的埃博拉疫情,截至到2014年12月,仅利比里亚、塞拉利昂和几内亚西非三国的感染病例就达19 031人,死亡7 373人。

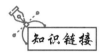

埃博拉病毒的发现和命名

埃博拉病毒的发现还要从它的同胞兄弟"马尔堡"病毒谈起。1967年秋,在西德的马尔堡和法兰克福、南斯拉夫的贝尔格莱德的几所医学实验室的工作人员中同时暴发了一种严重出血热,31名患者中死亡7人,这些患者大都接触过一批从乌干达运来的非洲绿猴。科学家们对患者血液和组织细胞进行了培养,分离出一种以前没有见到过的病毒。根据发病地点,将这种病毒命名为马尔堡病毒。1976年刚果民主共和国(前扎伊尔)埃博拉河流域的一个小村庄里出现了一种特别可怕的疾病。患者的表现主要是发热、休克,然后七窍出血而死亡。短短的几个月时间里,患病者达到300多人,88%的人死亡,在疾病暴发后不到6个月,科学家在电子显微镜下发现了一种和马尔堡病毒非常相似的病毒。这种病毒像长长的纤维丝,一端绕成了一个"索扣",因此被科学家分类为与马尔堡病毒同族的纤丝病毒属。由于疾病暴发于埃博拉河流域,便把这种病毒命名为埃博拉病毒。

(一)生物学性状

1. 形态结构 **埃博拉病毒属于丝状病毒科**,其基因组为单股负链 RNA。病毒颗粒为多形性的细长丝状,核衣壳螺旋对称,有包膜,包膜上仅含一种糖蛋白。病毒可在 Vero 细胞、MA-104、SW-13及人脐静脉内皮细胞中增殖。该病毒的抵抗力不强,但在室温(20 ℃)下病毒可稳定地保持其感染性。

埃博拉病毒(EBoV)属丝状病毒科,呈长丝状体,宛如中国古代的"如意",病毒体外有包膜,病毒颗粒直径大约80 nm,大小100×(300 ~1 500)nm,感染能力较强的病毒一般长665 ~805 nm,有分支形、U 形、6 形或环形,分支形较常见。有包膜,表面有8 ~10 nm 长的纤突,纯病毒粒子由一个螺旋形核糖核壳复合体构成,含负链线性 RNA 分子和4个毒粒结构蛋白。埃博拉病毒基因组为单股负链 RNA 病毒,有18 959 个碱基,分子量为 $4.17×10^6$。较长的奇形怪状的病毒粒子相关结构可呈分枝状或盘绕状,可长达10 μm。在病毒粒子中心结构的核壳蛋白由螺旋状缠绕的基因组 RNA 与核壳蛋白质以及病毒蛋白 VP35、VP30、L 组成,病毒包含的糖蛋白从表面深入病毒粒子10 nm长,另外10 nm 则向外突出在包膜表面,而这层包膜来自宿主的细胞膜,在包膜与核壳蛋白之间的区域,称为基质空间,由病毒蛋白 VP40 和 VP24 组成。

2. 分类 已确定埃博拉病毒分4 个亚型,即埃博拉-扎伊尔型(EBO-Zaire)、埃博拉-苏丹型(EBO-Sudan)、埃博拉-莱斯顿型(EBO-R)和埃博拉-科特迪瓦型(EBO-CI)。不同亚型具有不同的特性,EBO-Z 和 EBO-S 对人类和非人类灵长类动物的致病性和致死率很高;EBO-R 对人类不致病,对非人类灵长类动物具有致死性作用;EBO-CI 对人类有明显的致病性,但一般不致死,对黑猩猩的致死率很高。

3. 抵抗力 埃博拉病毒在常温下较稳定,对热有中度抵抗力,56 ℃不能完全灭活,60 ℃ 30 min方能破坏其感染性;紫外线照射2 min 可使之完全灭活。对化学药品敏感,乙醚、去氧胆酸钠、β-丙内酯、福尔马林、次氯酸钠等消毒剂可以完全灭活病毒感染性;^{60}Co 照射、γ 射线也可使之灭活。埃

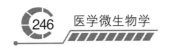

博拉病毒在血液样本或病尸中可存活数周;4 ℃条件下存放 5 周其感染性保持不变,8 周滴度降至一半;–70 ℃条件可长期保存。

(二)致病性与免疫性

埃博拉病毒感染属于自然疫源性,**传染源是带毒的猴子和病毒感染的患者**。病毒通过皮肤黏膜侵入人体内引起血管内皮细胞损伤导致皮疹、广泛性出血和低血容量性休克。埃博拉出血热发病急,进展快,死亡率高,患者多因休克、多器官功能障碍而死亡。患者发病 7 ~ 10 d 后出现特异性 IgM、IgG 抗体,但抗体保护性较弱。

埃博拉病毒的自然宿主虽尚未最后确定,但已有多方证据表明猴子及猩猩等野生非人灵长类动物以及其他动物有埃博拉病毒感染现象。1976 年、1996 年、2002 年的流行,源于人类接触野外死亡的猩猩;菲律宾出口的猴子多次查出埃博拉病毒,但没有发现发病;2003 年 8 月刚果(布)卫生健康部的调查表明,野外黑猩猩、野猪体内可查到埃博拉病毒。最近的研究认为果蝠可能是病毒的原宿主。

(三)微生物学检查

由于病毒的传染性很强,所以在进行标本的收集和处理时,要做好严格的防护措施,**病毒的研究必须在 P3 以上级别实验室进行**。可将病毒标本接种到动物体内和细胞内进行培养,通过提取病毒的抗原用荧光免疫的方法和 ELISA 检测血清抗体;也可用 RT-PCR 法测病毒的核酸 RNA。

埃博拉病毒是高度危险的病原体,必须在专门的实验设施内进行病毒的分离与鉴定。在非洲疫区主要通过检测埃博拉病毒的特异性 IgM 和 IgG 抗体以及检查病毒抗原或核酸等进行诊断。

1. 病毒特异性抗体的检查　患者血液中的病毒特异性 IgM 抗体在发病后 2 ~ 9 d 出现,持续存在到发病后 1 ~ 6 个月;IgG 抗体在发病后 6 ~ 18 d 出现,持续存在到发病后 2 年以上。用基因工程方法制备出的病毒核心蛋白羧基端多肽为抗原,建立的检测埃博拉病毒 IgG 抗体的 ELISA 方法,特异性和敏感性较高。但对于部分急性期血清中特异性抗体滴度很低的患者,应同时进行病毒抗原或核酸的检测。

2. 病毒特异性抗原和核酸的检查　已经证实检测埃博拉病毒抗原与检测病毒核酸的一致性几乎达到 100%,敏感度很高。并且,用 γ 射线照射标本并灭活病毒后,再检测病毒抗原或 RNA 时,实验安全性增高,且实验结果也不受显著影响。

(四)防治原则

目前对埃博拉出血热尚无安全有效的疫苗,预防主要采取综合性措施,包括发现可疑患者应立即隔离,严格消毒患者接触过的物品及其分泌物、排泄物和血液等,尸体应立即火化。与患者密切接触者应受到监视,出现发热时立即入院隔离。

埃博拉出血热的治疗很困难,目前尚无有效的化学治疗剂和生物制剂,因此主要采取强化支持疗法。

可喜的是,世界卫生组织 2016 年 12 月 23 日宣布,由加拿大公共卫生局研发的疫苗可实现高效防护埃博拉病毒。这项临床试验由世界卫生组织领导,几内亚卫生部等机构参与。生产疫苗的美国默沙东公司已经获得美国和欧盟方面的一些资格认证,这有利于相关监管机构加快审核这种新疫苗,使其尽快投入应用。

问题分析与能力提升

患者,男,35 岁,发热 4 d,无尿 1 d。4 d 前突起畏寒发热,伴头痛、全身不适、咽喉痛,入院检查体温 37.2 ℃,脉搏 102 次/min,呼吸 22 次/min,血压 130/86 mmHg,重病容,神志尚清,颈软,双结膜充血,胸前可见数个皮疹,压之不褪色,手臂及臀部注射处有多块成片瘀斑,双肺清晰,心率102 次/min,律齐,全腹部轻压痛,反跳痛,肝肋下 1.0 cm,质中等,脾未扪及,克、布鲁氏征阴性。血常规:白细胞 $24.0×10^9/L$,中性粒细胞 0.79,淋巴细胞 0.15;血小板 $50×10^9/L$。尿常规:蛋白(+++),红细胞(+),白细胞 0~2/HP。大便隐血试验阳性。

思考题:①本病例诊断为何疾病?何种病原体感染?依据是什么?②该病原体的储存宿主和主要传播方式是什么?

提示:

1.本病应诊断为肾病综合征出血热(少尿期);由汉坦病毒感染所致,诊断依据:①有出血热的典型临床表现,发热、低血压、少尿等;充血、出血的体征(结膜、胸前、手臂、臀部等处),腹部压痛、反跳痛、肝大。②血常规指标增高,血小板减少,可见异型淋巴细胞;蛋白尿及镜检有红、白细胞。

2.汉坦病毒的主要储存宿主是啮齿类动物,特别是鼠类;可通动物源性传播(包括通过呼吸道、消化道和伤口途径)、垂直(胎盘)传播和虫媒(螨媒)传播。

(新乡医学院 赵化杰)

无国界医疗——抗击埃博拉

第二十七章 人类疱疹病毒

━━━━━━ 学习目标 ━━━━━━

掌握 疱疹病毒的生物学性状;单纯疱疹病毒和水痘-带状疱疹病毒的潜伏感染特点。
熟悉 单纯疱疹病毒的型别、致病性和所致疾病;EB 病毒所致疾病。
了解 人类疱疹病毒的分类、特征;巨细胞病毒所致疾病;水痘-带状疱疹病毒的主要生物学性状、微生物学检查和防治原则。

疱疹病毒是一大群有包膜的 DNA 病毒,具有相似的生物学特性,归类于疱疹病毒科。目前已发现的疱疹病毒约有 100 多种,分为 α、β、γ 3 个亚科,引起人类感染的疱疹病毒称为人疱疹病毒(human herpes viruses,HHV),目前发现的有 8 种:α 疱疹亚科有单纯疱疹病毒 1 型和 2 型、水痘-带状疱疹病毒(人疱疹病毒 3 型);β 疱疹病毒亚科有人巨细胞病毒(人疱疹病毒 5 型)、人疱疹病毒 6 型和 7 型;γ 疱疹病毒亚科有 EB 病毒(人疱疹病毒 4 型)和人疱疹病毒 8 型。疱疹病毒科病毒有如下共同生物学特征。

1. **形态结构** 病毒呈球形,有包膜,核衣壳为二十面体立体对称结构。病毒核心为双链线状 DNA,长度为 125~245 kb(图 27-1)。

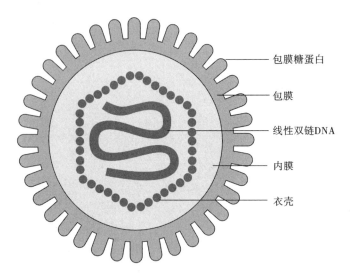

图 27-1 疱疹病毒结构

包膜糖蛋白
包膜
线性双链DNA
内膜
衣壳

2. **病毒复制** 疱疹病毒在细胞核内复制和装配,通过核膜出芽,由胞吐或细胞溶解方式释放病毒,病毒也可通过细胞间桥直接扩散,感染细胞可与邻近未感染的细胞融合,形成多核巨细胞。

3. **病毒感染类型** 疱疹病毒感染宿主后可有多种感染类型,包括溶细胞型感染、潜伏感染、整合感染和先天性感染。溶细胞感染可导致细胞死亡而出现临床症状;潜伏感染可使病毒在宿主体内长期存在;整合感染与肿瘤的发生有关,如 EBV 与鼻咽癌;先天性感染可导致胎儿畸形、死胎和流产,如人巨细胞病毒和单纯疱疹病毒。

第一节　单纯疱疹病毒

(一)生物学性状

单纯疱疹病毒(herpes simplex virus,HSV)分布广泛,人群感染率高,主要引起急性水疱性皮疹。

1. 形态与结构　HSV 呈球形,直径 120 ~ 150 nm。完整病毒颗粒包括核衣壳、被膜和包膜组成。病毒核心为线状双链 DNA,核衣壳外有一层蛋白质被膜,外层为包膜。病毒 DNA 由共价键连接的长片段 L 和短片段 S 组成,有 72 个基因,编码 70 多种蛋白质。HSV 病毒至少有 11 种包膜糖蛋白,在病毒复制和致病过程中发挥重要作用。目前已命名的 HSV 包膜糖蛋白有:gB、gC、gD、gE、gG、gH、gI、gJ、gK、gL 和 gM,以单体或复合体的形式发挥作用。其中 gB、gC、gD 和 gH 均为黏附性糖蛋白;gB 具有黏附和融合两种功能;gD 诱导产生中和抗体的能力最强;gC、gE 和 gI 为结构糖蛋白,具有免疫逃避功能。此外,gC 亦是补体 C3b 的受体,gE/gI 复合物是 IgG Fc 的受体,能阻止抗体的抗病毒作用;gG 为型特异性糖蛋白,分 gG-1 型和 gG-2 型,以区分 HSV-1 和 HSV-2 血清型。

2. 分型　HSV 有两种血清型,即 HSV-1(HHV-1)和 HSV-2(HHV-2),基因组结构相似,具有约 50% 的同源性,但通过序列分析或限制性内切酶谱分析可区分。两种血清型 HSV 的传播途径不同,HSV-1 主要通过密切接触感染,而 HSV-2 则主要通过性接触传播或新生儿经母体生殖道感染,因此,两种血清型所致疾病的临床表现不同。

3. 培养特性　HSV 可感染多种细胞和动物,如可在人胚肺、人胚肾、地鼠肾等细胞中迅速复制(8 ~ 16 h/周期),致细胞病变快;亦可感染人及兔、豚鼠和小鼠等多种动物。

(二)致病性与免疫性

HSV 人群感染率很高,传染源是患者和带毒者,主要通过密切接触和性接触传播。HSV 进入人体后主要表现为溶细胞型感染,致细胞出现嗜酸性核内包涵体和细胞融合。HSV 感染的典型临床表现为皮肤出现水疱,浆液中充满感染性病毒颗粒,在水疱基底部有典型的多核巨细胞。HSV 感染神经细胞主要呈潜伏感染。

1. 感染类型

(1)原发感染　HSV-1 原发感染主要临床表现为黏膜与皮肤的局部疱疹,以腰以上部位感染为主,往往限于口咽部,病毒经飞沫或直接接触唾液传播;HSV-2 则以腰以下及生殖器感染为主,经生殖道传播,引起生殖道疱疹。一般情况下,HSV 原发感染较轻,仅 10% ~ 15% 表现为显性感染,全身感染少见,在免疫缺损的患者中才会侵犯多器官。

(2)潜伏感染　原发感染后,如机体不能彻底清除病毒,病毒由感觉轴突神经传递到感觉神经节,以非复制的状态潜伏在神经细胞中,可持续终生。HSV-1 潜伏于三叉神经节和颈上神经节;HSV-2 潜伏于骶神经节。在潜伏期,原发感染灶附近检测不到病毒。潜伏的 HSV 并不复制,故对抗病毒药物不敏感。

(3)复发性感染　当机体受非特异性刺激,如发热、寒冷、日晒、月经期、情绪紧张,或其他细菌和病毒感染时,潜伏病毒被激活,沿感觉神经纤维轴索下行到末梢,在其支配的上皮细胞中复制,引起复发性局部疱疹,可反复发作。复发性感染病程短,组织损伤轻,且感染更为局限化,8 ~ 10 d 后

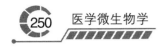

痊愈。复发感染仍然具有传染性。

2. 所致疾病

（1）HSV-1 感染疾病

龈口炎：多发生于 6 个月至 2 岁婴幼儿的原发感染，以发热、口腔内水疱性损伤为主。

唇疱疹：多发于口唇、鼻腔黏膜皮肤交界处的复发性感染，常形成大片的成群水疱。

疱疹性角膜结膜炎：以角膜溃疡为主，常伴有结膜上皮细胞损伤，严重复发者可导致瘢痕和失明。

脑炎：儿童多发，原发和复发性感染均可引起，可出现神经系统后遗症，病死率较高。

（2）HSV-2 感染疾病

生殖系统疱疹：男女生殖道出现疼痛性水疱损伤，原发感染所致的损伤比复发感染更为严重和持久，可伴有发热和腹股沟淋巴结肿大，病毒排出可持续 3 周；复发性生殖疱疹症状较轻。

先天性感染和新生儿疱疹：感染途径包括宫内、产道和产后接触感染，其中以产道感染为常见，可引起皮肤、眼和口局部疱疹，重症患儿表现为疱疹性脑膜炎或全身播散性感染。新生儿疱疹病死率可高达 80%。病毒亦可经胎盘感染胎儿，诱发流产、早产、死胎或先天性畸形。

（3）HSV-2 和宫颈癌　有研究显示，HSV-2 感染和宫颈癌的发生关系密切，生殖器疱疹患者宫颈癌的发生率明显提高；宫颈癌患者 HSV-2 感染率高，抗体阳性率高；宫颈癌脱落细胞检查中 HSV-2 抗原检出率高；分子杂交试验表明宫颈癌细胞中含有 HSV-2 的基因片段。

3. 免疫性　HSV 感染后 1 周，可在血中出现中和抗体。抗体可中和细胞外游离的病毒，但对于细胞内病毒无效，并且不能阻止病毒的潜伏和复发。由于病毒的感染主要在细胞内，所以细胞免疫较体液免疫更重要。

（三）微生物学检查

1. 细胞学诊断　刮取宫颈黏膜、皮肤、口腔、角膜等感染组织的基底部材料做涂片，检查细胞内 HSV 抗原；标本亦可染色镜检，寻找细胞核内包涵体及多核巨细胞，有助于病毒感染的诊断。

2. 核酸诊断　应用 PCR 或原位杂交技术检测标本中 HSV DNA，方法快速、敏感而特异；尤其是脑脊液标本的 HSV PCR 检测被认为是诊断疱疹性脑炎的标准方法。

3. 分离培养　采集水疱液、唾液、角膜拭子、阴道拭子或脑脊液等标本，接种于人胚肾、兔肾等易感细胞进行分离培养，可引起细胞肿胀、变圆、折光性增强和形成多核巨细胞等 CPE，据此可初步判定，然后再采用中和试验、DNA 酶切电泳等方法进行鉴定。

4. 血清学检测　常用 ELISA 和间接免疫荧光法检测 HSV 抗体。特异性 IgM 抗体阳性提示近期感染；特异性 IgG 抗体的检测常用于流行病学调查。

（四）防治原则

目前尚无 HSV 疫苗用于临床，所以对于 HSV 的感染无特异性预防措施。预防方法主要是避免与感染者接触，以减少 HSV 传播的危险。**阿昔洛韦**、**更昔洛韦**对生殖器疱疹、疱疹性脑炎及复发性疱疹病毒感染和疱疹性角膜炎的疗效较好。

第二节　水痘-带状疱疹病毒

水痘-带状疱疹病毒（varicella-zoster virus，VZV，HHV-3）是引起水痘和带状疱疹的病原体。在儿童原发感染时，引发水痘，病愈后潜伏在体内，潜伏病毒激活后引起带状疱疹。

(一)生物学性状

VZV 的基本生物学性状和 HSV 相似。VZV 只有一个血清型,在细胞中增殖形成嗜酸性包涵体和多核巨细胞,对抗病毒药物敏感,可引起复发性感染。

(二)致病性与免疫性

1. 致病性 VZV 主要引起皮肤的疱疹,人是唯一宿主。儿童易感,感染发病率可达 90%。VZV 传染性强,水痘患者急性期上呼吸道分泌物及水痘或带状疱疹患者水疱中均含有高滴度的感染性病毒颗粒,通过飞沫或直接接触传播。带状疱疹患者也是儿童水痘的传染源。水痘患者痊愈后,有部分可产生潜伏感染,病毒主要潜伏于脊髓后根神经细胞。感染类型有:

(1)原发性感染 主要表现为**水痘,好发于 3~9 岁儿童**。病毒感染起始于呼吸道黏膜,在局部淋巴结中增殖后,侵入血流形成第一次病毒血症,进入肝和脾中复制后重新入血,引起第二次病毒血症,播散至全身的皮肤。潜伏期 2~3 周,临床表现为皮肤广泛分布的斑丘疹、水疱疹,并可发展为脓疱疹。皮疹向心性分布,以躯干较多,常伴有发热等症状。数天后结痂,无继发感染者结痂可脱落不留痕迹。

儿童水痘一般为自限性疾病,症状较轻,**成人水痘一般病情较重**,20%~30% 可并发病毒性肺炎,病死率较高。孕妇患水痘可引起先天性水痘综合征和新生儿水痘,临床症状严重,并可致胎儿畸形,流产或死胎。

(2)复发性感染 主要表现为**带状疱疹**。原发感染后,潜伏于脊髓后根神经节或脑神经的感觉神经节中的 VZV 于成年以后被激活,沿感觉神经轴突到达其所支配的皮肤细胞,引起疱疹,因疱疹沿感觉神经支配的皮肤分布,形成带状或片状,故称带状疱疹,有剧痛,多见于胸、腹或头颈部,10%~15% 发生于三叉神经眼支所支配的部位。

2. 免疫性 儿童患水痘后可以产生持久的特异性细胞免疫和体液免疫,但抗体只能限制 VZV 经血流播散,但不能阻止带状疱疹的发生。细胞免疫在限制疾病的发展和感染的恢复中发挥主要作用。

(三)微生物学检查

根据临床表现一般即可做出 VZV 感染的诊断。必要时取水痘基底部标本、皮肤刮取物、水疱液、活检组织等做 H-E 染色,检查核内嗜酸性包涵体和多核巨细胞等有助于快速诊断。一般不依赖病毒的分离培养。

(四)防治原则

VZV 减毒活疫苗有一定的预防作用。正常儿童一般无须采用抗病毒治疗。对 VZV 有效的抗病毒药物包括阿糖腺苷、阿昔洛韦和干扰素等,能限制疾病的发展和缓解局部症状。

第三节 人巨细胞病毒

人巨细胞病毒(human cytomegalovirus,HCMV,HHV-5)是引起巨细胞包涵体病的病原体。该病毒最早是由 Smith 在 1956 年首先分离到的,由于感染的细胞肿大并具有巨大的核内包涵体,故而称为巨细胞病毒。由于病毒可垂直传播,是引起先天性畸形的重要病原体之一。

(一)生物学性状

HCMV 只有一个血清型,人类是其唯一宿主。HCMV 形态结构与 HSV 相似,病毒颗粒直径

180～250 nm。基因组 240 kb,编码 200 多种蛋白,其中包膜蛋白具有 Fc 受体的功能。HCMV 在体外仅在成纤维细胞中增殖,但增殖较缓慢,需 2～6 周出现 CPE,表现为细胞肿胀、核增大、形成巨核细胞。病毒培养过程中主要通过细胞融合的方式进行扩散。在患者标本中可见核内和细胞质嗜酸性包涵体,特别是核内可出现周围绕有一轮晕的大型包涵体。HCMV 对脂溶剂敏感,热(56 ℃ 30 min)、酸、紫外线照射均可灭活病毒。

(二)致病性与免疫性

1. 致病性　HCMV 人群普遍易感,我国成人 HCMV 抗体阳性率达 60%～90%。原发感染主要发生在 2 岁以下,通常为隐性感染,仅少数人有临床表现。感染后,多数形成潜伏感染,病毒主要存在于唾液腺、乳腺、肾脏、外周血单核细胞和淋巴细胞,潜伏病毒被激活可导致复发感染。在妊娠期间,潜伏的 HCMV 可被激活而从宫颈排出病毒。

HCMV 的传染源为患者及隐性感染者。传播方式有:①母婴传播,经胎盘和产道传播;②接触传播,通过人–人密切接触,经口–口或手–口等途径传播;③性传播,通过性接触传播;④医源性传播,包括输血和器官移植等。感染类型有:

(1)先天性感染　孕期 3 个月内感染。先天性感染率为 0.5%～2.5%。病毒可通过胎盘引起胎儿原发感染,出现死胎或先天性疾病。其中 5%～10% 的新生儿出现临床症状,称为巨细胞包涵体病(cytomegalic inclusion disease,CID),有肝脾肿大、黄疸、血小板减少性紫癜、溶血性贫血和神经系统损伤。少数呈先天性畸形,如小头畸形和智力低下等,严重者可致流产和死胎,也有部分亚临床感染病儿在出生后数月至数年才出现智力低下和先天性耳聋等症状。

(2)围生期感染　分娩过程中经产道、母乳或护理人员(排出病毒者)感染 HCMV。临床症状不明显,尿液和咽分泌物含有大量病毒,少数表现为短暂的间质性肺炎、肝脾轻度肿大、黄疸,多数患儿预后良好。

(3)儿童和成人原发感染　隐性感染多见,感染后主要表现为潜伏感染,并长期或间歇地排出病毒。少数感染者出现临床症状,表现为巨细胞病毒单核细胞增多症,出现疲劳、肌痛、发热、肝功能异常和单核细胞增多等症状,但异嗜性抗体阴性。临床症状较轻微且并发症少见。

(4)复发性感染　在免疫功能低下者(器官移植、艾滋病、白血病和淋巴瘤或长期使用免疫抑制剂者等)中,HCMV 原发感染或潜伏病毒的激活均可引起严重疾病,如 HCMV 肺炎、肝炎和脑膜炎等。HCMV 是导致艾滋病患者最常见的机会感染病原体之一,常导致视网膜炎。

2. 免疫性　HCMV 感染后产生的特异性 IgG、IgM 和 IgA 抗体,但不能有效地防止 HCMV 的感染,机体的细胞免疫在限制病毒播散、潜伏病毒激活和限制病毒感染的发生和发展中发挥主要作用。

(三)微生物学检查

1. 细胞学检查　咽喉洗液和尿液标本离心后沉渣涂片做吉姆萨染色镜检,观察巨大细胞及包涵体。可用于辅助诊断,但阳性率不高。

2. 病毒分离　常用标本是血液、咽部和宫颈分泌物、中段晨尿,可接种于人胚肺成纤维细胞,培养 1 周后观察细胞病变;也可在玻片中培养 2～4 d 后,用免疫荧光或免疫酶联技术检测病毒早期抗原。

3. 血清学检查　应用 ELISA 检测 HCMV–IgM,有助于早期诊断。新生儿血清中查出 HCMV–IgM,表示宫内感染。

4. 核酸检测　荧光定量 PCR 检测标本中病毒 DNA 拷贝数或用 RT–PCR 法检测病毒 mRNA,可用于快速诊断。

(四)防治原则

目前尚无安全有效的 HCMV 疫苗,可用高滴度抗 HCMV 免疫球蛋白及抗病毒药物更昔洛韦等联合应用治疗严重 HCMV 感染。

第四节　EB 病毒

EB 病毒(Epstein-Barr virus,EBV)是引起传染性单核细胞增多症和某些恶性淋巴增生性疾病的病原体。1964 年,Epstein 和 Bar 在非洲儿童恶性淋巴瘤细胞培养物中发现该病毒,由于具有嗜 B 淋巴细胞的特性,随后将其命名为 EB 病毒。EBV 是一种人类重要的肿瘤相关病毒。

(一)生物学性状

EBV 形态与结构和其他疱疹病毒相似,病毒呈球形,直径为 180 nm,基因组为线性 dsDNA,长 172 kb,至少编码 100 多种病毒蛋白。EBV 感染可表现为增殖性感染和潜伏性感染。在呈潜伏状态时,EBV 基因组以游离环状附加体的形式存在于感染的细胞核内。增殖性感染时,环状基因组需先线性化后,病毒才能进行复制。

B 淋巴细胞是 EBV 的主要靶细胞。病毒在 B 细胞中表达的抗原因感染状态不同而不同,具有临床诊断意义。

1. 增殖性感染期　主要表达两种抗原。EBV 早期抗原(early antigen,EA)和 EBV 晚期抗原。EA 为非结构蛋白,是 EBV 增殖活跃的标志。EBV 晚期抗原是病毒的结构蛋白,包括衣壳蛋白(viral capsid antigen,VCA)和包膜蛋白(membrane antigen,MA);包膜蛋白 gp350/gp220 可诱导中和抗体。

2. 潜伏感染期表达的抗原　潜伏感染期可表达 EBV 核抗原(EB nuclear antigen,EBNA)和潜伏膜蛋白(latent membrane protein,MP)。EBNA 为 DNA 结合蛋白,可稳定病毒环状附加体,并有助于病毒逃避细胞毒 T 细胞的杀伤作用。MP 存在于 B 淋巴细胞膜表面,是一种致癌蛋白,在鼻咽癌等上皮细胞源性肿瘤的形成中起重要作用。

(二)致病性与免疫性

1. 致病机制　EBV 在人群中感染非常普遍,传染源为患者和隐性感染者。主要经唾液、性接触传播。EBV 感染后,首先在口咽部或腮腺上皮细胞增殖,释放后感染局部淋巴组织中的 B 淋巴细胞,被感染的 B 淋巴细胞能刺激 T 淋巴细胞增殖,使外周血单核细胞明显增高。

2. 所致疾病

(1)传染性单核细胞增多症　多见于青春期初次感染大量 EBV 者,引起急性全身淋巴细胞增生性疾病。典型的临床表现为发热、咽炎、颈淋巴结炎、肝脾肿大、血单核细胞和异形淋巴细胞增多。病程可持续数周,预后较好,如果没有并发症,病死率低。严重免疫缺陷的儿童、艾滋病及器官移植者病死率较高。

(2)非洲儿童恶性淋巴瘤　多见于 6 岁左右儿童,好发部位为颜面、颚部。是一种低分化的单克隆 B 淋巴细胞瘤,在中非、新几内亚、南美洲等某些温热带地区呈地方性流行。

(3)EBV 与鼻咽癌　鼻咽癌主要发生在东南亚、北非和北美洲北部地区。我国广东、广西、福建、湖南、江西、浙江和台湾等省(区)为高发区。EBV 感染与鼻咽癌发生相关的主要依据有:①所有鼻咽癌患者中均可找到 EBV 的核酸和抗原;②鼻咽癌患者血清中的 EBV 抗体效价高于正常人;③鼻咽癌经治疗病情好转后,抗体效价亦逐渐下降。

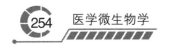

3. 免疫性　原发感染后,机体产生特异性中和抗体和细胞免疫应答。中和抗体可防止外源性 EBV 再感染,但不能完全清除细胞内潜伏的 EBV。细胞免疫在限制原发感染和慢性感染中发挥重要作用。在体内潜伏的病毒与宿主免疫保持相对平衡状态,EBV 可在口咽部形成低滴度的增殖性感染,持续终身。

(三)微生物学检查

EBV 分离培养较为困难,一般常用血清学方法做辅助诊断,多用免疫酶染色法或免疫荧光法检测抗体。

1. 血清学诊断

(1)异嗜性抗体的检测　异嗜性抗体是 EBV 感染后非特异性活化的 B 淋巴细胞产生的抗体,主要用于传染性单核细胞增多症的辅助诊断。在发病早期,血清中出现能非特异凝集绵羊红细胞的 IgM 型抗体,效价在发病 3～4 周达高峰,恢复期逐渐下降消失。

(2)EBV 抗体检测　用免疫荧光法或免疫酶法检测 EBV 抗体有助于 EBV 感染的诊断。VCA–IgM 的存在提示 EBV 原发性感染。VCA–IgG 抗体或 EBNA–IgG 抗体阳性表示既往感染。EA–IgA 和 VCA–IgA 的升高有助于鼻咽癌的诊断。

2. 核酸和抗原检测　用原位核酸杂交试验或 PCR 法检查标本中的 EBV DNA。

(四)防治原则

95% 的传染性单核细胞增多症患者均可恢复,仅有少数传染性单核细胞增多症患者可发生脾破裂,故在急性期应避免剧烈运动。EBV 在鼻咽癌发生中起重要作用,测定 EBV 抗体可以早期诊断鼻咽癌,以利于早期治疗。预防 EBV 感染的疫苗正在研制中。

第五节　其他人类疱疹病毒

一、人疱疹病毒6型

人疱疹病毒 6 型(human herpes virus-6,HHV-6)是 1986 年分离出的嗜淋巴细胞的新型疱疹病毒,基因组结构与 HCMV 相似。根据其抗原性的不同分为 HHV-6A 和 HHV-6B。HHV-6 主要在 CD_4^+T 细胞中增殖。HHV-6 在人群中的感染十分普遍。HHV-6 感染后持续终身,多数成人唾液中含有病毒,可经唾液传播。HHV-6B 原发感染后,多数婴儿表现为隐性感染,少数婴幼儿感染可引起丘疹或玫瑰疹,伴发热,称为婴儿玫瑰疹,维持 24～48 h。一般预后良好,偶见脑炎、肺炎、肝炎和惊厥等症状。在免疫功能低下患者中,HHV-6 可被激活,引起急性感染。HHV-6 是器官移植者感染最重要的病原之一。对病毒感染的免疫主要依靠细胞免疫。HHV-6 感染的实验室诊断,可采集患儿唾液或外周血单核细胞进行病毒分离培养,细胞出现"气球样"变表明病毒存在。采用间接免疫荧光法检测 IgM 有助于近期感染的诊断,也可用 PCR 技术检测标本中的 HHV-6 核酸。目前尚无 HHV-6 的预防疫苗。

二、人疱疹病毒7型

人疱疹病毒 7 型(human herpes virus-7,HHV-7)是由 Frenkel 等于 1990 年从健康人活化的 CD_4^+T 细胞中分离到新型疱疹病毒。HHV-7 的形态结构与 HHV-6 相似,其基因组与 HHV-6 有

50%~60%的同源性。人群普遍易感,成人感染率高达90%以上,主要通过唾液传播。HHV-7主要形成潜伏感染,潜伏部位主要在人外周血单核细胞和唾液腺。

HHV-7的分离培养与HHV-6相似,可用PCR等分子生物学方法鉴定病毒。目前尚无有效的预防和治疗措施。

三、人疱疹病毒8型

人疱疹病毒8型(human herpes virus-8,HHV-8)是1994年从艾滋病患者的卡波西肉瘤活检组织中发现,故又称为**卡波西肉瘤相关疱疹病毒**。HHV-8基因组为双链DNA,在细胞中以附加体形式存在,基因组除编码病毒复制相关蛋白质外,还编码一些与细胞因子和细胞因子受体的同源物蛋白,如cyclinD、IL-6、Bcl-2、G偶联蛋白受体以及干扰素调节因子等,与病毒致病、致癌机制有关。

HHV-8可通过唾液、器官移植、输血和性接触传播。健康人感染该病毒后无症状但可向外排毒,而在免疫缺损的患者中可出现显性感染。HIV感染可激活体内潜伏的HHV-8,与卡波西肉瘤的发生密切相关。

HHV-8感染可通过PCR法检测病毒DNA,也可采用免疫荧光、ELISA、免疫印迹试验等方法检测血清抗原或抗体。

目前尚无特异性预防和治疗HHV-8感染的有效措施。

问题分析与能力提升

患者,女,42岁,患者1周前,无明显诱因右侧颈肩部出现细小疱疹,呈带状群集分布,疱疹液清亮,部分水疱破溃糜烂,同时有群集性点状色素沉着,也呈带状分布,有疼痛、灼热感。体温37.1 ℃,脉搏71次/min,呼吸19次/min,血压106/78 mmHg。

思考题:①该患者诊断为何种疾病,由哪种病原体感染引起? ②该病原体的初次感染表现为哪种疾病,主要传播方式有哪些?

提示:

1.该患者应诊断为带状疱疹,由水痘-带状疱疹病毒感染引起。

2.水痘-带状疱疹病毒初次感染为水痘,主要传播方式为呼吸道和直接接触传播。

(新乡医学院 闫 冬)

自我减压防疱疹

第二十八章　逆转录病毒

掌握　人类免疫缺陷病毒的生物学特性、致病性和免疫性、传播途径、临床检测及预防治疗。

熟悉　人类嗜T淋巴细胞病毒生物学特性及致病性。

逆转录病毒科是含有逆转录酶(reverse transcriptase,RT)的一大类RNA病毒。目前国际病毒分类委员会将逆转录病毒科分为7个属:α逆转录病毒属、β逆转录病毒属、γ逆转录病毒属、δ逆转录病毒属、ε逆转录病毒属、慢病毒属和泡沫病毒属,其中对人致病的主要是**慢病毒属中的人类免疫缺陷病毒**(human immunodeficiency virus,HIV)和δ **逆转录病毒属中的人类嗜T细胞病毒**(human T-lymphotropic virus,HTLV)。

逆转录病毒具有以下共同特性:①病毒呈球形,大小80~100 nm,有包膜,表面有糖蛋白刺突。②病毒基因组由两条相同单正链RNA组成,在5′端通过部分碱基互补配对形成双体结构。组成相似,均含有序列及功能相似的*gag*、*pol*和*env* 3个结构基因及多个调节基因。③病毒核心中含有逆转录酶(依赖RNA的DNA多聚酶)及整合酶。④病毒复制包括逆转录及整合,即以病毒RNA为模板,在逆转录酶的作用下首先合成DNA,构成RNA∶DNA中间体,其DNA进入细胞核作为前病毒整合于宿主细胞的染色体上。

第一节　人类免疫缺陷病毒

HIV为**获得性免疫缺陷综合征**(acquired immunodeficiency syndrome,AIDS)的病原体,属逆转录病毒科慢病毒亚科慢病毒属,系引起细胞病变的灵长类逆转录病毒之一。

(一)生物学性状

1. 形态结构　病毒呈球形,直径100~120 nm,电镜下可见一致密的圆锥状核心,内含病毒RNA分子和酶(逆转录酶、整合酶、蛋白酶),病毒外层包膜系双层脂质蛋白膜,其中嵌有gp120和gp41,分别组成刺突和跨膜蛋白。包膜内面为P17蛋白构成的衣壳,其内有核心蛋白(P24)包裹RNA。

2. 基因结构及编码蛋白的功能　HIV基因组长9.2~9.7 kb,含*gag*、*pol*、*env* 3个结构基因,及至少6个调控基因(*tat*、*rev*、*nef*、*vif*、*vpu*、*vpr*),并在基因组的5′端和3′端各含**长末端序列**(long terminal repeated,LTR)。HIV LTR含顺式调控序列,它们控制前病毒基因的表达。已证明在LTR有启动子和增强子并含负调控区。

(1)*gag*基因能编码大约500个氨基酸组成的聚合前体蛋白(P55),经蛋白酶水解形成P17、P24

核蛋白,使 RNA 不受外界核酸酶破坏。

(2) pol 基因编码聚合酶前体蛋白(P34),经切割形成蛋白酶、整合酶、逆转录酶、核糖核酸酶 H,均为病毒增殖所必需。

(3) env 基因编码大约 863 个氨基酸的前体蛋白并糖基化成 gp160、gp120 和 gp41。gp120 含有中和抗原决定簇,已证明 HIV 中和抗原表位在 gp120 V3 环上,V3 环区是包膜蛋白的重要功能区,在病毒与细胞融合中起重要作用。gp41 与靶细胞融合,促使病毒进入细胞内,实验表明 gp41 亦有较强抗原性,能诱导产生抗体反应。gp120 与跨膜蛋白 gp41 以非共价键相连。

(4) tat 基因编码蛋白(P14)可与 LTR 结合,以增加病毒所有基因转录率,也能在转录后促进病毒 mRNA 的翻译。

(5) rev 基因产物是一种顺式激活因子,能对 env 和 gag 中顺式作用抑制序(Cis-Acting repression sequance,Crs)去抑制作用,增强 gag 和 env 基因的表达,以合成相应的病毒结构蛋白。

(6) nef 基因编码蛋白 P27 对 HIV 基因的表达有负调控作用,以推迟病毒复制。该蛋白作用于 HIV cDNA 的 LTR,抑制整合的病毒转录。可能是 HIV 在体内维持持续感染所必需。

(7) vif 基因对 HIV 并非必不可少,但可能影响游离 HIV 感染性、病毒体的产生和体内传播。

(8) vpu 基因为 HIV-1 所特有,对 HIV 的有效复制及病毒体的装配与成熟不可少。

(9) vpr 基因编码蛋白是一种弱的转录激活物,在体内繁殖周期中起一定作用。

HIV-2 基因结构与 HIV-1 有差别:它不含 vpu 基因。核酸杂交法检查 HIV-1 与 HIV-2 的核苷酸序列,仅 40% 相同。env 基因表达产物激发机体产生的抗体无交叉反应。

3. HIV 的复制　　HIV 的复制过程与其他逆转录病毒相似。首先 HIV 包膜刺突糖蛋白 gp120 与靶细胞上特异受体(CD_4 分子)及辅助受体结合吸附到细胞表面,然后病毒穿入,核衣壳进入细胞质内脱壳、释放出 RNA 进行复制。在病毒自身逆转录酶的作用下,以病毒 RNA 为模板,经逆转录形成互补的负链 DNA,构成 RNA:DNA 中间体。中间体中的 RNA 被 RNA 酶水解,再以负链 DNA 为模板复制成双股 DNA。双股 DNA 进入细胞核,在病毒整合酶的作用下,病毒基因组整合于细胞染色体基因组,这种整合的病毒 DNA 称为**前病毒**。当各种因素刺激前病毒活化而进行自身转录时,LTR 有启动和增强转录作用。在宿主细胞 RNA 多聚酶Ⅱ作用下,病毒 DNA 转录形成 RNA。有些 RNA 经拼接成为 mRNA,翻译成子代病毒的结构蛋白及非结构蛋白。还有些 RNA 经加帽加尾作为子代病毒基因组 RNA,与结构蛋白装配成核衣壳,并通过宿主细胞膜获得包膜,构成完整的子代病毒体,以出芽方式释放到细胞外。

4. 培养特性　　将患者自身外周或骨髓中淋巴细胞经 PHA 刺激 48~72 h 做体外培养(培养液中加 IL2)1~2 周后,病毒增殖可释放至细胞外,并使细胞融合成多核巨细胞,最后细胞破溃死亡。亦可用传代淋巴细胞系如 HT-H9、Molt-4 细胞做分离及传代。

HIV 动物感染范围窄,仅黑猩猩和长臂猿,一般多用黑猩猩做实验。用感染 HIV 细胞或无细胞的 HIV 滤液感染黑猩猩,或将感染 HIV 黑猩猩血液输给正常黑猩猩都感染成功,连续 8 个月在血液和淋巴液中可持续分离到 HIV,在 3~5 周后查出 HIV 特异性抗体,并继续维持一定水平。但无论黑猩猩或长臂猿感染后都不发生疾病。

5. 抵抗力　　HIV 对热敏感,56 ℃ 30 min 灭活,但在室温保存 7 d,仍保持活性。不加稳定剂病毒 -70 ℃冰冻失去活性,而 35% 山梨醇或 50% 胎牛血清中 -70 ℃冰冻 3 个月仍保持活性。对消毒剂和去污剂亦敏感,0.2% 次氯酸钠、0.1% 漂白粉、70% 乙醇、35% 异丙醇、0% 乙醚、0.3% H_2O_2、0.5% 的来苏水处理 5 min 能灭活病毒,1% NP-40 和 0.5% triton-X-100 能灭活病毒而保留抗原性,对紫外线、γ 射线有较强抵抗力。

(二)致病性与免疫性

1. 传染源和传播途径　　HIV 感染者是传染源,曾从血液、精液、阴道分泌液、眼泪、乳汁等分离得

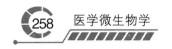

HIV。传播途径有:

(1)**性传播** 通过男性同性恋之间及异性间的性接触感染。

(2)**血液传播** 通过输血、血液制品或没有消毒好的注射器传播,静脉嗜毒者共用不经消毒的注射器和针头造成严重感染,据报道我国云南边境静脉嗜毒者感染率达60%。

(3)**母婴传播** 包括经胎盘、产道和哺乳方式传播。

2. 致病机制 HIV 选择性地侵犯带有 CD₄ 分子的细胞,主要有 CD$_4^+$淋巴细胞、单核巨噬细胞、树突状细胞等。细胞表面 CD₄ 分子是 HIV 受体,通过 HIV 包膜蛋白 gp120 与细胞膜上 CD₄ 结合后由 gp41 介导使病毒穿入易感细胞内,造成细胞破坏。其机制尚未完全清楚,可能通过以下方式起作用:

(1)由于 HIV 包膜蛋白插入细胞或病毒出芽释放导致细胞膜通透性增加,产生渗透性溶解。

(2)受染细胞内 CD₄-gp120 复合物与细胞器(如高尔基体等)的膜融合,使之溶解,导致感染细胞迅速死亡。

(3)HIV 感染时未整合的 DNA 积累,或对细胞蛋白的抑制,导致 HIV 杀伤细胞作用。

(4)HIV 感染细胞表达的 gp120 能与未感染细胞膜上的 CD₄ 结合,在 gp41 作用下融合形成多核巨细胞而溶解死亡。

(5)HIV 感染细胞膜病毒抗原与特异性抗体结合,通过激活补体或介导 ADCC 效应将细胞裂解。

(6)HIV 诱导自身免疫,如 gp41 与 CD$_4^+$T 细胞膜上 MHC Ⅱ类分子有一同源区,由抗 gp41 抗体可与这类淋巴细胞起交叉反应,导致细胞破坏。

(7)细胞程序化死亡:在艾滋病发病时可激活细胞凋亡。如 HIV 的 gp120 与 CD₄ 受体结合;直接激活受感染的细胞凋亡;感染 HIV 的 T 细胞表达的包膜抗原也可启动正常 T 细胞,通过细胞表面 CD₄ 分子交联间接地引起凋亡。CD$_4^+$T 细胞的大量破坏,造成以 T4 细胞缺损为中心的严重免疫缺陷,患者主要表现:外周淋巴细胞减少,CD$_4^+$T/CD$_8^+$T 细胞比例倒置,对植物血凝素和某些抗原的反应消失,迟发型变态反应下降,NK 细胞、巨噬细胞活性减弱,IL-2、γ 干扰素等细胞因子合成减少。病程早期由于 B 淋巴细胞处于多克隆活化状态,患者血清中 Ig 水平往往增高,随着疾病的进展,B 细胞对各种抗原产生抗体的功能也直接和间接地受到影响。

AIDS 由于免疫功能严重缺损,常合并严重的机会感染,常见的有细菌(鸟分枝杆菌)、原虫(卡氏肺囊虫、弓形体)、真菌(白念珠菌、新型隐球菌)、病毒(巨细胞病毒、单纯疱疹病毒、乙型肝炎病毒),最后导致无法控制而死亡,另一些病例可发生卡波西肉瘤或恶性淋巴瘤。此外,感染单核巨噬细胞中 HIV 呈低度增殖,不引起病变,但损害其免疫功能,可将病毒传播全身,引起间质肺炎和亚急性脑炎。

HIV 感染人体后,往往经历很长潜伏期(3~5 年或更长至 8 年)才发病,表明 HIV 在感染机体中,以潜伏或低水平的慢性感染方式持续存在。当 HIV 潜伏细胞受到某些因素刺激,使潜伏的 HIV 激活大量增殖而致病,多数患者于 1~3 年内死亡。

3. 免疫性 HIV 感染后可刺激机体产生包膜蛋白(gp120、gp41)抗体和核心蛋白(P24)抗体。同时也可以产生细胞免疫。

(1)**体液免疫** 机体在 HIV 原发感染后,一般 1~3 个月即可检出 HIV 抗体,但多为非中和抗体。绝大多数感染者都能产生针对病毒包膜的中和抗体,但水平较低。中和抗体具有一定的保护作用,仅能减少急性期血清中的病毒抗原量,但不能彻底清除体内的病毒及感染细胞内的病毒,而且因病毒包膜的高度变异性,预先存在的抗体也难以中和变异的包膜抗原,由此产生了 HIV 的"中和逃逸",最近研究发现,有 5%~25% 的 HIV-1 感染者产生广谱中和抗体。

(2)**细胞免疫** 感染细胞内的病毒主要依靠机体的细胞免疫反应,包括细胞毒性 T 细胞(CTL)

和 NK 细胞反应,也包括抗 gp120、gp41 在内的抗体依赖的细胞介导的细胞毒性作用(ADCC)。特异性 CTL 对杀伤 HIV 感染细胞及阻止病毒扩散有重要作用,但 CTL 依然不能清除 HIV 潜伏感染的细胞。其主要原因是因 HIV 能通过改变 CTL 识别的表面抗原决定簇、诱导细胞毒 CD_8^+ 细胞的无反应性、改变病毒多肽结构而使抗原决定簇被掩盖或通过降低细胞 MHC 的表达等而逃避 CTL 的杀伤作用,致使 HIV 不能彻底被机体清除,一经感染便终身携带病毒。

在 HIV 携带者、艾滋病患者血清中测出低水平的抗病毒中和抗体,其中艾滋病患者水平最低,健康同性恋者最高,说明该抗体在体内有保护作用。但抗体不能与单核巨噬细胞内存留的病毒接触,且 HIV 包膜蛋白易发生抗原性变异,原有抗体失去作用,使中和抗体不能发的应有的作用。在潜伏感染阶段,HIV 前病毒整合入宿主细胞基因组中,不被免疫系统识别,逃避免疫清除,这些都与 HIV 引起持续感染有关。

(三)微生物学诊断

检测 HIV 感染者体液中病毒抗原和抗体的方法,操作方便,易于普及应用,其中抗体检测尤普通。但 HIV P24 抗原和病毒基因的测定,在 HIV 感染检测中的地位和重要性也日益受到重视。

1. 抗体检测　主要有 ELISA 和 IFA。ELISA 用去污剂裂解 HIV 或感染细胞液提取物作抗原,IFA 用感染细胞涂片作抗原进行抗体检测,如果发现阳性标本应重复一次。为防止假阳性,可做蛋白印迹(WB)法进一步确证。

WB 法是用聚丙烯酰胺凝胶电泳将 HIV 蛋白进行分离,再经转移电泳将不同蛋白条带转移于硝酸纤维膜上,加入患者血清孵育后,用抗人球蛋白酶标抗体染色,就能测出针对不同结构蛋白抗体,如抗 gp120、gp41、P24 抗体,特异性较高。

2. 抗原检测　用 ELISA 检测 P24 抗原,在 HIV 感染早期尚未出现抗体时,血中就有该抗原存在。由于 P24 量太少,阳性率通常较低。现有用解离免疫复合物法或浓缩 P24 抗原,来提高敏感性。

3. 核酸检测　用 PCR 法检测 HIV 基因,具有快速、高效、敏感和特异等优点,目前该法已被应用于 HIV 感染早期诊断及艾滋病的研究中。

4. 病毒分离　常用方法为共培养法,即用正常人外周血液分离单核细胞,加 PHA 刺激并培养后,加入患者单核细胞共培养可用于艾滋病的诊断及研究。

(四)防治原则

自 1981 年发现艾滋病,随后在世界各地迅速蔓延,据 WHO 报告,2016 年底,全球 HIV 感染者约 4 000 万,75% 集中在 15 个国家,中国是其中之一。我国从 1985 年至 2015 年 6 月累计 HIV 感染者 715 051 例,死亡 169 300 例,传播途径已由注射传播转为主要由性传播。

由于艾滋病惊人的蔓延速度和高度的致死率,已引起 WHO 和许多国家的重视,普遍采用了一系列综合措施,主要包括:①广泛地开展宣传教育,普及防治知识,认识本病传染源、传播方式及悲惨结局;②建立 HIV 感染和艾滋病的监测系统,掌握流行动态。对高危人群实行监测,严格管理艾滋患者及 HIV 感染者;③对供血者进行 HIV 抗体检测,确保输血和血液制品安全;④加强国境检疫,防止本病传入。

特异预防,迄今尚缺理想疫苗。减毒活疫苗和灭活全病毒疫苗,由于难以保证疫苗安全,不宜人体应用。目前选择基因工程方法研制疫苗,如克隆包膜蛋白基因、核心蛋白基因,在细胞和动物细胞中表达多肽作亚单位疫苗,或包膜基因插入病毒或腺病毒中制备重组疫苗。最大问题是包膜蛋白高度易变性,不同毒株 HIV gp120 有明显差别,使疫苗的使用受到了限制。现已证明包膜蛋白 gp120 的肽键中有一些区段的氨基酸序列比较保守恒定,用该保守恒定片段制备,将能解决问题。

目前用于治疗艾滋病的药物有叠氮脱氧胸苷、苏拉明、双脱氧胞苷、双脱氧面苷等。叠氮脱氧胸苷能干扰病毒 DNA 合成,从而抑制 HIV 在体内增殖,缓解症状,延长患者生存期。苏拉明对 HIV

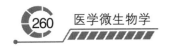
的逆转录酶活性有抑制作用。双脱氧胞苷是最有效的 HIV 抑制剂,能明显减少 HIV 的复制和改善患者免疫功能。双脱氧面苷抗病毒的范围比 AZT 和双脱氧面苷窄一些,但毒性较低,半衰期较长。

此外,发现许多抑制蛋白酶、阻止 HIV 与靶细胞结合或融合的药物,能分别作用于细胞感染的不同阶段,以达到抗 HIV 的效果,均尚处于研究阶段。

第二节 人类嗜 T 淋巴细胞病毒

(一)生物学性状

HTLV-1 和 HTLV-2 在电镜下呈球形,病毒颗粒中心有一密度高的圆形类核(图 28-1),类核实质是由核衣壳组成。

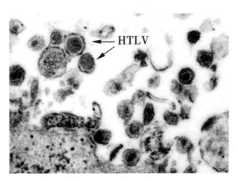

图 28-1 HTLV 的形态

病毒颗粒直径约为 100 nm,病毒包膜表面有刺突,其成分为糖蛋白(gp46)能与靶细胞表面的 CD_4 分子结合,衣壳含有 p24、p19 和 p15 3 种蛋白,病毒核心为 RNA 及逆转录酶。基因组为两条单链 RNA,长约 9.0 kb,两端均为长末端重复序列(LTR),中间从 5′端至 3′端依次排列为 gag、pol、env 3 个结构基因和 tax、rex 两个调节基因。gag 基因编码聚合蛋白前体,而后被酶解为 p19、p24、p15 蛋白,组成病毒的衣壳或核衣壳。3 种蛋白均有抗原性,在感染者血清中可出现相应抗体。pol 基因编码逆转录酶、RNA 酶和整合酶;env 基因编码糖基化聚合蛋白,经酶解为 gp46 和 gp21。gp46 分布于细胞表面,在感染者血清中可查到抗 gp46 的抗体,p21 为跨膜蛋白。tax 基因编码 p40,分布于感染细胞核内,可活化 LTR,反式激活 HTLV 前病毒 DNA 转录,因此 p40 为反式激活蛋白;rex 基因编码 p27,为磷酸化蛋白,分布于细胞核内,与细胞的表达密切相关。

(二)致病性

HTLV-1 型是成人 T 细胞白血病(adult T-cell leukemia,ATL)的病原体。HTLV-1 的感染主要通过输血、注射、性接触等方式水平传播也可通过胎盘、产道和哺乳等途径垂直传播。ATL 多为 40 岁以上的成人发病。HTLV 感染潜伏期长,多无临床症状,约有 1/20 感染者发生急性和慢性成人 T 细胞白血病。急性 ATL 主要症状为白细胞增多,淋巴结及肝脾肿大,并可出现皮肤红斑、皮炎等皮肤及神经系统损伤等症状,而且血中乳酸脱氢酶、血钙、胆红素升高,预后不良。慢性 ATL 除白细胞数增多和皮肤症状外,仅少数病例有淋巴结、肝脾肿大症状,但血钙、胆红素不高。此外,临床还分隐匿型和淋巴瘤型。HTLV-1 型除能引起 ATL 外,尚可引起 HTLV-1 相关脊髓病(HTLV-1 associated myelopathy,HAM)及热带痉挛性截瘫(tropical spastic paraplegia,TSP),两者总称 HAM TSP。HAM 以女性居多,主要症状为慢性进行性步行障碍与排尿困难,有时伴有感觉障碍。

HTLV-2 能引起毛细胞白血病和慢性 CD_4 细胞淋巴瘤。

HTLV 诱发白血病的机制尚未完全清楚。HTLV 与急性 RNA 肿瘤病毒(如 Rous 鸡肉瘤病毒等)不同,它们不含有病毒癌基因($v-onc$)。HTLV 所致 T 细胞白血病是复杂过程。当 HTLV 吸附 CD_4^+ 细胞时能激活 IL2 受体基因,使 CD_4^+ 细胞膜上出现 IL2 受体,继而病毒基因组以前病毒的形式整合于宿主染色体中。前病毒的启动使 IL2 的基因失控,导致 IL2 过量表达,过量的 IL2 与感染病毒的 CD_4^+ 细胞膜上的 IL2 受体结合,导致 CD_4 细胞的大量增殖。

(三)微生物学检查与防治措施

1. 病毒分离与鉴定 采取患者新鲜外周血分离淋巴细胞,经 PHA 处理后,经过培养 3~6 周,然后用电镜观察细胞中的 C 型病毒颗粒,并检查细胞培养液上清的逆转录酶活性,同时用抗 HTLV 免疫血清或单克隆抗体进行病毒鉴定。用 PCR 检测外周血单个核细胞或培养细胞中前病毒 DNA 是最敏感的方法,对无症状 HTLV 感染者也可提高检出率。

2. 病毒的诊断 检测 HTLV 特异性抗体是 HTLV 感染实验室诊断的主要方法依据。常用方法:

(1)ELISA 法 用 HTLV-1 病毒裂解物或裂解物加重组 env p21 蛋白作抗原,与患者血清反应后再加酶标记的抗人 IgG,最后加酶底物显色来检测 HTLV-1/2 抗体。最近用型特异性合成肽抗原检查相应抗体,可区别 HTLV-1 和 HTLV-2 型感染。

(2)间接免疫荧光法 以 HTLV-1/2 感染的 T 细胞株作为靶细胞抗原制成细胞涂片,加患者血清反应后再加荧光素标记的抗人 IgG,荧光显微镜下观察荧光阳性细胞,判定患者血清中有无特异性 HTLV-1/2 的抗体。蛋白印迹法常用于 ELISA 初筛后进行确认试验,它可测定患者血清中病毒结构蛋白的特异性抗体。

3. 病毒的防治措施 成年人如同时患有成熟 T 细胞淋巴瘤,高钙血症和(或)黏膜损害,尤其是对来自 HTLV 高危人群或地方性流行区的患者,应考虑 ATL 的诊断。诊断依据为血清 HTLV-1 抗体阳性、血或活检组织白细胞中发现 HTLV-1 前病毒。自行缓解慢性型多在诊断明确后几年内死亡。在急性期 ATL 患者可接受化学治疗,如 CHOP(环磷酰胺、多柔比星、长春新碱和泼尼松),但常规治疗收效有限。目前对 HTLV 感染尚无特效的防治措施,可以采用 IFN-α 和逆转录酶抑制剂等药物进行治疗。

问题分析与能力提升

患者,男性,38 岁,1 年前因车祸骨折救治时曾输血 1 000 mL,最近半年疲倦,持续腹泻,体重明显减轻,持续淋巴结肿大、盗汗和多汗,近 2 周出现全身肌痛、低热,体温 37.3~37.9 ℃,关节痛,口腔毛样白斑,皮肤散在疱疹,未进行任何治疗。血常规检查:白细胞 $6×10^9$/L。嗜中性粒细胞百分百 68%,淋巴细胞 28%,CD_4^+T 256/mm^3,X 射线肺部检查可见间质性肺纹理增强,未见明显结核病灶。

思考题:①本例疾病最有可能是哪类疾病?感染途径是什么?②应做哪些病原学检查进一步确立诊断?

提示:

1. 本例疾病最有可能是 HIV 感染,感染途径是输血感染。

2. 应做 ELISA 检查 HIV 抗体,或者进行 HIV 基因组的实时荧光定量 PCR 检测基因组,如阳性将用蛋白质电泳技术进一步检测 HIV 特异性蛋白的存在,明确诊断。

人类免疫缺陷病毒——红丝带"艾"在人人

(新乡医学院 李 端)

第二十九章　其他重要病毒

▩▩▩▩▩ 学习目标 ▩▩▩▩▩

掌握　狂犬病病毒的主要生物学特性、致病性及防治原则。

熟悉　人乳头瘤病毒主要生物学特点及其致病性。

第一节　狂犬病病毒

狂犬病病毒属于**弹状病毒科**的狂犬病病毒属,是**狂犬病**的病原体。狂犬病多见于家畜(狗、猫)及野生动物(狼、狐狸、猴、蝙蝠等)。人多因被病兽咬伤而感染,患者临床表现有怕风、怕水、咽喉痉挛,因恐水症状突出,又称本病为**恐水症**。

世界卫生组织网站显示,截至 2016 年 3 月,150 多个国家和地区存在狂犬病。在高达99%的人类感染病例中,狂犬病病毒都由家养狗传播。被疑患狂犬病动物咬伤的受害者中,15 岁以下儿童占40%。随着我国城市、农村养犬数的增加,狂犬病疫情形势也越来越严峻。据我国卫生部报告,2000—2005 年,我国狂犬病死亡人数持续上升,病死率在 97.2% ~ 100.0%。

(一)生物学特性

狂犬病病毒形状呈**子弹状**,一端钝圆,一端扁平,平均大小为 $(130 \sim 300)\,nm \times (60 \sim 85)\,nm$。病毒基因组总长 12 kp,病毒核酸为**非分节段单股负链 RNA(-ssRNA)**,编码 N、M1、M2、G、L 等五个结构蛋白,基因间有非编码序列间隔,3′端由先导序列组成,5′端为非编码区。L 是依赖 RNA 的 RNA聚合酶,N 是保护病毒核酸的核蛋白,M1 和 M2 分别构成衣壳与包膜的基质成分,G 构成病毒包膜糖蛋白的刺突。病毒衣壳呈螺旋对称型,包膜嵌有大量糖蛋白刺突,刺突与病毒的毒力和感染性有关(图 29-1)。

狂犬病病毒的**抵抗力不强**。对热、紫外线、日光、干燥的抵抗力弱。病毒经 60 ℃加热 30 ~ 60 min 或 100 ℃加热 2 min 即可使其灭活。但在脑组织中的病毒在室温或 4 ℃条件下可持续存活1 ~ 2 周。病毒液冷冻干燥后可以保存数年。酸、碱、肥皂水、脂溶剂、去垢剂等对病毒有灭活作用。

在自然情况下从感染动物体内分离到的狂犬病流行毒株为"**街毒**"或**野毒株**。"街毒"经过在家兔脑内经一系列传代,其对家兔的潜伏期缩短,到 50 代时潜伏期即有原来的 4 周左右缩短到 4 ~ 6 d,对原宿主(人或犬)的毒力明显下降,而对家兔的致病力增强。此时,不能通过脑外途径接种引起犬的脑神经组织感染而患狂犬病,这种具有固定特性的、变异的狂犬病病毒则称为"**固定毒**"。固定毒的弱毒特性和免疫原性已被充分肯定,通过动物实验证明由"街毒"变异为固定毒的过程是不可逆的。因此,固定毒株可以制成疫苗。

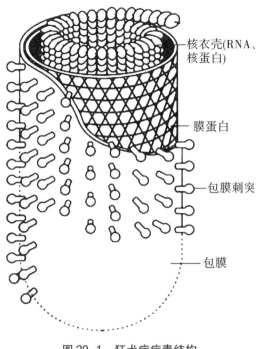

图 29-1 狂犬病病毒结构

(二)致病性与免疫性

1. **易感动物与传播途径** 狂犬病病毒的易感动物范围大,包括家畜(狗、猫、牛、羊、猪)、野生动物(狼、狐狸、猴、蝙蝠、松鼠、野鼠等)。动物间的传播主要通过健康动物被患病动物咬伤而传播。近年来,学者发现了无症状带病毒的犬和猫。人对狂犬病易感,主要通过被病畜咬伤、抓伤及亲密接触而感染。此外,还有其他几种传播途径,如宰杀、剥患畜皮时经伤口感染;病毒污染物刺伤皮肤感染;护理患者时,被其唾液污染手经伤口感染等。

2. **致病过程** 人被狂犬或带毒动物咬伤后,病毒首先在伤口局部肌肉细胞内增殖;增殖的病毒沿感觉神经轴索上行;经背根节和脊髓到达中枢神经系统,并在中枢神经系统增殖,引起脑干和小脑等损伤;病毒再沿传出神经扩散至唾液腺及其他组织。病毒在中枢神经细胞增殖时,在细胞质内形成嗜酸性包涵体(**内基小体**),对狂犬病有诊断意义。

3. **临床表现** 狂犬病的潜伏期达 1~2 个月(短则不到 1 周,长者可达数年)。潜伏期的长短与咬伤部位、伤势程度、感染病毒量、伤者年龄有关。根据症状将狂犬病分为狂暴型和麻痹型。狂暴型有前驱期、兴奋期和麻痹期。麻痹型以麻痹症状为主,兴奋期不明显。①**前驱期**:患者表现为发热、不安、乏力、流泪、流涎、伤口部位疼痛瘙痒,伴随有"蚁走感"。②**兴奋期**(3~5 d):兴奋性增高,狂躁不安,出汗、流涎、多泪、恐水、吞咽及饮水时,喉肌痉挛。③**麻痹期**:患者由狂躁转为安静,反应迟钝,不久,出现脑神经与四肢神经麻痹,进而昏迷、呼吸困难,循环衰竭死亡(一旦发病,死亡率100%)。病程为 5~7 d。

狂犬病病毒 G 蛋白可诱导机体产生抗体,能中和游离病毒。但抗体对细胞内病毒无作用,并可能会因病理免疫加重疾病。疫苗接种对预防该病有效。

(三)微生物学检查

根据动物咬伤史和典型的临床症状通常可以对狂犬病做出诊断。对发病早期和对咬伤不明确

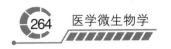

的疑似患者,可以进行微生物学辅助诊断。

人被动物咬伤,应及时检测动物是否患有狂犬病。将咬人动物隔离,然后观察动物7～10 d。如观察期间动物发病,将发病动物处死,取动物脑组织做切片,染色后观察组织内是否有内基小体;并通过免疫荧光镜检病毒抗原。也可将动物脑组织制成悬液,注射小鼠脑内,检测小鼠脑组织是否有内基小体或病毒抗原,进而对狂犬病做出诊断。

对患者可以用RT-PCR检测其唾液或其他相关组织中的病毒RNA或用免疫荧光镜检组织中的病毒抗原。

(四)防治原则

通过加强家犬管理,普及家犬疫苗接种,捕捉野犬等措施可以有效地降低狂犬病的发病率。加强高危人群(如兽医、饲养员)的个人防护,开展人群的预防接种是控制狂犬病发生的关键。

人被动物咬伤后应立即对伤口进行局部处理。可用3%～5%肥皂水或0.1%新洁尔灭和清水冲洗伤口,如果伤口较深,应对伤口深部进行灌流清洗,再用75%乙醇或碘酊涂擦消毒。注意伤口不要包扎与缝合。当伤口比较严重的情况下,可对伤口局部注射抗狂犬病马血清或狂犬病免疫球蛋白进行被动免疫。必要时,联合使用干扰素加强保护。

狂犬病的潜伏期较长,人被狂犬咬伤后及时接种狂犬病疫苗,可有效控制狂犬病的发生。常用的疫苗是用人二倍体细胞制备的狂犬病病毒灭活疫苗,应分别于接种后第0、3、7、14、28天进行肌内(三角肌或大腿前侧肌肉)注射,进行全程免疫。一般在全程免疫后7～10 d获得中和抗体,并保持免疫力达1年左右。对高危人群,可以于第0、7、21或28天接种3次,进行暴露前预防接种,并定期检查血清抗体水平,及时加强免疫,加强免疫一般在第0、3天接种疫苗2次。

第二节　人乳头瘤病毒

人乳头瘤病毒(human papilloma virus,HPV)属于**乳多空病毒科**的**乳头瘤病毒属**,主要引起人类皮肤黏膜的增生性病变。HPV-16、HPV-18型与宫颈癌等恶性肿瘤发生密切相关。而HPV-6、HPV-11型则可引起尖锐湿疣。

(一)生物学特性

人乳头瘤病毒形态呈**球形**,无包膜,病毒衣壳呈二十面体立体对称,核酸为**双链环状**DNA,基因组大小约8 000 bp,包括早期区、晚期区、非编码区。病毒基因组晚期区包含2个开放阅读框,分别编码主要衣壳蛋白L1和次要衣壳蛋白L2。L1和L2可以在真核细胞内表达,并组装成**病毒样颗粒**(virus-like particle,VLP)。VLP不含核酸,其空间构象及抗原性与天然HPV颗粒相似,可诱发机体产生中和抗体。病毒基因组早期区含7个ORF,编码与病毒复制、转录、装配和细胞转化有关的蛋白。

(二)致病性与免疫性

HPV的传播途径以**直接接触感染**为主。

已发现HPV有100多个型别,各型的同源性小于50%。不同HPV型别侵犯的部位和所致疾病有所不同。其中至少13种可引起癌症。

人乳头瘤病毒所致疾病较为常见的是**尖锐湿疣**,是一种性传播疾病。主要由HPV-6、HPV-11型感染泌尿生殖器引起。男性多发于外生殖及肛门周围,女性则多发于阴道、阴唇、宫颈。尖锐湿疣很少癌变。

HPV 还引起皮肤疣,包括寻常疣、趾疣、扁平疣。多属于自限性、一过性损害。病毒多感染局部皮肤和黏膜,不引起病毒血症。寻常疣由 1、2、3、4 型引起,常见于手和足部角化上皮细胞感染,多发于少年、青春期。7 型引起屠夫及卖肉人的手部皮肤的寻常疣。扁平疣一般由 3、10 型引起,多发于青少年面部、手臂、前臂等。

HPV-16、HPV-18、HPV-31 和 HPV-33 等型别感染与宫颈癌的发生密切相关。90% 宫颈癌可检出 HPV-DNA。部分人乳头瘤病毒感染还可能导致其他恶性肿瘤的发生,如喉癌、皮肤癌等。针对 HPV-16、HPV-18 的疫苗已经在许多国家被批准使用。到 2012 年底,45 个国家开展了人乳头瘤病毒免疫接种,其中大部分是发达国家。值得说明的是,HPV 感染并非宫颈癌发生的唯一因素,宿主基因突变、野生型 $p53$ 基因突变或环境因素的作用均是导致宫颈癌的发生、发展的因素。

(三)微生物学检查

典型的 HPV 感染根据临床症状即可做出诊断。但亚临床感染则需要结合组织学、免疫学、分子生物学等方法检测。

1. 核酸检测　HPV 分型可以用 DNA 分子杂交。也可以通过 PCR 法扩增病毒 DNA 的保守区,再通过特异性探针检测扩增产物。

2. 免疫荧光和免疫酶技术　用于检测 HPV 抗原。

(四)防治原则

治疗可以采取局部涂药,如 5% 5-氟尿嘧啶。用激光、冷冻、电灼或手术等方法除去疣体。

预防可以用 VLP 疫苗或病毒基因工程疫苗预防 HPV 感染。通过 HPV 的检测对妇女进行宫颈癌的预防筛查,使宫颈癌及早发现,及时治疗,降低宫颈癌的死亡率。

第三节　风疹病毒

风疹病毒为**披膜病毒科风疹病毒属**的唯一成员,能引起人类风疹。

(一)生物学特性

风疹病毒大小约 60 nm。有包膜,核衣壳为二十面体对称,基因组为**单股正链 RNA**,长度为 9.7 kb,包含 2 个开放阅读框。风疹病毒只有一个血清型,人是唯一宿主,对热、紫外线、脂溶剂等敏感。

(二)致病性与免疫性

儿童是主要易感者,经**呼吸道**传播,在局部淋巴结增殖后经病毒血症散播全身,导致风疹。潜伏期 2 周左右,表现为发热、轻微的麻疹样出疹,耳后和枕下淋巴结肿大。成人还有关节炎、关节疼痛、血小板减少、脑炎等症状。风疹病毒也可垂直传播导致胎儿先天性感染,对孕期 20 周内的胎儿危害最大,引起胎儿流产或死胎、先天性风疹综合征。自然感染后可获持久免疫力。

(三)微生物学检查与防治原则

加强对孕妇风疹病毒的早期诊断,以减少畸形胎儿的出生。早期诊断可检测孕妇血液中的特异性 IgM 抗体。也可取双份血清,病毒滴度增高 4 倍以上有辅助诊断意义。产前诊断,可以检测胎儿羊水或绒毛膜中病毒的核酸或抗原。对病毒鉴定,可以取羊水或绒毛膜进行病毒分离。

对风疹病毒尚无有效的治疗方法。**风疹病毒减毒活疫苗**可以用于预防风疹。通常接种风疹、麻疹、腮腺炎三联疫苗,可在出生后 12 ~ 15 个月和 4 ~ 6 岁时分别接种一次,免疫力可保持数年,甚至终身免疫。

第四节　细小 DNA 病毒

细小 DNA 病毒属**细小病毒科**,是红细胞病毒属的成员。

(一)生物学特性

细小病毒是广泛分布的鸟类和哺乳类动物病毒。细小病毒属于**单链 DNA 病毒**,直径 18 ~ 26 nm。病毒基因组为单链线状 DNA,长度约 5.5 kb。呈 20 面体立体对称、无包膜。可引起儿童的传染性红斑,成人感染可致多发性关节炎综合征。细小病毒对热稳定,56 ℃ 30 min 仍可存活。已知有 50 多个型,对人致病的细小 DNA 病毒仅有 B19 病毒。

(二)致病性与免疫性

细小病毒主要通过**消化道、呼吸道**黏膜感染,也可经输入血制品、破损皮肤(文身)和母婴传播。器官移植时病毒也可通过供者传给受者。B19 病毒对骨髓中分裂旺盛的红系前体细胞亲嗜性高,可以通过杀伤细胞及免疫病理导致疾病。与人类的传染性红斑、一过性再生障碍危象有关。

1. 传染性红斑　典型表现是面部出现皮疹,口周苍白。传染性红斑症多发在 2 ~ 10 岁的儿童,无特定季节性,但冬末初春较多。一般潜伏期是数天到 2 个星期,可由空气、接触传染。

2. 一过性再生障碍危象　大多数情况下,B19 引起暂时性再生障碍危象多在慢性溶血性疾病患者中突然发生,包括镰状细胞性疾病、地中海贫血、自身免疫性溶血等,都可受 B19 感染的影响。还可发生于急性失血的患者。患者呈现虚弱、嗜睡、苍白及严重贫血。

此外,还能引起成人和大龄儿童的关节炎,表现为急性关节痛和关节炎,伴有皮疹。关节炎呈对称性,最常累及腕、手和膝关节,关节炎一般在 3 周左右消退。少数患者关节炎可持续数月甚至数年。孕妇妊娠期被感染,可能出现严重贫血并可导致流产。胎儿有严重贫血、充血性心力衰竭、非免疫性胎儿水肿症。

(三)微生物学检测

细小 DNA 病毒感染一般可以通过临床症状进行诊断,确诊可以检测病毒 DNA 或抗原,如 PCR 检测病毒 DNA,用 ELISA 检测病毒 M 抗原。

(四)防治原则

目前尚无针对人细小 DNA 病毒的疫苗。

对传染性红斑及再障危象等治疗仅为对症治疗。发热时,可服用退热剂。严重关节炎,可采用抗炎治疗。并发严重贫血患者需输血治疗,对暂时性再生障碍危象一般用输入红细胞治疗。

第五节　痘病毒

痘病毒(poxvirus)属于痘病毒科(Poxviridae),是**最大的一类 DNA 病毒**,结构复杂。

（一）生物学特性

病毒粒呈**砖形或椭圆形**，大小（300～450）nm×（170～260）nm。病毒粒子由包膜、核心、侧体构成。病毒核心为**线性双链 DNA**。病毒 DNA 在细胞质中复制。

（二）致病性与免疫性

痘病毒可分为 4 类：正痘病毒组，包括天花、类天花、牛痘苗、牛痘、猴痘的病毒；副牛痘病毒组，包括羊痘及挤奶员结节的病毒；传染性软疣病毒组；yata 痘病毒组。其中天花病毒和传染性软疣病毒能只感染人，动物痘病毒也可感染人类。痘病毒的传染源是感染痘病毒的人或动物。主要通过直接接触、性接触、呼吸道等途径传播。

根据临床表现，痘病毒引起的感染可分为以下 4 种。

1. 天花　由天花病毒引起的一种烈性传染病。曾在世界范围内流行。人主要通过呼吸道和直接接触传播。天花的潜伏期为 12 d，早期症状包括发热、头痛、背痛。接着，患者的脸部、四肢、身体出现红疹，随后化脓、结痂、脱落。结痂脱落后留下瘢痕。痊愈后的患者，脸部会留下"麻子"，俗称天花。天花病死率高。1979 年世界卫生组织宣布天花彻底消灭。

2. 牛痘　由牛痘病毒感染挤奶工人引起皮肤水疱样病变，一般无严重的全身症状。牛痘病毒毒力变异株称为痘苗病毒。痘苗病毒因与天花病毒有交叉免疫原性，可以用于天花的预防。

3. 猴痘　猴痘在非洲部分地区散发，由猴痘病毒引起。猴痘病毒可感染其他动物，也可感染人。临床症状类似天花，症状较轻。主要通过直接接触传播。潜伏期 6～16 d，发病时表现为发热、剧烈头痛、局部淋巴结肿大、背痛、肌肉痛。随后，身体出现皮疹。脓疱破损后结痂，结痂后留有瘢痕。

4. 羊痘　患者因接触被羊痘病毒感染的病羊而感染。表现为手指、前臂、面部出现水疱或脓疱。脓疱破溃形成淡褐色结痂，随后皮损变为乳头瘤样结节，结节脱落后无瘢痕形成。全身症状可有局部淋巴结肿大、微热、乏力、头痛等。患者自觉瘙痒、胀痛。

5. 传染性软疣　多见于儿童及青年人，潜伏期为 14～50 d。主要通过皮肤接触传播，也可以通过性接触传播。一般无自觉症状。软疣可自然消失，愈后不留瘢痕。初起为半球形丘疹，以后逐渐增大至豌豆大，中心凹陷，表面有蜡样光泽，可挤出白色乳酪样物质，称为软疣小体。儿童好发于躯干、四肢，成人可遍布全身。患者能感觉到一定程度的瘙痒。

（三）防治

避免接触患病的羊和牛，挤奶员可佩戴手套，防止传播与再感染。高危人群接种牛痘苗可预防天花、人类猴痘。治疗上采取对症治疗。

问题分析与能力提升

案例一：男性，55 岁，农民，因肌肉高度紧张和唾液分泌过多而入院。其妻子说他最近出现发热和寒战，身体虚弱，拒绝进食，因不明原因脾气暴躁，难以自控。他是一个狂热的户外运动者和洞穴探险者。患者入院后不久，便有吞气症、恐水症和癫痫发作，神志清醒和幻觉交替。4 d 后，患者死亡，常规血和脑脊液细菌培养均为阴性。大脑尸检表明有内基小体的存在。

思考题：①患者最有可能患什么病？②如果患者没有被动物咬伤史，那么他被病原体感染最有可能的途径是什么？③应对患者采取的治疗措施是什么？

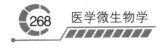

提示:

1.患者有攻击性行为和恐水症,并在患者大脑检测到内基小体的存在,说明患者患了狂犬病。

2.大多数狂犬病是因被带有狂犬病病毒的狗或猫咬伤引起,但洞穴探险者若吸入患狂犬病蝙蝠的气溶胶化的唾液,也会被感染。

3.注射狂犬免疫血清,接种狂犬病疫苗。

案例二:患者,女性,45岁。既往有肾移植史。因贫血日益加重(血红蛋白,61 g/L)接受免疫抑制治疗。骨髓细胞学检查:50%的正常细胞,红细胞发育不良和成熟红细胞缺乏。酶免疫分析显示细小病毒B19免疫球蛋白M抗体阳性(5.76;阳性指数>1.10),聚合酶链反应检测到细小病毒的DNA。

思考题:患者可能感染了哪种病毒?

提示:该病例诊断为细小病毒感染,诊断依据为流行病学、血清学诊断、病毒核酸检测。

(河南大学　卫文强)

狂犬病疫苗之父

学习目标

掌握　朊粒的概念。

熟悉　朊粒的生物学特性、致病性。

了解　朊粒病的防治原则。

朊粒是由正常宿主细胞基因编码的、构象异常的朊蛋白（prion protein，PrP），无核酸成分，是人和动物**传染性海绵状脑病**（transmissible spongiform encephalopathy，TSE）的病原体。

（一）生物学性状

正常情况下，细胞 *PrP* 基因编码产生细胞**朊蛋白**（cellular prion protein，PrP^C），PrP^C 以 α-螺旋为主，对蛋白酶 K 敏感，具有一定的生理功能，无致病性。正常宿主细胞具有编码产生朊蛋白的基因，人类 *PrP* 基因位于第 20 号染色体，小鼠 *PrP* 基因位于第 2 号染色体，二者的同源性达 90%。

某些条件下，PrP^C 构型发生异常变化（以 β-折叠为主）形成致病的朊粒，也称羊瘙痒病朊蛋白（scrapie prion protein，PrP^{Sc}），对**蛋白酶 K 有抗性**，具有致病性与传染性，仅存在于被感染的动物和人的组织中。

PrP^C 与 PrP^{Sc} 由同一染色体基因编码，其氨基酸序列完全一致（253 ~ 254 个氨基酸），根本的差别在于它们空间构象上的差异（图 30-1，表 30-1）。

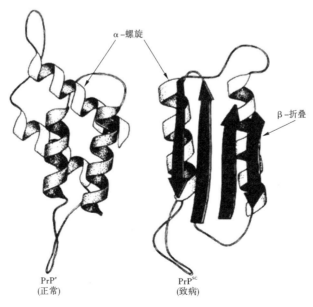

α-螺旋

β-折叠

PrP^c
（正常）

PrP^{Sc}
（致病）

图 30-1　PrP^C 与 PrP^{Sc} 的三维结构

表 30-1 PrP^C 与 PrP^{Sc} 的区别

项目	PrP^C	PrP^{Sc}
分子构型	α-螺旋占 40%，β-折叠占 30%	α-螺旋占 20%，β-折叠 50%
对蛋白酶 K 的抗性	敏感	抗性
在非变性去污剂中的可溶性	可溶	不可溶
存在	正常及感染动物	感染动物
致病性与传染性	无	有

Prion 对理化因素有很强的抵抗力。它抵抗蛋白酶 K 的消化作用；标准的高压蒸汽灭菌（121.3 ℃ 20 min）不能破坏朊粒，需高压蒸汽灭菌 134 ℃ ≥2 h，才能使其失去传染性；对辐射、紫外线及常用消毒剂有很强的抗性。对朊粒污染物必须彻底灭菌：室温 1 mol/L NaOH 溶液处理 1 h，再高压蒸汽灭菌（134 ℃ ≥2 h）。

（二）致病性与免疫性

1. 传染源　感染朊粒的动物和人是本病的传染源。

2. 传播途径　本病的传播途径尚不十分清楚，已证明的途径有消化道、血液、医源性等多种途径传播。如进食朊粒感染的宿主或其加工物可导致感染本病。如库鲁病是由于巴布亚-新几内亚的土著部落有食用已故亲人的脏器以示怀念的风俗而导致该病在当地流行，而牛海绵状脑病，又称疯牛病，是因用感染了朊粒的动物内脏作为饲料而致该病在动物中暴发。部分人类的朊粒病与遗传有关，如家族性克雅病。医源性传播途径包括组织器官移植、输血、污染的手术器械等。

3. 临床表现　朊粒病是一种人和动物的**慢性**、**退行性**、**致死性**中枢神经系统疾病，即传染性海绵状脑病。前驱期患者仅感头痛及关节疼痛，继之先后出现震颤、共济失调、痴呆等症状。患者多在起病 3～6 个月内死亡。该病潜伏期长达数年，甚至数十年。发病后，不能诱导机体产生特异性免疫应答。

目前已知的人和动物的朊粒病有 10 种（表 30-2）。

表 30-2　人和动物的朊粒病

人类朊粒病	动物朊粒病
库鲁病	羊瘙痒病
克-雅病	水貂传染性脑病
格斯特曼-斯召斯列综合征	鹿慢性消瘦症
致死性家族失眠症	牛海绵状脑病
变异型克-雅病	猫海绵状脑病

（三）微生物学检查

1. 组织病理学检查　病变脑组织可见海绵状空泡、淀粉样斑块、神经细胞丢失伴胶质细胞增生，极少白细胞浸润等炎症反应。

2. 免疫组化法　目前诊断本病的有效方法之一。标本先用蛋白酶 K 处理破坏 PrP^C，然后再用 PrP 单克隆抗体或多克隆抗体检测对蛋白酶 K 有抗性的 PrP^{Sc}。

3. 蛋白质印迹法　目前国际上诊断朊粒病最常用的有效方法。先用蛋白酶 K 处理组织标本，蛋白电泳后转印至硝酸纤维膜或 PVDF 膜,再用 PrP 单克隆抗体或多克隆抗体检测 PrP^{Sc}。

4.基因分析法检查 从患者外围血白细胞或组织中提取 DNA,对 PrP 基因进行 PCR 扩增及序列测定,可发现家族性朊粒病的 PrP 的基因型及是否发生突变。

5.动物接种试验 将可疑组织匀浆口服接种于动物(如老鼠、羊等),观察被接种动物的发病情况,发病后检查其脑组织后是否具有朊粒病的特征性病理改变。

(四)防治原则

目前,对朊粒病没有有效的药物可以用于治疗,也没有有效的疫苗可以用于预防,主要针对该病的可能传播途径采取有效措施进行控制、预防。

1.医源性预防 彻底销毁患有朊粒病的病畜及可疑病畜的尸体、组织块等。对患者的血液、体液、手术器械进行彻底的消毒灭菌。有效的杀灭朊粒的方法包括 1 mol/L NaOH **处理 1 h,再高压灭菌**(134 ℃ 2 h)。限制或禁止在疫区从事血制品以及动物材料来源的医用品的生产。严禁患有朊粒病与其他任何退行性中枢神经系统疾病的患者和在疫区居住过一定时间者作为器官、组织及体液的供体。对遗传性朊粒病家族进行监测,进行遗传咨询和优生筛查。提倡使用一次性神经外科器械;医护人员及相关实验操作人员要严格执行操作规程,遵守消毒程序。

2.疯牛病的预防 禁用牛、羊等反刍动物的骨肉粉作为饲料添加剂喂养牛等反刍动物。对从有疯牛病的国家进口的牛或牛制品,必须严格地进行特殊检疫。

问题分析与能力提升

美国德州的一名40多岁的男子发现自己的半边脸没了感觉。他当时认为出现这些症状是因为最近的一次车祸。但是这些精神方面的不良反应程度越来越严重。最后他既不能走路也无法说话,被送进了医院。和并发症相持了18个月后,男子不治而亡。这名男子曾经在科威特住过,而当时科威特从英国进口了大量牛肉。

思考题:该名男子可能患了什么病?

提示:这名男子患了变异型克-雅病。从1980—1996年英国陆续向全世界出口被感染的牛肉,12个国家的200多人死于变异型克-雅病。疯牛病是有潜伏期的,人摄入这些蛋白质后要表现出症状,往往需要十多年时间。在所有报告中人们都是在得病之前在英国吃过牛肉,或是在污染牛肉进口国吃过牛肉。尸检报告确认了医生当初的怀疑:他患了人疯牛病,这种病叫作变异型克-雅病。

(河南大学 卫文强)

库鲁病

第 三 篇
真 菌 学

第三十一章　真菌的基本性状

▨▨▨▨ **学习目标** ▨▨▨▨

掌握　真菌及其分类、形态与结构及致病性。
熟悉　真菌孢子的类别。
了解　真菌的培养特性与菌落特征。

　　真菌(fungus)是有细胞壁和典型细胞核、不含叶绿素、以寄生或腐生方式生存、能进行无性或有性繁殖的一类真核细胞型微生物。大部分真菌为多细胞结构,少数真菌为单细胞。真菌的细胞结构比较完整,细胞核有核膜和核仁,并有由 DNA 和组蛋白组成的线状染色体;细胞质内有多种细胞器,如线粒体、内质网和高尔基体等。真菌的繁殖方式除无性繁殖外,还有有性繁殖方式。但真菌无叶绿素,化能异养生活,多数腐生、少数寄生或共生,并含有丰富的淀粉酶和蛋白酶,故真菌在自然界的物质循环中起着重要的作用。

　　真菌在自然界分布极广,许多真菌已广泛应用于医药工业、食品、化工和农业生产,具有重要的经济价值。但也有些真菌可使食品、衣物、药材、药物制剂或农副产品霉变,少数真菌还可导致人类疾病,甚至与某些肿瘤发生有关。近年来真菌感染呈上升趋势,这可能与滥用抗生素引起菌群失调有关,也可能与使用激素、免疫抑制剂、抗癌药物和 HIV 感染引起的免疫功能下降有关。在人类基因组研究中,有一些人类基因也是通过从酵母中寻找新基因入手而获得的。

　　真菌在自然界中分布广泛、种类繁多,有 1 万个属、10 万余种,是一个独立的生物类群,即**真菌界**。目前分为 4 个门:**子囊菌门**、**担子菌门**、**接合菌门**及**壶菌门**。在过去的分类中还有半知菌门。半知菌是指一群只有无性阶段,或有性阶段尚未发现的真菌。新的分类系统将这些半知菌划分到子囊菌门、担子菌门及接合菌门中。

　　与医学有关的真菌包括以下几种。①子囊菌门:具有子囊和子囊孢子,是真菌界中最大的一个门。有超过 60% 的已知真菌和大约 85% 的人类病原真菌属于该门。常见菌属包括可引起原发感染的球孢子菌属、芽生菌属、组织胞浆菌属,可以起浅部感染的小孢子菌属、毛癣菌属,及可引起深部感染的假丝酵母属、曲霉属、镰刀菌属等。②担子菌门:具有担子和担孢子,包括食用菌蘑菇、灵芝等,以及机会致病性真菌,如隐球菌属、毛孢子菌属及马拉色菌属等。③接合菌门:具有接合孢子,绝大多数为无隔、多核菌丝体。属于机会致病性真菌,如毛霉属、根霉属、根毛霉属、横梗霉属等。

第一节　真菌的生物学性状

真菌属于真核细胞型微生物,是医学微生物中分化程度最高的一类微生物,所以无论其形态、结构还是培养特性等都与细菌和病毒不同,而且这些特性是真菌感染微生物学检查的主要依据。

一、真菌的形态与细胞结构

真菌比细菌大几倍至几十倍,用普通光学显微镜放大数百倍就可观察清楚。单细胞真菌呈圆形或卵圆形,称酵母。多细胞真菌由菌丝(hypha)和孢子(spore)组成,并交织成团,称丝状菌或霉菌。少数真菌可因环境条件(如营养、温度和氧气等)的改变而产生两种形态的互变,称为二相型真菌。例如,球形孢子菌、组织胞浆菌等,当它们在宿主体内时呈酵母,在普通培养基上、25 ℃条件下培养时则呈丝状菌。

(一)形态

1.酵母型真菌　酵母型真菌为单细胞真菌,一般都呈圆形、卵圆形或圆柱形,长 5~30 μm、宽 3~5 μm,以出芽方式繁殖,不产生菌丝。

2.类酵母型真菌　类酵母型真菌也属单细胞真菌,与酵母型真菌的区别主要在于其延长的芽体不与母细胞脱落而形成假菌丝。

3.多细胞真菌　多细胞真菌又称霉菌,由菌丝和孢子组成,许多菌丝交织在一起被称为菌丝体。

(1)菌丝　是一种管状结构,其横径一般为 5~6 μm。其由成熟的孢子在基质上萌发产生芽管,芽管进一步伸长并产生分枝而且不断生长形成,或由一段菌丝细胞增长而形成。菌丝长出的许多分枝交织在一起,被称为菌丝体。各种丝状菌长出的菌丝形态不同是鉴别真菌的重要标志。

1)菌丝按结构分类　分为有隔菌丝和无隔菌丝两类(图31-1)。①有隔菌丝:菌丝间隔一定距离由横隔或隔膜将其分隔成多个细胞,每一个细胞含有一个至数个核。横隔中有小孔,可允许细胞质和细胞核互相流通,如皮肤癣菌、曲霉菌等。②无隔菌丝:菌丝中无横隔将其分段,内有许多核,整条菌丝就是一个多核单细胞,如毛霉菌和根霉菌。

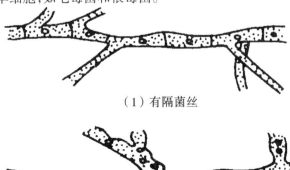

(1)有隔菌丝

(2)无隔菌丝

图 31-1　真菌的有隔与无隔菌丝

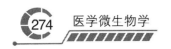
2)菌丝按功能分类　分为**营养菌丝**、**气生菌丝**和**生殖菌丝**。①营养菌丝:指伸入到培养基或被寄生的组织中吸取营养物质的那部分菌丝。②气生菌丝:指向空气中生长的那部分菌丝。③生殖菌丝:指气生菌丝体中发育到一定阶段可产生孢子的那部分菌丝。

此外,菌丝还可按其形态进行分类,如结节状、球拍状、梳状、鹿角状、螺旋状和关节状菌丝等(图31-2)。不同种类的真菌其菌丝形态也不同,故菌丝形态可帮助鉴别真菌;但相似形态的菌丝也可出现在不同的真菌中,这是在真菌的鉴定中必须加以注意的。

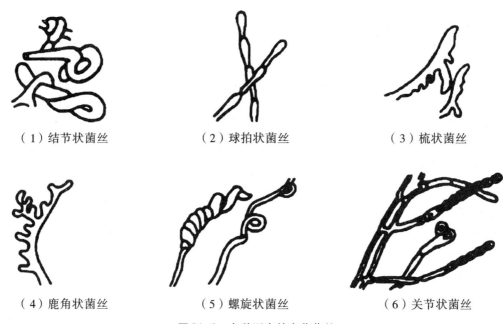

（1）结节状菌丝　　　　（2）球拍状菌丝　　　　（3）梳状菌丝

（4）鹿角状菌丝　　　　（5）螺旋状菌丝　　　　（6）关节状菌丝

图31-2　各种形态的真菌菌丝

（2）孢子　是真菌的繁殖器官。一条菌丝可形成多个孢子,在环境条件适宜生长时,孢子又发芽长出芽管,发育成菌丝体。真菌的孢子与细菌的芽胞不同,两者的主要区别见表31-1。真菌的孢子分为有性孢子和无性孢子两大类。有性孢子是经过不同的性细胞或性器官融合后产生的孢子,而无性孢子则是由菌丝上的细胞直接分化形成的,不发生细胞融合。大部分真菌既能形成有性孢子,又能形成无性孢子,但病原性真菌多产生无性孢子,所以这里主要介绍无性孢子。无性孢子主要有**分生孢子**、**孢子囊孢子**和**叶状孢子**,其形态见图31-3。

表31-1　真菌孢子与细菌芽胞的区别

项目	真菌孢子	细菌芽胞
抵抗力	抵抗力不强,于60~70℃加热短时即死	抵抗力强,短时间煮沸不死
产孢子或芽胞数	一条菌丝可形成多个孢子	一个细菌只形成一个芽胞
与繁殖的关系	是一种繁殖方式	不是繁殖方式

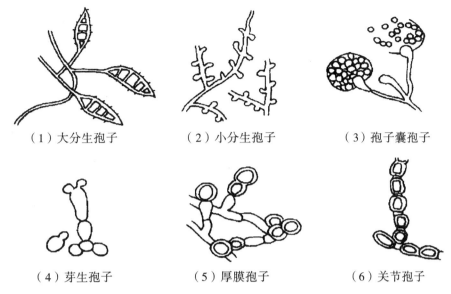

（1）大分生孢子　　　　（2）小分生孢子　　　　（3）孢子囊孢子

（4）芽生孢子　　　　（5）厚膜孢子　　　　（6）关节孢子

图 31-3　真菌无性孢子的形态

1）分生孢子　是指在生殖菌丝末端或侧缘形成的单个、成簇或链状的孢子,为霉菌中最常见的无性孢子。根据分生孢子的大小、组成和细胞的多少,分生孢子又分为大分生孢子和小分生孢子。①**大分生孢子**:体积较大,由多个细胞组成,常呈梭状或梨形。大分生孢子的大小、细胞数和颜色是鉴定半知菌类真菌的重要依据。②**小分生孢子**:孢子较小,一个孢子即为一个细胞。真菌都能产生小分生孢子,故小分生孢子对真菌的鉴别意义不大。

2）孢子囊孢子　是气生菌丝或孢子囊梗顶端膨大,并在下方生出横隔与菌丝分开而形成孢子囊,囊内含有许多孢子,孢子成熟后破囊散出。例如,毛霉菌、根霉菌等均形成孢子囊孢子。

3）叶状孢子　是由菌丝内直接形成的孢子。叶状孢子又分为芽生孢子、厚膜孢子和关节孢子。①**芽生孢子**:是由真菌细胞出芽而形成的孢子。当芽生孢子长到一定大小即与母细胞体脱离,若不脱离而相互连接形成链状,被称为假菌丝。酵母和白假丝酵母都以芽生孢子的方式繁殖,但白假丝酵母易形成假菌丝。②**厚膜孢子**:是由菌丝顶端或中间部分变圆,细胞质浓缩,细胞壁加厚所形成的孢子。大多数真菌能在不利于生长的环境中形成厚膜孢子,并使其代谢降低和抵抗力增强;当环境有利于其生长时,厚膜孢子又可出芽繁殖。③**关节孢子**:由菌丝细胞壁增厚,出现许多隔膜,然后从隔膜处断裂,形成长方形节段,呈链状排列的孢子。关节孢子常见于真菌陈旧的培养物中。

（二）细胞结构

真菌的细胞结构比细菌细胞复杂,具有典型的真核细胞结构。但真菌细胞也有一些有别于其他真核细胞的特征性结构,如含有特殊成分的细胞壁和结构特殊的隔膜等。

1.**细胞壁**　细胞壁位于细胞膜外层,具有保持真菌营养,使气体及酶能通透而不被代谢,维持真菌形态和保护真菌细胞免受外界渗透压的影响,组成真菌重要的抗原成分等多种功能。

（1）化学组成　真菌细胞壁不同于细菌细胞壁,因为它不含肽聚糖。真菌细胞壁的主要成分是多糖(占干重的80% ~90%),也有少量蛋白质、脂质和无机盐类。真菌细胞壁多糖有组成细胞壁骨架的微细纤维和填入骨架缝隙的基质两种存在形式,微细纤维的骨架以壳多糖(几丁质)和葡聚糖为主。几丁质的基本成分是N-乙酰葡糖胺残基的直链多聚体,不同的真菌几丁质含量差别很大,其中以丝状真菌的含量最高,其作用与菌丝生长和芽管形成有关;葡聚糖广泛存在于各类真菌的细胞壁内,但以类酵母中的含量最高,是真菌细胞外形坚硬性的分子基础。基质由很多种多糖组成,大

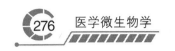

多与蛋白质形成复合物,其中以甘露聚糖蛋白复合物含量最高,其作用可能与维持真菌的形态有关。

（2）结构　真菌细胞壁一般可分为4层结构,最外层是不定型的葡聚糖层,厚度为87 nm;第二层为糖蛋白形成的粗糙网,厚度为49 nm;第三层是蛋白质层,厚度为9 nm;最内层为几丁质微纤维层,厚度为18 nm。虽然不同真菌的细胞壁结构不完全相同,但均可用蜗牛酶消化脱壁制成真菌原生质体。

2. 隔膜　隔膜位于菌丝或细胞间,是真菌进化过程中适应陆地环境的异种进化表现。低等真菌的隔膜完整,但随着真菌的进化,其隔膜出现不同大小的小孔,可调节两侧细胞质的流动;而担子菌纲真菌的隔膜还形成特殊的桶状结构。不同结构的隔膜也是真菌分类的依据之一。

3. 其他　与其他真核细胞相比,真菌的细胞核小(仅1～5 nm)而圆,一个细胞或菌丝节段可含有1个或2个甚至20～30个细胞核。核仁位于中心,核仁与核膜在细胞分裂期仍然存在。真菌的核糖体(核蛋白体)由60S和40S两个亚基组成,真菌细胞内还有线粒体和内质网系统等多种细胞器。

二、真菌的培养特性与菌落特征

(一)培养条件

真菌对营养的要求较低,故容易培养。一般来说,单糖、双糖、糊精和淀粉等都可作为其碳源,多数真菌都能利用无机氮源或有机氮源。实验室培养真菌常用**沙保培养基**,其成分简单,主要由葡萄糖或麦芽糖、蛋白胨、琼脂等组成。由于真菌在不同的培养基上形成的菌落形态差别很大,故鉴定真菌时均以沙保培养基上形成的菌落形态为准。由于真菌生长缓慢,培养时间较长,故可在培养基中加入抑制污染真菌生长的放线菌酮和抑制细菌生长的氯霉素。如果要观察真菌自然状态下的形态和结构,则宜做玻片小培养,染色后可在显微镜下观察到菌丝和孢子的结构与排列情况。

大多数真菌在pH值2～9的条件下均可生长,但培养真菌的最适pH值为4～6。真菌生长的最适温度为22～28 ℃,但有的病原性真菌在37 ℃时才能生长良好,还有的真菌可在0 ℃以下生长,从而引起冷藏物品的腐败。培养真菌需要较高的湿度与氧气。

(二)繁殖方式

真菌的繁殖方式多样,可归纳为无性繁殖和有性繁殖两种。

1. 无性繁殖　是指不经过两个异性细胞融合便能形成新个体的繁殖方式,是真菌的主要繁殖方式。无性繁殖有以下几种具体方式。

（1）芽生　是指由真菌细胞或菌丝出芽,然后逐渐长大到一定大小即与母体脱离的繁殖方式。芽生是真菌较常见的繁殖方式,如酵母和类酵母多以此方式繁殖。

（2）裂殖　即真菌细胞以二分裂法直接形成两个子细胞。这种裂殖方式在真菌不多见,仅少数二相型真菌在宿主机体内才以此方式繁殖。

（3）隔殖　指真菌繁殖时先在分生孢子梗某一段落形成一隔膜,然后原生质浓缩形成一个新的孢子。

（4）**菌丝断裂**　指真菌的菌丝断裂成许多小片段,每一个片段即为一个真菌细胞,所以在适宜的环境条件下又会发育成新的菌丝体。

2. 有性繁殖　有性繁殖是指经过两个性别不同的细胞融合而产生新个体的繁殖过程。真菌的有性繁殖分为3个不同的阶段,即两个细胞的原生质接合的质配阶段、两个细胞核融合在一起的核配阶段和二倍体的核通过减数分裂成单倍体的减数分裂阶段。大多数致病性真菌没有有性繁殖方式。

（三）抵抗力与变异性

真菌对热的抵抗力不强,于 60～70 ℃加热 1 h 均可被杀死,对 2.5% 碘酒、2% 结晶紫和 10% 甲醛也较敏感,但对干燥、日光、紫外线和一些化学消毒剂有一定抵抗力。真菌对常用的抗菌药物如青霉素、链霉素和磺胺类药物不敏感,但**制霉菌素**、**两性霉素 B**、**氟胞嘧啶**和**酮康唑**等对多种真菌有抑制作用。

真菌容易发生变异,培养时间过长或在培养基上传代次数较多,或用不同成分的培养基,或不同培养温度等,真菌的形态、菌落特征、孢子数目及色素甚至毒力都可能发生改变。

（四）菌落特征

真菌的繁殖能力强,但生长速度比细菌慢,常需 1～4 周才能形成菌落。真菌菌落可分为酵母型菌落、类酵母型菌落和丝状菌落 3 种类型。

1. **酵母型菌落**　酵母型菌落的特征类似细菌菌落,但较细菌菌落大而厚、不透明,表面光滑、湿润,多为乳白色,少数呈红色。长时间培养后,菌落表面呈皱纹状,颜色变暗。多数单细胞真菌培养后都形成酵母型菌落。

2. **类酵母型菌落**　类酵母型菌落的外观性状与酵母型菌落相似,但由于有芽生孢子与母细胞连接形成的假菌丝伸入到培养基中,故称类酵母菌落,如**白假丝酵母**的菌落。

3. **丝状菌落**　丝状菌落比细菌和放线菌菌落大,有气生菌丝伸入空气,交织呈绒毛状、毡状和棉絮状等;有营养菌丝伸入培养基中。菌落中心的气生菌丝因其形成最早,所以生理年龄较大、分化成熟较早、颜色一般也较深,故菌落中心与边缘的颜色常不一致,这些均可作为鉴别真菌的依据。多细胞真菌培养后都形成丝状菌落。

第二节　真菌的致病性与免疫性

一般而言真菌的致病力比细菌弱,其详细的致病机制目前尚不完全清楚。由致病性真菌和机会致病性真菌所引起的疾病统称为**真菌病**。根据感染部位可把真菌病分为浅部真菌感染和深部真菌感染,前者多与病原性真菌感染有关,后者多与机会致病性真菌感染有关。此外,由真菌引起的超敏反应和中毒,以及真菌毒素引起的肿瘤也是值得注意的。在抗真菌免疫中,机体的固有免疫具有重要作用,而特异性免疫也具有一定的保护作用。

一、真菌的致病性

1. **致病性真菌感染**　致病性真菌感染**多属于外源性感染**,是由真菌侵入机体而致病的。根据感染部位可分为深部和浅部的致病性真菌感染。深部的致病性真菌感染后症状多不明显,并有自愈倾向,如荚膜组织胞浆菌、厌酷球孢子菌所致的感染。浅部的致病性真菌感染多有传染性,如皮肤癣菌。致病性真菌可引起皮肤、皮下组织和全身性真菌感染,其致病机制尚不完全明了。皮肤癣菌和角层癣菌感染是由于这些真菌有嗜角质性,其中部分菌可产生脂酶和角蛋白酶,分别分解细胞的脂质和角蛋白,并通过其局部的刺激作用,从而引起局部的炎症和病变。深部感染的真菌可在吞噬细胞内繁殖,抑制机体的免疫反应,引起组织慢性肉芽肿和形成组织坏死溃疡。

2. **机会致病性真菌感染**　机会致病性真菌多属于非致病的腐生性真菌和寄居在人体的正常菌群真菌,其感染多发生在机体免疫力降低时,常见于接受放疗或化疗的肿瘤患者、免疫抑制剂使用者、艾滋病患者、免疫缺陷患者和糖尿病患者等,其预后一般都较差。机会致病性真菌在我国最常见的是**白假丝酵母**,其次是**新生隐球菌**,以及肺孢子菌、曲霉菌和毛霉菌等。

3.真菌超敏反应性疾病 真菌超敏反应性疾病是由真菌引起的超敏反应,为临床上超敏反应性疾病的重要组成之一。这些真菌本身可能不具有致病性,但由于它们污染空气环境,从而导致超敏反应的发生,所以呼吸道是其主要的侵入门户。常引起哮喘、超敏性鼻炎、荨麻疹和接触性皮炎等疾病。

4.真菌性中毒 真菌性中毒是由于某些真菌污染粮食和油料作物后产生真菌毒素,人食入后导致急性或慢性中毒,称为真菌性中毒或真菌中毒症。根据真菌毒素作用的靶器官,可将其主要分为肝毒、肾毒、神经毒、造血器官毒和过敏性皮炎毒等。例如,长江流域等地因产毒的镰刀菌引起赤霉病麦,人食入后可引起肝、肾、心肌、脑等重要器官的病变。

真菌性中毒是因为真菌在污染粮食或食品中产生毒素,故容易受到环境因素的影响,所以有明显的地区性和季节性,但不具有传染性,一般也不引起流行。通过反复搓洗污染的粮食可以减少毒素,从而减低其毒性,具有一定的预防作用。

5.真菌毒素与肿瘤 近年的研究不断发现有些真菌毒素与肿瘤的发生有关,其中研究最多的是**黄曲霉毒素**。目前研究已经表明黄曲霉毒素 B_1 的致癌作用最强,如果饲料中含 0.015 mg/kg 黄曲霉毒素 B_1,喂养大鼠后即可诱发原发性肝癌。此外,赭曲霉产生的**黄褐毒素**也可诱发肝肿瘤,镰刀菌产生的 **T-2 毒素**可使实验大鼠产生胃癌、胰腺癌、垂体瘤和脑肿瘤,青霉菌产生的**灰黄霉素**可诱发实验小鼠的肝和甲状腺肿瘤,**展青霉素**可引起肉瘤等。

二、抗真菌免疫

在抗真菌感染的免疫中,机体的固有免疫在阻止真菌病的发生中起重要作用,而特异性免疫与患者真菌病的健康恢复密切相关。在固有免疫方面,皮肤黏膜屏障发挥着重要作用。例如,儿童易患头癣,是因为其皮肤的皮脂腺发育不完善,具有杀真菌作用的不饱和脂肪酸分泌量不足,故影响其抗真菌作用;成人易患手足癣,是因为成人手足部的汗较多,有利真菌生长所致。其次,人体中还发现了一些天然的、具有抗真菌作用的物质。例如,促癣吞噬肽可结合到中性粒细胞膜上,提高其吞噬和杀灭真菌的活性,并具有趋化作用;血浆中还有一种由淋巴细胞合成的运铁蛋白,可扩散至皮肤角质层,具有抑制真菌和细菌的作用。此外,由于长期应用广谱抗生素后菌群失调,或因患肿瘤、服用免疫抑制剂、HIV 感染等多种原因导致机体免疫力低下等因素均可引起机会致病性真菌感染,这也说明人体固有免疫在抗真菌免疫中起着重要作用。

真菌感染后也可诱发机体产生特异性的细胞免疫和体液免疫,但以细胞免疫为主。真菌感染也常引起迟发型超敏反应,临床上真菌感染所致的癣菌疹可能与此有关,也是真菌感染者皮肤试验阳性的原因所在。真菌感染诱生的特异性抗体可以提高吞噬细胞对真菌的吞噬率,并阻止真菌与宿主细胞或组织的黏附,从而降低其致病作用。

第三节 真菌感染的微生物学检查与防治原则

真菌感染的微生物学检查与细菌感染的检查大致相同,但更强调真菌的分离和鉴定。虽然也可通过血清学试验检查真菌感染,但由于皮肤癣菌与腐生性真菌在抗原性上有交叉,故浅部真菌感染一般不做血清学检查。

（一）微生物学检查

1. 标本采集　浅部真菌感染一般取病变部位的皮屑、毛发、指（趾）甲屑等，皮肤癣病宜取病变区与健康皮肤交界部位的材料。深部真菌感染则应根据病情取痰液、血液或脑脊液等。

2. 病原性真菌的检查和鉴定

（1）直接镜检　皮肤、毛发等标本先经 10% KOH 微加温处理，使标本软化和透明，然后加盖玻片在低倍或高倍镜下观察，如果看到菌丝和成串的孢子即可初步诊断为真菌病。若为液状标本，一般须离心后取沉渣直接镜检或染色后镜检。若疑为新生隐球菌感染，则取脑脊液沉淀物做墨汁负染色后镜检。

（2）分离培养　直接镜检不能确定有无真菌感染时，需要进行分离培养以鉴别。皮肤和毛发标本先经 70% 乙醇或 2% 苯酚处理 2～3 min，再接种于含抗生素的沙保培养基；先经 37 ℃ 培养 2 d 后转至 25 ℃ 继续培养 2～4 周，观察菌落特点后再做真菌玻片小培养，根据显微镜下观察菌丝和孢子的特征进行鉴定，必要时可加做动物实验。如果标本为血液，则需先进行增菌后再分离；如果标本为脑脊液，则应离心取沉淀物进行分离培养。

（3）血清学试验　血清学试验多用于深部真菌感染的辅助检查。其方法上可选用免疫学的凝集试验、沉淀试验、免疫标记技术等，既可检测真菌的抗原，也可检测机体感染后所产生的抗体。

目前在真菌感染的微生物学检查中，也引用了不少新技术，如真菌核酸检查中的 DNA 所含摩尔百分含量的测定、随机扩增多态性 DNA、PCR 限制性酶切片段长度多态性分析等，这些新技术的应用对提高真菌病的诊断水平起到积极的推动作用。

（二）防治原则

对于真菌病目前尚无特异性预防方法，故强调一般性预防。皮肤癣菌感染的预防主要是注意皮肤卫生，避免与被患者污染的物品直接接触，保持鞋袜干燥，消除皮肤癣菌增殖的条件。深部真菌感染的预防，首先要去除各种诱发因素，提高机体正常防御能力，增强细胞免疫功能，对免疫抑制剂使用者、肿瘤和糖尿病患者、HIV 感染者、年老体弱者更应注意防止真菌感染。

目前，对浅部真菌感染的治疗多选用硝酸咪康唑、复方硫酸铜溶液和克霉唑等。对深部真菌感染的治疗，常用的药物有两性霉素 B、制霉菌素、氟胞嘧啶、咪康唑和酮康唑等。这些药物的不良反应较大，有效剂量与中毒剂量极为接近，故需要寻找疗效好、不良反应小的新的抗真菌药物。

问题分析与能力提升

患者，男，52 岁。长年务农。慢性肝炎、肝硬化病史 25 年。每年 7～8 月雨季时，出现咳嗽、发热、胸部不适，服用抗生素效果不明显。最近 1 个月咳嗽加重，痰呈脓性。胸部 CT 显示双肺感染。血清学检查为乙肝小三阳。腹部 B 超检查见肝脏有大结节状肿块。考虑可能是肝癌，进一步检测血中 AFP 含量为 425 μg/L。二次痰真菌培养均阳性，菌落呈黄绿色。镜检见有隔菌丝，分生孢子梗顶端膨大形成球形顶囊，小梗双层，顶端的分生孢子呈链状排列、表面粗糙。

思考题：该患者为哪种病原真菌感染？是何原因引起的？如何避免感染？

提示：

1. 近年来，由于抗生素、抗肿瘤药物、免疫抑制剂等的滥用，器官移植、介入性诊疗技术的开展，艾滋病、糖尿病、恶性肿瘤等引起机体免疫功能低下等原因，导致真菌感染的发病率，尤其机会致病性真菌引起的感染明显增高，已引起医学界的高度重视。对于临床上感染性疾病长期应用抗生素或抗病毒药物治疗无效者，应考虑可能为真菌感染，需要进行真菌检查。

2. 农民肺是由于吸入含真菌孢子的霉草尘而引起的接触性超敏反应，以呼吸困难、咳嗽、发热、

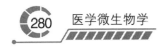

不适、发绀等为特征的一种综合病症。

3. 研究表明一些曲霉可以产生类似黄曲霉毒素的致癌物质,如棒状曲霉、烟曲霉、黑曲霉、红曲霉、棕曲霉、寄生曲霉、温特曲霉以及杂色曲霉等,可能与肝癌、胃癌、胰腺癌等有关。

（新乡医学院　魏纪东）

中草药界"软黄金"

第三十二章 病原性真菌

　　在自然界中存在 10 万种以上的真菌,但已发现对人类具有致病性和机会致病性的真菌只有几百种,其中 90% 的人类真菌病仅由几十种真菌引起。需要注意的是机体同一部位的病变可以由不同种类的真菌引起,但同一种真菌也可以引起机体不同部位的病变。按病原性真菌侵犯的部位和临床表现,可将其分为皮肤感染真菌、皮下组织感染真菌和深部感染真菌。本章将主要介绍几种比较常见的病原性真菌。

第一节　皮肤和皮下组织感染真菌

　　皮肤感染真菌是指寄生或腐生于角蛋白组织(包括表皮角质层、毛发、甲板等)、并引起浅部感染的一群真菌,主要引起各种癣,但一般不侵犯皮下等深部组织和内脏,也不引起全身性感染。

　　皮下组织感染真菌一般存在于土壤和植物中,为自然界中的腐生菌,经宿主的创伤部位进入人体皮下组织。感染可蔓延至周围组织,但一般也不侵犯内脏。

一、皮肤感染真菌

　　目前比较公认对人类具有致病作用的皮肤感染真菌有 40 多种,可分为皮肤癣菌和角层癣菌两大类。人类感染这类真菌多因接触患者或患畜,也可由于接触污染物而被感染。

(一)皮肤癣菌

　　皮肤癣菌是指一些主要引起皮肤浅部感染的真菌。因为其嗜角质蛋白的特性,决定其侵犯部位局限于角化的表皮、毛发和指(趾)甲,引起多种癣病。在各种癣病中以**手足癣**最常见,这也是人类最多见的真菌病。皮肤癣菌分为**表皮癣菌属**、**毛癣菌属**和**小孢子癣菌属** 3 个属。

　　1. 生物学特性　皮肤癣菌可在沙保培养基上生长,形成丝状菌落。根据菌落的形态、颜色和所产生的分生孢子,可对其做初步鉴定。

　　表皮癣菌属中只有**絮状表皮癣菌**对人类致病,其菌落初为白色鹅毛状,然后变成黄绿色。镜下可见典型的杆状大分生孢子,无小分生孢子,菌丝呈结节状或球拍状。

　　毛癣菌属包括 20 余种真菌,其中有十几种对人类有致病性,但以**红色毛癣菌**、**须毛癣菌**和断发

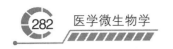

毛瘤菌多见。菌落形态和色泽因菌种而异,外观可呈颗粒状、粉末状、绒毛状及脑回状;颜色为白色、奶油色、黄色、红色、橙黄色或紫色等。镜下可见细长棒状薄壁的大分生孢子和侧生、散在或葡萄状的小分生孢子。菌丝呈螺旋状或鹿角状等。

小孢子癣菌属有 15 种真菌,多数对人类具有致病性,我国以**铁锈色小孢子菌**、**犬小孢子菌**和**石膏样小孢子菌**多见。菌落呈绒毛状或粉末状,表面粗糙。菌落颜色呈灰色、橘红色或棕黄色。

2. 致病性　皮肤癣菌的增殖及其代谢产物可刺激机体产生病理反应,从而引起感染部位的病变。近年报道,皮肤癣菌所产生的脂酶在发病机制中也可能具有一定作用。皮肤癣菌的 3 个菌属真菌均可侵犯皮肤,引起手癣、足癣、体癣、股癣和叠瓦癣等。侵犯指(趾)甲的是毛癣菌属与表皮癣菌属,引起甲癣,俗称"**灰指甲**"。患病的指甲增厚、变形、失去光泽。侵犯毛发的是毛癣菌属和小孢子癣菌属,引起头癣、黄癣及须癣。现在我国头癣患者已少见,在头癣病例中以黄癣最多,主要由许兰毛癣菌引起;黑点癣多由紫色毛癣菌和断发毛癣菌引起;白癣主要由铁锈色小孢子癣菌引起。头癣多见于青少年,男性多于女性,成年后少见。

3. 微生物学检查　一般取病变的皮肤、指(趾)甲或毛发,经 10% ~20% 的 KOH 消化后直接镜检,在皮屑与甲屑中见到菌丝,病发内或外见到菌丝和孢子,即可初步诊断为皮肤癣菌感染。为了诊断出是何种皮肤癣菌,常将标本接种于沙保培养基上培养或做真菌玻片小培养,根据菌落特征、菌丝和孢子特点进行鉴定。

(二)角层癣菌

角层癣菌是指腐生于表皮角质层或毛干表面,主要侵犯皮肤或毛干很浅表层,不引起组织炎症反应的一群真菌。

引起皮肤或毛干很浅表层感染的病原性真菌主要有**糠秕孢子马拉色菌**、**何德毛结节菌**和**白吉利毛孢子菌**。

1. 糠秕孢子马拉色菌　可引起颈、胸、腹、背等部位的皮肤表面出现黄褐色的花斑癣,俗称"**汗斑**",一般只影响外观而不影响健康。近年认为,该菌可能与脂溢性皮炎有关。微生物学检查时取病变皮屑经 10% KOH 处理,然后在显微镜下观察可见成簇、厚壁的孢子和粗短、分枝的菌丝。分离培养时宜在培养基中加入少许脂质,如芝麻油或橄榄油等,培养后形成酵母型菌落。

2. 何德毛结节菌和白吉利毛孢子菌　主要侵犯头发,在毛干上形成坚硬的砂粒状结节,黏着于发干上,引起黑毛结节病和白毛结节病。标本镜检可见分枝的菌丝、厚膜孢子和子囊孢子等。

二、皮下组织感染真菌

皮下组织感染真菌主要有孢子丝菌和着色真菌。孢子丝菌主要指引起皮下组织感染的**申克孢子丝菌**,而着色真菌是引起病损部位皮肤颜色改变的一组真菌。皮下组织感染真菌须经外伤感染侵入皮下,虽然感染一般只限于局部组织,但也可经淋巴管或血液循环而缓慢扩散至周围组织。

(一)申克孢子丝菌

申克孢子丝菌是孢子丝菌中主要的病原性真菌,广泛存在于土壤、尘埃、植物表面等处。该菌经皮肤微小的伤口侵入机体,然后沿淋巴管扩散,引起亚急性或慢性肉芽肿,使淋巴管形成链状硬结,成为孢子菌丝性下疳。本菌也可经口进入消化道或经呼吸道进入肺,随后经血液循环播散至其他器官。孢子丝菌感染多发生于从事农业劳动的人群,以农艺师最多见。该真菌感染在我国传播较广,但病例以东北地区为多,约占全国病例数的 70%。

1. 生物学性状　申克孢子丝菌是二相性真菌。标本在显微镜下直接镜检,可见有长圆到雪茄烟样或梭形的小体,偶见菌丝和星状体。在沙保培养基上 25 ~ 37 ℃培养 3 ~ 5 d 即开始生长,最初为灰白色黏稠小点,后逐渐扩大形成黑褐色皱褶薄膜菌落。玻片小培养时可见细长的分生孢子柄从菌丝两侧成直角伸出,柄端长有成群的梨状小分生孢子。在含有胱氨酸的血琼脂平板上 37 ℃ 培养,则以芽生方式形成酵母型菌落。

2. 微生物学检查　除可对患者脓液、痰液和血液标本做培养和直接镜检外,还可取患者血清与申克孢子丝菌抗原做凝集试验,若其效价在 1 : 320 以上则有诊断意义。也可用申克孢子丝菌菌苗对患者做皮肤试验,24 ~ 48 h 在皮肤试验局部出现结节者为阳性,有辅助临床诊断的意义。

(二)着色真菌

着色真菌广泛分布在土壤、木片和木浆中。一般由外伤侵入人体,感染多发于颜面、肢体等暴露部位的皮肤。病损部位皮肤变成暗红色或黑色,故称为**着色真菌病**。由于这类真菌引起的疾病症状相似,故将几种真菌归纳在一起,称为着色真菌。其代表菌种有**卡氏枝孢霉**、**裴氏丰萨卡菌**、**疣状瓶霉**等。在我国以卡氏枝孢霉为最多见,其次为裴氏丰萨卡菌。

1. 生物学性状　卡氏枝孢霉、裴氏丰萨卡菌和疣状瓶霉 3 种主要的着色真菌的分生孢子形态见表 32-1。这类真菌在沙保培养基上生长缓慢,常需培养数周;形成丝状菌落,但气生菌丝较短。菌落多呈棕褐色,少数呈灰黑色。

表 32-1　主要的着色真菌及其孢子形态

病原性真菌名称	孢子形态
卡氏枝孢霉	长的分生孢子柄末端分叉长出孢子
裴氏丰萨卡菌	大部分的分生孢子形成短链状,末端的细胞发芽成新的分生孢子,亦可直接形成于分生孢子柄的两侧
疣状瓶霉	花瓶状的瓶囊上形成成丛的圆形小分生孢子

2. 致病性　着色真菌主要侵犯人体肢体的皮肤,并以下肢多见。潜伏期长短不定,从一个多月至一年,病程可长达几十年。早期皮肤感染处发生丘疹,然后增大形成结节,结节融合成疣状或菜花状,呈暗红色或黑色。随病情发展和病程推移,老病灶结疤愈合,新病灶又在周围产生,久而久之则影响淋巴回流,形成肢体象皮肿。于免疫力低下的患者着色真菌亦可侵犯中枢神经系统,引起中枢神经系统感染。

3. 微生物学检查　取皮屑或脓液经 10% ~ 20% 的 KOH 溶液加微热处理后镜检,脑脊液标本则离心后取沉淀直接镜检。镜下可见单个或成群的厚壁孢子(6 ~ 12 μm)。镜检结果结合临床表现即可做出初步诊断,必要时才做病原性真菌的分离培养和鉴定。

第二节　深部感染真菌

深部感染真菌包括致病性真菌和机会致病性真菌两大类。致病性真菌主要有组织胞浆菌、球孢子菌、芽生菌和副球孢子菌,属于外源性感染,有地方流行的特点,其中以美洲多见,我国较少见。机会致病性真菌主要有**白假丝酵母**、**新生隐球菌**、曲霉菌属、毛霉菌属和肺孢子菌等。深部真菌感染的危害比浅部真菌感染严重,尤其近年来深部真菌感染发生率日益增加,应该引起足够重视。

一、致病性真菌感染

致病性真菌主要存在于土壤,通常经呼吸道吸入或经伤口侵入机体而发生感染,故属外源性感

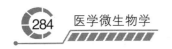

染。这类真菌属**二相型真菌**,对环境温度敏感,在体内寄生时呈酵母型,在室温人工培养时转变成丝状菌。其感染所引起的症状多不明显,有自愈倾向。虽然这类真菌感染有特定的组织或器官倾向,但感染的扩散可遍及全身任何器官,严重者可引起死亡。由于这几种致病性真菌的感染在我国较少见,故将其简单整理见表32-2。然而近年来,我国由马尔尼菲青霉菌引起的感染也有所报道,虽多见于与艾滋病相关的患者,但须引起注意。

表32-2　主要的致病性真菌及其重要生物学特性

菌名	形态	培养
荚膜组织胞浆菌	圆形或卵圆形、有荚膜的孢子。培养后形成大分生孢子,壁厚,四周有排列如齿轮的刺突	生长缓慢、形成白色棉絮状菌落,然后变黄转至褐色
厌酷球孢子菌	较大的厚壁孢子,内含许多内生性孢子。培养后形成关节孢子	生长迅速,很快由白色菌落转变为黄色棉絮状菌落
皮炎芽生菌	圆形的单芽生孢子,培养后形成小分生孢子	初为酵母样薄膜,后为乳白色菌丝覆盖
巴西副球孢子菌	圆形的单或多芽生孢子,培养后形成分生孢子	菌落初呈膜状,有皱褶,其后为呈绒毛状的白色或棕色的气生菌丝

二、机会致病性真菌感染

机会致病性真菌多数是宿主正常菌群的成员,其致病条件常为机体免疫力下降。近年真菌病增多的主要原因是机会致病性真菌发病上升。机会致病性真菌感染常引起的疾病有心内膜炎、肺炎、尿布疹、急性假膜型念珠菌性口炎(又称**鹅口疮**)、阴道炎、脑膜炎和败血症等。

(一)白假丝酵母

白假丝酵母属于假丝酵母菌属,俗称为"**白念珠菌**"。假丝酵母菌属目前已发现81种真菌,其中有白假丝酵母、热带假丝酵母和近平滑假丝酵母等10种真菌对人致病,但以白假丝酵母致病力最强。继1995年分离出都柏林假丝酵母和氟康唑的临床应用后,出现了白假丝酵母感染比例的下降,而都柏林假丝酵母等其他假丝酵母感染比例逐渐增多的现象。白假丝酵母可引起人体皮肤、黏膜和内脏与中枢神经系统的疾病,统称为**念珠菌病**,是临床上最常见的深部真菌感染病。其中,口腔念珠菌病常常是AIDS患者最先出现的机会性感染。

1. 生物学性状　白假丝酵母呈圆形或卵圆形,直径为3~6 μm;革兰染色阳性,但着色不均。其以出芽方式繁殖,在组织内易形成芽生孢子和假菌丝,在含1%聚山梨酯80的玉米粉培养基上可形成丰富的假菌丝,在假菌丝间或其末端形成厚膜孢子,这是本菌的形态特征之一。

白假丝酵母在普通培养基、血琼脂平板及沙保培养基上均生长良好;需氧,室温或37 ℃培养2~3 d长出菌落。菌落为类酵母型菌落,灰色或奶油色,表面光滑,带有浓厚的酵母气味。培养稍久则菌落增大,颜色变深,质地变硬或有皱褶。

2. 致病性与免疫性　白假丝酵母存在于人的口腔、上呼吸道、肠道和阴道黏膜,当机体抵抗力下降或发生菌群失调时,可引起各种念珠菌病。近年来由于临床上大量使用广谱抗生素、激素和免疫抑制剂,以及糖尿病和AIDS患者的增多,白假丝酵母引发的机会性感染也随之增多。白假丝酵母细胞壁糖蛋白的黏附作用、芽管(菌丝)可直接插入表皮细胞膜、代谢产物可抑制免疫活性细胞的趋化作用,以及产生有毒性的各种酶类(如脂酶)等因素,均可能与其发病机制有关。

(1)皮肤、黏膜感染 皮肤念珠菌感染好发于皮肤潮湿与皱褶部位,如腋窝、腹股沟、乳房下、肛门周围、会阴部及指(趾)间等,可引起湿疹样皮肤念珠菌病、肛门周围瘙痒症和湿疹、指(趾)间糜烂症等,容易与湿疹混淆。黏膜念珠菌感染可引起鹅口疮、口角糜烂、外阴与阴道炎等,其中以鹅口疮最多见。鹅口疮易被误诊为白喉,须注意区别。鹅口疮多发生于体质虚弱的婴儿,尤以人工喂养婴儿较多,在口腔正常菌群建立后的婴幼儿中就很少见到此病。成人由于慢性疾病引起机体抵抗力下降、营养失调或各种维生素缺乏时也可发生皮肤或黏膜念珠菌感染。

(2)内脏感染 白假丝酵母可引起支气管炎、肺炎、肠炎、膀胱炎或肾盂肾炎等,并可引起败血症,已成为临床上常见的败血症病原体之一。

(3)中枢神经系统感染 中枢神经系统念珠菌感染多由其他原发病灶转移而来,可引起脑膜炎、脑膜脑炎、脑脓肿等。

对白假丝酵母的免疫主要靠机体的天然免疫力。机体感染白假丝酵母后也可诱生特异性免疫,所产生的抗体可导致部分感染者出现超敏性念珠菌疹或哮喘等。

3.微生物学检查 可采取以下方法进行白假丝酵母的微生物学检查。

(1)直接镜检 标本为脓液、痰液时可直接涂片,经革兰染色后镜检。若标本为皮屑或甲屑,应置玻片上先经10% KOH 消化后镜检。镜下可见到圆形或卵圆形的菌体和芽生孢子,同时可观察到假菌丝。镜检时必须同时看到出芽的孢子和假菌丝,才能确认为念珠菌感染。

(2)分离培养 将标本接种于沙保培养基中进行分离,经25 ℃培养1~4 d,形成乳白色(偶见淡黄色)的类酵母型菌落。镜检可见到假菌丝和成群的芽生孢子。

(3)鉴别和鉴定 假丝酵母种类较多,一般可根据形态、培养特性等进行鉴别,也可通过以下两个试验进一步鉴定。①芽管形成试验,将分离的菌种接种于0.5~1.0 mL 正常人血清或羊血清中,于37 ℃培养2~4 h 镜检,可见到芽生孢子和芽管形成;②厚膜孢子形成试验,将菌种接种在含1%聚山梨酯80 的玉米粉培养基中,25 ℃培养1~2 d,可在菌丝顶端、侧缘或中间见到厚膜孢子。

对于白假丝酵母感染的诊断,真菌学检查必须结合临床才能确诊,要防止把腐生性念珠菌误认为病原性真菌,以免造成临床误诊。

4.防治原则 目前,对假丝酵母病尚无有效的预防措施。对鹅口疮和皮肤黏膜的假丝酵母病的治疗可局部涂敷制霉菌素、甲紫、酮康唑和氟康唑等。对深部假丝酵母病的治疗可用两性霉素 B 和氟胞嘧啶。

(二)新生隐球菌

新生隐球菌归属于隐球菌属。隐球菌属包括17 个种和8 个变种,其中研究较多的是新生隐球菌及其格特变种和上海变种。新生隐球菌在自然界中广泛分布,鸟粪(尤其是鸽粪)中有大量新生隐球菌存在,使其成为隐球菌病重要的传染源,故新生隐球菌感染多为外源性感染。在人体的体表、口腔和粪便中也可分离到该菌。新生隐球菌是隐球菌属中的主要致病性真菌,尤其容易侵犯中枢神经系统,引起亚急性或慢性脑膜炎,也可侵袭皮肤、黏膜、淋巴结、骨髓和内脏等,引起慢性炎症和脓肿。

1.生物学性状 新生隐球菌为圆形酵母型真菌,菌体直径为4~12 μm,外周有一层肥厚的胶质样荚膜,厚度为3~5 μm。本菌以芽生方式繁殖,常呈单芽,偶尔出现多芽,芽颈较细,但不形成假菌丝,这是本菌的形态特点。

新生隐球菌在沙保培养基或血琼脂平板上25 ℃或37 ℃条件下均能生长,培养3~5 d 形成酵母型菌落。菌落表面黏稠,由乳白色逐渐转变为橘黄色,最后成棕褐色。新生隐球菌能分解尿素,可作为与念珠菌区别的依据之一。

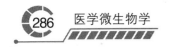

新生隐球菌荚膜由多糖组成,根据其抗原性可分为 A、B、C、D 共 4 个血清型,临床分离的菌株多属 A 型,约占 70%。

2. 致病性与免疫性　鸽粪中存在大量新生隐球菌,人由呼吸道吸入而受染,因而**鸽子是其重要的传染源**。本菌也属于人体正常菌群成员,在机体免疫力降低时也可发生**内源性感染**。近年来抗生素、激素和免疫抑制剂的广泛使用,是新生隐球菌感染病例增多的原因之一;恶性肿瘤、血液病和 AIDS 等患者,均易继发严重的新生隐球菌感染。新生隐球菌的荚膜多糖是重要的致病物质,具有抗吞噬、诱使动物免疫无反应性、降低机体抵抗力等作用。由于新生隐球菌主要的感染方式是呼吸道吸入,故**初发病灶多为肺部**,患者多无症状或仅有流感样症状。肺部感染一般预后良好,但免疫力低下的患者,该菌可从肺部播散至全身其他部位,最易播散的部位是中枢神经系统,引起慢性脑膜炎。脑和脑膜的隐球菌病常呈亚临床状态,患者一旦出现临床症状而又未能及时治疗常导致患者死亡,故早期诊断极为重要。感染也可播散至皮肤、黏膜、淋巴结、骨髓、内脏等。在 AIDS 患者所发生的致死性机会感染中,新生隐球菌感染目前居第四位。

3. 微生物学检查

(1)直接镜检　较常用的是**墨汁负染法**。脑脊液标本离心后取沉渣做涂片,痰液和脓液等标本则直接涂片,然后做墨汁负染色,镜下若见到直径为 4~12 μm 的圆形菌体,其外有一圈肥厚的荚膜即可做出诊断。

(2)分离培养　用沙保培养基,置 37 ℃环境培养 2~5 d,可形成典型的隐球菌菌落。从菌落取菌镜检,可见到圆形或卵圆形菌体,芽生孢子等。

(3)血清学试验　可用 ELISA 法、乳胶凝集试验等方法检测标本中的新生隐球菌荚膜多糖抗原,若抗原效价持续升高,提示体内有新生隐球菌繁殖,患者预后不良。

4. 防治原则　在新生隐球菌的预防上主要是控制传染源,如减少鸽子数量、用碱处理鸽粪等,均可减少隐球菌病的发生。治疗肺部或皮肤新生隐球菌感染,可用氟胞嘧啶、酮康唑等;治疗中枢神经系统新生隐球菌感染可用两性霉素 B、氟康唑等,必要时加鞘内注射用药。

(三)曲霉菌属

曲霉菌属真菌是自然界中广泛分布的腐生菌,迄今已发现 300 多种曲霉菌,其中仅少数属于机会致病性真菌,以**烟曲霉菌**最常见。

1. 生物学性状　曲霉菌菌丝有分隔和分枝,为多细胞真菌。在接触培养基的菌丝部分分化出壁厚而膨大的足细胞,并从此处向上生长出直立的分生孢子梗。孢子梗顶端膨大成顶囊,在顶囊上以辐射方式长出 1 层或 2 层杆状小梗,小梗顶端形成一串分生孢子,可呈黄色、蓝色、棕黑色等。分生孢子形成一个菊花样的头状结构,称分生孢子头。其在沙保培养基上,室温或 37~45 ℃条件下均能生长,形成絮状或绒毛状菌落,可呈现不同颜色。曲霉菌中少数菌种有有性繁殖阶段,多数菌种仍只发现了无性繁殖阶段。

2. 致病性与免疫性　曲霉菌能侵犯机体许多部位而致病,统称为**曲霉病**。曲霉菌孢子主要经呼吸道侵入,故以肺部曲霉病多见。曲霉病的发生机制尚不完全清楚,目前认为可由直接感染、超敏反应和曲霉菌毒素中毒等机制引起。

(1)肺曲霉病　分为真菌球型肺曲霉病、肺炎型曲霉病和超敏性支气管肺曲霉病 3 种类型。①真菌球型肺曲霉菌病:是在呼吸器官已有空腔存在(如结核空洞、支气管扩张)的基础上发生,一般不扩散和侵犯其他肺组织,故又称为局限性肺曲霉病。②肺炎型曲霉病:曲霉菌在肺内播散,引起坏死性肺炎或咯血,并可播散到其他器官,常见于免疫功能低下的患者。③超敏性支气管肺曲霉病:是一种由曲霉菌引起的超敏反应性疾病。

(2)全身性曲霉病　多发生在某些重症疾病的晚期,原发病灶主要在肺部,偶见于消化道。多数患者因败血症而引起全身性感染,预后很差。

(3)毒素中毒与致癌　部分曲霉菌能产生毒素,可引起人类或其他动物的急性或慢性中毒,主要损伤肝、肾和神经等器官和组织。目前研究已表明,**黄曲霉毒素与肝癌的发生有关**。

3. 防治原则　目前,对于曲霉病无有效的预防措施。对其治疗上多选用两性霉素 B、氟胞嘧啶等药物。对于超敏性支气管肺曲霉病,可用皮质类固醇和色甘酸二钠治疗。

(四)肺孢子菌属

肺孢子菌属真菌分为感染人类的**伊氏肺孢子菌**和感染大鼠的**卡氏肺孢子菌**。肺孢子菌过去曾被称为肺孢子虫,认为属于原虫;现根据其形态、超微结构和遗传学特征等证实其归属于真菌。肺孢子菌广泛分布在自然界及人类和其他多种哺乳动物肺内,可引起健康人的亚临床感染,但对免疫缺陷或免疫抑制的患者可引起**肺孢子菌肺炎**(pneumocystis pneumonia,PCP)。当 AIDS 患者的 CD_4^+ T 淋巴细胞数下降至 $2×10^8/L$ 时,80% 以上患者可受到此菌感染,是国外 AIDS 患者最主要的致死原因。

1. 生物学特性　肺孢子菌为兼有原虫和酵母特点的单细胞真菌,其发育过程为小滋养体、大滋养体、囊前期和孢子囊等阶段。小滋养体由孢子囊释放的孢子形成,直径为 $1.2 \sim 2.0$ μm,内含一个核。大滋养体由小滋养体逐渐增大形成,直径为 $1.2 \sim 5.0$ μm,内含一个核。大滋养体经二分裂、出芽和接合等方式繁殖,而接合生殖后的大滋养体细胞膜增厚并形成囊壁,进入囊前期,其直径为 $3.0 \sim 5.0$ μm。随后囊壁继续增厚形成孢子囊,直径为 $4.0 \sim 6.0$ μm,囊内染色体进行减数分裂,细胞质包围核质形成孢子。成熟的孢子囊内含有 8 个孢子。

2. 致病性与免疫性　肺孢子菌经呼吸道吸入,多为隐性感染。当机体抵抗力降低时,肺孢子菌得以大量繁殖并引起 PCP。PCP 发病初期为间质性肺炎,病情发展迅速,重症患者可于 $2 \sim 6$ 周因窒息而死亡。肺孢子菌还可引起中耳炎、肝炎和结肠炎等。

3. 微生物学检查　取患者的痰液或支气管灌洗液,经革兰或亚甲蓝(美蓝)染色后镜检,发现滋养体或孢子囊可确诊。也可用多种血清学方法检测患者血清中的特异性抗体,因多数人都曾有过肺孢子菌隐性感染的经历,故结果只可作为辅助诊断。近年已将 PCR 和 DNA 探针技术试用于肺孢子菌感染的诊断。

4. 防治原则　目前,对肺孢子菌感染尚无有效的预防方法,患者应进行隔离。本菌对多种抗真菌药物不敏感,治疗时首选复方新诺明,喷他脒(戊烷脒)气雾吸入也有较好的效果,还可使用克林霉素等联合治疗。

问题分析与能力提升

案例一:患者,男,14 岁。面部红斑、丘疹伴瘙痒 1 个月,伴脓疱和发热 9 d。经头孢唑林、头孢哌酮等抗生素治疗无效,仍不断出现脓疱。无接触狗、猫等动物史,无手足癣。取鳞屑及结痂直接镜检见大量有隔菌丝;真菌培养菌落绒毛状,产生红色色素;镜检可见棍棒状大分生孢子和大量散在的圆形或卵圆形小分生孢子。

思考题:该患者与哪种皮肤癣真菌的感染有关?

提示:皮肤红斑、丘疹伴有发热,抗生素治疗无效,提示可能为真菌感染。根据菌落及镜下形态特征,可诊断为红色毛癣菌感染。

案例二:患者,男,64 岁。慢性气管炎病史 20 年。受凉后出现发热、咳嗽、咳痰,抗生素治疗 2 周后未见好转,近 2 d 咳嗽加重,痰呈脓性来院。查体:体温38.3 ℃,口唇发绀,口腔黏膜可见点状白膜。痰涂片见真菌菌丝,未找到抗酸杆菌。3 次痰培养见白假丝酵母菌,对氟康唑敏感。胸部 X

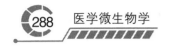

射线:肺见纤维条索影,斑片状密度半高影。

思考题:本病例诊断为肺炎,发病原因是什么?

提示:白假丝酵母菌是条件致病菌,当机体出现菌群失调或免疫功能下降时,可引起各部位的感染。本病例有慢性支气管炎病史,抗生素治疗后引起了菌群失调出现肺炎。

(新乡医学院　魏纪东)

鸽粪中的"隐形杀手"

参考文献

[1]李凡,徐志凯.医学微生物学[M].9 版.北京:人民卫生出版社,2018.

[2]张凤民,肖纯凌.医学微生物学[M].3 版.北京:北京大学医学出版社,2013.

[3]贾文祥.医学微生物学[M].2 版.成都:四川大学出版社,2009.

[4]LEVINSON W. Review of Medical Microbiology and Immunology, Twelfth Edition[M]. New York:
McGraw-Hill Education, 2012.

[5]CARROLL K C, BUTEL J, MORSE S, et al. Jawetz, Melnick & Adelberg´s Medical Microbiology
27th Edition[M]. New York:McGraw-Hill Education, 2015.